JN260538

自治体病院の歴史

住民医療の歩みとこれから

伊関 友伸
城西大学経営学部マネジメント総合学科 教授

三輪書店

目 次

第一章 序論 環境保全の基礎理念（明治期～昭和期中頃） 7

一 環境保全についての時代的変遷（昭和期までの時期の環境問題） ... 8

- Ⅰ 公害の発生と「公害」の用語について 8
- Ⅱ 明治期の環境行政と法規制 10
  - ア 産業発展と公害の始まり 10
  - イ 自然保護と目的とする法規制の黎明期 11
- Ⅲ 大正期からの公害対策 14
- Ⅳ 戦後までの公害対策と自然環境保全の状況 15

二 環境保全及び自然保護に関する施策 20

- Ⅰ 戦後の自然環境保全及び自然環境保護行政の推移 20
- Ⅱ 公害対策の経過 24

第四章　国民皆保険の達成と自治体病院の試練（昭和高度成長期）……297

はじめに

本書は、明治期以降の自治体病院・住民医療の歴史について整理し、これからの進むべき道について議論を行うことを目的とする。自治体病院は、地方自治体によって設立された病院である。自治体病院は、地域の住民に医療を提供する重要な責務を担ってきたものの、時代の政治や社会、医療政策の状況によって大きな変遷を示している。

本書の重要なテーマは「自治体病院の存在意義」である。自治体病院の「お役所体質」や非効率さは、さまざまな関係者から批判される。自治体病院の経営変革の現場に入ることの多い筆者も、自治体病院のお役所体質に直面することも多く、批判はあながち間違いではないと感じることも多い。しかし、医療再生の現場に関わる者として、ただ単に、行政からの財政支出が多く非効率だから自治体病院をなくせというものではないことは感じていた。

このような問題意識の中、自分が感じている「自治体病院の存在意義」について、具体的な事実やデータを示していくことが必要ではないかという考えにいたった。特に、自治体病院の存在意義を考えるうえで歴史的な経緯を踏まえることが必要と考えた。自治体病院を含めた一つの国の医療制度は突然わいてくるものではない。その国の医療者や医療政策立案者を中心に、国民全体で築き上げてきたものである。自治体病院もその地域の人が、必要性があるからつくったものであり、地域の歴史や誇りに直結するものである。そのような経緯を踏まえないで、現在の財務状況だけで自治体病院を切り捨てるのは、失うものも多いと考える。

自治体病院・住民医療の歴史を振り返ってみると、行政組織である自治体病院が、住民に「いかに平等に医療を提供するか」と「いかに安い『費用』で医療を提供するか」という二つの命題を実現するために知恵を絞ってきたかがわかる。「費用」は、住民が安い費用で医療を受けられることに加え、医療保険の運営コストをトータルで安くすることも含まれる。

現在ある自治体病院の相当数が、昭和二〇～三〇年代に、地域の住民に医療を提供するために国民健康保険直診（国保直診）施設として設立された。そして、その源流を遡れば、大正・昭和初期に中低所得の住民に安価に医療を提供することを目的として設立が行われた公立実費診療所や医療利用組合（現在のJA厚生連の前身）の医療施設につながっていく。

国民健康保険が、いくら安い費用で住民に医療を提供しようとしても、医療費の総額が多すぎれば保険制度が破綻してしまう。住民が健康づくりを行い、医療費総額を抑えようという予防医療の考え方や、医療と福祉と健康づくりを一体的に運営する地域包括ケアの考え方は、医療利用組合や国保直診の医療機関から生まれてきた考えであった。実際、今日においても自治体病院が設置されている地域の国保医療費は安い傾向がある。

今後、第一次ベビーブーム世代と言われる昭和二二～二四年生まれの人たちが本格的に高齢化する中で、いかに医療費を抑制するかが課題となる。自治体病院の歴史を学ぶことは、医療保険財政と医療機関のあり方を考えるうえで参考になるものと考える。

本書は、一般的に使われる「地域医療」の代わりに「住民医療」という言葉を使っている。地域における医療を守っていくためには、住民は「お客様」ではなく、「当事者」として参加することが必要であると考えていることに基づくものである。「住民医療」の言葉を最初に提唱したのは、佐久市立浅間総合病院長で、今日の長野県の長寿モデルの確立に大きな貢献をした吉澤國雄である。吉澤は、一九八八（昭和六三）年六月の、第二四回長野県国保地域医療学会における特別講演で、地域医療実践の主体は住民であるとして「住民医療」の言葉を使用している（長野県国保直診医師会『生老病死を支えて 創立五〇周年記念誌』一九頁）。

歴史を振り返れば、本文で紹介する、戦前の公立実費診療所や医療利用組合、国民健康保険組合の設立運動、戦後の国民健康保険制度の再建活動、民衆衛生活動、沢内村の生命尊重行政、長野県の健康づくり運動、国保直診施設を中心とした地域包括ケアの試み、「県立柏原病院の小児科を守る会」などの地域の医療機関を守る運動など、住民が「当事者」となり医療に関わる流れが存在する。医療利用組合病院や自治体病院は、その舞台となることが多かった。吉澤の国保直診医師会と共に長野県の長寿モデルをつくってきた佐久総合病院長の若月俊一は、その実践を通じて「農村医療」の概念を提案したが、「住民医療」の言葉は若月の「農村医療」の流れをくむ言葉でもあると考えている。

さらに、自治体病院の歴史を議論する場合切り離すことができないのが、医師の養成の歴史（医育史）である。地域に平等に医療を提供するためには、どのような地域でも勤務する医師を養成することが必要となる。しかし、世界レベルで日々進歩する医学に関して教育・研究を行う医育機関（医科大学・医学専門学校）は、人と情報の集まる都市部に立地する傾向が強い。さらに、わが国の医師の自由開業制度の下では、医師は都市部に集まりやすい傾向がある。交通の便の悪い地方で勤務してもらうために、地方は苦労することになる。多くの自治体病院が医育機関との関係を深め、医師を医療機関に派遣してもらうべく努力してきた。場合によっては、地方自ら医育機関を設置したり、医育機関を誘致するなどの活動を行った。医育機関の動向は地域の医療や自治体病院に対して重要な影響を与えている。このため、可能な限り全国の医科大学の創立記念誌を入手し、医育機関の歴史と自治体病院・自治体医療政策との関係についての記述を行った。

また、自治体病院は、明治期以降、絶えず収支の均衡が求められ、行政改革（整理）の対象となってきた。地方の行財政制度がどのような状況に置かれてきたかの歴史を踏まえなければ、自治体病院の歴史について語ることはできない。このため可能な限り、地方の行財政制度について整理し、自治体病院との関係を記述している。

このように、自治体病院の歴史について議論する場合、病院史・医療制度史・医療政策史・医育史・公衆衛生史・医療保険制度史・地方行財政制度史など様々な視点が必要となる。実際、これらの分野には膨大な先行研究の文献が存在する。議論の漏れをなくすために、可能な限り文献を入手して読み込んだが、いまだ不十分であることを痛感している。本書においては、医療制度史として、川上武『現代日本医療史　開業医制の変遷』および『現代日本病人史　病人処遇の変遷』、酒井シヅ『日本の医療史』、菅谷章『日本医療制度史ー改訂増補』、猪飼周平『病院の世紀の理論』、医療政策史として、二木立『「世界一」の医療費抑制政策を見直す時期』をはじめとする一連の医療政策に関する著作、池上直己・ＪＣキャンベル『日本の医療　統制とバランス感覚』、島崎謙治『日本の医療　制度と政策』、医療保険制度史として、吉原健二・和田勝『日本医療保険制度史』、医師養成制度史として、天野郁夫『旧制専門学校論』および『大学の誕生（上）（下）』、橋本鉱市『専門職養成の政策過程―戦後日本の医師数をめぐって』、坂井建雄編『日本医学教育史』、公衆衛生史として、田波幸男『公衆衛生の発達：大日本私立衛生会雑誌抄』、大国美智子『保健婦の歴史』、地方財政史として、藤田武夫『現代日本地方財政史（上中下）』、高寄昇三『明治地方財政史（全六巻）』、地方行財政制度史として、笠原英彦編『日本行政史』、市川喜崇『日本の中央―地方関係』の各著作から特に強い示唆を得た。

前回の著作『まちに病院を！』の刊行から本書の出版まで、約四年の月日が経っている。今回の自治体病院・住民医療の歴史というテーマは筆者の能力を超えるものであり、執筆は非常に困難なものとなった。精神的にもつらい時代であったが、何とか出版にいたることができた。出版をお願いすることになった三輪書店の小林美智氏には、出版の企画から校正まで熱心に仕事をしていただいた。本書は、家族や友人をはじめ多くの人とのかかわりによって出版できたと考える。心から感謝をしたい。

二〇一四年五月

伊関友伸

第一章

公立病院(1)の隆盛と衰退
(明治初期～中期)

一　公立病院隆盛期（西洋医学伝達の場としての公立病院設置の時期）

Ⅰ　明治政府の西洋医術採用と「医制」発布

公立病院は、わが国において、どのような歴史を歩んできたのであろうか。わが国における本格的な西洋医療の導入は明治維新を契機とする。一八六七（慶応三）年一二月九日、王政復古の大号令が発せられ、明治政府が誕生する。一八六八（慶応四）年三月、新政府は太政官布告第一四一号をもって、従来禁止していた西洋医術を採用する旨を布告する。同年六月、新政府は幕府の機関であった「医学所（西洋医学による診療教育の中心機関）」を復興する。

一八六九（明治二）年二月には、医学所は横浜仮軍事病院の後身である大病院と合併し「医学校兼病院」と改称される。同年六月には昌平学校、開成学校と統合し、新政府の統合的な教育機関として「大学校」が成立する。大学校の設立に伴い、医学校兼病院は大学校分局となり、同じ年の一二月には大学校が大学に改組されるとともに医学校兼病院は「大学東校」となる。当時の大学東校は、医学教育とともにわが国の医療行政を兼ねて行うことになる。(2)

一八六九（明治二）年一月、明治政府は佐賀藩医相良知安《さがらちあん》、福井藩医岩佐純を医学校取調御用掛に任命し、医療制度の改革の立案に当たらせる。一八七〇（明治三）年、相良・岩佐の進言を受け、新政府はドイツ医学の導入の方針を決定し、駐日ドイツ公使に医学教師招聘《しょうへい》の斡旋を依頼する。翌年八月にはミュルレルとホフマンが赴任し、二人はわが国におけるドイツ医学の普及に尽力することになる。

一八七二（明治五）年二月には文部省に医務課が設置され、衛生行政が教育機関から分離される。一八七三（明治六）年三月には医務局に昇格する。同年六月には岩倉遣欧使節団の随員であった長與専齋《ながよせんさい》が相良知安に次いで二代目の文部省医務局長となる。同年六月一五日には太政官より文部省に対して医制の取り調べが命じられ、同じ年の一二月、長與は相良のまとめた衛生制度編成の大綱を参考に「医制」の成案を作成し、太政官に上申する。(3) 医制は全文七六か条から成り、衛生行政の目的および機構、病院、医学教育、医師・産婆、薬事など、衛生行政全般について定めている。医制は、ほとんど医事衛生行政が整っていなかった日本に、欧米の医療制度を導入しようというもので、きわめて先進的なものであった。(4)

太政官の審査機関である左院は、医制をただちに全面的に施行することは、当時の医学技術の水準、国民の知識水準からみて時期尚早と考え、医制を「先ツ三府（東京、京都、大阪）ニ於テ医俗ノ事情ヲ斟酌シ漸次《ぜんじ》徐々ト施行」すれば別段の障害はないとして、太政官の統括機関である正院に上陳した。これを受け、文部省は一八七四（明治七）年八月一八日に東京府、翌九月に京都府・大阪府に医制を達する。三府においても、医制が一斉に全面施行されたのではなく、条件が整ったものから順次施行するという形が取られ、最終的にすべての条項が実施されたわけではなかった。『医制百年史』は「医制は、今日の法令と

いうよりは、むしろ衛生行政の方針を示した訓令の性格を有する」と指摘する。(5)

一八七五（明治八）年六月、衛生事務が文部省から内務省に移管され、内務省衛生局（最初は第七局）で取り扱われることとなった。医制も、医学教育に関する部分が削除され、医学教育と同じ章に規定されていた病院に関する規定を整備して「公私病院」の章を起こし、若干の修正を加え医制は全五五カ条となる。(6)

Ⅱ　地方衛生行政機構の整備

ア　伝染病対策の始まり

開国による近代国家の建設を急いだ明治政府は、外国からの伝染病の侵入の機会増大という問題に直面することになる。当時は、伝染病に対する有効な治療法がほとんどないうえに、国民の伝染病に対する知識も低く、伝染病が蔓延しやすい環境にあるため、明治政府も伝染病対策のための全国的な衛生行政機構の整備を急ぐこととなった。

西洋医学に基づく伝染病対策として最初のものは、種痘《しゅとう》（天然痘の予防接種）であった。種痘は幕府や一部の諸藩で奨励されていたが、新政府は、一八七〇（明治三）年三月に、大学東校に種痘館を設け（翌年、種痘館は廃止され、大学東校中に種痘局が設けられる）、種痘医の免許、痘苗《とうびょう》の分与などを行って種痘の

普及を図った。同年四月には各府藩県に種痘の普及が示達される。(7)

一八七四（明治七）年に三府に達せられた医制では、地方衛生機構に関して、文部省医務局を統括機関とし、全国七カ所に衛生局を置いて地方官と協議のうえ、区内の一切の医務を管理させる（医制第三、四条）。地方官のもとに、医務掛一～二名を置き、管内の医務を掌《つかさど》らせる（同第六条）とともに、地方の医師・薬舗《やくほ》主・家畜医などのうちから医務取締を選任し、衛生局・地方官の指図を受けて、部内日常の医務を取り扱わせることとした（同第七条）。医務取締は、各地の習俗および衣食住について衛生監視を行うこと。毎年、医師・薬舗主等からの書類を集め衛生局に提出する。また、流行病が発生した場合は医師から届出を受けるとともに、衛生局・地方官に通報すること（同第八条）などが定められた。一八七四（明治七年）から一八七六（明治九）年まで天然痘が大流行し、政府は一八七四（明治七年）に「種痘規則」、一八七六（明治九）年に「天然痘予防規則」を定め、強制種痘を実施することにした。天然痘の大流行を契機として、各県でも医務取締を設置するところが増え、一八七五（明治八）年度には全国で三府二〇県四八四人となった。(8)

イ　コレラの蔓延と内務省衛生局の自治的公衆衛生政策

一八七七（明治一〇）年七月、内務省は清国厦門《あもい》でコレラが流行するとの報に接し、神奈川、兵庫、長崎の三県に達して避《ひ》病院（伝染病患者の隔離病舎）を設け、入港の船舶を検査するなどの措置を講じ、同年八月には「虎列刺《これら》病予防法心得」を各県に通達する。しかし、同年九月に長崎に侵入したコレラは、西南戦争による軍隊の移動に伴い全国的に流行し、患者総数一万三、八一六人、死者八、〇二六人に及んだ。(9) さらに、一八七九（明治一二）年三月に愛媛県松山市で発生したコレラは全国に広がり、その後一年にわたり猛威をふるい、患者総数は一六万二、六三七人、死者は一〇万五、七六八人に達した。(10)

コレラの全国的な大流行は、公的機関に、防疫対策を行うことを迫るものとなる。内務省は、一八八〇（明治一三）年、各種の伝染病に対する総合的規定として「伝染病予防規則」、附属文書として「伝染病予防法心得書（伝染病ごとに摂生《せっせい》法、隔離法、消毒法などを具体的に説明）」を定める。(11)

さらに、衛生行政機構の整備として、一八七八（明治一一）年、内務省は、府県に対し専任の衛生担当吏員を設置することを達する。(12) また、コレラが全国的に流行している一八七九（明治一二）年七月、コレラ流行時の検疫停船その他のことを審議させるために臨時に外国人を含めた医師を内務省に招集し、「中央衛生会」を開催する。同年一二月、中央衛生会は、中央衛生会の恒久的機関化のほか、地方衛生行政機構の整備として「今日ノ急務ハ各地方庁ニ衛生ノ一課ヲ置キ…衛生ノ事務ヲ掌《つかど》ラシメ…町村ニ公選衛生委員ヲ設《もう》ク」ことを上申する。同じ一二月に内務省は、上申を容れて府県衛生課事務条項を達して府県に衛生課を設置する。翌一八八〇（明治一三）年には、政府は判任官を三府四県にそれぞれ七人、ほかの三二県にそれぞれ五人増置して、衛生課の強化を図る。さらに府県衛生課の設置と同時期に、各府県に「地方衛生ノ全体ヲ視察シ人民ノ健康ヲ保持増進スルノ目的ニシテ府知事県令ヲ輔翼《ほよく》スル」諮問機関として「地方衛生会」が設置される。地方衛生会の委員は公選で選ばれた。さらに、町村における衛生事務については、府県衛生課事務条項に併せて町村衛生事務条項を達し、各町村に公選の「衛生委員」(13) を設置させることにした。一八八〇（明治一三）年度末には、町村衛生委員[14]は全国で四八、九五五人に達した[15]。

衛生委員の制度は、外国の自治体の制度をそのままわが国に応用したものであり[16]、地方自治による公衆衛生を目指すというきわめて先進的な試みであった。これは、当時の長與衛生局長が、岩倉遣欧使節団での視察を通じて欧米の衛生制度や地方自治制度を学び、公衆衛生の推進に関して地方自治に大きな期待をもっていたこと[17]、また多くの公衆衛生関係者（西洋医学を学んだ医師が多かった）も「衛生事務の中心は市町村自治体であり、市町村自治体あるいはその住民の自覚のもとに実施され発展するのが真の公衆衛生行政である」という考え方をとっていたことによる[18]。長與ら公衆衛生関係者にとって、わが国の不潔な上下水道、塵芥《じんかい》渦巻く道路、病院や乳児院などの公共施設の不足は、できるだけ早く改善すべきであり、それは、その自治体の問題はその自治体で解決するという地方自治の導入によって解決できると考えた[19]。

内務省衛生局の先進的な自治的公衆衛生政策を支えたものとして、財政的な裏づけもあった。内務省衛生局は、質の低い売薬の規制を行うために一八七七（明治一〇）年「売薬規則」を布告する。「売薬規則」では売薬営業者および請買者に売薬営業税や鑑札料を上納することを求めた。一八八一（明治一四）年の売薬営業収入高は六万二千余円であり、同年度の衛生局予算五万七千余円を上回るものであった[20]。売薬営業収入を前提とした潤沢な予算が、内務省衛生局の実験的な試みを可能とした。

Ⅲ　設立があいつぐ公立病院

明治政府の西洋医学推進の動きに呼応して、地方においても島根、(21)佐賀、(22)金沢などの諸藩があいついで医学校や病院を設立した。しかし、これらの藩立医学校・病院は、一八七一（明治四）年の廃藩置県および一八七二（明治五）年八月三日の文部省布達「府県従来ノ学校ヲ廃シ学制ニ随ヒ更ニ設立セシム」(23)により、閉鎖に追い込まれる。閉鎖に追い込まれた藩立医学校・病院のいくつかは、篤志家の力により私立医学校・病院として存続する。例えば、金沢藩が一八七〇（明治三）年に養生所を廃止して設立した医学館（金沢大学医学類の前身）は、一八七二（明治五）年四月に閉鎖された。旧医学館は、地域の篤志家が私財を提供し私立病院として存続した。一八七三（明治六）年三月に県からの補助金が交付され病院は半官半民の形になる。一八七五（明治八）年六月に、病院が石川県に移管され石川県病院となる。さらに、一八七六（明治九）年には石川県病院から石川県医学所が分離された。(24)

明治政府も病院に関する制度として、医制の制定の準備のため、一八七三（明治六）年、府県に「府縣病院竝《ならび》ニ会社病院等設立ノ分取調具申」を行わせる。翌年に布達された「医制」第二五条では、府県あるいは有志の人民が病院を建設することを希望する場合、地方官、衛生局を通じ文部省の許可を受けることとした。一八七六（明治九）年には、具体化として「公立私立病院設立伺《うかがい》及願書式」が定められ、公立院の設立については伺書式《うかがいしょしき》を定め内務省の許可とし、私立病院については設立願の書式を定めて府県の許可とし、府県からその都度内務省に報告すべきものとされた。[25]

各県においても、廃藩置県後の府県行政の発達に伴って地方における医療問題に関心が高まり、全国で公立病院の設置があいつぐ。一八七七（明治一〇）年の全国各地の病院数は一〇六、うち官立七、公立六四、私立三五に及び、ほとんどの府県に病院が設立されることとなった。[26][27]内務省衛生局の第八次年報[28]四二一頁によると、一八八二（明治一五）年一二月の官公私立の内外科病院（支病院含む）および専門科病院を合わせた全国の病院は六五〇院に及んでいる。うち公立病院は内外科本院一五一院、支院五〇院の合計二〇一院に及ぶ。このほか専門科病院として梅毒病院が一二四院、瘋癲《てんきょう》病院二院[29]、らい病院、貧民病院、種痘病院各一院であった。[30]**図表1—1**は、年報の統計を府県別にまとめたものである。新潟県（本病院一五、支病院三、梅毒病院一七、合計三五病院）、青森県（本病院一〇、支病院二、梅毒病院八、合計二〇病院）、長崎県（本病院四、支病院二、梅毒病院一三、合計一九病院）などが多い。

Ⅳ　なぜ公立病院の設立があいついだか

このように、明治初期の公立病院の設立があいついだ理由はどこにあったのか。

第一に、公立病院に付属した医学校や医学講習所などで積極的に西洋医の養成[31]が行われたことがある。[32]明治維新により、西洋医療の導入の方針が示されたといっても、当時、西洋医の数は少なく、その多くは都市部に集まっていた。地域で西洋医を養成するという目的のため、病院に医学教育施設が併設されるこ

図表１－１　内務省衛生局第８次年報による1882（明治15）年12月の官公私立の内外科病院・専門科病院の数

	公立病院					私立病院			
	内外科			専門科		内外科	専門科		
	本病院	支病院	小計		合計			合計	総合計
東京府	1	0	1	4	5	19	10	29	34
京都府	2	0	2	2	4	6	3	9	13
大阪府	1	1	2	1	3	19	6	25	28
神奈川県	2	0	2	6	8	5	6	11	19
兵庫県	4	0	4	1	5	5	0	5	10
長崎県	4	2	6	13	19	12	2	14	33
新潟県	15	3	18	17	35	1	0	1	36
函館県	17	1	18	0	18	2	0	2	20
埼玉県	1	1	2	2	4	7	2	9	13
千葉県	2	0	2	5	7	27	0	27	34
茨城県	3	1	4	6	10	11	0	11	21
群馬県	3	1	4	11	15	5	0	5	20
栃木県	3	0	3	2	5	5	1	6	11
三重県	2	0	2	6	8	1	0	1	9
愛知県	1	1	2	3	5	8	0	8	13
静岡県	8	0	8	8	16	5	0	5	21
山梨県	1	3	4	0	4	3	0	3	7
滋賀県	2	0	2	2	4	2	0	2	6
岐阜県	1	0	1	0	1	7	1	8	9
長野県	3	1	4	3	7	11	0	11	18
宮城県	1	6	7	0	7	2	0	2	9
福島県	1	0	1	1	2	10	0	10	12
岩手県	16	0	16	0	16	1	0	1	17
青森県	10	2	12	8	20	1	0	1	21
山形県	1	0	1	0	1	0	0	0	1
秋田県	1	0	1	6	7	4	0	4	11
福井県	4	0	4	0	4	2	0	2	6
石川県	5	5	10	0	10	16	0	16	26
鳥取県	0	0	0	0	0	5	0	5	5
島根県	1	0	1	7	8	3	0	3	11
岡山県	1	0	1	2	3	3	0	3	6
広島県	1	2	3	1	4	4	0	4	8
山口県	1	0	1	0	1	2	0	2	3
和歌山県	1	0	1	0	1	2	1	3	4

徳島県	2	0	2	1	3	2	0	2	5
高知県	1	0	1	0	1	3	0	3	4
愛媛県	4	0	4	3	7	13	0	13	20
福岡県	3	0	3	5	8	4	2	6	14
大分県	2	0	2	1	3	4	0	4	7
熊本県	9	5	14	0	14	4	0	4	18
鹿児島県	5	1	6	0	6	16	0	16	22
沖縄県	1	7	8	0	8	0	0	0	8
札幌県	1	0	1	0	1	3	0	3	4
根室県	3	7	10	0	10	0	0	0	10
	151	50	201	127	328	265	34	299	627

専門科病院は複数の専門科を標榜する病院があると思われることから、総数と合わない
このほか陸軍省病院・重病室20、海軍病院２、文部省病院２の24病院あり

とが多かった[33]。これらの教育施設は、東京大学医学部がドイツ語による体系的な西洋医学を学ぶのに対して、日本語で医学を教える短期速成の教育が行われた。医制第二四条も「医学校ニ属スル病院ノ費用ハ地方ヨリ其幾分ヲ給スヘシ」と医学校の運営へ府県が支出をすることを認めていた。

第二に、公立病院に期待される仕事が存在した。前述のとおり、開国によりコレラや天然痘、赤痢などの伝染病が急増し、その対策が重要な課題となっていた。府県では公立病院をしてコレラなど伝染病の対応をさせる地域が多かった。また、当時、政府が公的に認めていた遊郭《ゆうかく》（公娼《こうしょう》制度と呼ばれる。遊郭には冥加《みょうが》など上納金を納めさせていた）における娼妓《しょうぎ》などへの検梅（梅毒の検査）を公立病院に担わせた。

第三に、明治初期の府知事・県令たちの公立病院に対する姿勢がある。明治初期の府知事・県令は、事実上、旧藩主の地位を承継する立場にあった。当時の府知事・県令は幕末時代に志士として活躍した経歴をもち、その実績で明治政府に仕官する者が多かった。政府の官僚と旧領主的意識の二面をもち、地方の人民を統治する

「牧民官《ぼくみんかん》」として仕事を行った。(34) これらの知事たちが、新政府の進める西洋医学を地域に広めるための施設として公立病院をつくっていった。当時の内務省衛生局長の長與専齋は、自伝「松香私志《しょうこうしし》」で、明治一〇年頃の公立病院の状況について「いずれの地方においても、すでに廃藩の当時より良医の欠乏を告げ、牧民の職にあるものことにこれを補うの必要を感じければ、都下の医師を聘して病院を設置する一時の風潮となり、十年の頃にはほとんど病院なきの府県なく、院長の撰択《せんたく》招聘を衛生局に請求するものひきもきらざる有様なりき」と記している。(35)

第四に、明治初期の公立病院の設置や運営については、財政的な裏づけがあった。明治初期の地方財政制度は、江戸時代の幕藩制度の分権的財政制度から明治政府の集権的な財政制度に移行する過程であった。一八七三（明治六）年、地租《ちそ》改正により土地に関する税金について国税化が行われる。さらに、それまで各藩の税であった酒造税や醤油税などが国税化されるなど府県の財政は厳しくなっていたが、一八七六（明治九）年の秩禄《ちつろく》処分により旧藩時代の家臣への家禄が国庫負担になり、府県財政の負担が軽減され、まだ財源的に余裕があった。(36) 明治政府もコレラ対策や検梅の必要から、一八七八（明治一一）年七月に布告した「地方税規則」で、流行病の予防に加えて、病院や府県立医学校の費用に対して地方税の支出を認めた。(37) さらに大隈重信大蔵卿時代の一八八一（明治一四）年二月には、地方税を以て公立病院費を補助することも認められた。(38) さらに、地方税のほか、公立病院に対する財源として、明治政府は、娼妓、貸座敷、引手茶屋に対して「三業賦金《ふきん》」と称する賦課金を徴収し、病院に支出してよいとされていた。(39) また、病院の建築や経費について、地域ごとに住民に強制的に負担金を割り当てる「民費《みんぴ》」という方法で調達されることも少なくなかった[40]。例えば、山形県令・福島県令を歴任した三島通庸《みちつね》は、山形県令時代の一八七八（明治一一）年に「済生館[41]」を建築しているが、その資金三、四四四円はすべて民費によって調達している[42]。

公立病院の設置の動きは郡村にも広がった。例えば、熊本県球磨《くま》郡では、一八七七（明治一〇）年のコレラ発生で臨時に設置された「県病院人吉支病院」がコレラの終息により廃院となった。地域の人々は病院の存続を熱望し、一八七八（明治一一）年五月球磨郡内の区長は集会を聞き、「人吉公立病院」建設を決定する。同年七月には、建設費用の負担の話し合いが持たれ、郡内町村の各戸三銭の寄付割り当てと篤志家の寄付により建設を行うことが決定された。同年一〇月には病院が開院される[43]。公立人吉病院は一時期「第一郡立病院」と名前を変えつつ、一九四七（昭和二二）年に厚生省所管の健康保険病院となるまで公立病院として存続した。

二　内務省衛生局の自治的公衆衛生政策の挫折

Ⅰ　政府の緊縮財政政策と地方財政の中央統制の強化

一八七七（明治一〇）年に最後の内戦である西南戦争が起きる。西南戦争は、新政府の政策を批判する士族の不満がぶつけられたものであったが、約半年の戦闘の結果、九月二四日の政府軍の鹿児島・城山総攻撃の勝利で争乱は終結する。長期間にわたる争乱には多額の戦費を必要とし、その金額は四、一五六万円に達した。これは同年度の歳出決算額四、八四三万円の八五・八％に相当した。(44) 明治政府は、不換紙幣を発行することで戦費を賄ったが、インフレの発生を招いた。インフレの発生は物価の高騰による社会の不安と、一八七八（明治一一）年の歳入経常部の租税合計五、一四八万円のうち地税が四、〇四五万円と土地への税に頼る政府財政に影響を与え、明治政府は財政破綻の危機に陥る。

一八八一（明治一四）年一〇月、大蔵卿となった松方正義は、歳出の徹底的な抑制と歳入増加策を行い、歳入の余剰により紙幣および国債の消却を図る「松方財政」を進める。(45) 松方の政策は、紙幣整理を進めて紙幣価値を高め、正貨蓄積を図る。蓄積通貨を基礎にして中央銀行を設立し、兌換銀行券を発行することで通貨制度を統一する。近代的な貨幣・金融制度を確立し、日本経済を安定強固にして経済発展の基盤をつくろうとするものであるが、それは、国民に強い耐乏生活を求めるものでもあった(46)。一八八一（明治一四）年～一八八五（明治一八）年度の四年間での歳出余剰は四、〇一一万円で、一、三六四万円の紙幣を消却するとともに二、六四七万円が準備金に繰り入れられた(47)。松方の緊縮財政政策により米価をはじめ諸物価が急激に低下し、農村部は激しい不況に見舞われることになる。その結果、全国で中貧農の没落と寄生地主の増大などによる農民層分解が発生することになり、地方経済は不況に陥る(48)。

明治政府の緊縮財政政策は地方団体にも及ぶ。大隈大蔵卿時代の一八八一（明治一四）年一月に、府県警察の庁舎の建築・修繕費が府県の負担となるとともに、地方への国庫支出金の営繕土木費について、一八八〇（明治一三）年の二八二万円が、一八八一（明治一四）年二二万円、一八八二（明治一五）年四九万円、一八八三（明治一六）年六四万円と大幅に抑制される(49)。また、同じ一八八一（明治一四）年には教育費の国庫補助金も廃止されている(50)。

一時期は、公立病院の設立を進めた明治政府であるが、その後、公立病院に対しての批判を強めていく。内務省は、一八八二（明治一五）年一二月の「衛生事務拡張ノ為メ費用下付ノ件」で、「数年前病院設立ノ事大《おおい》ニ地方ニ行ハレ一府県ニシテ多キハ十余所ニ至ルモノアリ而《しか》シテ其利益ノ及フ所ハ周囲四五里ニ過キサルヲ以《もっ》テ甲乙不平均ノ苦情ヲ生シ一時府県会ニ於テハ各郡各区ニ設立セントスルノ説起リ数多ノ小病院ヲ興スト雖《いえど》モ到底其《その》効用ノ普及スヘカラサル」と、公文書で地方での病院の乱立を指摘している。

また、井上毅《こわし》は、「学校病院土木建築其已《やむ》ムヲ得ザルニ出ル者ト云ヘド亦《また》必ス倹省《けんせい》（つつましやか）ヲ要シ表飾華麗以民費ヲ増スベカラズ此《この》意ヲ以テ内務卿ヨリ地方官ニ論達アルベシ」(51)と病院だけではないが、地方の建物の建築について過度に豪華であり、民費として住民に負担を与えていることを批判している。

一八八三（明治一六）年一二月、山縣有朋が内務卿に就任する。山縣は内務卿に就任すると内務省の機構を改め、地方行政に官治主義を徹底し、いわゆる山縣閥とよばれる人脈を省の内外に築くことになる。(52)一八八六（明治一九）年三月には「帝国大学令」が公布され、法科大学、文科大学、医科大学、理科大学、工科大学の五つの分科大学を持つ帝国大学が発足する。その中で、法科大学は国家官僚の供給先として特別に重視されることとなる。(53)一八八七（明治二〇）年七月には「文官試験補及見習規則」、一八九三（明治二六）年には「文官任用令」が公布され、初級の奏任官（高等官）は文官高等試験に合格した者より任用する原則が確立する。(54)勅任官の府県知事（地方長官）は自由任用であったが、次第に文官高等試験に合格した帝国大学卒業の官僚が知事に就任することになる。一八八九（明治二二）年一二月、山縣が内務大臣兼務で内閣総理大臣になると、地方官の大更迭を断行し、高齢の知事を更迭し、若手の本省書記官を知事に登用する。(55)山縣は、公衆衛生や病院に対して厳しい見方をした人物であった。一八八五（明治一八）年二月、山縣が三条太政大臣に提出した「地方経済改良の儀」(56)で、内務省の責任者として地方財政の再建方策を示すが、その中で「費途ノ稍々《やや》後ニシ緩《ゆるやか》ニ為シ得ベキモノハ教育費ト衛生病院費ヲ除テ他ニアラザルナリ」と衛生病院費と教育費を削減する必要を示している。

図表1－2　賦金支出の推移

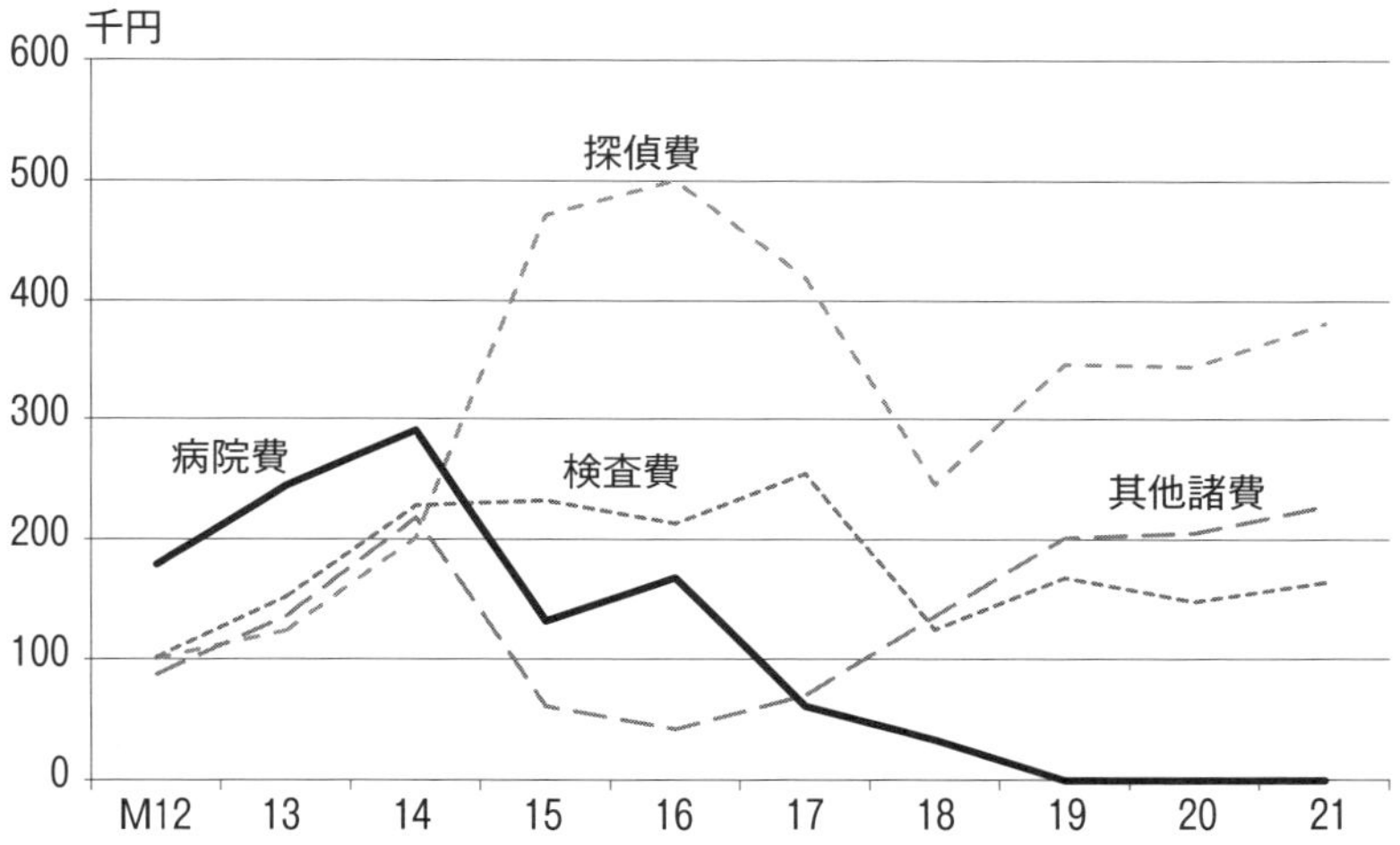

出典：高寄昇三『日本地方財政史第2巻』230頁、原典は『日本統計年鑑』

このような動きの中で、実際の公衆衛生政策や公立病院への予算支出も抑制・縮減される。例えば、**図表1―2**のように、公立病院の主要な財源であった娼妓・貸座敷などへの賦金が、探偵費など警察の費用に充当され激減していく。賦金の支出先として一番多かった病院費への支出が、一八八一（明治一四）年の二九万円から一八八六（明治一九）年には〇円にまで減少する[57]。

衛生費についても内務省レベルでは売薬税による収入で増加傾向にあった[58]が、府県レベルでは抑制の傾向が続く。例えば、群馬県では、一八八〇（明治一三）年度予算に一、七一七円計上されていた衛生費（病院費除く）が、一八八六（明治一九）年度予算では、衛生会費と人件費の大幅な縮減により一六九円までに縮小している[59]。

Ⅱ　内務省衛生局の自治的公衆衛生政策の挫折

ア　衛生事務が警察部に移行

府県衛生課の設置や、地方衛生会委員、町村衛生委員の設置、公選など、先進的な自治的公衆衛生政策を進めてきた内務省衛生局であるが、逆風に直面する。コレラ大流行に刺激されて設置された府県衛生課や地方衛生会であったが、なかなか期待する成果が上がらなかった。府県衛生課は衛生担当者の異動が多く、専門的知識に欠け、疫病の流行に際して往々その処理に時機を失することもあった。(60) 地方衛生会も、例えば、群馬県では一八八〇（明治一三）年度の「実施の日数は予定の半分に至らずして、一会僅《わず》かに三日乃至《ないし》四、五日」であり、「回数は三回、十四年度は上半期に一回」と漸減し、有名無実の委員会に終わるなど活発とはいえなかった。(61) 町村衛生委員も人選難と財政難から、一八八五（明治一八）年八月に廃止となる。(62)

その一方、警察行政機構は、順次、組織・人員ともに強化され、一般警察事務に加えて、コレラの予防など防疫事務についても衛生担当者に代わって活発な活動を行うようになった。一八八六（明治一九）年七月、従来の「府県官職制」が廃され、新たに「地方官官制」が公布される。府県における所管は第一、第二の二部制とし、衛生関係は第二部で所管することになり、それまでの衛生課は廃止された。また、郡区においては警察所・警察分署が置かれ、行政警察事務の一部として「伝染病予防消毒検疫種痘飲食物飲料水医療薬品家畜屠畜場其他衛生ニ関スル事項」を所掌することになった。(63)

一八九〇（明治二三）年一〇月の地方官官制の改正で、府県に従来の二部を廃して内務部が置かれ、衛生事務は、学務・兵事とともに内務部第三課で所掌されることになった。この改正においては、府県の経費の節減と人員の削減から、衛生事務は一〜二名の職員で処理されることになった。さらに、一八九三（明治二六）年一〇月に郡制の施行に際して地方官官制の改正が行われ、衛生事務は、内務部から警察部に所管を移されることになった。警察における衛生行政は、一九四二（昭和一七）年まで続くことになる。一八九八（明治三一）年には、赤痢の大流行により、内務省から府県に対して警察部に衛生課を設置し、衛生技術者を任用すべき訓令が発せられた。翌年までには、ほぼ全府県に衛生課が設置された。(64)

Ⅲ　新たに設立される衛生組合

住民衛生組織については、一八八五（明治一八）年に町村衛生委員が廃止後、その事務は戸長が扱うこととされ、事実上空白状態が生じていた。その中で、一八八六（明治一九）年には、患者数一五万五、九二三人、死者一〇万八、四〇五人というコレラの大流行が起きる。(65)同年四月、東京府におけるコレラ大流行を契機に、下谷区衛生会に民間衛生事業開発資金として宮中から三〇〇円の御内帑金《ごないど》が下がる。

下谷区衛生会は自治衛生機関として、区民の衛生思想の向上、伝染病流行時の消毒、清潔方法の励行、附属衛生調査所の設置など、積極的な活動を続け、一九二二（大正一一）年には内務省許可の財団法人となる。[66] 下谷区衛生会の活動が刺激となり、下谷区以外にも衛生組合や衛生会の名称で、コレラ流行時の消毒、清潔法を実施する団体活動が広がる。[67]

その後、一八八七（明治二〇）年八月に内務省が「虎列刺病予防消毒心得書」で衛生組合の設置の方針を明示したことにより、全国に隣保組合的組織としての「衛生組合」が設置される。[68] 一八九六（明治二九）年には全国で一六万の組合が設置された。一八九七（明治三〇）年に成立した「伝染病予防法」では、第二三条「地方長官ハ衛生組合ヲ設ケ清潔方法消毒方法其ノ他伝染病ノ予防救治ニ関シ規約ヲ定メシメ之ヲ履行セシムルコトヲ得　市町村ハ其ノ市町村内ノ衛生組合ニ於テ伝染病予防救治ノ為支出スル費用ノ全部又ハ一部ヲ補助スルコトヲ得」と規定し、官製団体としての性格を一層深めた。衛生組合は地縁を前提とした官制民間組織であり、行政の下請的側面をもつ団体であったが、明治、大正、昭和初期の日本の伝染病対策に大きな貢献を果たした。[69]

Ⅳ　内務省衛生局の自治的公衆衛生政策の評価

内務省衛生局の自治的公衆衛生政策は先進的であったが、当時の「お上」依存の国民の体質の中で時代が早すぎ、無理に理想を追った面があった。公衆衛生政策も外国から輸入して日が浅く、その知識が住民に十分普及していない面もあった。長與も一八九一（明治二四）年一〇月に、私立衛生会の常会で「親重代《じゅうだい》の依頼根性は中々に抜けきれません…最初に私共が自治体に向て望を属しましたのは些《ち》と太早計《たいそうけい》でありまして謂《い》わば買いかぶりを致したのであります…」と発言している(70)。

衛生組合の隆盛は、官製的な性格が強いものの、当時のわが国の集権的な体質に合い、伝染病予防に一定の効果があったため、住民の協力が得られたと考える。橋本正己は衛生組合について「単に狭義の伝染病予防のみならず、すべての衛生行政の分野において、行政の施策に呼応して、民衆にその施策を滲《しん》透させることによつて、国民の保健衛生の向上と衛生思想の普及に貢献した功績は、高く評価されなければならない。特にコレラ、ペストなどをはじめ、各種の伝染病の流行時においては、衛生当局と一般民衆の間の橋渡しとして、各地にめざましい活動を示し、その防疫のために尽くした著しい功績については、今なお当時を知る人たちの語り草になっているのである」と高く評価する一方、当時の部落会、町内会などの自治的な住民組織に伴う弊害として「それが悪い意味において、ボスの温床となり、政治活動等役員の私利私欲に悪用されて、本来の衛生自治組織の範囲から逸脱しがちであった(71)」と指摘している(72)。

住民の生命の危機に直結する伝染病に対して、理想主義的な地方自治を掲げたからといって十分な防疫体制が確立できるとは限らない。まだ、新しい考え方である公衆衛生について、議論の習慣のない住民が議論を行い、合意を得て具体的な行動を行うのは無理があったように思われる。官製的な性格をもつが、地縁を前提に中央集権的に防疫活動を行うほうが、効果が期待でき、現実的であったと考える。

さらに言えば、長與らの自治的公衆衛生政策から警察部主導の官治的公衆衛生政策に変わっていったのは、公衆衛生の政策決定の主体の変化のあらわれであるとも考えられる。明治初期の衛生政策は、長與専齋に代表される医師集団が行ってきた。長與らは「医制」の実現を通じ、わが国にとって新しい概念である「衛生」という考え方を普及させていった。[73]しかし、明治政府が帝国大学法科大学出身の文官を登用していく中で（警察官僚は典型的な文官）、衛生政策も次第に文官が担うようになっていく。ほとんどの期間医師が就任していた内務省の衛生局長も一九〇二（明治三五）年の長谷川泰の局長辞任後は、文官が局長に就任することになる。横田陽子『技術からみた日本衛生行政史』[74]は、中央で「従来主導権を握っていた医師は周縁化されていった」と評している。

地方公衆衛生組織の変更は公立病院にも影響を与える。府県衛生事務が警察部の所管となることで、警察部が公立病院の経営に関わることになる。衛生警察的分野が中心の警察部が公立病院に必要以上に関心をもつことは考えられない。公立病院の運営にとって厳しい時代が到来することとなった。

三　廃止が続く公立病院

明治維新後、急激に増えた公立病院であるが、一転して廃止が続く。図表1―3は、帝国統計年鑑を元に作成した戦前の公立病院の数の推移である。明治・大正期は一貫して減少の傾向にあった。一九二三（大正一二）年には、公立病院のない県は一七県（新潟・埼玉・群馬・千葉・茨城・奈良・長野・岩手・石川・富山・鳥取・岡山・山口・和歌山・徳島・香川・高知）に達している。[75]

図表1－3　第２次世界大戦前の公立病院の数の推移

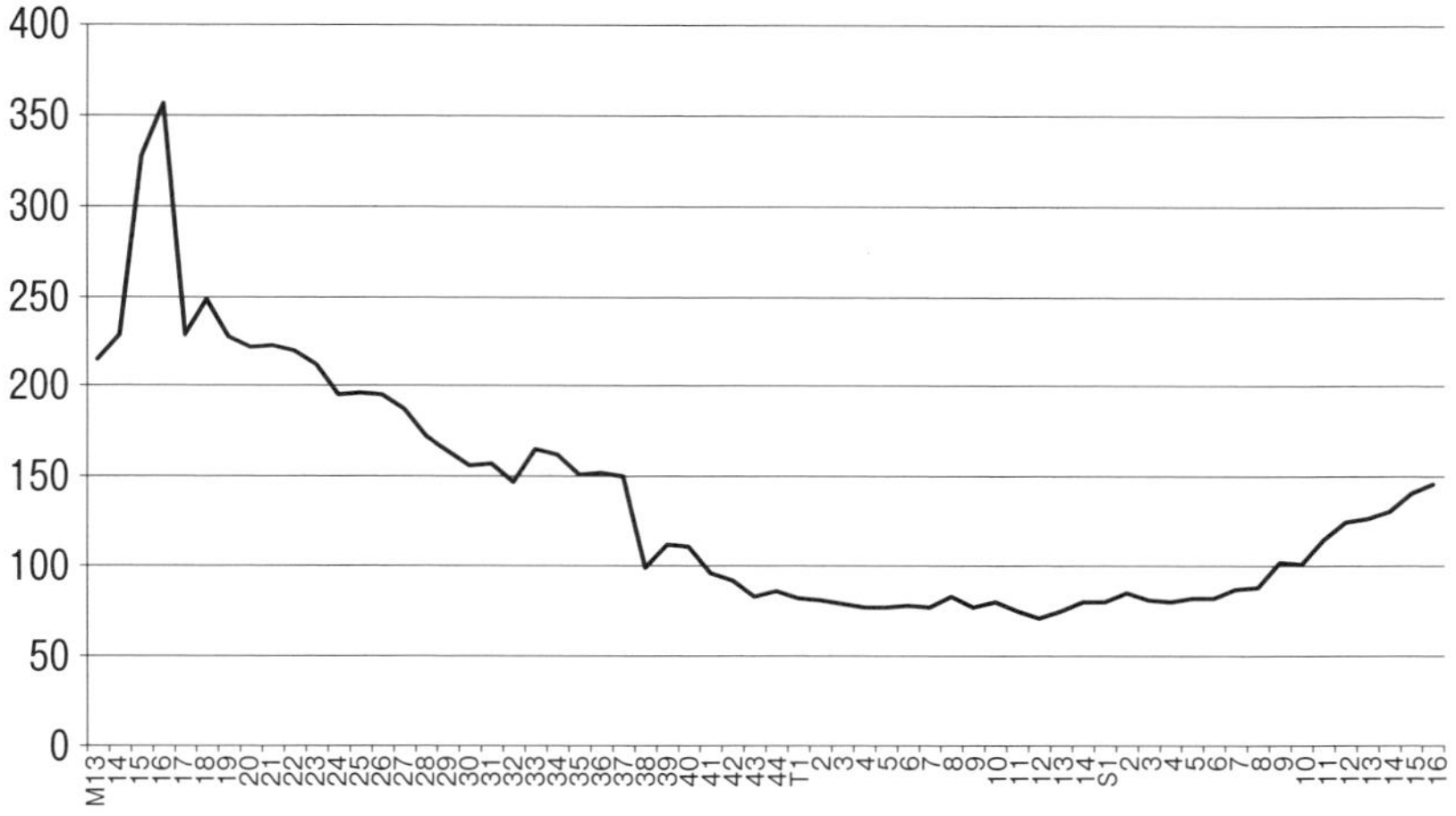

明治22年第８回、明治23年第９回、大正10年第40回、昭和６年第50回、昭和11年第55回、昭和15年第59回帝国統計年鑑、昭和24年第１回日本統計年鑑。公立病院には伝染病院および隔離病舎を含まない

明治13~15年の官立病院には陸海軍病院含む

明治15年の公立病院の急激な増加は、明治14年末に旧開拓使が廃止され、函館・根室・札幌の３県が置かれたことも大きな要因となっている

I　府県議会による公立病院廃止論

公立病院の廃止につながった一番大きな要因は各府県の議会における公立病院への批判であった。一部の議員から公立病院廃止の提案が出され、可決されることにより公立病院の廃止があいつぐ。

一八七八（明治一一）年七月、明治政府は「郡区町村編成法」「府県会規則」「地方税規則」の地方三新法を制定。府県において議会を開設させる。自由民権運動が盛り上がる中で、「民力休養」をスローガンに、巨額の財政支出を伴う事業の廃止を主張する意見が大きくなる。多くの支出を伴う病院や医学校については、国権主義派、自由民権派を問わずその存続に疑問の声が上がることが多く、[76] 病院や医学校の存続を目指す地方長官（府知事・県令）との対立を起こした。実際、交通の便が悪い時代、県の中央にある公立病院を利用できる住民も少なかった。一部の住民の利便性のために、多額の予算を使う公立病院や医学校を存続させる必要はないという意見が強くなるのも理由があった。

例えば、埼玉県では、一八七六（明治九）年に設立された県立医学校が、一八七九（明治一二）年に開設されたばかりの第一回埼玉県会で経費がかかりすぎるという批判により廃止された。同校は一八七八（明治一一）年末には開校当初に入学した学生が、三カ年の課程を終え内務省から内外科医術開業の免許を受け、翌年も二一人の卒業生が内務省から開業免許を受けていた。薬局、診察室、手術室・病室をもつ近代医療機関として発展を遂げていたが、医学校費が県財政の中で大きな割合を占めたため、県会で「医学生徒養成のことは県立医学校で教授するより、完全な東京大学医学部に依頼するほうが費用が省け、生徒の進歩もよいので廃校」すべきという意見が出された。これに対し県の学務課は「本校は器械・書籍もほぼ備わっており、教師もその人を得ているので、経済のみに拘泥することは治民の道に背くことになる」と主張し、激論が交わされたが、一八七九（明治一二）年度予算案の県立医学校費は否決された。埼玉県では同年八月に県立医学校を廃止するとともに、同日公立埼玉県病院（浦和）と公立埼玉県分病院（熊谷）の設置を布達。翌九月に二つの病院が開院した。[77] 二つの県立病院も、その後、県会で何回も廃止が議論され、一八八一（明治一四）年四月に熊谷の分病院が廃院となり、浦和の県病院も一八八九（明治二二）年一二月の県会で議決により廃院とされた。[78]

また、群馬県会においても、一八八五（明治一八）年度の臨時県会で病院存置派議員と廃止派議員の間で激しい論争が交わされ、廃止が多数を占め群馬県病院は廃止された。[79]一八八六（明治一九）年には、茨城県立医学校と県立茨城病院が議会の議決により廃止となっている。[80]栃木県も、一八七六（明治九）年に栃木町に設立された栃木県医学校が、一八八二（明治一五）年、火災により焼失したが、栃木県会の「医学校の教育は実業教育であり、各人の将来の職業のために、県費を支出するには及ばない」という県会満場一致の議決を受け、当時の栃木県令三島通庸も病院再建の費用の支出を拒絶し、廃校となった。[81]『下都賀郡医師会史』は栃木県医学校について、火災前から廃校を主張していたのが、栃木新聞社長で栃木県会議員の田中正造であったとしている。田中は医学教育の重要性は認めていたが、良質の医師を養成するためには、さらによい教育環境を整える必要があり、そのために雇い入れる教師の俸給《ほうきゅう》や医学施設の充実にかかる費用が膨大になり、栃木県全土の地方税を充てても足りなくなると主張したという。火災後の県費支出の反対は民権派の議員が中心となって反対した。[82]

当時の公立病院や医学校が議員の支持を得られなかった原因として、公立病院の提供した医療の内容があった。公立病院は設立の当初、一般富裕層に加え、貧しい人たちへの医療（施療《せりょう》）を担当することを病院設立の理念に掲げていたが、時が経過するにつれ理念は形骸化していった。このような状況を、内務省衛生局の第一第二報告（明治八年七月～明治一〇年六月）は「本邦ノ病院ハ大ニ欧米諸国ト其実況ヲ異《こと》ニシ専《もっぱ》ラ中等以上士民ノ就テ治療ヲ托《たく》スル所トナレリ」と記している。[83]

これは、当時の公立病院は、その地方における代表的な医療機関であり、診療に従事するのは外国人の医師か西洋医学を学んだ新進の医師であった。[84] 病院への財源投入も限界があることから、西洋医を雇用するためには診療の代金を高くする以外はなかった。その結果、患者は富裕層が中心になった。さらに、当時の公立病院は医師養成機関としての役割を担っており、貧困層の施療に対応する人的な余裕はなかった。このため、郡区町村医を配置し、貧困層への医療を提供するという地域が次第に増えていった。[85]

このような中で、医療はぜいたく品であり、お金がある人が自分のお金を払って受けるべきであり、地方税を使った公立病院ではなく、私的な病院で医療を提供すべきという考えが強くなっていく。例えば宮城県は一八八四（明治一七）年「医療は公衆には関係なく、各自一身の疾病を治すのであるから病院を地方税で維持するのは好ましくない」という考えから県立宮城病院以外のすべての分院・出張所（石巻、古川、登米、気仙沼、白石、志津川、松山、亘理）を廃止している。[86]

一八八七（明治二〇）年一二月には、公立病院の設立運営に関する費用の支出について府県会または町村会の決議を要するなど、一定の制約を受けることとなり、病院の設立に関する監督を府県に一任しうる状態になったので、一八七六（明治九）年の「公立私立病院設立伺及願書式」は廃止となる。

Ⅱ　求められる収支の均衡

明治期の公立病院は病院の格自体は高かったが、行政から積極的な財政支援が行われることは少なく、収支均衡を図ることが求められた。**図表1―4**は、一九一二（明治四五・大正元）年の内務省衛生局年報の公立病院の経営状況の一覧表である。多くの病院が団体負担・補助金なしで病院を運営している。条件の悪い地方の郡立、町村立、組合立の病院では、団体負担・補助金を入れて運営しているが、財政が苦しい中で町村の負担は重いものであった。

『公立刈田病院史』は、当時の組合をつくっていた町村の状況について「病院の経営は依然として楽ではなかったし、それに又関係町村の維持費も甚大な苦痛であったらしい。殊に三年一凶の本地方にとって村方面では一端凶作にでもなると平均賦課の戸数割は兎《と》も角、開業医の有無で差等のきまる箇数割は大きな負担であった。大体開業医の居ない小村は地域的にも耕地が少なく白石からも遠かったので事実上時間で仕事をする病院の利用も思うにまかせなかった。その為か（明治）三十三年二月には白川村長から組合離脱の上申など提出された。その表面の理由は宮、大河原に近く利用価値は病院はまことに乏しいというのであったが要するに負担の大きいのに堪え難かったであろう」と記録する。(87)

国や府県からの補助が期待できない中で、公立病院の経営は厳しかった。図表1―5のように、社費収入などが病院経営に投入できる赤十字病院に譲渡される公立病院も多かった。例えば、和歌山赤十字病院の場合、和歌山県が、それまで開設していた和歌山県病院が多額の費用に苦しんでいたところ、一九〇四（明治三七）年二月に日露戦争が起きる。政府が各府県に財政の縮小、戦争遂行への協力を求めたこともあって、和歌山県議会が同年三月に県立病院の廃止を決議する。同年一一月、和歌山県は、県立病院を廃止して日本赤十字社和歌山県支部に建物などすべての物件を貸与し、病院事業を存続することを提案する。提案は県議会において全会一致で可決され、一九〇五（明治三八）年四月より、日本赤十字社和歌山

収　入						収入における団体負担・補助金の割合	支　出
団体負担	補助金	診療収入	積立金利子	計	団体負担・補助金		
0	0	244,139	29,668	273,807	0	0.0%	253,643
0	49,318	414,461	41,029	504,808	49,318	9.8%	491,237
0	0	60,543	55,596	116,139	0	0.0%	111,832
0	0	80,665	5,234	85,899	0	0.0%	74,308
3,104	0	12,300	0	15,404	3,104	20.2%	14,627
235	0	5,453	60	5,748	235	4.1%	5,748
8,326	0	67,032	279	75,637	8,326	11.0%	75,637
0	1,030	5,331	1,209	7,570	1,030	13.6%	7,570
0	0	9,051	0	9,051	0	0.0%	8,880
0	0	25,417	0	25,417	0	0.0%	24,068
0	4,568	4,863	0	9,431	4,568	48.4%	9,431
0	4,916	135,350	68,896	209,162	4,916	2.4%	155,892
2,000	0	28,974	694	31,668	2,000	6.3%	25,899
0	0	34,242	3,466	37,708	0	0.0%	35,539
0	0	144,063	4,352	148,415	0	0.0%	101,832
0	0	17,343	7,023	24,366	0	0.0%	17,804
80	0	19,133	160	19,373	80	0.4%	19,373
0	0	29,437	4,681	34,118	0	0.0%	30,092
0	600	10,853	92	11,545	600	5.2%	10,945
265	0	4,914	153	5,332	265	5.0%	5,325
656	0	11,646	0	12,302	656	5.3%	12,302
0	12	2,117	18	2,147	12	0.6%	2,135
0	0	32,602	0	32,602	0	0.0%	32,601
0	0	8,060	4,950	13,010	0	0.0%	2,479
0	0	53,617	18,748	72,365	0	0.0%	70,372
0	4,964	105,390	4,818	115,172	4,964	4.3%	100,179
1,124	0	8,970	872	10,966	1,124	10.2%	9,702
1,750	0	17,004	597	19,351	1,750	9.0%	18,307
1,383	0	24,596	3,636	29,615	1,383	4.7%	28,325
1,800	0	12,150	0	13,950	1,800	12.9%	12,736

図表１－４　明治45年・大正元年の公立病院の収支状況

	設立者	名　称	所在地	病床数
京都府	府立	京都府立医学専門学校附属療病院	京都市	190△26□50
大阪府	府立	大阪府立高等医学校病院	大阪市	395△12□10○46
神奈川県	市立	十全医院	横浜市	116
兵庫県	県立	神戸病院	神戸市	175
	町村立	豊岡病院	城崎郡	41
	町立	柏原病院	氷上郡	67
長崎県	県立	県立長崎病院	西彼杵郡	216
	郡立	五島病院	南松浦郡	25
	郡立	壱岐病院	壱岐郡	40
新潟県	郡立	高田病院	高田市	66△26
	郡立	柿崎病院	中頸城郡	25△20
千葉県	県立	千葉病院	千葉郡	221△14□21○14
栃木県	県立	県立宇都宮病院	宇都宮市	74
三重県	市立	津市立病院	津市	70△7
愛知県	県立	愛知病院	名古屋市	183△28□6○12
	県立	岡崎病院	額田郡	56△10
静岡県	市立	静岡病院	静岡市	17
山梨県	県立	山梨県病院	甲府市	41△4
	町立	町立谷村病院	南都留郡	23
滋賀県	村組合立	公立深川市場病院	甲賀郡	15
	町立	公立彦根病院	犬上郡	35
	村立	公立高島病院	高島郡	3
岐阜県	県立	岐阜県病院	岐阜市	95△30○12
	郡立	大野郡病院	大野郡	30
長野県	郡立	高島病院	諏訪郡	52○3
宮城県	県立	宮城病院	仙台市	340
	町村立	公立刈田病院	刈田郡	15
	町村立	公立気仙沼町外七箇村組合病院	本吉郡	54
	町村立	牡鹿桃生町村組合公立病院	牡鹿郡	52△12
	町立	公立登米病院	登米郡	38

収入						収入における団体負担・補助金の割合	支出
団体負担	補助金	診療収入	積立金利子	計	団体負担・補助金		
1,976	0	40,789	1,355	44,120	1,976	4.5%	38,471
3,580	0	12,969	353	16,902	3,580	21.2%	16,001
0	600	3,146	113	3,859	600	15.5%	3,420
0	0	32,076	0	32,076	0	0.0%	29,786
0	0	20,210	0	20,210	0	0.0%	20,002
16,000	0	43,000	1,500	60,500	16,000	26.4%	60,500
4,000	0	15,272	8,206	27,478	4,000	14.6%	27,478
1,420	0	4,200	0	5,620	1,420	25.3%	5,598
300	0	5,215	0	5,515	300	5.4%	5,310
1,400	0	5,313	0	6,713	1,400	20.9%	6,713
163	0	6,057	0	6,220	163	2.6%	6,220
0	0	22,096	2,734	24,830	0	0.0%	23,289
1,231	0	4,275	0	5,506	1,231	22.4%	5,506
0	0	17,228	0	17,228	0	0.0%	14,320
0	0	3,067	62	3,129	0	0.0%	3,063
0	0	123,357	152	123,509	0	0.0%	89,022
760	0	5,920	104	6,784	760	11.2%	6,784
439	0	19,537	0	19,976	439	2.2%	19,976
0	0	13,870	2,573	16,443	0	0.0%	14,929
122	0	21,842	111	22,075	122	0.6%	22,074
2,063	0	1,995	0	4,058	2,063	50.8%	4,058
0	0	134,867	900	135,767	0	0.0%	129,229
0	0	87,035	192	87,227	0	0.0%	83,819
2,994	0	38,768	4,395	46,157	2,994	6.5%	46,157
0	0	15,775	4,271	20,046	0	0.0%	19,200
0	1,530	23,001	0	24,531	1,530	6.2%	21,493
0	0	45,236	5,728	50,964	0	0.0%	48,423
1,980	0	17,426	140	19,546	1,980	10.1%	19,546
0	5,437	22,586	0	28,023	5,437	19.4%	27,992
0	2,700	5,425	94	8,219	2,700	32.9%	7,681
4,697	0	51,697	419	56,813	4,697	8.3%	56,813

三　廃止が続く公立病院

	設立者	名　称	所在地	病床数
福島県	郡立	三郡共立福島病院	福島市	120△2
	郡立	岩瀬郡立病院	岩瀬郡	46△5○2
	町村立	共立本宮病院	安達郡	23○2
青森県	市立	弘前病院	弘前市	31△14
	市立	青森病院	青森市	12
山形県	市立	山形市立病院済生館	山形市	92
秋田県	町村組合立	大館病院	北秋田郡	43△4
	町村組合立	鷹巣病院	北秋田郡	7
	町立	扇田病院	北秋田郡	18
	町村組合立	米内沢病院	北秋田郡	13
	町立	横手病院	平鹿郡	32
福井県	県立	福井病院	福井市	104△4
	郡立	敦賀病院	敦賀町	14
	郡立	小浜病院	小浜町	25
	町立	三国病院	三国町	20
石川県	県立	金沢病院	金沢市	439
	郡立	江沼病院	大聖寺町	27
鳥取県	県立	県立鳥取病院	鳥取市	55
	郡立	西伯郡立米子病院	西伯郡	41
島根県	県立	松江病院	松江市	50
	村立	公立浦郷病院	知夫郡	14
岡山県	県立	岡山県病院	岡山市	303△11○21
広島県	県立	広島病院	広島市	146△5
山口県	県立	山口県病院	山口町	106
愛媛県	県立	松山病院	松山市	50△9○6
	町立	町立宇和島病院	宇和島町	53△10○4
福岡県	市立	市立小倉病院	小倉市	79△10○2
	市立	久留米市立病院	久留米市	66
	町立	若松病院	若松町	49
	町立	芦屋病院	芦屋町	7△2
大分県	県立	大分県立病院	大分市	144

収　入						収入における団体負担・補助金の割合	支　出
団体負担	補助金	診療収入	積立金利子	計	団体負担・補助金		
0	0	59,841	3,874	63,715	0	0.0%	60,371
0	5,661	163,923	200	169,784	5,661	3.3%	149,419
700	0	10,579	94	11,373	700	6.2%	8,637
5,363	0	5,219	0	10,582	5,363	50.7%	5,312
0	0	88,985	12,872	101,857	0	0.0%	70,544
5,498	0	4,907	0	10,405	5,498	52.8%	10,405
413	0	2,887	0	3,300	413	12.5%	3,300
20,429	0	11,840	211	32,480	20,429	62.9%	32,480
0	0	132,667	27,477	160,144	0	0.0%	138,328
0	0	93,247	6,632	99,879	0	0.0%	90,054
327	0	2,392	0	2,719	327	12.0%	2,719
2,332	0	8,490	0	10,822	2,332	21.5%	10,822
0	0	20,874	0	20,874	0	0.0%	19,568
0	0	1,567	20	1,587	0	0.0%	2,342
2,538	0	6,362	0	8,900	2,538	28.5%	8,900
1,256	0	5,625	0	6,881	1,256	18.3%	6,881
0	0	18,263	62	18,325	0	0.0%	17,957
580	480	2,453	0	3,513	1,060	30.2%	3,513
103,284	81,816	3,133,087	341,075	3,659,262	185,100	5.1%	3,293,245

三　廃止が続く公立病院

	設立者	名　称	所在地	病床数
佐賀県	県立	県立病院好生館	佐賀市	119△5○31
熊本県	県立	熊本病院	飽託郡	281△15□6○12
	郡立	人吉病院	球磨郡人吉町	57
	郡立	多良木病院	同多良木村	22
鹿児島県	県立	県立鹿児島病院	鹿児島市	194
	県立	県立大島病院	大島郡名瀬村	16
	村立	村立中種子病院	熊毛郡中種子村	12
沖縄県	県立	沖縄病院	那覇区	40
北海道庁	区立	区立札幌病院	札幌区	199△30□11○20
	区立	区立函館病院	函館区	131
	村立	村立七飯病院	亀田郡七飯村	35
	町立	町立寿都病院	寿都郡寿都町	32
	町立	町立室蘭病院	室蘭郡室蘭町	31○6
	村立	村立月形病院	樺戸郡月形村	5
	町立	町立釧路病院	釧路郡釧路町	14
	町立	町立厚岸病院	厚岸郡厚岸町	12
	町立	町立根室病院	根室郡根室町	29△17○5
	村立	村立紗那病院	紗那郡紗那村	6
合計				6234△332□104○198

内務省衛生局年報（明治45年・大正元年）第75表より作成
病床数印なし一般病室、△隔離病室、□精神病室、○結核病室
京都府療病院の収入支出金は医学専門学校と一経済にて分離しがたきより全額を計上
愛知県愛知病院は医学専門学校と関連しあるを以てこれを分割計上しがたきにより、病院に関する科目の金額を掲記せり
熊本県熊本病院は特別会計なるにより、県費より補助す。また雑収入の200円は文部省の贈付金なり

図表１－５　日赤病院の設立状況

	日本赤十字社	公立							その他	
		県立	市立	町立	郡立	組合立	医療団	小計	個人	その他
明治年代	医療センター（19年）高松（40年）大阪（42年）	和歌山（38年）姫路（41年）	長野（37年）大津（37年）富山（40年）	山田（37年）				6		
大正年代	前橋（2年）名古屋第二（3年）秋田（3年）盛岡（9年）水戸（12年）旭川（12年）仙台（13年）金沢（14年）京都第二（15年）	松山（2年）鳥取（4年）山口（9年）福井（14年）			高山（11年）諏訪（12年）石巻（15年）			7	鹿児島（12年）横浜（13年）	
昭和年代（戦前）	岡山（2年）高知（3年）長浜（7年）小野田（7年）静岡（8年）大宮（9年）京都第一（9年）須磨（10年）北見（10年）名古屋第一（12年）浜松（13年）広島（14年）小川（14年）伊達（15年）高槻（16年）小清水（16年）福島（18年）熊本（19年）	松江（11年）	八戸（18年）	柏原（10年）筑前山田（13年）浦河（14年）		伊豆（9年）秦野（13年）山梨（16年）中駿（17年）庄原（18年）		10	今津（4年）長岡（6年）函館（14年）	

昭和年代（戦後）	清水（20年）中町（20年） 引佐（21年）大森（21年） 岐阜（21年）置戸（21年） 福岡（22年）武蔵野（24年） 下伊那（24年）原町（27年） 津久井（27年）葛飾（28年） 舞鶴（28年）猿島（28年） 神戸（30年）小海（30年） 広島原爆（31年）長崎原爆（33年）		三原（27年） 唐津（32年）	小松島（24年） 栗山（29年）		川西（23年） 深谷（25年） 豊科（26年） 飯山（28年） 益田（29年）	成田（23年） 芳賀（24年） 大田原（24年） 足利（24年）	13	釧路（20年） 新宿（23年）	大分（27年）共済組合連合会より 沖縄（47年）沖縄赤十字から
計	48	7	6	6	3	10	4	36	9	

出典：日本赤十字社沖縄県支部「百年のあゆみ」220頁

昭和50年３月に実施した全病院の沿革調べによる。出身別区分は、当該病院が日赤の所管になる直前の経営主体により区分している。設立年代区分は、当初から日赤病院として設立された病院にあっては、当該病院が分院・診療所で開設され、その後病院に昇格しても分院・診療所の開設日をもって区分した。他から経営移管された病院にあっては、日赤に移管された日をもって開設日として区分した

開設当初、分院・診療所であった病院については、下線をつけた

県支部病院として開院した。[88][89]

廃院や移譲される公立病院があいつぐ中で、廃止された公立病院が復活する例もあった。例えば、大分県立病院は、一八八〇（明治一三）年に大分県立病院医学校を発祥とするが、一八八八（明治二一）年に医学校が、翌年には病院が廃止された。[90] その後、病院は院校長であった鳥潟恒吉《とりがたつねきち》が、病院の土地建物を借り受け「私立大分病院」として病院を経営する。その後、一八九二（明治二五）年頃から県議会で県立病

院の復活が議論され、一八九六（明治二九）年には、県立病院の復活の必要を訴えた建議が議決される。[91]当初、大分県は病院の復活には消極的であったが、一八九九（明治三二）年、私立大分病院の建物の返還を受け大分県立病院を開院する。[92]

Ⅲ　医師供給源の断絶―公立医学校の廃止

ア　明治初期の医師養成

筆者は公立病院の廃止があいついだ重要な要因の一つとして、地方の公立病院の医師供給源であった公立医学校の廃止があると考えている。ここで、医師の開業資格について整理しておきたい。明治政府は、一八七四（明治七）年に医制第三七条により、医師の開業にあたっては江戸時代から続いていた自由な開業を認める運用を改め、許可制をとることを定める。一八七五（明治八）年二月一〇日、文部省は東京、大阪、京都の三府に、医師開業試験の実施および開業事務免許手続きを示す。[93]当時、全国に三万人近くの漢方医がおり、新たにドイツ流の医学の試験に合格しなければ、大家古老の漢方医でも医業を継続できないのではという不安があったが、従来から開業している医師には試験を要せずに開業免許が与えられることになった。また、開業試験も簡単で不合格者は少なかったので、混乱は最小限のものとなった。[94]

一八七五（明治八）年に衛生行政事務が文部省から内務省に移管される中で、医師開業試験の事務も内務省に移る。内務省は一八七六（明治九）年に各県において医師開業試験を行うよう要領を示し、一八七八（明治一一）年までに各県において医師開業試験が行われた。一八七九（明治一二）年には「医師試験規則」が制定され、一八八三（明治一六）年に「医術開業試験規則」に改められる中で、全国統一の試験制度が整備される。「医師試験規則」において、日本官立大学および欧米諸国の大学校の卒業生については、無試験制度がとられた。一八八二（明治一五）年二月には、地方医学校の発達と、地方医学奨励の意味もあって「医学校卒業生試験ヲ要セス医術開業免状下附」が達せられ、文部卿の認可を得て、一定の条件をそなえた医学校の卒業生は試験を要せず、ただちに医師免許が与えられることになった。一八七七（明治一〇）年には、維新以来医術をもって官省に勤務し、あるいは地方公立医学校病院において教授または治療を専任し、当初より一家をなす者については、試験を用いずして免状が下附される「奉職履歴医」の制度が認められている。(95)

イ　廃校があいつぐ公立医学校

これまで述べてきたように、地方における西洋医養成のため医学校があいついで設立され、その数は、一八七九（明治一二）年における公立医学校の数は二一校、生徒数は二、〇五八人に達していた。一八八二（明治一五）年二月に出された「医学校卒業生試験ヲ要セス医術開業免状下附」を踏まえ、同年五月、文部省は「医学校通則」を示す。通則によれば、医学校は甲種・乙種の二種類に分かれ、初等中学校卒業以上の学力を有する者に入学の資格があり、修業年限が甲種四年以上、乙種は三年で、乙種は簡易な医学教育を施す施設とされた。医学校の設立には、甲種は教員に少なくとも三名の医学士[96]、乙種は一名の医学士を置くこと、附属病院があり生徒が演習できることなどが必要とされた[97]。当時は、ドイツ医学を学んだ東京大学医学部卒業の者しか医学士資格を受けることができなかったため、各地方の医学校は東京大学医学部出身の医学士を競って招いた。これにより、全国の医学教育もドイツ医学の方向に固まっていく。そして、地方の医学校は、甲種医学校の指定を受けるために教育内容の充実に努め、岩手、宮城、秋田、福島、千葉、新潟、石川、愛知、三重、京都、大阪、神戸、和歌山、島根、岡山、広島、徳島、福岡、長崎、熊本、大分の各府県の医学校が甲種の指定を受けた[98]。

ところが、一八八六（明治一九）年四月に「中学校令」が公布され、高等中学校に医科の分科を置くことが規定される。一八八七（明治二〇）年八月から九月にかけて、文部省告示により、全国五つの大学区に医学部を設置することが決まる（第一：千葉、第二：仙台、第三：岡山、第四：金沢、第五：長崎[99]）。医学部の運営経費は、当該大学区の府県の負担という方針が示された。

それぞれの医学部は地方の公立医学校を移管する形で設立することとされた。このため医学部開設に際し、各県は激しい誘致活動を展開する。例えば、第一高等中学校医学部については、同じ学区（一府一〇県[100]）にある千葉町と名古屋市が競い合い、千葉県が五万円の県負担をすることで設置が決定される[101]。岡山県も新しく建築する病院の費用として五万円を文部省に寄付している[102]。なお、実習は附属病院をつくらず各県の県立病院を使用している[103]。

さらに、同年一〇月には、「府県立学校ノ費用ハ明治二十一年度以降地方税ヲ以テ支弁スルコトヲ得ズ」

という勅令第四八号が発せられる。[104]これは、医学教育を国レベルで行い、教育の水準を向上させるとともに、地方の財政支出を抑制させることを目的とするものであった。その結果、図表1―6のように、大都市で医学校の附属病院の収入が大きく独立採算運営ができた大阪、京都、愛知の三府県の医学校（特許医学校）[105]と例外として存続した沖縄県の医学講習所[106]を除いて、公立医学校の廃止があいつぐこととなった。

ウ　地方における医師養成と医師の供給

長與專齋は『松香私志』において「多数の医学志望者は頓《とみ》に就学の便を失い、あるいは設備不完全の私立学校に入り、あるいは開業医の門下に無規律の独習をなして内務省の試験及第を僥倖《ぎょうこう》し」「大学あるいは高等特許の医学校に養成せらるる少数の医師にてはとても全国の需要に応ずるにたらず」「いきおいかの試験及第者を以て補給せざるを得ざるが故《ゆえ》に、試験の程度は志願者の学力に適応せんとの手心に由《よ》りて動《やや》もすれば卑近に傾き」「地方一般の医界は、学術浅薄に流れ資格低下に赴《おもむ》くの恐れあたわず」と医学志望者がきちんとした医学を学ぶ機会を失ったこと、独学により内務省の開業試験を受けざるを得なくなり、地方の医療レベルは低下する危険性があることを嘆いている。[107]

医師養成が拠点化され、地方の医学校が廃止されたことは、養成者の数も含め、各府県の医師の供給に制約が生じたともいえる。特に医学校とのつながりの深かった公立病院は大きな影響を受けたと考えられる。例えば、茨城県立医学校では一八八五（明治一八）年までに医師免許を取得した一八名のうち七名は医学校に従事し、一一名は帰村して開業している。[108]医学校に併設されていた茨城県立病院は、一八八七

図表１－６　明治期の公立医学校一覧

医学校名	存続先・廃校年
県立函館医学所	明治17年廃校
青森県医学校	明治18年廃校
岩手県医学校	明治19年廃校
宮城医学校	明治20年第二高等中学校医学部へ
秋田医学校	明治21年廃校
山形済生館－第1期	明治14年休止
山形済生館－第2期	明治21年廃校
須賀川医学校	明治14年福島医学校に移転
福島医学校	明治20年廃校
茨城県立医学校	明治20年廃校
栃木県医学校	明治15年廃校
群馬県医学校	明治14年廃校
埼玉県医学校	明治12年廃校
県立千葉医学校	明治21年第一高等中学校医学部へ
新潟医学校	明治21年廃校
富山医学所	明治14年廃校
石川県金沢医学校	明治21年第四高等中学校医学部へ
福井医学校－第1期	明治14年休止
福井医学校－第2期	明治21年廃校
山梨学校医学科	明治16年廃校
長野県医学校	明治18年廃校
岐阜県医学校	明治19年廃校
浜松医学校	明治14年廃校
愛知県医学校	愛知県医学校として存続
三重県医学校	明治19年廃校
京都府医学校	京都府立医学校として存続
大阪府立医学校	府立大阪医学校として存続
堺県医学校	明治13年廃校
神戸医学校	明治21年廃校
和歌山県医学校	明治20年廃校
県立鳥取病院附属医学校	明治20年廃校
島根県医学校	明治19年廃校
岡山医学校	明治21年第三高等中学校医学部へ
広島病院附属医学校	明治17年廃校
華浦医学校	明治16年廃校
徳島医学校	明治19年廃校
高松医学校	明治16年廃校
愛媛県松山医学校	明治19年廃校
高知医学校	明治20年廃校
小倉医学校	明治16年廃校
福岡医学校	明治21年廃校
佐賀医学校－第1期	明治12年休止
佐賀医学校－第2期	明治16年廃校
長崎医学校	明治21年第五高等中学校医学部へ
熊本県医学校	明治21年廃校
大分県立医学校	明治21年廃校
宮崎病院附属医学校	明治15年廃校
県立鹿児島医学校	明治21年廃校
県立沖縄病院附属医学講習所	大正元年まで存続

第28回日本医学会総会医学教育史展「歴史で見る・日本の医師のつくり方」45頁の表に筆者が県立沖縄病院附属医学講習所のデータを加筆

図表１－７　沖縄県と全国の医師１人当たり人口の推移

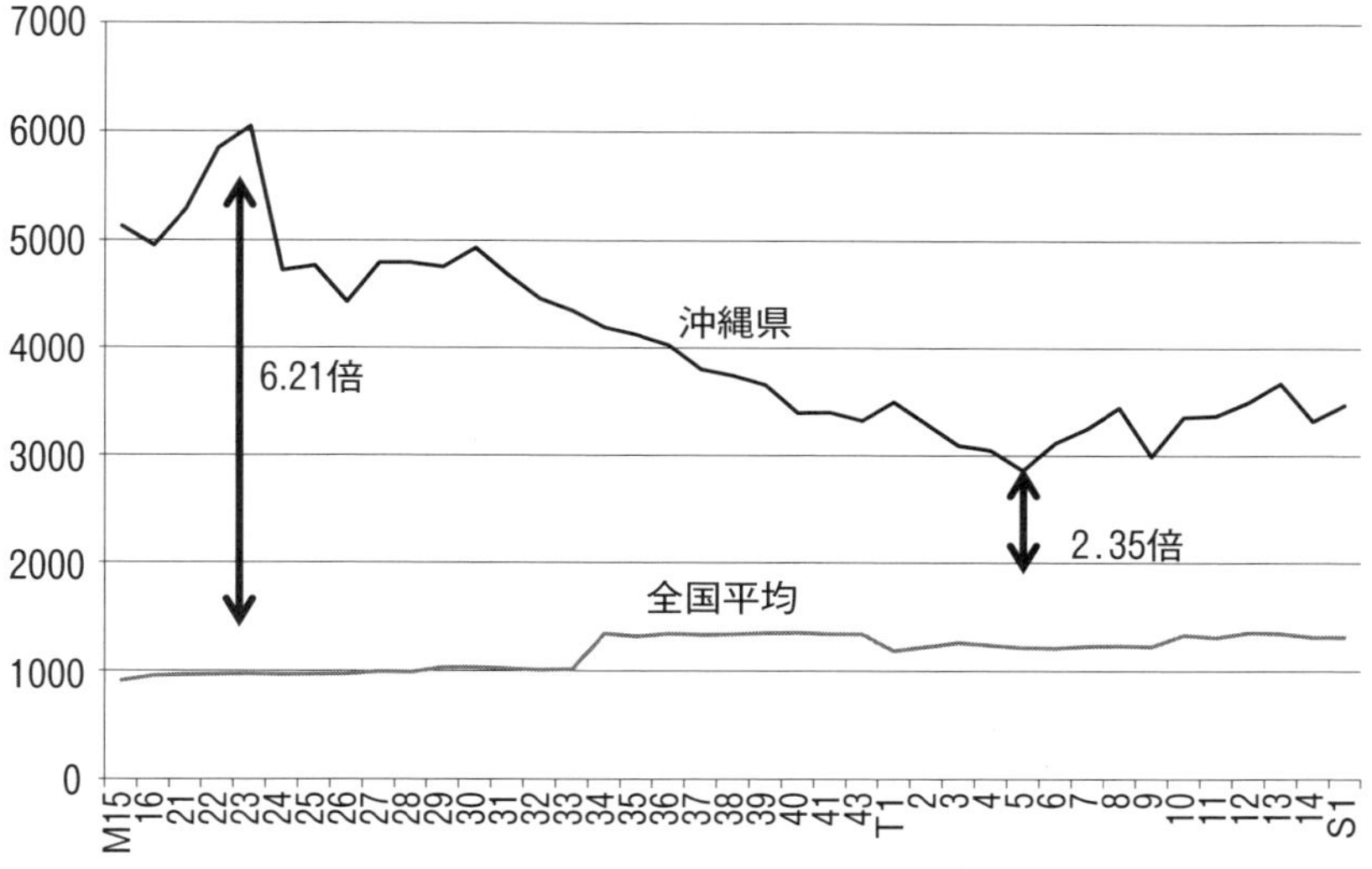

内務省衛生局年報より作成

（明治二〇）年に医学校とともに県議会の議決により廃止されたが、医学校が存続していれば県立病院は有力な勤務先になったものと考えられる。

実際、医術開業試験を受験することが前提であったが、例外として県立の医学講習所を持った沖縄県は、**図表1―7**のように明治中期から大正にかけて医師数を確実に増加させている。[109]沖縄県の医師数は、一八八三（明治一六）年の七四名から一九一六（大正五）年の一九三名に、医師一人当たり人口が一八八三（明治一六）の四、九五四名から一九一六（大正五）年の二、八六七名に大幅に改善した。全国平均との格差も、一九一六（大正五）年に二・三五倍まで縮少している。沖縄県唯一の公立病院であった県立沖縄病院は、病床数を一九一一（明治四四）年の三〇床から一九二五（大正一四）年には一〇二床まで大幅に増やしている。

地域に必要な公立病院の医師を地域の医学校で養成できず、医師供給に制約が生じたことが、公立病院の存続とってマイナスに働いた可能性は否定できないように思われる。官立高等中学校医学部は、一八九四（明治二七）年に「高等学校令」が公布され、官立高等学校医学部となる。さらに一九〇一（明治三四）年には、高等学校から独立し官立医学専門学校となる。

四　行政目的達成のための施設（伝染病、性病、精神病、ハンセン病）

明治・大正期は減少の一途をたどった公立病院であるが、伝染病、性病、精神病、ハンセン病などに対応する行政目的達成のための施設は拡充されていく。ただし、これらの施設は、人権の視点からみて問題のあるものが多かった。

Ⅰ　伝染病施設（避病院、伝染病病院、隔離病舎）

明治期は、コレラや赤痢などの伝染病が流行を繰り返した時代であった。特にコレラは、症状の激しさと死亡率の高さから当時の国民に恐れられた。伝染病対策の施設が、避病院、伝染病病院、隔離病舎などの名称で各地につくられていく。[110]

明治中期以降のコレラ対策は、警察官が具体的に消毒や隔離を担ったが[111]、「コレラの予防は険悪猛烈なる病敵に当たることとなれば、きわめて厳重強硬の手段を用い、多数を救うには少数は顧みるに遑《いとま》あらずとの主義に拠り、警察的武断政略をもちいたる（長與専齋『松香私志』一七一～一七二頁）」と患者や家族のことを考えない乱暴な対応を行った。[112][113]

患者を収容する「避病院」は、「病院」と名前がついているものの、実態は専任の医師が置かれることは少なく、看護体制も不十分な、病院という名からはほど遠い収容施設でしかなかった。長尾折三は『開業医生活乃二十五年』で、一八九〇（明治二三）年に某県庁の辞令を受け、ある市の避病院で勤務した体験をつづっている。劣悪な部屋に収容された患者を二人の医師で平均一〇〇余名、一番多いときは一四六名の診療を行ったという。長尾は避病院を「生ける患者の捨て処」[114]と評している。官憲の避病院への強制的な収容から逃れるために、家族による病人の隠匿もあいついだ。[115]内務省衛生局も避病院を「病院」とはみておらず、病院の衛生統計の対象としていなかった。伝染病院に名称が変わり、衛生統計の対象となったのは一九一〇（明治四三）年からである。[116]このため、『医制八十年史』などの内務省衛生局の統計による公立病院数は、同年に病院数が急増する統計数値となっている。

当時、避病院は「この病気流行は、コレラではなく、巡査が毒を散布して病人をつくり、避病院に強制収容して生き肝を抜き取るのだそうだ」[117]という流言が流れていた。巡査の行う過酷なコレラ対策は、これらの流言と相まって住民の反発を招き、全国で「コレラ一揆」という反対運動があいついで起きた。例えば、一八七九（明治一二）年八月から九月にかけて、埼玉県北足立郡中尾村（現さいたま市）では、仮避病院の設置に反対の動きが拡大し、周辺の村も含めて約千人の村民が集まり、巡査や戸長へ暴行を行う騒ぎが起き、後日六一人の村民が刑事処分を受けている。[118]

一八九〇（明治二三）年には、市町村制・府県制の制定に伴い、「伝染病予防心得書」が改正され、伝染病予防は原則的に市町村の負担する事務であることが明確となり、市町村では便宜、衛生組合を設置して伝染病予防事務を行うこととなった。一八九四（明治二七）年には勅令一四号で伝染病の負担区分として、種痘、予防消毒、隔離病舎、傭入《やといいれ》医師に関する諸費は市町村負担となる。検疫、検疫委員、交通遮断に関する諸費は地方税負担とし、地方税は市町村の負担する諸費について、その全部または一部を補助できることとした。一八九七（明治三〇）年には、「伝染病予防規則」が見直され「伝染病予防法」が制定される。同法は、府県・市町村および個人の負担すべき費用を明らかにし、市町村に対する府県税または地方税の補助、府県税または地方税に対する六分の一の国庫補助が法定された。[119]また、同法第一七条において「市町村は地方長官の指示に従い伝染病院、隔離病舎、隔離所又は消毒所を設置すべし」と設置が明文化されている。このような中で、伝染病院の設置は着実に進み、一九一一（明治四四）年には、全国に一、五三二の伝染病院が設置されるにいたった。[120]市町村での設置は進んだものの、明治、大正期においてはその医療の質は上がらず劣悪なままであった。[121]

Ⅱ　性病施設（駆梅院、梅毒病院、娼妓病院）

性病は相当古くからわが国に伝わってきたが、一八六七（慶応三）年横浜において娼妓《しょうぎ》検診が実施されるまでは、予防行政としてみるものがなかった。横浜における検診は、英国軍隊の保健を目的に英国大使パークスの提唱によって行われたもので、長崎、神戸でも行われた。[122] 日本人自身の発意では、一八七〇（明治三）年二月に、京都府が島原遊郭に梅毒療養所を新設し、数名の委員を任命した例がある。[123]

一八七一（明治四）年、民部省は各地方官に対して、売女渡世の新規開業を禁じ、梅毒洗除の方法を施設すべき旨を達する。同達により、東京などの各地に検梅所や駆梅院《くばい》などの施設が設けられ、検診が実施されるようになる。東京府では一八七三（明治六）年に吉原、根津、板橋、新宿、品川に検梅所を設けた。[124] さらに一八七六（明治九）年、内務省は府県に達して娼妓営業を許可する地には検梅の方法を設けることを督励し、不完全ながらも全国規模の娼妓検診が始められる。[125] 梅毒病院の設置も急速に進み、一八七六（明治九）年度に一二病院（公立一二）であった梅毒病院は、一八八二（明治一五）年度には一三〇病院（公立一二四、私立病院数六）に急増する。[126]

川上武『現代日本病人史』は、駆梅院・梅毒病院は、その「財政・運用がまったく警察行政の一翼として運用された」ことを指摘する。駆梅院の費用は娼妓税・貸座敷税をもって充て、その支出の半分は警察費（遊郭警備の費用）、残りの半分を梅毒検査費（医員給料、検査場費、病院及検査場設置費）にしたという。[127]

警察は、許可を行った遊郭での営業（売春）は公認し（公娼）、許可を受けていない売春（私娼）は取り締まる方針を取った。一九〇〇（明治三三）年に制定された「娼妓取締規則」では、娼妓名簿に登録しない者は娼妓稼業を行うことができないこと、娼妓は庁府県令の規定に従い健康診断を受けること、疾病のある娼妓は治癒のうえ健康診断を受けなければ稼業に就くことができないことが規定された。また、同年公布された「行政執行法」の第三条は、密淫売者に対して強制健康診断を実施すること、伝染性疾患にかかっている場合には強制入院または指定医師の治療を受けさせること、その間外出を禁止することなどが規定された。(128)

一九一〇（明治四三）年には、勅令第三一〇号で「風俗上取締ヲ要スル稼業ヲ為ス者及行政代執行法第三条ノ患者ノ治療設備ニ関スル件」が発せられ、地方長官（東京府においては警視総監）に対し、病院設置が命じられる。東京府では、勅令を受け、一九一一（明治四四）年二月、警視庁が「警視庁病院設置の件」を公布し、吉原、洲崎、新宿、品川、八王子、府中の六カ所の遊郭所在地に「警視庁病院」を設置する。(129)一九一一（明治四四）年に三四府県に一三〇病院（すべて府県立・組合立）あった娼妓病院が、一九一六（大正五）年には四三道府県一六五病院に増加する。(130)

一九一一（明治四四）年五月には、内務省は娼妓の入院患者に直接治療に要した薬価、手術料を負担させるのは正しくないと、地方長官に指示を行う。一九一八（大正七）年には、入院中の食費、寝具費、入院費などもできるだけ府県費で支払うよう地方長官に指示した。(131)(132)

Ⅲ　精神病施設（精神病院）

明治維新以前のわが国では精神医学は発達しておらず、精神障害者に対する治療法としては加持祈祷ぐらいしかなく、精神障害者の多くが、私宅に監禁されるか、神社・仏閣などに収容されてきた。一八七四（明治七）年に発布された医制の中において癲狂院《てんきょう》院の設立に関する規定が盛り込まれる（医制第二六条）[133]。これを契機として一八七五（明治八）年、わが国最初の公立精神病院として京都府立療病院に癲狂院が設立されるものの、運営を篤志家の寄付に頼っていたため財政的な理由で、一八八二（明治一五）年に廃止となった[134]。一八七七（明治一〇）年、内務卿大久保利通は、東京に脚気病院と癲狂院を設立する議を決し、まず神田神保町に脚気病院[135]が設立された[136]。

翌一八七八（明治一一）年、宮内省から東京府に対して御下賜金二万三千円の交付があり、癲狂院が設立される。一八七九（明治一二）年、下谷上野の養育院[137]の一部に精神病院を設け、それまで養育院に収容されていた精神病の患者約五〇名が移され「東京癲狂院」と称された。養育院から患者を引き継いだ頃は、養育院救助人とよばれる人々によって看護されたが、その主な仕事は三食を与えることで、入浴・室内清掃は週一回、便によって衣類や室内が不潔になっても、定められた日まで放置されたという。男女の病室の区別はなく、病室内で自殺する者が多く、看護者は男子だけで、女子患者を妊娠させたこともあったという。その後、第二代院長の中井常次郎の時代になって、患者に対して不拘束の方針をとり、遊技用品を備える、庭に草花を植える、運動場を設け散歩をさせる、看護者の数を増やして女性の看護婦を雇用する、男女の病室を区別して、女性の看護は看護婦が担当することなどの改革を行った。(138)

東京癲狂院は、その後患者の増加により、一八八一（明治一四）年に本郷東片町《ひがしかたまち》、一八八六（明治一九）年に小石川駕籠《かご》町に移転する。一八八九（明治二二）年には東京府巣鴨病院と改称される。一八八七（明治二〇）年には、帝国大学医科大学精神病学教室が臨床講義や研究のため病院施設を利用することを考え、帝国大学の申し入れにより、東京府は病院の医務一切を帝国大学に委託し、病院において臨床講義を行うことを承認した。(139) 病院の門柱には向かって右に病院名が並び、左に帝国大学精神病学教室の門標が掲げられていた。(140)

中井院長時代に改革がなされたものの、看護者の待遇が悪く、給料も安いことから看護の質は低く、安易に手革や足革、縛衣《ばくい》などによる患者の拘束、保護室への監禁が行われ、また、金銭によって看護の軽重を行う悪風が院内に満ち、患者の虐待も頻繁に行われていたという。(141)

一九〇一（明治三四）年一〇月、ドイツ・オーストリアの留学から帰国した呉秀三が東京帝国大学教授に就任し、一一月には巣鴨病院医長（医療の責任者）となる。(142) 呉は医長就任後、病院の悪弊の追放に乗り出す。最初に手革、足革、縛衣などの拘束具を廃止し、保護室の使用を制限した。病室や保護室の改造を行い、入院環境の向上を図った。看護者の資質の向上にも取り組み、採用に際して学科試験を取り入れ、さらに院内教育を行った。女性の看護長三人を抜擢し、女子室の監督をさせた。看護者に病者への親切と丁寧を求め、言葉遣いを改めさせた。患者への暴力は禁止した。規則に違反した看護人の懲戒処分も厳しく行われた[143]。医局員に対して午前中は必ず病室に行き診療に当たり、研究は午後に回すように指示した[144]。呉自らは、回診時に病室の畳の上に座り、患者と膝をつき合わせて長時間にわたり問診したので、控えていた医局員がしびれをきたしたり、病室のノミが移って困ったというエピソードが残されている[145]。

その一方、呉は看護者の待遇についても心を配った。一九〇三（明治三六）年一二月には精勤章授与規程を設けられ、翌年一二月からは六か月・一年皆勤者には、それぞれ慰労休暇三日・九日間が与えられる。一九〇七（明治四〇）年には、男女看護者寄宿舎各一棟を新築する。

しかし、政府や東京府の精神病院への理解は低く、看護者への給料は抑えられ、労働環境も劣悪であった。呉も「東京府の経済否吏員の頭には精神病患者の保護さへ十分にすると云ふ念慮が入って居らぬ様な位であるから、中中看護人までの事を考へない。…余の考ふる所では巣鴨病院の看護人程骨の折れて気の毒なものはないと思ふ。給料は甚だ少ない。他の病院の通常患者を看護して居る看護人の棒給よりも少ない。骨の折れることは一通りではない。第一に夜と雖《いえど》も殆《ほとん》ど目が離せない。（略）所が巣鴨病院では看護人の為には少しも休息所や寝所の設備等はなく、昼間患者の看護をして居るものが、夜は又患者の間に潜り込んで寝る様な始末である」と記している[146]。

さらに、治療の一環として本格的な作業療法を始める。一九〇一（明治三四）年には、女性室内に裁縫室をつくり、これまではそれぞれで作業をしていた患者を一緒に作業させた。一九〇二（明治三五）年には、呉が慰労金を出して施療患者で希望する者に草取り作業をさせた。患者の室外運動もできるだけ自由にして奨励した。患者の立場に立った無拘束・開放の原則による病院運営により、病院からの逃走事故が増え、東京府から警告を受けたが呉の姿勢は変わらなかった(147)。

また、同じ一九〇二（明治三五）年には、巣鴨病院が事務所となり、慈善事業で知られた夫人や医科大学教授夫人などで「精神病者慈善救治会」が設立された。公立精神病院の施療患者に職業・慰楽を与えるための費用の補助、貧困な患者の援助、施療患者の社会復帰の援助、精神衛生知識の普及などを目的とし、その資金を得るために寄付や慈善音楽会・園遊会が行われた(148)。一九〇九（明治四二）年には入院中の児童を対象とする教育施設（修養学院）が設けられている。

一九一九（大正八）年には、病院の建物を新築し規模を拡大するために荏原郡松沢村に移転、府立松沢病院となった(149)。呉の巣鴨病院での取り組みはわが国の精神医学の発展の基礎となった。公立病院改革の視点でみても、呉の改革は、今日においても学ぶことが多いと考える。

その一方、明治期、府立巣鴨病院以外に精神病院を開設した道府県はなかった。国や道府県の精神病者への理解は少なく、一八九八（明治三一）年には「精神病者監護法」が成立している。法律は治安立法の側面が強く、医療・福祉の視点が薄いものであった。法律は、私的監置（座敷牢）を警察署を経て地方長官に願い出て、許可を受けることで認めていた(150)。精神病患者の数に対して公私立を含めた精神病院の数は圧倒的に不足していた。このため、多くの精神病患者が劣悪な座敷牢に監禁されていた。呉も『精神病者私宅監置ノ實況及ビ其統計的觀察』において、「今此状況ヲ以テ之ヲ欧米文明国ノ精神病者ニ対スル国家・公共ノ制度・施設ノ整頓・完備セルニ比スレバ、実ニ霄壌《しょうじょう》月鼈《げつべつ》(151)ノ懸隔《けんかく》相異ト云ハザルベカラズ。我邦十何万ノ精神病者ハ実ニ此病ヲ受ケタルノ不幸ノ外ニ、此邦ニ生レタルノ不幸ヲ重ヌルモノト云フベシ」とわが国の精神医療政策の貧困を批判している[152]。

Ⅳ　ハンセン病施設

ハンセン病は、一八七三（明治六）年にノルウェーのハンセンによって発見された「らい菌」によって起きる慢性伝染病であるが、わが国においては長く遺伝による病気と考えられ、患者は社会的な差別を受けてきた。患者の多くが仕事を継続できなくなり、奥座敷や離れ小屋で生活したり、家を出て放浪の旅に出るなどの生活を強いられてきた。明治に入り、このような状況に心を痛め、内外の宗教家が療養所をつくるなど救済活動を行っていた。

一八九七（明治三〇）年ベルリンで国際会議が開催され、病気が伝染病疾患であることが確認されたことにより、政府も予防対策に取り組むこととなる。一九〇七（明治四〇）年三月、政府は、法律第一一号いわゆる「癩予防ニ関スル法律」を成立させる。府県連合立のらい療養所を設置して、浮浪らい患者を収容すること、らい菌に感染した家につき消毒その他の予防方法を行うことなどを定められた[153]。法律に基づき、全国を五つの区域に分けて府県連合立の公立療養所が各一カ所設置される。療養所は設置されたが連合府県立療養所の予算は切り詰められ、施設や給食など患者の待遇は非常に貧弱であった。運営も初期の療養所の所長を警察関係者が務めたこともあって収容所的な性格が強い、人権を無視したものであった[154][155]。

五　施療医療と公立病院

Ⅰ　施療医療に消極的な公立病院

明治期、政府の貧しい人たちへの無料の医療である「施療《せりょう》」への意識は低かった。一八七四（明治七）年に制定され、わが国における救護法規の中心をなした「恤救《じゅっきゅう》規則」において疾病罹患《りかん》者を対象としているが、その恤救方法は、救助米を金銭換算して給与することが唯一の方法で、その金額は医療費に充当するにはまったく足りなかった。生活困窮者の医療面についての救護は、一九二九（昭和四）年に「救護法」が制定されるまで一般的制度として確立しなかった。(156)

前述のとおり公立病院は本来、窮民《きゅうみん》の施療を目的とすべきものと考えられていたが、院長などに優れた医師を招いていたので、富裕層の患者や開業医の手にあまる患者が多く集まり、さらに公立医学校での教育もあったので、窮民の施療に十分手を伸ばすことができなかった。このため府県においては郡区町村医を配置し、施療に当たらせる方策が漸次講ぜられるようになった。(157)

明治維新による西洋医学採用後、次第に西洋医療を行う開業医が増えてくることにより、公立病院と西洋医の開業医との間で富裕層の患者を奪い合う関係が激しくなってくる。その結果、貧困層の病人は医療を受ける機会を得られず放置されるか、「医は仁術」を信念とする一部の医師による医療を受けざるを得なくなる。これは、一部の医師にとっても、公立病院が貧困者の医療を行わないしわ寄せを受けるという面があった。このため、開業医からは、公立病院は中等以上の医療から手を引き、貧困層の医療を行う施《せ》療《りょう》病院とするべきことが繰り返し主張されることとなる。[158]

実際、施療病院となった病院に東京府病院がある。東京府病院は、一八七四（明治七）年、宮内省の御《ご》下賜《かし》金一万円を元手に開設され、一八七六（明治九）年には日本橋と深川に分院として、第一分局・第二分局が開院していた。[159] 一八七九（明治一二）年三月、医師団体が東京府知事並びに府議会議員に提出した意見書を契機に、東京府会で貧困者の施療病院として一般外来患者の診療を廃止すべきという決議がなされた。[160] 決議を受け、東京府病院は、一八八〇（明治一三）年七月から一般患者の診療を廃止し、貧困患者のみを施療する医療保護機関となり、第一分局・第二分局は廃止された。翌一八八一（明治一四）年七月には、東京府の財政悪化による施療事業の廃止により、東京府病院そのものが廃止となってしまう。[161] また、一八八七（明治二〇）年には、大阪の医師有志が大阪府立病院を廃止して施療病院とすべきという議論を行う。[162]

一八九三（明治二六）年四月、池田謙斎、長與専齋、岩佐純、長谷川泰《たい》、高木兼寛《かねひろ》などの著名な医師が発起人となり、大日本医会が創立される。その第一次大会の決議において、府県立病院などの公立病院や官立医学校附属病院を施療病院とすることが決議された。[163] 大日本医会では、一八九四（明治二七）年一一月に行われた第二次大会でも官公立病院の施療病院化が議論され、同年一二月、開催中の第八回帝国議会に対し、「府県ニ於テ純然タル公立施療病院設立ノ制ヲ設ケラレンコトヲ切望スルニ在リ」という請願書を送付した。請願では「謹《つつしん》デ惟《おもんぱか》ルニ現在ノ府県立病院其他ノ公立病院ハ徒《いたず》ラニ中等以上ノ少数人民ヲ利益スルニ止マリテ国家ノ救助ヲ要スル無告《むこく》ノ窮民《きゅうみん》（苦しみを訴えることのできない貧しい人）ニ向ヒテハ毫《ごう》モ（少しも）ソノ救済ノ恩恵ヲ被《こうむ》ラシムルコト能《あた》ハズ」と公立病院が中等以上の住民向けの医療を行っており、生活困窮《こんきゅう》の住民への施療を怠っていると主張。「現在府県立及其他公立病院ノ組織性質ヲ全ク改変シテ以テ純然タル施療病院ノ制ヲ立テ彼憐《かのあわれ》ムベキ無告ノ窮民ヲ救済スルノ必要ニ応ズルコトヲ計画セラレヨ」と公立病院が一般の住民への診療をやめ、施療病院として生活困窮への診療を行うべきと主張している。請願は、翌年二月一日に貴族院の院議に上がり可決されるにいたった。

地方においても、一八九四（明治二七）年三月には、神奈川県医会横浜支部会が横浜市立十全《じゅうぜん》病院を施療病院に変更すべきという建議を市長と横浜市会に提出し、一八九七（明治三〇）年五月には、名古屋医会が県立愛知病院の規模を縮小し、施療病院にすべきという建議案が可決されている。(164)

Ⅱ　篤志家に頼る明治中後期の施療と日本赤十字社病院の設立

大日本医会などの批判もあったが、公立病院の施療医療に対する関心は低いままであった。政府の施療政策も、一八九七（明治三〇）年に、内務省衛生局長であった後藤新平が、医術開業試験の試験場に供する目的で国立の施療病院の永楽《えいらく》病院を開設したぐらいであった。施療医療の多くが民間によって担われていた。例えば、一八八四（明治一七）年、高木兼寛らが旧東京府病院の建物を借り受けて有志共立東京病院（現在の東京慈恵会医科大学附属病院）は、皇室とのつながりが深く、積極的に施療を行った[165]。一九〇六（明治三九）年には、三井財閥が百万円を投じて神田和泉町に施療専門の三井慈善病院（現在三井記念病院）が設立されている。全国においても多くの篤志家により施療医療が行われた[166]。

さらに、明治期後半以降に施療医療を提供した病院として赤十字病院がある。一八七七（明治一〇）年、佐野常民《つねたみ》と大給《おぎゅう》恒《ゆずる》により、西南戦争の負傷者を救護することを目的に博愛社が設立された。博愛社は、一八八七（明治二〇）年に日本赤十字社に改称する。一八八六（明治一九）年、博愛社は東京に博愛社病院を設置する（翌年、赤十字病院となる）。一八八八（明治二一）年の福島県の磐梯《ばんだい》山噴火で初めての災害救護を行うなどの実績を積み重ね、次第に、各道府県に支部がつくられていく[167]。各支部が発展するに従い、救護員の養成の必要性から、東京の赤十字病院のような病院をつくりたいという声が高まり、一九〇一（明治三四）年、滋賀県知事（支部長）の提唱で全国の支部長が支部病院設立の建議《けんぎ》書を赤十字本社に提出する。当時、赤十字本社は支部病院の設立に慎重であったが、一九〇三（明治三六）年、支部病院の設立の準則を示すこととなる。準則は、人口一〇〇分の二以上の社員をもち、一カ年の社費実収入額が五万円以上あって、その一〇〇分の五以上を病院費に支出しうること。社費実収入額が五万円に達しなくても、別に病院資金があって病院費に支出しうること。設立費は七万円以内とし、その一〇分の五以上の寄付があった場合に限ること。病院は一〇万円以上の資金を漸次《ぜんじ》蓄積し、その利子をもって維持にあたることなどからなる。一九〇四（明治三七）年二月に三重県支部の山田病院（現在伊勢赤十字病院）が開設され、同年に長野、滋賀、台湾の支部病院が、一九〇五（明治三八）年に和歌山県に支部病院が開設される。それ以降、全国に日本赤十字社の支部病院の開設があいついだ(168)。前述のとおり、赤十字病院の開設に当たって、公立病院が赤十字病院に転換されたものが相当数存在した。戦前における赤十字病院の数は、一九一一（明治四四）年までに一二病院、一九二六（大正一五）年までに二四病院、一九四五（昭和二〇）年までに五七病院が設立された。

これらの病院は当時の日本赤十字社病院規則により「病院ハ皇室仁慈《じんじ》ノ旨ヲ體《たい》シ且《かつ》一般患者ヲ治療ス」とされ、支部病院の病床数の五分の一以上を救療患者に充てる旨が規定されている(169)。『人道―その歩み　日本赤十字社百年史』は、赤十字病院は地方の社員の強い支援、篤志家の寄付金などによって設立され、施設の整備も地域の人々の協力援助に依存しており、「赤十字病院と地域の結びつきはきわめて強く、形の上では赤十字のものとなっているが、実質的には地域の共有の財産といっても過言ではない」と指摘する(170)。

六　明治期に公立病院が必要であったのか

Ⅰ　「公立病院の廃止＝安上がり医療」という批判

いくつかの先行研究において、公立病院の廃止が行われたのは、当時の政府の国民の健康に関する無関心、安上がりの医療の象徴という批判をされることが多い。例えば、菅谷章は『日本の病院　その歩みと問題点』で、「病院医療は本来、官公立病院によって確保されるべきであるにもかかわらず（資本主義体制をとる国であっても、先進国では病院は非営利的性格を有するものとして国公立の形態をとるところが大部分である）、これらに必要な予算を大幅に削り、国民医療の大半を開業医・民間医療機関にゆだね、長い間にわたって（明治二一年以来）いわゆる安上がりな医療を行ってきた。為政者のこうした姿勢は、いまもはたして改められてきているであろうか」と批判を行う。(171)

明治期に、政府や道府県、市町村は、行政の政策として公立病院が必要であったのか。(172)筆者は、明治政府が貧者や精神病者などへの施療医療に関して冷淡であったことは問題であったと考えるが、一般医療の提供者としての公立病院は、西洋医が絶対的に不足していた明治初期を除けば、北海道や沖縄などの交通不便地に置かれた病院を除けば存在の意義はやや弱く、国民からも強く求められるものではなかったと考える。その理由は次のとおりである。

ア　医師数が多く、地域に分散していた明治期の医師

明治期の日本は、西洋医は少なかったものの、漢方医を含めた医師の数は世界的にみても非常に多い国であった。一八八二（明治一五）年の『内務省衛生局第七次年報』の五一一頁は、当時のマルホール統計資料[173]を引用して世界各国の人口当たりの医師数を紹介している。**図表1—8**のように、統計における日本の医師数は四一、六一二人、人口一〇万人当たりの医師数一一五人と、アメリカの六五、〇〇〇人、人口一〇万人当たり一二二人に次いで世界で二番目に多かった。

たしかに江戸時代の漢方医は、藩によっては漢方や蘭学の医学教育機関をつくり、医師養成を行ったところもあったが[174]、特に資格要件がなく自由に開業が可能なところも少なくなかった。農民が医師になる場合も、名主などを通じて代官所役所や領主役所

図表１－８　明治15年内務省衛生局年報による世界の医師数比較

	医師数	人口10万人当たり医師数
日本	41,612	115
イギリス	15,920	64
アイルランド	2,560	69
スコットランド	3,455	91
フランス	10,742	29
ドイツ（日耳曼）	32,000	70
ドイツ（独乙）	13,474	18
オーストリア	10,000	27
イタリア	9,400	33
スペイン	5,200	31
ベルギー	2,893	54
アメリカ	65,000	122

に届けて、許可を取る必要があったが、病身などで医師になりたいと願い出れば、医師になることは可能であった[175]。例えば、丸山清康『群馬の医史』は、一八七三（明治六）年の文部省の医師の履歴調査における熊谷県北第三大区（勢多郡）内の医師履歴を紹介している[176]。当代一流の漢方医に学び、修行を積んだ漢方医がいる反面、中国の漢方の古典書である「傷寒論《しょうかんろん》」を一冊読むだけで開業する漢方医も存在している[177]。当時の人々も「学医は匕《さじ》が回らぬ」（学問のある医師は理屈だけで治療が下手だ）として、学問だけで威張る医師を評価しない気風が庶民に存在していたという[178]。江戸時代は基本的に住居の移動が少ない時代で、漢方医は天領、各藩に分散して開業していた。江戸末期の日本は、非常に多くの医師が地域に分散して医療を行っている国であったと考えられる。

イ　成功した漢方医から西洋医への置き換え政策

明治維新後、明治政府は西洋医術採用の方針を示すが、西洋医の数が絶対的に少ない状況の中で、漢方医の診療を禁止することは社会的な混乱を招く[179]。そのため、政府は漢方医に対して「従来開業」という形で、地域での医療を継続することを認めた。一八八四（明治一七）年時点、従来開業で医師免状をもつ医師は三五、三一九人[180]で、図表1—9からも明らかなように、かなりの数が漢方医であったと考えられる。

政府は、明治期を通じて、医科大学、官公私立医専、医術開業試験という三系統の医師養成経路の設置を通じて、着実に漢方医を西洋医に置き換えていく政策を採用する。従来開業免許の医師は、一九一一（明治四四）年には九、七三八人、一九二五（大正一四）年には二、四四七人に減っていく。猪飼周平『病院の

図表1－9　戦前の医師の免許種類

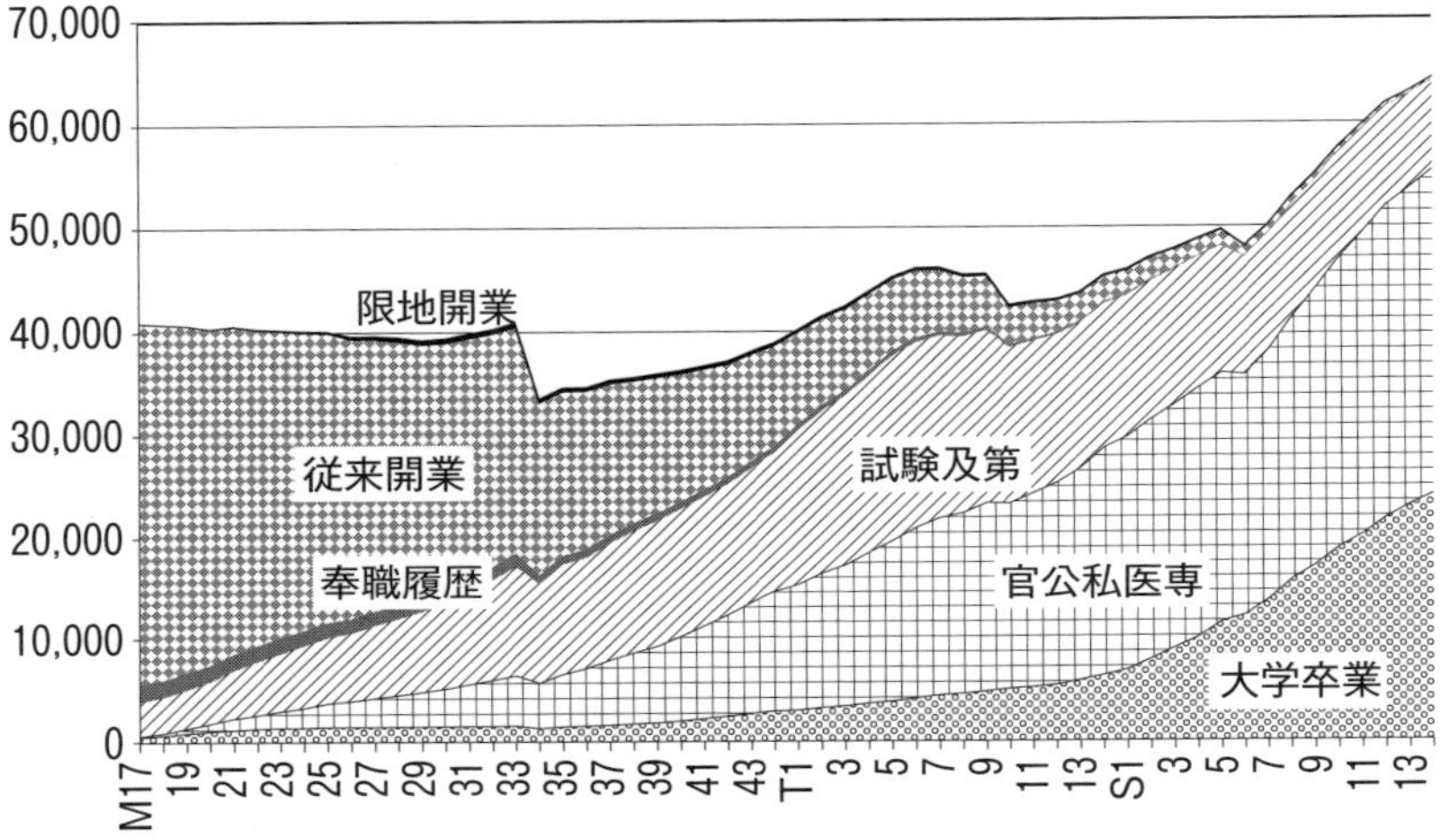

厚生省「医制百年史」資料編より作成

世紀の理論』は、「明治政府は、医師免許制度や医学教育制度を活用することで、少なくとも結果的には、これら漢方医による抵抗を最小限に抑えつつ、彼らを円滑かつ迅速に西洋医に置き換えることに成功したといえる」[181]と評価をしているが、筆者も同じ見解をとる。実際、明治初期の西洋医学も、コレラや赤痢などの感染症、当時国民病とされた脚気などに対して、現在のような効果的な治療法を有するものではなく限界があった[182]。また、教育を受けた西洋医は東京、京都、大阪の三府をはじめとする都市部で医療を行う傾向が強かった。地方の医療は、従来開業の漢方医が担う形になった。例えば、茨城県水戸市は一八八九（明治二二）年四月に市制の施行を行ったが、維新前後に水戸で開業していた五七名の医師のうち、市制施行時に開業を継続していた医師は九名に過ぎなかったという。残りの四八名の医師は廃業するか、地方の町村や宿場に移転していった。水戸を退出した漢方医に変わって、新進気鋭の西洋医が転入し、水戸市内の医師は大きく減らなかったという[183]。さらに、当時の医療知識が乏しい地方の住民は、少々の病気は薬価や診料が高い医師の診療を受けることはせず、生薬や富山の売薬、鍼灸、もみ療治、加持祈祷などに頼ることが多かった[184]。

死亡や疾病の状況を把握する衛生統計の観点からも、漢方医を含めた開業医は貢献を行っている。医制は第八条で府県の下部機関として医務取締を置き、第四五条で医師に施治の患者の死亡の際、その病名や経過日数、死因を届けることとした。また第四六条ではコレラや天然痘などの悪性流行病を診断した際は、速やかに医務取締および区戸長に届けることとした。一八七四（明治七）年には三府に対して管内の死亡者数およびその死因を調査し、半年ごとに報告せしめることとし、一八七六（明治九）年二月には各県に施治患者死亡届出の制（第四五条）を適用。区戸長―医務取締―府県庁―内務省衛生局という組織で全国的な死因統計を作成する体制が整った。また、一八七七（明治一〇）年にはコレラの流行により、医師、行政担当者などによる患者発生の届け出を義務づけた[185]。このような報告の体制により、一八七七（明治一〇）年以降、発行される衛生局年報において死亡、疾病、伝染病に関する統計が掲載された。このような統計の体制も、全国に分散する漢方医を含めた開業医の協力があってのことであった。

明治政府や府県において、このような従来開業の漢方医の存在を否定し、公立病院を中心とした西洋医中心の新しい医療体制を急激に構築することは決して得策でなかったと思われる。明治政府は、わが国の医療制度を、江戸時代からの開業医制を継続しつつ、緩やかにドイツ流の西洋医学を導入していった。公立病院は、開業医中心の医療制度の中で、医科大学や官立医学校出身者が勤務する格の高い病院として存続したものの、多くは国や道府県・市町村から積極的な財政的支援が得られず、独立採算を求められる厳しい経営が続くこととなった。

ウ　地方の医師不足問題の芽

長い期間をかけて漢方医から西洋医に置き換えていく政策にも課題があった。一八九三（明治二六）年一二月一二日第五回帝国議会で、漢方医の存続を図るため、議員提出法案として「医師免許規則改正法律案」が提出された。医師開業試験を「東洋医術開業試験」と「西洋医術開業試験」に分けて、漢方医を存続させようという法案について、元漢方医で教育者の経験もある香月恕経《かつきじょけい》は、漢方医の存続の理由として、西洋医学は優れているが高い器械や高価な薬を必要とする。漢方医学は薬に草根木皮を使用するので医療費が低廉である。大学や医学校を出た西洋医は都会に集まってしまい、田舎には行かない。国民の利便のためにも漢方医の存続は必要と主張した。これに対して、法律案に対する反対意見の演説は西洋医の長谷川泰が行った。長谷川は、医療は病を撃つ武器といえ、漢方医は弓矢、西洋医は七連発の村田銃のごとくであり武器の優劣は一目瞭然であると主張した。[186] また、長谷川は、審査特別委員会において、後藤新平内務省衛生局長、石黒忠悳《ただのり》陸軍軍務局長との質疑の中で、漢方医学が生理や解剖など、医学の枢要の部分に通じていないこと、公衆衛生、裁判の鑑定、軍陣外科の分野で漢方は役割を果たせないことを答弁させている。[187]

香月の議論は、漢方医療の存続に関連した議論であるが、地方や貧しい人にできるだけ安く医療を提供する機会を確保する必要性について主張したという点では、耳を傾ける価値のある議論であった。医師免許規則改正法律案は委員付託となったが、その後、第五回帝国議会は解散され、漢方医学継続派の議員は香月が落選するなど人数が減った。一八九四（明治二七）年三月には、漢方の大家であった浅田宗伯《そうはく》が亡くなり、漢方医学存続の動きは急激にしぼむ。

明治後期には医師層の社会的・経済的地位は恵まれ、「開業医（西洋医）の黄金時代」が到来する。例えば、初めてわが国に所得税制度（高額所得者が対象）が導入された一八八七（明治二〇）年の所得税収入の見積もりにおいて、医師総数約三六、〇〇〇人の半数が五〇〇〇円以上の所得があると見込まれ、所得全額で総税収の約一六％、納税額で約一二％を占めている。(188)(189)一八九六（明治二九）年には、営業税が国税として創設されたが医業には課税されなかった。このことが医業をほかの業種に比べて有利にした。(190)高い治療費で治療を行い、わが世を謳歌する西洋医に対して、同じ医師の長尾折三は「噫醫弊《ああいへい》」(191)を出版し、その姿勢を批判した。

西洋医が黄金時代を迎える一方、大正期から昭和期に入り、地方で診療を行っていた従来開業の漢方医が引退することで、地方の医師の不足が顕在化することになる。そして、産業革命の進展による貧富の差の拡大は、貧困層への医療提供の必要性を高めることとなる。

Ⅱ　政策的にみても、公立病院の設置は優先順位が高いとは言えなかった

公立病院設置の必要性の議論に戻りたい。明治・大正期の道府県、市町村の政策を分析してみると、近代化の過程の中で、財源が少ない状況において、かなりメリハリをつけた政策展開をしている。国が地租などの税源の多くを独占する中で、道府県、市町村には独立性に乏しい零細な財源しか与えられず、財政上の余裕はほとんどなかった。(192)その中で、道府県や市町村はぎりぎりの状態で政策の選択を行っている。明治・大正期の道府県、市、町村の主な支出の割合について分析することで、当時の自治体がどのような政策展開を行っていったかについて確認したい。

ア　道府県財政

（ア）土木費（河川費・道路費）

図表1―10は、一八八〇（明治一三）年から一九二四（大正一三）年までの道府県の主な費用の割合を図にあらわしたものである。土木費の割合が高いことがわかる。明治期の道府県土木費で一番多い事業は河川費であった。山が多く、毎年いくつもの台風が通過するわが国の国土は、全国各地に水害を頻発させ、道府県は治水工事や災害復旧工事に追われた。

明治政府は、一八七三（明治六年）に「海港道路修築規則（大蔵省達番外）」で国の府県への下渡金の基

図表１－10　明治・大正期の道府県の歳出の割合

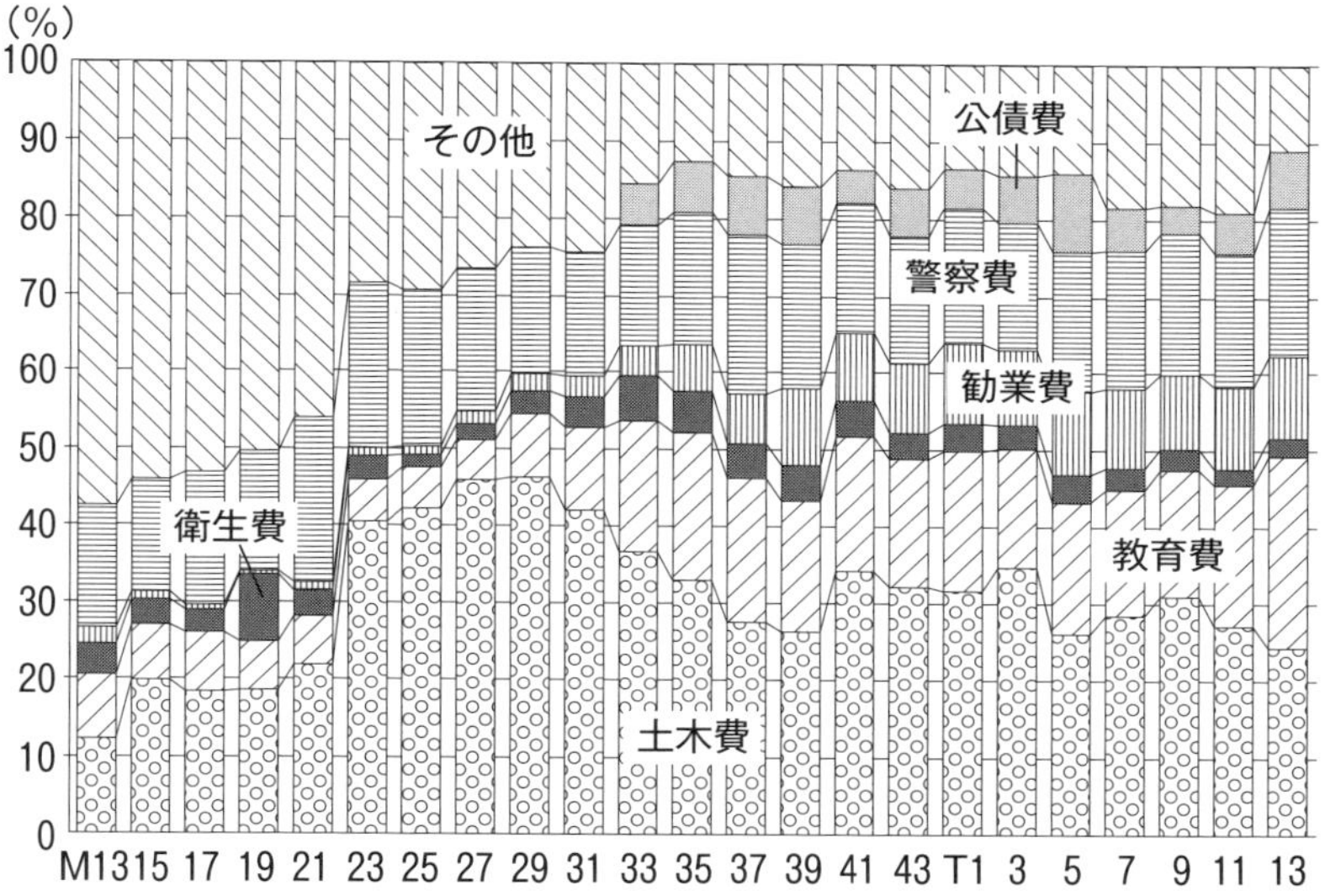

出典：『明治大正財政詳覧』東洋経済新報社より作成

準を設定した(193)。水害の頻発や道路の地域振興への期待などもあって内務省の土木費における府県下渡金は、一八七五（明治八）年から一八七九（明治一二）年まで一二〇万円から一三〇万円台で推移する(194)。一八八〇（明治一三）年には、災害復旧支援のため二三〇万六千円の支出がなされている(195)。ところが、明治政府は、一八八〇（明治一三）年一一月、緊縮財政のために府県下渡金を全廃する。翌一八八一（明治一四）年に内務省費に計上された土木費補助はわずか六千円、一八八二明治一五）年においても四四万九千円しかなかった(196)。府県の事情を配慮しない一方的な土木補助打ち切りは、府県に大きな混乱をもたらした。

一八八三（明治一六）年に内務卿に就任した山縣有朋は、内務省とともに土木補助の復活を最大の課題として、土木補助の大幅削減を行った大蔵省との交渉に取り組むことになる。御厨《みくりや》貴『明治国家形成と地方経営』は、国会開設前の行政機構の改革に関して、内務、大蔵、農商務、工部の四省の交渉の過程を詳しく分析している。御厨は、山縣が、三条太政大臣に一八八五（明治一八）年二月に提出した「地方経済改良ノ議」で、地方の経費の節減を図るべき項目として「教育費ト衛生病院費」を挙げたことは、内務省の行う河川や道路の建設費の補助を獲得するために、内務省所管の衛生費を削減するという自己犠牲を伴う提案をしたのではないかという指摘をする。(197)

山縣が「地方経済改良ノ議」を提出した直前の一八八四（明治一七）年一一月、内務省土木局長に前栃木県令三島通庸が就任する。福島県内の県道整備で農民に重税や労役を課し、政策に反対した福島自由党の弾圧を行ったことで有名な三島であるが、県令としての経験を活かし、府県の特殊性を考慮した配分方法である「国道経費支給内規（一八八四（明治一七）年一二月）」およびその修正である「土木費準備法案（一八八五（明治一八）年一〇月）」を考案する。そして、予算交渉の結果、一八八五（明治一八）年二月には、一四八万円の土木費国庫補助が認められることになる。(198)

新しい配分法のポイントは、国庫補助金を受けるためには、事前に府県会の議決を必要としたことである。府県会は、ほかの府県との補助金獲得競争の中で補助を受けるため、積極的に国庫補助の議決を行わざるを得なくなる。御厨は、「政費節減論によって府県庁と対立する民力休養派から、地方の具体的な利益の促進のためにある程度の負担を受忍し、府県庁の積極主義に賛成させる民力育成派に転換せしめることが可能な」(199)画期的な政策案であったと分析する。山縣・三島は、土木補助金を通じて内務省の地方支配

図表１－12　明治・大正期の市の歳出の割合

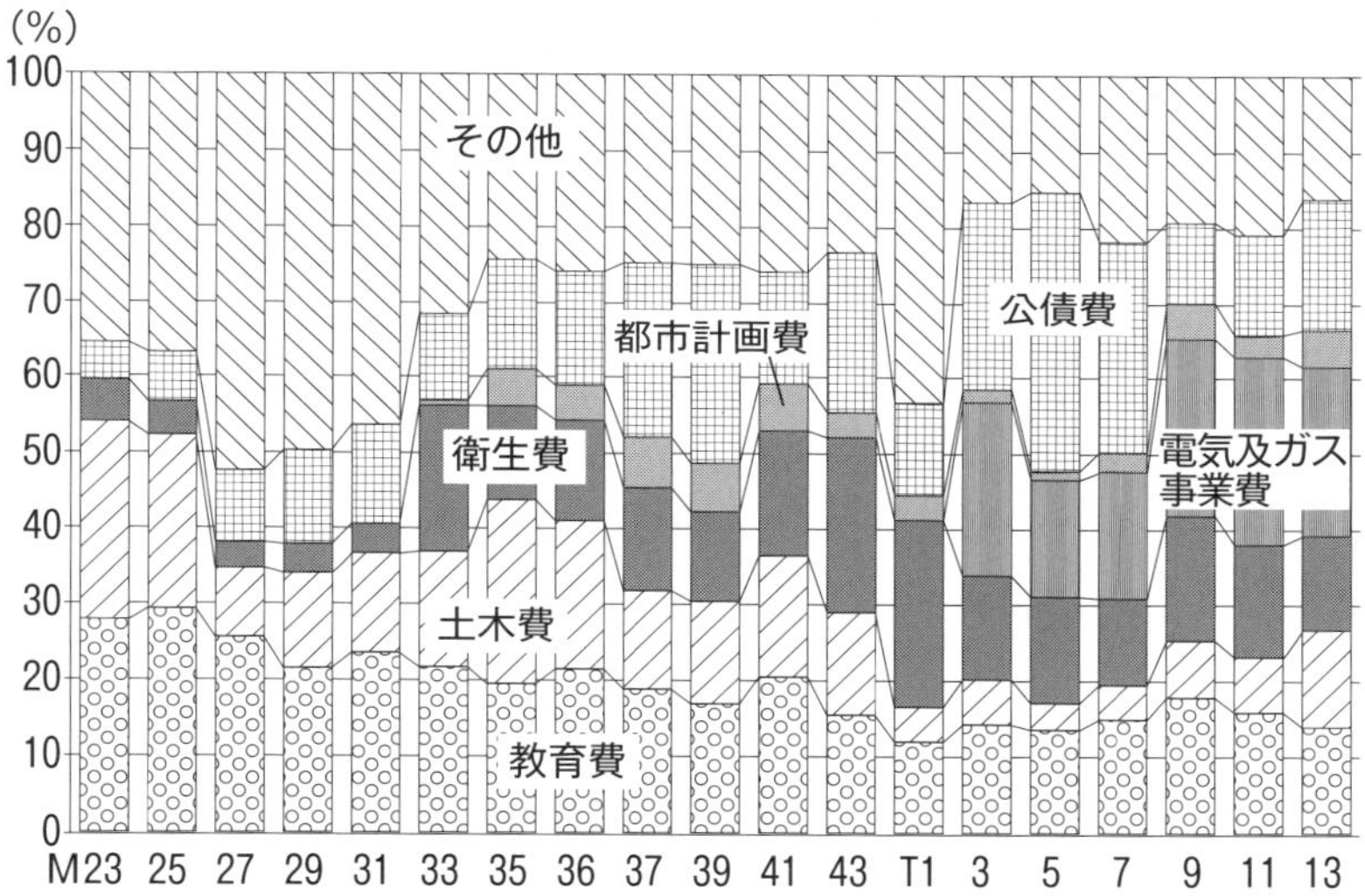

出典：『明治大正財政詳覧』東洋経済新報社より作成

るが、給水開始後死亡者は大きく減少している。都市部の人口増加を考えると水道敷設の効果は非常に大きい。また、ポンプで水圧をかける近代水道は、火災鎮火に絶大な効果を上げることになった。例えば、東京市の火災発生件数が、敷設前の一八九六（明治二九）～一八九八（明治三一）年の五、七九七件（年平均一、六七二件）が、敷設後の一八九九（明治三二）～一九〇一（明治三四）年の一、〇二五件（年平均三四二件）に激減[210]している。

しかし、上水道は配水管の敷設に巨額の費用がかかり、建設費は当該市の年間予算の数倍に及ぶものであった。例えば長崎水道の建設費三〇万円に対して、一八八九（明治二二）年の長崎市の歳入は四・四万円であり、予算の六・八倍にも達した[211]。限られた市財政では建設費を調達するのは困難であった。そこで都市自治体

図表１－13　近代的な水道敷設前後における主な都市のコレラ・チフス・赤痢死亡者の推移

（人口10万人に対する人数）

市　名	給水開始前（取り扱った年間）	給水開始後（取り扱った年間）
東　京	79.26（5年間）	38.29（5年間）
大　阪	194.43（8年間）	89.46（8年間）
横　浜	934.61（5年間）	117.40（5年間）
神　戸	306.90（5年間）	80.33（5年間）
長　崎	444.04（5年間）	141.66（5年間）
佐世保	117.10（5年間）	19.88（5年間）
岡　山	309.38（5年間）	43.42（5年間）
広　島	405.27（5年間）	42.22（14年間）

出典：高寄昇三『近代日本公営水道成立史』73頁
元出典は広島市水道局編『広島市水道百年史』52頁

は、建設費の大半を地方債による借り入れによって賄うことになる。建設費の巨額さ、借入額の多さから、水道の建設に対しての反対運動が起きた地域も少なくなかった。都市自治体は、巨額の建設費に苦しみながらも、都市にとって一番基本的なインフラである水道の整備を進めていった。さらに、都市自治体は、公営事業として先行した水道事業の成果を踏まえ、交通、電気、ガス、港湾などの事業について次々と取り組むこととなる。

ウ　町村財政

図表1—14は町村財政の歳出割合のグラフであるが、町村財政で最も大きな予算費目は教育費であった。一八七二（明治五）年八月に公布された「学制」では、全国を五万三、七六〇の小学区に分け、小学校一校を設置することとされた。文部省は最初に小学校の開設から始めることとし、三〜四年の間に約

図表１－14　明治・大正期の町村の歳出の割合

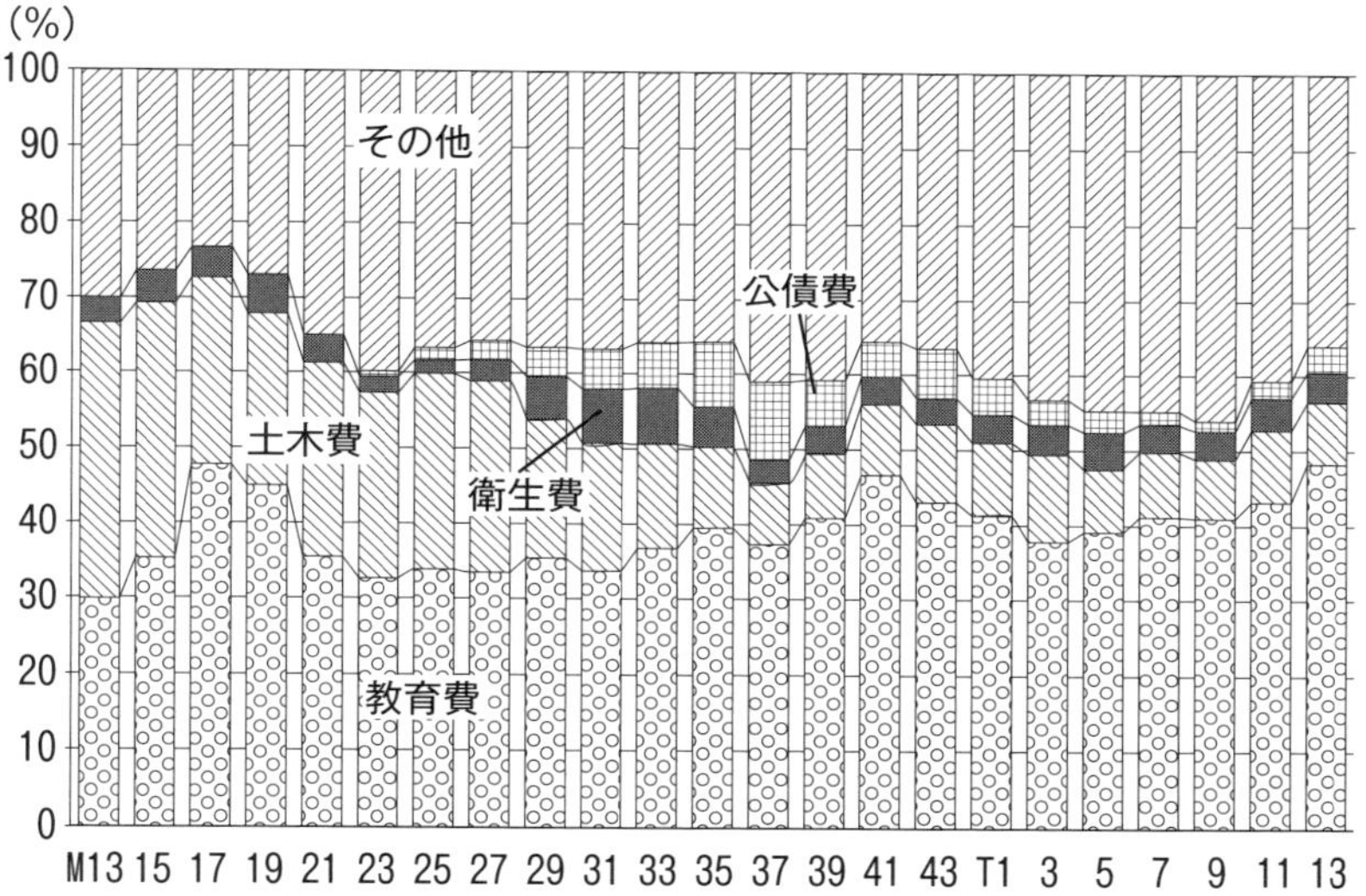

出典：『明治大正財政詳覧』東洋経済新報社より作成

二万六、〇〇〇の小学校が設置された。これらの設立運営の経費は各戸への賦課金や授業料、寄付金などの負担によって賄われた(212)。明治政府は、一九八二（明治五）年一一月、人口一人につき九厘（一万人につき九〇円）を国庫支出金として補助することとしたが(213)、一八七三（明治六）年の公学費統計によると文部省補助金は全体の一二％あまりを占めるに過ぎなかった。残りは各戸割当金約四三％、そのほか寄附金が約一九％、授業料収入は約六％であった。しかも、国庫補助は、一八八一（明治一四）年の国庫財政の窮乏で廃止となってしまった(214)。一八八六（明治一九）年、小学校令が制定されるが、小学校の経費は主として生徒の授業料と寄附金によることとし、不足の時は区町村会の議決によって区町村費から補うことができると授業料主義を明らかにする。このため授業料の徴収額が増加し、一八八七（明治二〇）年には就学率の低下を招いた。[215]

一八九五（明治二八）年、日本は日清戦争に勝利し日本の国力は大きく伸びることになる。教育振興の機運も高まり、一九〇〇（明治三三）年には小学校令が全面的に改定される。改定小学校令では、小学校の就学年限が四年に統一され（従来は三年も認められていた）、義務就学規程が明確化されるとともに授業料が原則として廃止された（無償制の導入）。就学年限は、一九〇七（明治四〇）年に六年制に延長される。[216]

その結果、就学率は一八九〇（明治二三）年の四八・九％が、一九〇二（明治三五）年に九一・六％、一九一一（明治四四）年には九八・二％まで向上する。就学児童数も一八九〇（明治二三）年の三五二万人が、一九〇二（明治三五）年の五九五万人、一九一一（明治四四）年の七二〇万人に激増する。[217] 国の財政支援も、一八九六（明治二九）年に「市町村立小学校教員年功加俸国庫補助法」、一八九九（明治三二）年に「市町村立小学校教育費国庫補助法」により復活する。二つの法律は一九〇〇（明治三三）年に「市町村立小学校教育費国庫補助法」に統合される。[218] しかし、補助の内容は、一九一一（明治四四）年度で国庫三四〇万円（教育給与加棒金二〇〇万円、教育資金五〇万円、恩給基金九〇万円）、府県加俸金負担二〇〇万円の合計五四〇万円であり、同年の小学校費五、八一九万円の九・三％にしか過ぎなかった。[219] 明治期を通じて小学校費は町村の財政を圧迫し続けることになる。

さらに、町村の予算項目で大きな負担となったのが伝染病予防のための費用であった。一八九四（明治二七）年の「伝染病予防上必要諸費ニ関スル件」で、伝染病の予防業務は市町村負担が原則となった。一九〇〇（明治三三）年の伝染病予防法で、法律上も市町村の事務となった。[220] 内務省令で府県の補助が義務づけられていたが、実際の補助率は三分の一程度であった。特に医師の手当や隔離病床の建設費は、財政力の弱い町村にとって負担であった(221)。

Ⅲ　明治期の公立病院政策の優先順位

明治期の国家財政をみると、日本という国は貧しく、欧米列強の帝国主義が東アジアに波及する中で、列強による植民地化から逃れるため、早急な兵力の増強や産業基盤の整備を図る必要があった。さらに、数次にわたる戦争は巨額の戦費を必要とした(222)。国が財源の確保に苦しむ中で、府県や市町村に配分される税収は国全体の租税収入額の三〇～三五％程度にしか達せず、地方財政は絶えず収入不足に悩んだ(223)。その一方、帝国議会は、自由民権派が「民力休養」を主張し、予算の審議、議決の権限を通じて政府に歳出の抑制（行政整理）を求める(224)。政府もある程度、民権派の主張に配慮した政策を展開せざるを得なかった。

地方においても、国の出先機関たる地方長官（知事）に権限が集中する中央集権的な政治体制であったが、府県会開設初期の民党との対立が厳しかった時期はともかく、土木補助金が内務省の府県会支配の道具とされることなどを契機として、地方議会は次第に府県知事の翼賛機関となっていく。地方の政策も地方議会の意向と合わない政策手段が強行されるというよりも、地方議会（地主などの地域の有力者）の意向に合った政策が選択された。中学校や高等女学校、実業学校などの教育施設、耕地整理などの農業基盤整備など、地域のニーズが高かった政策には予算が投入されていた。その中で、病院数が減少していった公立病院は、地方における政策の選択の中でその意義が評価されなかったと考える。

これは、先に議論したように、全国に分散していた漢方医の集団に、西洋医が教育体制の整備に伴って順次、都市部を中心に開業していくという国の医療政策が、貧困層への医療の提供は不十分であったが、国民の医療ニーズにそれなりに対応していた結果であるとも考える。筆者が当時の行政の担当者であったとしても、公立病院の設置が地方団体の最優先の政策課題であるとは考えなかったであろう。

しかし、明治期に一定程度機能した、自由開業制による漢方医の全国分散配置と西洋医の増加策は、大正昭和期において、へき地における医師不足（医師の偏在）と高い医療費による医療格差という課題を生むことになった。

註

（1）　筆者は、通常、地方「自治体」が経営する病院ということで「自治体病院」という表記を使っているが、戦前の地方団体において「自治」は制限的にしか有していなかった。特に都道府県は国の地方機関として官選の地方長官（知事）が仕事を行っていた。本章での記述は、戦前については「公立病院」、戦後については「自治体病院」という表記を行うこととする。

（2）　厚生省五十年史編集委員会編（一九八八）『厚生省五十年史記述編』中央法規出版五六〜五八頁、厚生省医務局編（一九七六）『医制百年史』ぎょうせい五〜六頁

（3）　『厚生省五十年史』五八〜五九、一二六頁

（4）『医制百年史』一一～一二頁

（5）『医制百年史』一七頁。一八九〇（明治二三）年一〇月二八日の内閣記録局からの照会に対して内務省は、医制は訓令のごときもので、別段廃止の手続きをとらずともすでに自然消滅の形をとっていると回答している。『厚生省五十年史』五九頁

（6）『医制百年史』二〇頁

（7）『厚生省五十年史』六二、一二五頁

（8）大霞会『内務省史第二巻』地方財務協会四七一～四七三頁

（9）『医制百年史』二九頁、『厚生省五十年史』六三頁

（10）『内務省史第二巻』四七三頁、『医制百年史』二九頁

（11）内務省は、一八七九（明治一二）年一月に伝染病予防規則案の案を作成し、太政官に実施を上申していたが、コレラの大流行が始まったため、同年六月に応急措置としてコレラに関する部分だけを「虎列刺病予防仮規則」として施行している。『厚生省五十年史』六三頁

（12）専任の衛生担当吏員の設置が達せられたものの、実際の府県における専任者は一〇中二、三にしか過ぎなかったという。『内務省史第二巻』四七三頁、田波幸男（一九六七）『公衆衛生の発達―大日本私立衛生会雑誌抄』日本公衆衛生協会一二五頁

（13）例えば、群馬県では委員は町村ごとに設置し、その人員は五〇戸未満一人、以上を二人、一五〇戸以上三人、三〇〇戸以上四人、五〇〇戸以上五人、千戸以上六人としたが、その選任は町村民の公選と定め、選挙人被選挙人の年齢を満二〇歳としている。丸山清康（一九五八）『群馬の医史』群馬県医師会二八二頁

（14）小栗史朗（一九八一）『地方衛生行政の創設過程』医療図書出版社一二四～一二八頁は、長野県松本地方の民権運動家が衛生委員となり、コレラ予防の啓発活動を行い、一人もコレラ患者を出さなかったことを紹介する。

（15）『内務省史第二巻』四七四～四七五頁

（16）田波幸男（一九六七）『公衆衛生の発達―大日本私立衛生会雑誌抄』一二五頁

（17）一八八八（明治二一）年三月の私立衛生会常会で長與は「衛生と自治の関係」という講演を行っている。講演で「我

政府は将さに地方制度を更正して市政町村制を発布せんとする盛挙ありと果して然らんか実に千歳の一時衛生普及の時期茲《ここ》に始めて熟せんとするものなり」と発言している。『公衆衛生の発達―大日本私立衛生会雑誌抄』一三三～一三四頁

(18)『公衆衛生の発達―大日本私立衛生会雑誌抄』一一一～一一三頁

(19)『公衆衛生の発達―大日本私立衛生会雑誌抄』一三六～一三七頁

(20)『地方衛生行政の創設過程』五〇～五一頁

(21)旧松江藩は一八〇六（文化三）年に存済館を開設し漢方医学の教育を行い、一八六七（慶応三）年に修道館洋学校内で西洋医学の教授が開始される。一八六九（明治二）年に藩立の仮病院が設立され、院内に医学所が併設され、一九七〇（明治三）年には、仮病院は藩立本病院となった。一八七二（明治五）年に病院と医学所は廃止となった。一八七六（明治九）年に公立松江病院が開設され医学教育が行われた。米田正治（一九七六）『島根県医学史覚書』（松江文庫）報光社四四～七五頁

(22)佐賀県立好生館は、一八三六（天保七）年に創立された医学寮を起源とするが、一八七一（明治四）年に、旧佐賀藩知事の寄附金により校中に病院を置き病者を療した。同年一二月には、病院教師として米国人ラングハンスを雇っている。一八七二（明治五）年七月に医学校・病院は廃されるが、一八七三（明治六）年に病院が再興され、一八七五（明治八）年は公立医学所が置かれた。佐賀県医師会（一九七一）『佐賀県医学史』一二二頁

(23)一八七二（明治五）年八月三日文部省布達第一三号「府県従来ノ学校ヲ廃シ学制ニ随ヒ更ニ設立セシム」「今般被　仰出候旨モ有之教育之儀ハ自今尚又厚ク御手入可有之候処従来府県ニ於テ取設候学校一途ナラス加之其内不都合之義モ不少依テ一旦悉令廃止今般定メラレタル学制ニ随ヒ其主意ヲ汲ミ更ニ学校設立可致候事　但シ外国教師雇入有之場所ハ当省ヨリ官員ヲ派出シ地方官協議之上可及処分候条夫迄之処生徒教授向等不都合無之様可取計尤当省出張ヲ不待学制之目的ニ依リ成丈ケ相運候様可致事」

(24)金沢大学医学部百年史編集委員会金沢大学医学部創立百年記念会（一九七二）『金沢大学医学部百年史』一五～四七頁

(25)『医制百年史』一〇四～一〇五頁、東京都（一九六一）『東京都衛生行政史』六八四頁

(26)『医制百年史』一〇三頁

(27) 一八七四（明治七）年に創設された警視庁も、川路利良《かわじとしよし》大警視が管内六カ所に警視病院、六カ所に分院を設置し、警察官および市民に医療を提供した。一八七五（明治八）年には、浅草猿屋町の第二病院内に医学校も開設し、ドイツ人医師を招いて法医学講師とするなど逐次病院は発展した。一八七九（明治一二）年には猿屋町に本病院が新築された。しかし、翌一八八〇（明治一三）年八月に病院の一部が売却されると、次々に病院が売却され、一八八一（明治一四）年三月にはすべて廃止される。警視庁史編さん委員会編（一九五九）『警視庁史明治編』九八～一〇〇頁、東京警察病院（一九八〇）『東京警察病院五十年のあゆみ』一九頁

(28) 一八八二（明治一五）年七月～一八八三（明治一六）年六月

(29) 梅毒病院は遊郭で働く娼妓が梅毒に罹患した場合に治療する施設。駆梅院や花柳病院とも呼ばれる。癲狂病院は、精神病者の治療施設で現在の精神病院。

(30) 年報四二八頁

(31) 明治初期の公立医学校については、坂井建雄編（二〇一二）『日本医学教育史』東北大学出版会六一～一一三頁が詳しい。

(32) 例えば、埼玉県では、県令白根多助が、県の医療の近代化を図るため、一八七五（明治八）年三月「医事仮規則」を定め、医師の監督と医学生の養成を行う「医館」と定時制の医師の再教育機関としての「医学講習所」を置くこととした。医館は浦和宿に、医学講習所は区ごとに便宜の地に設けることにし、一八七五（明治八）年には三九カ所設置された。一八七六（明治九）年一月、医館は埼玉県師範学校内に「医学校」として開校がなされた。埼玉県行政史編さん室（一九八九）『埼玉県行政史第一巻』二四三頁

(33) 『医制百年史』七七頁

(34) 大霞会（一九七一）『内務省史第一巻』八五～八九頁

(35) 長與専齋（一九〇二）『松香私志』（小川鼎三・酒井シヅ校注（一九八〇）『松本順自伝、長與専齋自伝（東洋文庫三八六）』平凡社）一五八頁

(36) 高寄昇三（二〇〇〇）『明治地方財政史第一巻』勁草書房三三～三四、一七四頁

(37) 地方税規則で地方税を以て支弁すべきと定められた費目は次の費用に限定された。「警察費」「河港道路堤防橋梁建築

修繕費」「府県会議諸費」「流行病予防費」「府県立学校費及小学校補助費」「郡区庁舎建築修繕費」「郡区吏員給料旅費及庁中諸費」「病院及救育所諸費」「浦役場及難破船諸費」「管内限リ諸達書及掲示諸費」「勧業費」「戸長以下給料及戸長職務扱諸費」

(38)「地方税ヲ以テ公立病院費ヲ補助ス」太政類典・第五編・明治一四年・第一三巻・地方・地方税

(39) 高寄昇三（二〇〇〇）『明治地方財政史第二巻』勁草書房二二八〜二三六頁

(40) 藤田武夫（一九四一）『日本地方財政制度の成立』岩波書店四一〜六三頁、『明治地方財政史第一巻』二二五〜二四八頁

(41) 三島の建設した旧済生館本館は現存し、国の重要文化財となっている。

(42) 高寄昇三（二〇〇〇）『明治地方財政史第一巻』一九七〜二一一頁は、無理な形で民費を集め、道路・学校・病院を建設した三島県令を批判する。その一方、小形利吉（一九八一）『まぼろしの医学校―山形済生館医学寮のあゆみ』高陽堂書店七三〜七五頁は、三島県令の衛生行政に対する貢献を評価している。

(43) 公立人吉病院の歴史は、上村邦紀「健康保険人吉総合病院ものがたり」『熊杏第三一号一九八六年三月』熊本大学医学部同窓会に詳しい。

(44) 日本銀行（一九八二）『日本銀行百年史第一巻』日本信用調査株式会社五六〜六一頁

(45) 歳入の余剰によって紙幣及び国債の消却を図る政策は前任の大隈大蔵卿時代でも進められていた。『日本銀行百年史一巻』六九〜七一頁

(46) 大蔵省百年史編纂室（一九六九）『大蔵省百年史』七九頁

(47)『日本銀行百年史第一巻』一一一頁

(48)『内務省史第一巻』一五三〜一五六頁

(49)『明治地方財政史第二巻』二四四〜二四六頁

(50)『明治地方財政史第二巻』二九一頁

(51) 井上毅傳記編纂委員會編（一九六六）『井上毅傳 史料篇一』「民費意見案」一一四頁

(52)『内務省史第一巻』一五八〜一五九頁

(53) 大淀昇一(一九九七)『技術官僚の政治参画』(中公新書)中央公論社二二一~二二三頁

(54) その一方、技官に対する本省庁の課長以上の幹部職員になる道は限られ、なれたとしても昇進のスピードは遅かった。技官は政策の立案・決定者ではなく、技術的助言者・脇役の地位に留め置かれた。「文官任用令」は、文官優位の人事政策を制度的に固めたものであった。『技術官僚の政治参画』二二一~二七頁。その他、技術官僚に関する議論については、西尾隆(一九八八)『日本森林行政史の研究』東京大学出版会、藤田由紀子(二〇〇八)『公務員制度と専門性』専修大学出版局など。

(55) 『内務省史第一巻』一八二頁

(56) 伊藤博文編(一九三六)『秘書類纂財政資料下巻』秘書類纂刊行会一九頁

(57) 『日本地方財政史第二巻』二三〇頁

(58) 増加傾向にあった内務省衛生局の予算も、一八九〇(明治二三)年一一月に開設された第一回帝国議会で政府と民党が激しく対立。民党は政府予算案を否決し、政府は憲法第七一条の前年度予算案の執行をすることでしのいだが、予算の縮減を迫られることになる。内務省においては予算縮減のため衛生局全廃論が起き、最終的に衛生局は大幅に縮小されることとなった。鶴見祐輔(二〇〇四)『正伝・後藤新平一』五七九~五八七頁

(59) 『群馬の医史』二八三~二九二頁、一八八〇(明治一三)年度予算は、衛生会委員の旅費として七七七円が計上されていたが、一八八六(明治一九)年度予算の地方衛生会費は七三円にしか過ぎない。両年とも伝染病(流行病)予防費として三〇〇円が計上されている。

(60) 『内務省史第二巻』四七五頁

(61) 『群馬の医史』二八一頁

(62) 『内務省史第二巻』四七五~四七八頁

(63) 『内務省史第二巻』四七六頁

(64) 『内務省史第二巻』四七五~四七八頁

(65) 『厚生省五十年史』一〇二頁、『医制百年史』二九頁

(66) 橋本正己(一九五五)『公衆衛生と組織活動』誠信書房七五頁

(67)『東京都衛生行政史』一一三、三三四頁、『地方衛生行政の創設過程』一六九〜一七〇頁
(68)『地方衛生行政の創設過程』一七〇〜一七五頁、『厚生省五十年史』一〇二頁
(69)『公衆衛生の発達―大日本私立衛生会雑誌抄』一二七〜一三〇頁
(70)『公衆衛生の発達―大日本私立衛生会雑誌抄』一三九〜一四〇頁
(71)一九四七（昭和二二）年五月三日、GHQは政令第一五号を発し、町内会、部落会、同連合会、隣組を強制的に解散させるとともに、類似団体として衛生組合も解散することになった。
(72)『公衆衛生と組織活動』一〇一〜一〇四頁
(73)横田陽子（二〇一一）『技術からみた日本衛生行政史』一九〜二〇頁
(74)『技術からみた日本衛生行政史』二〇頁
(75)内務省（一九二五）『衛生局年報（大正一二年）』六七頁
(76)遠城寺宗知・九州大学医学部編（一九七九）『九州大学医学部七十五年史』六〇四〜六〇九頁は、当時福岡県議会では、民権派と国権派が「地方税の均等的還附」を看板に争い、県立福岡甲種医学校の県費支出について不満の声を示していたこと。一八八六（明治一九）年一二月八日に医学校廃止の議決を行ったことが記されている。
(77)埼玉県行政史編さん室編（一九八九）『埼玉県行政史第一巻』二四二〜二四六頁
(78)『埼玉県行政史第一巻』四四一〜四四四頁
(79)『群馬の医史』二八二〜二九二頁
(80)石島　弘（一九七九）『茨城県医事史明治前期編』常陸書房九二〜一四三頁
(81)栃木県医師会（一九六九）『栃木県医師会史』二二三〜二二九頁
(82)下都賀郡市医師会（二〇〇〇）『下都賀郡市医師会史』四〇三〜四〇七頁
(83)内務省衛生局の第一第二報告二五頁
(84)社会事業研究所（一九四三）『近代医療保護事業発達史上巻総説編』日本評論社六〇〜六一頁
(85)『医制百年史』一〇三〜一〇四頁
(86)菅谷　章（一九七六）『日本医療制度史』原書房六七頁

(87) 公立刈田病院（一九五七）『公立刈田病院史』一四六～一四七頁
(88) 和歌山赤十字病院（一九八六）『和歌山赤十字病院八十年史』三六頁
(89) 公立小浜病院（一九八三）『小浜病院百年史』一三五～一三六頁は、一九二八（昭和三）年の赤十字への移管問題を記録している。当時、病院の財政難から関係市町村と有志の間で、病院を赤十字社福井支部病院の分院に移管したいという議論が起きていた。同年三月、市村慶三福井県知事が、移管問題を検討するための参考として小浜病院を視察した。その後も赤十字関係者が病院の調査のために来院したものの、移管の話は進まなかった。
(90) 医学校廃校の翌年に病院が廃止されたのは、医学校と同時に病院を廃止すれば、これまで地方税を投入してきた県立病院の投資が無駄になるため、院長であった鳥潟に病院の運営を継続させることを前提に、一年間県立病院を存続し、鳥潟に独立の準備をさせたものであった。高浦照明編（一九八〇）『風雪の一世紀 大分県立病院百年史』一六三～一六六頁、高浦照明（一九七八）『大分の医療史』大分合同新聞社四八八～四九三頁
(91) 高浦照明編（一九八〇）『風雪の一世紀 大分県立病院百年史』二〇二頁は、県議会が県立病院の復活を希望したのは、一八九四（明治二七）年の日清戦争による負傷者の治療や国民の精神的高揚が反映したものではないかとする。
(92) 『風雪の一世紀 大分県立病院百年史』一六三～二〇八頁
(93) 『医制百年史』六一～六四頁
(94) 『松香私志』一四五～一四六頁
(95) 『医制百年史』六四～七一頁
(96) 甲種の基準は「医学校卒業生試験ヲ要セス医術開業免状下附」で定められている。
(97) 『医制百年史』七七頁および「医学校通則」本文
(98) 『日本医学教育史』六一～一一三頁
(99) 明治二〇年文部省告示第六～八号
(100) 当時の第一学区は、東京府、愛知県、茨城県、神奈川県、群馬県、埼玉県、静岡県、千葉県、栃木県、長野県、山梨県で構成され、現在の関東甲信静地域に愛知県が入っていた。
(101) 千葉大学医学部創立八十五周年記念会編集委員会編（一九六四）『千葉大学医学部八十五年史』一二頁

(102) 岡山大学医学部百年史編集委員会編（一九七二）『岡山大学医学部百年史』二二三～二二五頁

(103) 各学校が医科大学に昇格する時に、県立病院が附属病院として国に寄付される。石川県立中央病院三十五年史編集委員会編（一九八四）『石川県立中央病院三十五年史』五～六頁、長崎大学医学部創立一五〇周年記念会（二〇〇九）『長崎大学医学部創立一五〇周年記念誌』五七頁、『千葉大学医学部八十五周年史』一〇〇～一〇一頁

(104) 『医制百年史』七八頁

(105) 大阪、京都、愛知の三つの府県は、他県の高等中学校医学部の費用を分担しつつ、自らの医学校は独立採算を強いられる事態に直面した。三つの公立医学校は経営の危機に直面しながら、それを乗り越えていった。青井東平編（一九六一）『名古屋大学医学部九十年史』七四～七七頁、京都府立医科大学百年史編集委員会編（一九七四）『京都府立医科大学百年史』六二～六四頁

(106) 例外になったのは、一八八五（明治一八）年に開設された県立沖縄病院付属医学講習所（後に医生教習所）である。沖縄県は、明治になって日本に編入された歴史的な経緯もあって、他県に比べて医師数が非常に少なかったため、県立病院に付属して医学講習所が設置された。医学講習所は、医術開業試験を受験し医師免許をとる公立の医学教育施設（特許医学校ではないので、卒業すれば医師免許をとれるのではない）として大正元年まで存続し、一四八名の開業試験合格者を生んでいる。沖縄医生教習所碑再建委員会（一九九八）『沖縄医生教習所碑再建記念碑　特別増刊号』、稲福盛輝（一九九九）『沖縄医学史近世・近代編』『沖縄県医師会報 Vol. 35 No. 10 沖縄医生教習所碑再建記念碑　特別増刊号』、稲福盛輝（一九九九）『沖縄医学史近世・近代編』若夏社一三三頁。なお、県立沖縄病院付属医学講習所は文部省年報に掲載されておらず、医制百年史をはじめ、ほとんどの文献で医学校としては認知されていない。

(107) 『松香私志』一五九～一六〇頁

(108) 『茨城県医事史明治前期編』一二〇頁

(109) 沖縄は、高嶺徳明が一六八九年に全身麻酔による手術に成功するなど琉球王府時代の漢方医療の水準は高かった。しかし、琉球王府の末期は、漢方医療は一部の富裕層のものとなっており、漢方医の多くは首里・那覇近郊で開業し、一般の庶民は医療の恩恵を受ける人は少なかった（『沖縄医学史近世・近代編』七三頁）。一八七九（明治一二）年三月二七日廃藩置県により沖縄県となり、四月四日沖縄県から太政官布告一四号をもって医師免許証を交付されたのは

五六名の漢方医であった。

(110) 例えば、東京府では、一八七七(明治一〇)年のコレラ流行により、東京府が深川のほか二カ所、警視庁が北品川のほか三カ所に避病院を設置する。これらは仮設のもので流行の終息で焼却処分された。一八七九(明治一二)年のコレラ流行の際は、内務省がコレラ対策のために設置した東京地方衛生会(東京府と警視庁の吏員、医師で構成)が、深川区、南豊島郡大久保村、北豊島郡駒込村、荏原郡南品川宿の四カ所に避病院を設置する。東京府は将来維持するものと認め、明治一四年に避病院の敷地・建物の下附を申請し許可を受ける。避病院は、コレラ流行の度に開院、増設、閉鎖を行っていたが、一八八六(明治一九)年に常設病院となる。同時に「避病院」の発音が「死病院」に似ていることから、患者が入院を避ける傾向があったため、本所病院、駒込病院、大久保病院と改名された。一八九五(明治二八)年のコレラ流行に際して、南豊島郡渋谷村に広尾病院が開設される。

一八九七(明治三〇)年の伝染病予防法の公布により、同法第一七条で、伝染病院・隔離病舎は市町村が設置することが規定される。東京府は東京市に伝染病院の設置を命じ、所管の伝染病院を移管する。また、各町村に伝染病院・隔離病舎の設置を命じた。東京市は、伝染病院として市立駒込病院を開設する。駒込病院の医事は帝国大学医科大学に委嘱する。初代医長は、内科助教授入沢達吉が就任している。本所・大久保病院は臨時の病院・隔離所として必要に応じて使われ、広尾病院は改造が加えられたが、腐朽が激しく使用に耐えない状態となった。また各町村においても組合や郡の経営により荏原郡病院、豊多摩病院、豊島病院、南葛飾病院、南足立病院などが開設された。これら組合・郡経営の五つの病院は、一九三二(昭和七)年の東京市域拡大により、東京市が引き継ぐことになる。『東京都衛生史』四〇五〜四〇九、七一五頁、東京都立駒込病院(一九八三)『駒込病院百年史』二六〜二八頁

(111) コレラの対策を行った当初は、警察の組織が弱く警察官、郡吏、町村吏、衛生委員が総がかりで予防消毒を行っていた。その後、警察の組織が充実し、コレラ予防のようなものは勇敢な警察官でなければならないと、コレラ撲滅予防は巡査がこれを任じ、警部・衛生吏員はこれを監督する者とされた。『松香私志』一七〇〜一七二頁

(112) その一方、住民の病気に関する知識も不足しており、一八七七(明治一〇)年の流行では、コレラ患者の吐しゃ物は肥やしに利くという噂から、畑一面にまいた者がいて、警察当局をあわてさせたという。『東京都衛生行政史』一一三、三二九頁

(113) 当然、警察官もコレラに感染し死亡する危険性に直面していた。実際、明治期の警視庁職員でコレラに感染し殉職した者は一一五名にも及んだ。『警視庁史明治編』二八五～二八七頁
(114) 長尾折三（一九一五）『開業医生活乃二十五年』吐鳳堂書店一八～二〇頁
(115) 川上　武（一九八二）『現代日本病人史　病人処遇の変遷』勁草書房一四七頁
(116) 『現代日本病人史』一四三頁
(117) 『埼玉県行政史第一巻』四二八頁、『現代日本病人史』一五〇頁
(118) 『埼玉県行政史第一巻』四二八～四三一頁
(119) 『医制百年史』一三四～一三五頁、『内務省史第三巻』二八二～二八三頁
(120) 『医制百年史』一〇四頁
(121) 『現代日本病人史』一四五～一四六頁
(122) 『医制百年史』一四三～一四四頁
(123) 京都府立医科大学百年史編集委員会（一九七四）『京都府立医科大学百年史』二〇頁。梅毒療養所が設立はされたものの、三カ月で廃止となった。
(124) 『東京都衛生行政史』四九一頁
(125) 『医制百年史』一四三～一四四頁
(126) 内務省『衛生局第一第二報告』二六頁乙表、『衛生局第八次報告』四二八頁
(127) 『現代日本病人史』一六五～一六六頁
(128) 『厚生省五十年史』二〇六頁
(129) 『東京都衛生行政史』四九一～四九三頁。警視庁病院は、一九四二（昭和一七）年の東京府移管により娼妓病院となる。戦後、吉原・八王子の二病院が残り性病病院となる。GHQの占領政策の重要項目として性病対策が挙げられたため、新たに品川、本所、豊島、豊多摩の性病病院が新設された。その後、社会情勢の変化により必要性が薄くなったため、吉原病院を除き次々と廃止される。一九五九（昭和三四）年三月、吉原病院は都立台東病院（性病科三五床、整形外科九五床）として新たに発足する（現在は台東区立台東病院となる）。

(130)『衛生局年報明治四四年』一五八頁、『衛生局年報大正五年』二一二頁

(131)『厚生省五十年史』二〇六頁

(132)娼妓病院は、戦後まで名称を変えながら存続する。例えば富山県立娼妓病院は、一九三八(昭和一三)年に県立花柳診療所となり、戦後は県立婦人病院として開院する。病院は一九五八(昭和三三)年三月三一日に売春防止法の施行とともに廃止される。富山県立中央病院三〇周年記念誌編集委員会(一九八二)『富山県立中央病院三〇周年記念誌』一八頁

(133)『厚生省五十年史』二一〇頁

(134)京都府立療病院の癲狂院は南禅寺に設けられた。癲狂院の廃止と同時に医療器具や構築物・調度類はすべて禅林寺の境内に移され、私立の精神病院として再出発している。『京都府立医科大学百年史』四〇頁

(135)当時、国民病であった脚気(西洋医学も治療法が確立していなかった)に対し、漢方医・西洋医各二名が公平に脚気患者を診て、治療の効果を比較検討するために設立された病院。「漢洋脚気角力」とよばれて注目を集めた。『松香私志』一五六頁、『現代日本医療史』一五七頁

(136)『東京都衛生行政史』七七六頁

(137)江戸の自治救済機関として窮民救済の事業を行っていた町会所が、一八七二(明治五)年に営繕会議所に引き継がれていたが、同年国賓としてロシア皇子の日本訪問が迫り、営繕会議所が養育院をつくり浮浪者を一カ所に収容することとなった。一八七五(明治八)年には、東京府の求めにより狂人室が設置されている。東京大学医学部創立百年記念会(一九六七)『東京大学医学部百年史』六一八頁

(138)精神医療史研究会(一九七二)『松沢病院九〇年略史稿』五〜六頁

(139)『東京都衛生行政史』七七六〜七七七頁

(140)『東京大学医学部百年史』六一九頁

(141)岡田靖雄(一九八一)『私説 松沢病院史』岩崎学術出版社二一九〜二三二頁、『現代日本病人史』三〇八〜三一四頁

(142)当時、巣鴨病院は医長・事務長制を取っていた。一九〇四(明治三七)年に制度を変えて呉は院長となる。『東京大学医学部百年史』六二〇頁

(143) 『松沢病院九〇年略史稿』二二一～二七頁
(144) もっとも、当時、医局員となる東京帝国大学精神病学教室は、ほかの教室に比べて人気が低く、医局員を集めるのに苦労していたため、強い指導はできなかった。岡田靖雄は、「呉改革はいわば医者ぬきで看護科によってささえられるもの」と評価している。『私説 松沢病院史』三四八～三五八頁
(145) 『松沢病院九〇年略史稿』二四頁
(146) 『松沢病院九〇年略史稿』二七～二八頁
(147) 『現代日本病人史』三一八～三二二頁
(148) 『松沢病院九〇年略史稿』三〇～三一頁
(149) 『東京都衛生行政史』七七八～七七九頁
(150) 『松沢病院九〇年略史稿』二〇～二一頁
(151) 霄壌は天と地、月鼈は月とすっぽんを意味する。
(152) 呉 秀三・樫田五郎（一九一八）『精神病者私宅監置ノ實況及ビ其統計的觀察』一三八頁
(153) 法律は患者救済も図ろうとするものであったが、法律により国民にハンセン病は伝染力が強いという間違った考えが広まり、偏見を大きくしたといわれている（厚生労働省HP「わたしたちにできること～ハンセン病を知り、差別や偏見をなくそう～歴史から学ぶハンセン病」）。http://www.mhlw.go.jp/houdou/2003/01/h0131-5/histry.html
(154) 川上武（一九八二）『現代日本病人史』勁草書房二四二～二四三頁
(155) その後、国は一九三一（昭和六）年に従来の法律を改正して「癩予防法」を成立させ、強制隔離によりハンセン病の絶滅を目指すという政策を展開する。府県も一九二九年（昭和四）年、ハンセン病患者を見つけだし、強制的に入所させるという「無らい県運動」を進めた。全国に国立のらい療養所を設置し、在宅の患者も療養所へ強制的に入所させるようにした。戦後も隔離政策が続けられ、一九五三年（昭和二八）年には、患者の反対を押し切って「らい予防法」を成立させる。「らい予防法」の存在が社会のハンセン病に対する偏見や差別をより一層助長したと言われている。二〇〇一年（平成一三）年五月、熊本地裁は「らい予防法」違憲国家賠償請求訴訟について原告（患者・元患者）の勝訴の判決を行い、政府は控訴を断念する。同年六月には衆参両院で「ハンセン病問題に関する決議」が採択され、

新たに補償を行う法律も制定される。国は患者・元患者に謝罪し、二〇〇二年（平成一四）年四月には、療養所退所後の福祉増進を目的として「国立ハンセン病療養所等退所者給与金事業」を開始。啓発活動を積極的に行うなど、名誉回復のための対策を進めている。（厚生労働省HP「わたしたちにできること～ハンセン病を知り、差別や偏見をなくそう～歴史から学ぶハンセン病」）

(156) 『医制百年史』一二二～一二三頁

(157) 『医制百年史』一〇三～一〇四頁

(158) 『近代医療保護事業発達史上巻総説編』六〇～六一頁

(159) 『東京都衛生行政史』四頁、酒井シヅ（一九八二）『日本の医療史』東京書籍四九六～四九八頁

(160) 『近代医療保護事業発達史上巻総説編』日本評論社八五頁

(161) 『東京都衛生行政史』六八四頁、『日本の医療史』五〇一～五〇二頁

(162) 『近代医療保護事業発達史上巻総説編』八二～八六頁、一〇九頁

(163) 『近代医療保護事業発達史上巻総説編』九〇～九八頁

(164) 『近代医療保護事業発達史上巻総説編』二四四～二五八頁

(165) 東京慈恵会医科大学（一九八〇）『東京慈恵会医科大学百年史』五三三頁以降

(166) 明治期の全国の篤志家による施療医療については、『近代医療保護事業発達史上巻総説編』一〇六～一二八頁

(167) 日本赤十字社（一九七九）『人道―その歩み　日本赤十字社百年史』九四頁

(168) 『人道―その歩み　日本赤十字社百年史』二〇三～二〇四頁

(169) 『医制百年史』一二五頁

(170) 『人道―その歩み　日本赤十字社百年史』二〇七頁

(171) 菅谷　章（一九八一）『日本の病院　その歩みと問題点』中央公論社一〇八頁

(172) そもそも国は、私立病院の設立にも関心が低かった。一八七六（明治九）年の出された内務省達「公立私立病院設立伺及願書式」は、一八八七（明治二〇）年一二月に廃止され、公立・私立の病院の設立に関する監督は各府県に一任された。このため東京府は、一八九一（明治二四）年一〇月、それまでの「私立病院設立願書式」を廃止し「私立病

院並産院設立規則」を制定する。

規則において①患者または産婦を一〇人以上入院させる施設は、それぞれ病院または産院設立の許可を受けなければならない。②許可なくして病院、産院の名称を用いてはならない。③施設の建設に当たっては届け出を行い、検査を受けることが規定された。医療施設への国の規制は、一九〇〇（明治三三）年の「精神病者監護法施行規則」で公私立精神病院および公私立病院の精神病室の構造設備を地方長官の許可制とした規定、一九〇六（明治三九）年の医師法における医師の業務に関する広告の取締規定、一九〇九（明治四二）の内務省令「病院医院其ノ他診療所治療所ノ広告ニ関スル件」で非医師の開設する医療機関に対する広告制限がみられるに過ぎなかった。

その後、医療施設の増加・多様化に伴い、一九三三（昭和八）年に医師法の一部改正が行われ、①医師でない者が診療所を開設しようとする時は地方長官の許可を受けること。②診療所に関し必要な事項は命令をもって定めることが規定された。同年一〇月に規定を受けて「診療所取締規則」が制定される。規則により①医業をなす場所を診療所とし、このうち患者一〇人以上を収容できる施設を有するものを病院、それ以下の施設を診療所とする。②病院の開設はすべて許可制、医師・公共団体の診療所の開設は届出制、医師以外の者の診療開設は許可制とする。③医師をもって診療所の管理者の要件とし、管理者について必要な規制を設けた。④診療所・病院の管理については宿直医師・薬剤師を置くべきこと。⑤そのほか患者の収容については遵守するべき事項、病室などの構造設備について必要な規制をするとともに、病院の病室、診療所の伝染病室は地方庁長官の検査を受けた後でなければ使用してはならないことが定められた。『東京都衛生行政史』六八四～六八七頁

(173) マルホールは、当時の世界的な統計家。
(174) 『日本医学教育史』一～三四頁
(175) 布施昌一（一九七九）『医師の歴史　日本的特長』（中公新書）中央公論社一二四頁
(176) 一八七一（明治四）年一〇月に群馬県が置かれたものの、一八七三（明治六）年六月に入間県と合併し熊谷県となっていた。一八七六（明治九）年八月に熊谷県が廃止され、群馬県が再び置かれることになる。
(177) 『群馬の医史』二五～二七頁、川上武（一九六五）『現代日本医療史』勁草書房一二二頁
(178) 『医師の歴史』一二四頁

(179) 長與は『松香私志』一四五～一四六頁において、長與の当時の考えとして、医師試験を導入し資格を一定にすることは急務である。しかし、全国三万あまりの漢方医は皆、家学である漢方を崇信していて、西洋の事物をおしなべて忌み嫌っている。西洋流の学科をもって試験を行う場合、信念だけでなく営業上の不利を招けば、全国医師の苦情が起きることは必然である。社会的にも漢方を信じる人も多い。医術試験は特定の流派（西洋医学）に偏っている。医師の資格は社会の信用に任せて干渉すべきではないと極端な考えをいう者さえいる。心を悩ましたが、大本が定まらなくては、医務衛生百般のことに手を下すことはできない。むしろ速やかに断行してまず大勢を制するに如かずと心を決したという趣旨の記述をしている。

(180) 厚生省（一九七六）『医制百年史資料編』五七二～五七三頁

(181) 猪飼周平（二〇一〇）『病院の世紀の理論』有斐閣六九頁

(182) 『現代日本病人史』一一二～一一三頁、『現代日本医療史』一五六頁

(183) 石島　弘（一九八一）『茨城県医事史明治後期編』常陸書房九頁

(184) 公立刈田病院（一九五七）『公立刈田病院史』一五六～一五七頁

(185) 『医制百年史』一七〇～一七一頁

(186) 官報号外第五回帝国議会衆議院議事速記記録第一二号（一八九三）（明治二六）年一二月一二日

(187) 鶴見祐輔（二〇〇四）『正伝・後藤新平一』六七〇～六七三頁。『現代日本医療史』一五九～一六〇頁

(188) 藤井誠一（一九六二）『医療経営の税務と会計：医院・病院の税と対策』医歯薬出版六～七頁。『現代日本医療史』三八～四一頁

(189) 山本　洋・織井喜義（一九九〇）「創成期の所得税制叢考」『税務大学校論叢二〇号』三二六～三二七頁は、一八八八（明治二一）年（所得税導入から二年目）の長野県上伊那郡（現在の伊那市・駒ヶ根市のほか、上伊那郡三町三村に当たる）の役所に提出された所得金高届について業種別の課税状況について分析している。課税の対象となった医師（医業）は、全対象者一三一人のうち七人を占めるに過ぎないが（一番多いのが酒造業の三三人）、平均所得金高をみると、医業が二九六円と酒造業二五四円、生糸製造業一六二円、醤油製造業一〇九円、旅館一〇三円と比べて一番の収入となっている。

(190)『医療経営の税務と会計：医院・病院の税と対策』九頁
(191)煙雨樓主人（長尾折三）（一九三四）『噫醫弊翻刻版』医文学社
(192)『明治地方財政史一巻』二九頁
(193)『明治地方財政史二巻』三二〇〜三二一頁
(194)東洋経済新報社（一九七五）『明治大正財政詳覧（復刻版）』一一三頁
(195)『明治地方財政史二巻』三二七頁
(196)『明治大正財政詳覧』一一三頁
(197)御厨貴（一九八〇）『明治国家形成と地方経営』東京大学出版会九四頁
(198)『明治国家形成と地方経営』八二〜八四頁
(199)『明治国家形成と地方経営』八三頁
(200)農林水産省（一九七九）『農林水産省百年史上巻明治編』四四頁
(201)暉峻衆三編（二〇〇三）『日本の農業一五〇年』有斐閣六三〜六四頁
(202)『日本の農業一五〇年』六三〜六四頁
(203)『日本の農業一五〇年』四六頁
(204)文部省（一九七二）『学制百年史』ぎょうせい二一七〜二一八頁
(205)『学制百年史』三四一〜三四六頁　文部省（一九七二）『学制百年史資料編』ぎょうせい二二二頁
(206)『学制百年史』三四一〜三四六頁
(207)『学制百年史資料編』二二二頁
(208)『学制百年史資料編』二三四、四八一〜四七九頁
(209)高寄昇三（二〇〇三）『近代日本公営水道成立史』日本経済評論社九六〜九九頁
(210)『近代日本公営水道成立史』七二〜七三頁
(211)『近代日本公営水道成立史』一三八頁
(212)『学制百年史』七〜八頁

(213)『学制百年史』一三三頁
(214)『学制百年史』一七〇～一七五頁
(215)『学制百年史』三〇七頁
(216)『学制百年史』三一四～三二四頁
(217)『学制百年史資料編』四九七頁
(218)『学制百年史』二九六頁
(219)高寄昇三（二〇〇六）『明治地方財政史五巻』勁草書房二六九頁
(220)『医制百年史』一三四～一三五頁
(221)『明治地方財政史五巻』勁草書房二八二～二八五頁
(222)半田英俊「財政改革史」笠原英彦編（二〇一〇）『日本行政史』慶應義塾出版会一九八頁
(223)大霞会（一九八〇）『内務省史第二巻』二二四頁
(224)門松秀樹「内閣制度の創設と帝国議会の成立」笠原英彦編（二〇一〇）『日本行政史』四〇～四四頁

第二章

医療の社会化運動から戦時医療体制へ

（明治末期・大正期・昭和前期）

一　貧富の差の拡大による疾病の増加と恩賜財団済生会の設立

Ⅰ　工業化の進展と貧富の差の拡大

わが国は、一八九五（明治二八）年の日清戦争、一九〇四（明治三七）年の日露戦争の二つの戦争に勝利する。一九一一（明治四四）年、開国以来の懸案であったイギリスやアメリカなどの各国との不平等条約の改正を完了させ、列強の仲間入りをする。国内の産業も産業革命が起き資本の蓄積《ちくせき》とともに工業化が進んだ。国力の隆盛の一方、そのマイナス面として貧富の差は拡大する。

近代産業が盛んになるにつれて、工場で働く労働者が増加したが、その労働条件は労働者に低賃金・長時間労働を強いる過酷なものであった。劣悪な労働環境に対して労働者から反抗運動が起き、一八八六（明治一九）年の甲府雨宮《あめみや》製糸場スト、一八八九（明治二二）年の天満紡績《てんまぼうせき》ストなどを契機にストライキが続発する。また、一八八八（明治二一）年には、雑誌「日本人」が「高島炭鉱の惨状《さんじょう》」で炭鉱労働者の悲惨な状況を報告し、社会問題となった。一八九七（明治三〇）年には高野房太郎《ふさたろう》らによって労働組合期成会が設立され、多くの労働組合が結成される。一九〇一（明治三四）年には、社会主義政党の社会民主党が結成されたが、結成後三日で解散を命じられた。

社会運動の盛り上がりに危機感を抱いた政府は、一九〇〇（明治三三）年に治安警察法を制定し、政治結社の結成、参加や集会、示威《じい》活動に対する規制を行った。一九〇八（明治四一）年に赤旗事件、一九一〇（明治四三）年に大逆《たいぎゃく》事件（幸徳《こうとく》事件）が起き、事件に関連して社会主義者や無政府主義者を逮捕し弾圧を加えた(1)。政府は、「ムチ」として社会主義者や無政府主義者へ過酷な弾圧を行う一方、一九一一（明治四四）年三月に工場法を成立させるなど、救療医療や社会保険制度を導入し、貧困対策・労働対策を行う「アメ」の政策に取り組まざるを得なくなる。

Ⅱ　貧困が生む病気

当時、大都市の貧困層は、その日の生活に追われ、病気の際の医療費などの備えはなく、病気になることはただちに没落することにつながった(2)。農山漁村部の状況はさらに悪く、貧困のため病気になっても医師の診療を受けられず、医師に診てもらえるのは死亡診断書を書いてもらう時ということも少なくなかった(3)。

特に、貧富の差の拡大が病気に影響を与えたものとして、結核と乳児死亡がある。結核はわが国において古くは労咳《ろうがい》とよばれ、不治の病として恐れられていた。工業の発展と都市化は、工場で低賃金・重労働で働く青年層を中心に大量の結核感染者を生んだ。特に、紡績工場の女子労働者は、その劣悪な労働環境から結核が蔓延することとなり、やがてそれは都市や農山漁村に広がることとなった[4]。一九〇〇（明治三三）年の結核死亡者は七万一、七七一人（死亡率人口一〇万対一六三・七）が一九一八（大正七）年には一四万七四七人（死亡率人口一〇万対二五七・一）と二倍に増えていた[5]。患者数は五〇万人以上と推定されていた[6]。

国も一九〇一（明治三四）年に「畜牛《ちくぎゅう》結核予防法」、一九〇四（明治三七）年に「肺結核予防ニ関スル内務省令」を制定したものの、効果は限定的であった。一九〇八（明治四一）年の結核菌の発見者であるコッホの来日や一九一一（明治四四）年の明治天皇の結核予防に関する勅語を契機として結核に関する関心が高まる。一九一四（大正三）年三月には、「肺結核療養所ノ設置及国庫補助ニ関スル法律」が制定され、地方団体、公益法人の設置する肺結核療養所の経費に対して国庫が六分の一から二分の一の補助をすることになった。さらに、同年七月に東京、大阪、神戸の三市に対して結核療養所の設置が命じられた[7]。

乳児死亡も、明治から大正にかけて高い水準であった。一九〇〇（明治三三）年の生後一年以内の乳児死亡は二二万二二一人（出生千人対一五五・五）が一九一八（大正七）年には三三万七、九一九人（出生千人対一八八・六）[8]と増加の傾向にあった[9]。乳児の高い死亡率は、多産社会を背景に、社会資本の不足、家庭の貧困と育児知識の欠如から生じていた。実際の乳児死亡も貧困層の多い大都市と農村に多く出た。例えば、一九二七（昭和二）年の大阪市の乳児死亡率は出生一〇〇に対して一八・六で全国平均の一四・二に対して高く、その中でも富裕層の多い地域（島之内八・九、船場九・二）と低所得者層の多い地域（本庄二一・七、今宮二〇・四）に格差が生じていた。農村部も貧困から高い乳児死亡率を示していた[10]。特に凶作

は、最も弱い存在である乳児を直撃し、乳幼児死亡を増加させることになった。(11)

Ⅲ　恩賜財団済生会の設立

一九一一（明治四四）年二月一一日の紀元節、明治天皇はその在位における最後の勅語《ちょくご》である「施薬救療の大詔《たいしょう》」を渙発《かんぱつ》する。当時、国民の貧富の差が顕著となる中で、生活に困り医療を受けることができない人が急激に増えていた。このような状況を憂い、これらの人たちに施薬救療を施して、その済生の道、すなわち厚生の道を講じようとするものであった。(12)大詔と同時に内閣総理大臣桂太郎に御内帑金《ごないど》一五〇万円が下賜《かし》された。当時、この勅語が一般に発表されると、心ある在野の要人、政財界の有力者は双手を上げて歓喜し、進んで事業に協力を惜しまない旨を述べ、全国新聞紙はこれを広く宣伝した。(13)政府は全国に義捐金《ぎえん》を募り、一九一二（明治四五）年には約二、五八五万円の寄付申込が集まった。(14)一九一一（明治四四）年五月三〇日には、総裁に伏見宮貞愛親王《ふしみのみやさだなる》、会長に桂太郎総理を戴き、恩賜財団済生会が設立される。

済生会がどのような仕事を行うべきか様々な議論があったが、施療病院・診療所の設置と施療券の発行による委託診療を行うことになった。運営については、会長が当時の総理大臣であったように内務省の影響下にあった。(15)一九一四（大正三）年二月一九日の勅令第一八号は「行政庁ヲシテ委嘱ニヨリ恩賜財団済生会ノ事業ヲ施行セシムルノ件」により、事業は道府県に委嘱して行われ、済生会の事務も道府県職員が行っていた。事務室も道府県の施設を使用していることが多く、[16] 行政との一体性が強かった。

一九一二（大正元）年八月一日、東京市本所区若宮町と深川区富川町に診療所を設置したところ盛況で、同年に浅草、下谷、小石川の三区に診療所を増設した。翌一九一三（大正二）年には、済生会初の病院である神奈川県病院が設立され、一九一五（大正四）年には、東京に北里柴三郎を院長に迎え済生会芝病院を開設する。[17] その後、全国に済生会の医療機関が開設されることになる。その数は、一九三六（昭和一一）年までに、病院一五、乳児院一、産院一、診療所六一、療養所二、診療班一〇、巡回看護班一二に及んだ。[18]

二　大正デモクラシーと医療の社会化運動

Ⅰ　大正デモクラシーと社会意識の高揚

大正に入り、わが国は、一九一四（大正三）年から一九一八（大正七）年にかけて行われた第一次世界大戦に参戦する。戦場となったヨーロッパ大陸から離れた日本は、戦争の特需に沸く。しかし、戦争特需で資本家は潤ったが激しい物価高騰が起き、都市労働者や小作人などの低所得層は逆に苦しむこととなった。一九一八（大正七）年、シベリア出兵を見越した買い占めで米価が急騰する。富山県の魚津《うおづ》町で起きた主婦による米の積み出し停止と安売りの要求行動は全国に広がり、「米騒動」とよばれる大規模暴動に発展する。米騒動の責任をとって寺内内閣は総辞職し、原敬《はらたかし》が日本初の本格的政党内閣を組織する。同年一一月の第一次世界大戦終結により、戦後恐慌が起き大量の失業者が発生する。賃金引下げや解雇に反対して労働争議が頻発、一九二〇（大正九）年には第一回メーデーが行われる。普通選挙の実現を求めた運動も盛り上がりをみせ、一九二五（大正一四）年には「普通選挙法」が公布される。一九一〇年代から一九二〇年代にかけて起こった政治、社会、文化などにおける民主主義、自由主義的な運動や考え方は、後世において「大正デモクラシー」とよばれる。[19]

社会意識の高揚に伴い、一九一七（大正六）年、内務省に社会政策推進のため救護課が置かれ、一九二〇（大正九）年には社会局が設置される。[20] このような流れの中、医療においても、地域や貧富による医療の格差をなくしていく「医療の社会化」の考え方が主張されるようになる。[21]

Ⅱ　実費診療所の隆盛[22]

一九一一（明治四四）年九月、明治天皇の「施薬救療の大詔」の影響を受け、民間人の鈴木梅四郎と加藤時次郎が社団法人実費診療所を設立し、東京の京橋木挽《こびき》町で実費《じっぴ》診療を開始する。実費診療所は、わが国の医療に大きな影響を与えることになる。鈴木らの実費診療所は、中産階級やそれ以下の低額所得者

（定款では日収一円五〇銭以下の階層）が、高額の医療費支出により貧困に陥らないこと、すなわち「防貧《ぼうひん》」を目的に、安い費用で医療を受けることを目指した(23)。

鈴木は、非医師であり、時事新報の記者から王子製紙の専務取締役に転じ、かつて地方工場の附属医療施設を地元住民に開放した経験をもつ。その時の経験が診療費を安く抑えても、数多く患者を診ることで診療所の採算が合う見通しをもっていた(24)。実費診療所の患者負担は、ほかの病院や開業医を受診する場合と比較すると四分の一程度の負担であり、庶民の賛同を得た。横浜、浅草、四谷（後に神田に移転）、大阪で支部の開設が行われ、大きな成功を収める。実費診療所の存在は、庶民にとってありがたいものであったが、開業医からみると患者を取り合う形となった。地区の医師会が内務大臣に実費診療所の開設許可取り消しの建議書を提出するなど、医師会と実費診療所の対立が激しくなる。医師会の働きかけから一九一五（大正四）年、実費診療所の開設に主務大臣の許可が必要となり、内務省の運用で、実質上個人や社団法人の経営する実費診療所の新たな開設は困難となった(25)。

実費診療の成果が全国に広がる中で、下関市、神戸市、兵庫県明石町、小樽市、松本市など全国の市町村に住む有志から鈴木らの実費診療所の支部の開設の希望があいついだ。特に兵庫県明石町は、町長および町会議員が実費診療所の大阪支部を訪問し、開設を要望するなど強い要望活動を行った。しかし、実質的に実費診療所の新たな新設が認められないことを知った地方の有志は、内務省に熱心に交渉した結果、議会の議決を受けた市町村みずからの実費診療所設立の申請は認可されることとなった。一九一九（大正八）年頃から市町村の設置する実費診療所が開設され始める(26)。

例えば、兵庫県西宮町では、一九二〇（大正九）年、地元の酒造会社を経営する名士から賑恤《しんじゅつ》（貧困者などを援助するために金品を与えること）の目的で三万円の寄附があり、基金を設けた。一九二一（大正一〇）年に基金の意図する事業の一つである「本町中産階級者以下の実費診療に関する事業」として町立診療所を設置する。町医が所長となり、ほかに医師一名を迎えて実費診療を開始する。患者数も年々増加し、一九二五（大正一四）年では延べ患者二〇、〇二一人に達している。(27) 町立診療所は後に市立西宮中央病院となり、今日も医療を継続している。

一九二三（大正一二）年からは、逓信《ていしん》省簡易保険局が実費診療事業に対して簡易保険積立金の低利貸付を行い、神戸市、函館市、宇都宮市、堺市、名古屋市、札幌市などが貸付を受けている。(28) その結果、自治体の経営する実費診療施設は、一九三五（昭和一〇）年頃までには全国八五カ所に及ぶまでにいたった。(29) 実費診療が社会の支持を受ける中で、従来の無料の施療を売りにしてきた済生会や赤十字病院など、公私の慈善病院なども実費診療を行うことになる。医師会においても、医療施設の建築の際に簡易保険の低利貸付を受けるために実費診療を行う例もあった。(30) 実費診療所の数は、一九三五（昭和一〇）年頃までに二四九カ所に達した。(31)

Ⅲ 「医療の社会化」運動

実費診療所設立の最大の意義は、国民に向けて、これまでのような貧困層への施しとしての医療から、中産階級以下の層が、必要な時に必要な医療を受けることができることを目指す考え方を示したことである。このような考え方について、鈴木は「医療の社会化」という言葉を使った。「医療の社会化」は、地域や貧富による医療格差をなくしていくスローガンとして、後の「医療利用組合」や「国民健康保険」の普及運動の根底にある考え方となっていく。鈴木は、「医療の社会化」の考えにおいて、一部の人を富者の慈悲心によって救う「慈善」の考え方ではなく、人民が協力して相互の救済を行う「相互扶助《ふじょ》」「共労共営（co-operation）」の重要性を説いた。(32)

このような「医療の社会化」の考え方は、開業医を中心とした医療提供体制（開業医制）や医業の営利性への批判につながった。一九二六（大正一五）年に、東京帝国大学の社会医学研究会が刊行した『医療の社会化』では、資本主義社会では、「医業も今や社会に於ける疾病の治療を直接の目的として行はれるのではなく、医師の生活維持のための営利業となった」とし、「医師開業制の下にあってはすべての人が治療をうけるのではない。只《ただ》一定の報酬を医師に対して支払ひ得る人のみが、治療の権利を有するのである」(33)として、開業医制では日本の人口に大きな割合を占める労働階級や中農小農では医療を受けることが難しいことを指摘する。さらに、資本主義社会では産業における社会的統制が欠如する傾向が強く、「現在の医師及び病院の分布は、人口密度に比し都市に不当に集中し、農村其の他に於て余りに希薄になつている」(34)と医業の営利性から生じる医療の地域偏在を問題にする。

医療の社会化の具体化である実費診療所や後述の医療利用組合、国民健康保険などの普及に際して、開業医の強硬な反対があったこともあって、医療の社会化の議論における、開業医の営利性への批判、公共的な医療システムの構築の必要性は運動の展開における理論的な主柱となった。このような考えは、戦前戦後を通じて、黒川泰一[35]や佐口卓[36]などによって主張され、戦後の医療史観の主流な流れとなった[37]。

「医療の社会化」の議論に対して、猪飼周平『病院の世紀の理論』は、「戦前日本の状況をみると、弱体な地方財政およびフィランソロピーの伝統的な欠如から、資力に欠ける人々の医療ニーズに呼応する公的・慈善的セクターは、そもそもきわめて限定された役割しか果たすことができなかった。このような公的・慈善的セクターの弱体それ自体が問題であったという議論は可能であるが、これは開業医が反公共的存在であったということを意味するのではない[38]。当時の公的・慈善的セクターに比べて、開業医による医療供給は、公共の利益の実現という観点からみて、劣っていたとはいえない」と疑問を呈する。わが国の医療の歴史において、開業医は医療の提供に対して大きな役割を担ってきており、実際、世界的に評価される医療システムを実現してきた[39]。この役割を否定して、公共的な医療システムへの置き換えを目指す考えは現実的ではないし、膨大《ぼうだい》な社会的・経済的コストを必要とする。当時の状況は、開業医を中心とした医療提供体制の中で、補完的に公共的な医療システムを導入することが現実的であったと考える。

三　社会政策の進展と公立病院

Ⅰ　内務省社会局の設置と健康保険法の成立

第一次世界大戦後の緊迫した労使関係を改善するため、関係各省においても一九一七（大正六）年頃から疾病《しっぺい》保険法案、労働組合法案、失業保険法案などの制定について検討を始める。[40]一九一九（大正八）年には、ベルサイユ平和条約に基づいて国際労働機関（ＩＬＯ）が設立され、日本も第一回総会から加盟する。一九二二（大正一一）年には常任理事国になる。ＩＬＯで毎回多数の労働協約や勧告が採択されたことは、社会政策立法制定の機運を高めることになった。

一九一九（大正八）年一二月、内務省に社会課が設置され、一九二〇（大正九）年八月には社会局（内局）となる。『厚生省五十年史』は、「当時、『社会』という言葉は社会主義を連想されるものとして忌避されてきたが、その言葉が中央官庁の名称として用いられることとなったことは画期的なことであった」と記述している。[41]

一九二〇（大正九）年八月、農商務省工務局に労働課が新設され、社会保険の統一的な研究に乗り出す。

当時、労働関係の資料が乏しい中で、保険制度の計算の基礎となるデータの整備に非常に困難を伴ったが、一九二一（大正一〇）年一一月「健康保険法案要綱」を脱稿し、一九二二（大正一一）年三月に農商務省が「社会保険法案」を第四五回帝国議会に提出する。(42)わずか一〇日あまりの審議で議会の満場一致の議決を経て、同年四月二二日に制定・公布される。(43)

一九二二（大正一一）年一一月には、各省の労働行政事務を統合して、内務省の外局(44)として社会局が設置され、健康保険制度の施行の準備を行うこととなった。(45)健康保険制度は関東大震災の影響もあり一九二四（大正一三）年四月の予定を一九二六（大正一五）年七月に遅らせて施行され、一九二七（昭和二）年一月から保険給付が開始された。

当時の健康保険法は、被保険者は一定額以上の職員を除き、工場法または鉱業法の適用を受ける工場または事業所に使用される者を強制被《ひ》保険者とするとともに、それ以外にも鉄道業など一定の事業所に使用される者は任意加入が可能とされた。保険者は国の直接管理を原則とし、健康保険組合による自主運営が付随的に認められた。保険給付は、被保険者に対してのみ療養の給付、傷病手当金、埋葬《まいそう》料（費）、分娩《ぶんべん》費および出産手当金が設けられた（家族給付は設けられなかった）。保険料はドイツ型の賃金比例方式を採用し、原則として事業主および被保険者の折半負担とされた。(46)

そして、民間の医療機関の診療への支払いは、日本医師会と包括《ほうかつ》請負契約により（これは実費診療所を保険診療の対象としない狙いがあった）(47)、診療報酬は政府が被保険者の頭数に応じて人頭《じんとう》割で日本医師会に一括して払い、日本医師会が道府県医師会を通じて医師に支払うこととされた。公立病院への報酬は、府県・市町村と契約し、支払い額が確保された。実際の医師への支払いは、患者の多さに対して支払われる報酬が少なく、人頭割単価の引き上げをめぐって政府と日本医師会の契約は毎年難航した。患者も不適切な乱受診の傾向が強く、患者からは診療報酬の安さからの粗診粗療《そしんそりょう》、差別診療が不満となった。(48)

わが国の健康保険制度で他国と比較して注目されることは、健康保険組合をつくることのできる大企業ばかりではなく、独自に健康保険組合を設立することが困難な中小企業に対して、政府が保険者となる政《せい》府管掌《ふかんしょう》健康保険（政管健保）が創設されたことである。政管健保の設立により、政府は単に保険者の調整役にとどまらず、みずからが最大の保険者となり保険政策をリードしていくことになる。(49)

Ⅱ　保健衛生調査会の活動と栄養研究所の設置

一九一六（大正五）年、政府は国民の健康状態、国民の健康を損なう原因とその除去並びに健康保持増進について調査研究するため「保健衛生調査会」を設置する。調査会の調査事項は、①乳児、幼児、学齢児及び青年、②結核、③花柳病、④らい（ハンセン病）、⑤精神病、⑥衣食住、⑦農村衛生（後に都市衛生も加えられる）、⑧統計の八項目であり、当時の公衆衛生の問題を網羅していた。保健衛生調査会は、発足後母子保健や結核などの問題に次々対策を打ち出していき、大正から昭和初期にかけて公衆衛生行政を先導していく。(50)調査会は、内務省の公衆衛生政策を、従来の伝染病予防を目的とする消極行政から社会政策を重視した積極行政へ転換していく推進力となった。(51)

一九二〇（大正九）年には、保健衛生調査会の「欧州戦乱ノ経験ト時勢ノ推移トハ国民栄養ノ一日モ忽《ゆるがせ》ニスヘカラサルヲ明ニセリ而《しか》シテ之カ解決ニハ栄養研究所ノ設立ヲ以テ急務ナリ」という建議を受けて、内務省の附属機関として「栄養研究所」が設置される。(52) 栄養研究所は、当時わが国において新しい学問であった栄養学の確立と普及に大きな役割を果たした。(53)

Ⅲ　地方団体の社会政策の展開と地方財政

国の動きに対応して地方でも社会政策担当の組織が整備される。大阪府では一九一八（大正七）年六月に救済課を設置、一九二〇（大正九）年一月に社会課と改めた。大正末にはすべての道府県に社会政策を担当する組織が設置された。市町村では一九一八（大正七）年七月に大阪市が救済課を設け、一九一九（大正八）年一二月には東京市が社会局を設置する。一九二七（昭和二）年には、全国一〇二市のうち二七市に社会政策を担当する組織が設置されている。(54)

防貧のための政策として職業紹介事業が展開され、一九一九（大正八）年に京都市で職業紹介所が設置されて以降、大阪市、横浜市、横須賀市、和歌山市、東京市などで開設され、一九二一（大正一〇）年には職業紹介法が公布される。一九二六（大正一五）年の職業紹介所は公立一四六、私立四一カ所に及んでいる。(55)

地方独自の工夫が全国に広まった例として、現在の民生委員の前身の「方面《ほうめん》委員」制度がある。

一九一七（大正六）年、岡山県知事笹井信一は「済世《さいせい》顧問制度」を設け、県内の名望家を一町村一名程度厳選して委嘱し、労働能力がありながら貧しさのために落ちぶれようとしている者を保護善導《ぜんどう》させることを目指した。済世顧問制度では、済世顧問や済世委員に医師や産婆が多く就任し活躍している(56)。

大阪府は、済世顧問制度をヒントに「方面委員制度」を創設する。小学校通学区域を一方面として名誉職の委員を委嘱。委員は担当区域内の貧しい住民の生活状態を個別に調査してカードに記入、その救済方法を研究するものであった。内務省もこのような名誉職委員の設置を奨励し、一九二六（大正一五）年には一道三府二九県に設置がなされた(57)。方面委員制度は、一九三六（昭和一一）年「方面委員令」により法制度化された。後述の乳幼児保護事業や公立病院による施療・軽費診療の動きも進展した。

地方団体の社会政策の裏づけになる財政制度についても大きな動きがあった。一九一七（大正六）年に、内務省内に地方団体の財政制度に関する調査および起案事務を取り扱う事務官室が初めて置かれ、一九二四（大正一三）年には地方局に財務課が設置される。一八八八（明治二一）年「市町村制」、一八九〇（明治二三）年「府県制・郡制」が公布されてから四〇年近く経過してのことであった(58)。このことについて『内務省史第二巻』は「経済の発展がようやく地域間の経済力の差を拡大させ、様々の地方団体の財政に様々の困難さを与え、そこに住む人々に不公平な負担を強いるようになってはじめて、政府は地方財政のあり方に関心を向けざるをえなかった」と記述する(59)。明治期、十分な財源を与えなかった地方財政に、不十分ながらも財源を与え、地域にとって必要な政策を行わせようという動きへの転換であった。

一九一九（大正八）年三月には、第一次世界大戦による物価騰貴《とうき》と社会関係の施策の実施に対する財源を強化するために、「時局《じきょく》ノ影響ニ因ル地方税制限拡張ニ関スル法律」が公布される。地租、営業税、所得税の国税に対して地方団体が附加《ふか》する税率を、道府県は一〇〇分の八〇、市町村は一〇〇分の六〇まで従来の制限率を超えて徴収することが可能とした。一九二〇（大正九）年にも「地方税制限ニ関スル法律」の改正により附加税制限率の拡張が行われる。(60)制限税率の拡張によって、所得税附加税は一九一七（大正六）年の一億二、三四八万円から一九二一（大正一〇）年には二億八、四九五万円に、地租附加税収入は一九一七（大正六）年の五、〇五二万円から一九二一（大正一〇）年には一億二、六二〇万円に、営業税附加税は一九一七（大正六）年の八三〇万円から一九二一（大正一〇）年には五、三三八万円に増加する。(61)

一九一八（大正七）年には、市町村にとって重い財政負担となっていた小学校費について、国が義務教育行政は国家の事務であることを示し、共同して財政負担を行うとする「義務教育費国庫負担制度」が創設された（これまでは国の責任を明確にせず、国庫補助を行うだけであった）。(62)「小学校教育費補助」なども増加され、一九一七（大正六）の地方教育費に対する国庫支出金二八一万円が一九二六（大正一五）年には七、八七七万円に増加する。一九二六（大正一五）年には税制整理が行われ、道府県税における戸数割の廃止と家屋税の創設、所得税附加税率の増率、特別地税の創設、市町村税における市町村税戸数割の創設と所得税附加税の廃止、家屋税・特別地税の附加税の賦課《ふか》がなされる。(63)

その結果、一九一七（大正六）年以降地方団体の歳入は大きく伸び、**図表2―1**のように一九一七（大正六）年の歳入総額約三億八、七〇〇万円が一九二七（昭和二）年には約二〇億円に増加した。しかし、歳

図表２－１　大正・昭和前期の地方団体の歳入金額

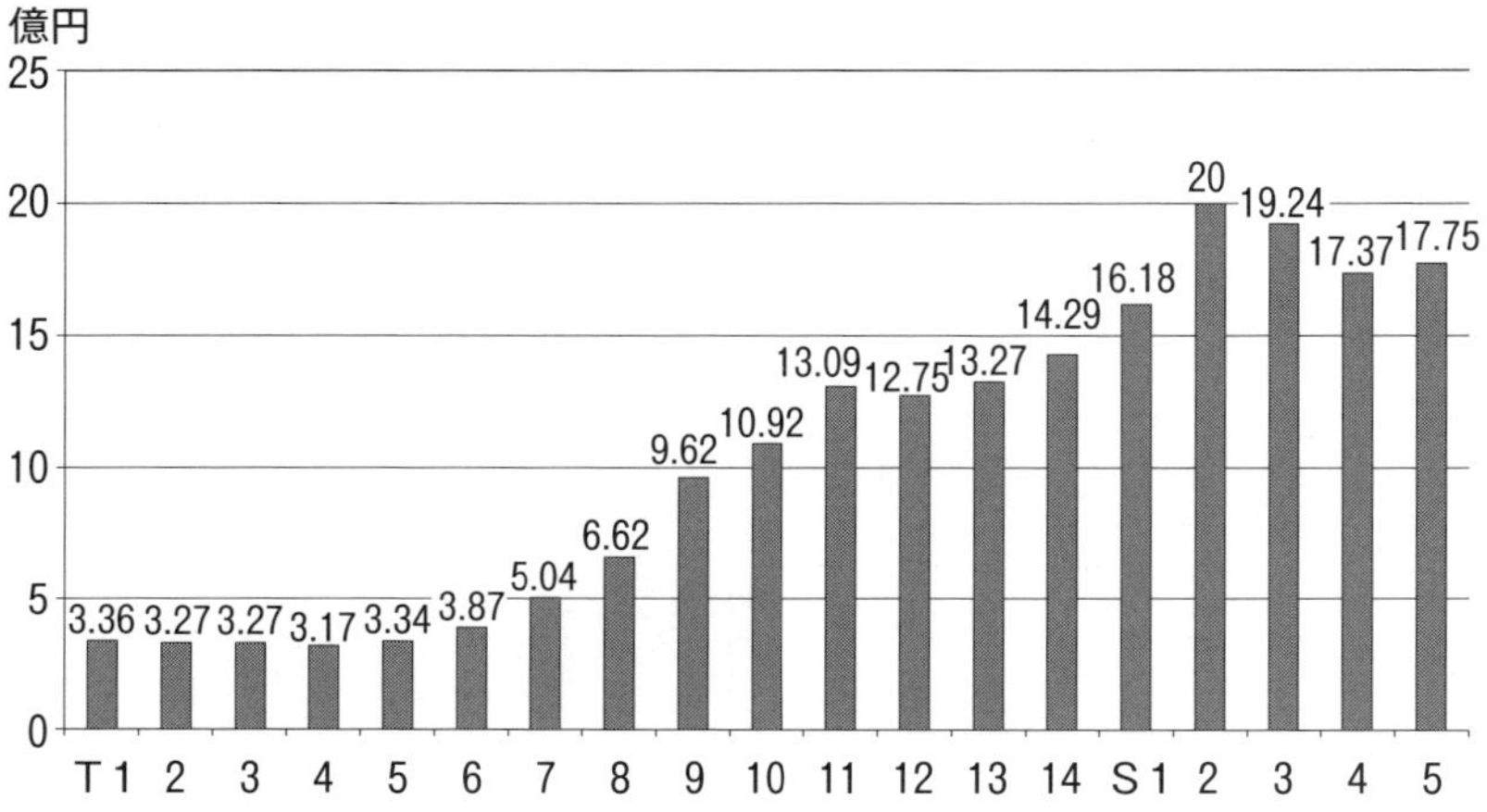

内務省『地方財政概要』より作成

入は増大したものの激増する財政需要の中で不足し、道府県や市町村は相変わらず財源難に苦しんだ。

Ⅳ　乳幼児保護と保健婦

大正期になり、諸外国に比べても非常に高い日本の乳児死亡率[64]が問題とされる。世界的にみても高い乳児死亡率は、多産を背景に、社会資本の不足、家庭の貧困と育児知識の欠如から生じていた。特に乳児死亡は、貧困層の多い都市部の一部地域や農村に多かった。

一九二〇（大正九）年、保健衛生調査会総会で「児童及び妊産婦の健康増進に関する決議」が行われ、都市における貧困者への産院の設置、育児相談所の設置を求める[65]。このような国の動きの背後には、乳幼児が国運を伸張し国力を充実するための人的資源といった視点からの政策アプローチがあった[66]。乳幼児保護政策は、大正から昭和初期の社会政策において一定の成果を上げたとされているが、その中心となったのが保健婦（現在の名称は保健師）であった。

一九一六（大正五）年五月、東京帝大キリスト教青年会が学生会館を本郷駒込に建設し、会館地下の一室を診療所にして夜間の無料診療を行う。一九一八（大正七）年には、「キリスト教の趣旨に基づき、婦人と小児の保護保健及び救療をなす」ことを目的に東京賛育会《さんいくかい》が設立される。本所《ほんじょ》区内に産婆《さんば》看護婦の有資格者を置き「賛育会妊婦乳児相談所」を開設する。一九一九（大正八）年には、細民《さいみん》層（貧困層）を対象に「賛育会本所産院」を開設、一九二一（大正一〇）年には産院内に乳児院を設けて貧困乳児の昼夜保育を行った。一九二三（大正一二）年の関東大震災の被災を受けるも再建され、一九二四（大正一三）年からは一度外来に来た妊婦の家庭を毎月一回巡回する巡回産婆の活動を開始した(67)。

済生会も関東大震災の被害者への臨時救療事業を行うとともに、一九二四（大正一三）年一月には、二週間の教育を受けた産婆二名・看護婦三名と医師一名で班を編制し、被災者への巡回診療と訪問看護活動を行う。訪問活動は半年の予定であったが、存続を希望する社会的要望で、済生会は経常費での巡回看護制度の発足に踏み切る。同年七月産婆・看護婦三名をもって一組とした四班を編制し、本部直轄の深川、本所、浅草、下谷の四診療所を常駐させ、巡回訪問を行うこととなった。済生会本部の巡回訪問に刺激を受けた地方の済生会診療機関も、一九四一（昭和一六）年までに一四府県で巡回看護制度を取り入れている(68)。さらに、東京市社会局は、無料産院事業として、一九二四（大正一三）年に築地産院（聖路加病院に隣接）、翌年に浅草産院、一九二七（昭和二）年に深川産院を開設する(69)。

一方、大阪では、大阪市が市立産院、市立乳児院、市立児童相談所を開設し、乳幼児に関する新しい取り組みを行う。一九一九（大正八）年には、大阪市立児童相談所を開設し、一九二二（大正一一）年には市内二カ所に出張相談部が開設され、妊産婦から新生児、乳児、幼児、児童にいたる一貫した健康相談や教育相談が行われた。一九二〇（大正九）年四月には、市立本庄産院が開設され、無料出産分娩や出産や育児に関する相談事業が行われる。翌一九二一（大正一〇）年には天王寺《てんのうじ》町に分院が設置され、分院は一九二六（大正一五）年に移転して今宮《いまみや》産院となる。また、一九二三（大正一二）年には阿波堀《あわぼり》産院が開設される。一九二一（大正一〇）年には、中産階級以下の家庭の生後一〇〇日以上、満二歳以下の乳児を預かる堀川乳児院が開設する。一九二四（大正一三）年には、今宮乳児院も開設される。これらの費用は、主に篤志家の寄付によって賄われた[70]。

一九二七（昭和二）年七月には、大阪府社会課が大阪府小児科学会や篤志家の協力を得て「大阪乳幼児保護協会」を設立。大阪乳幼児保護協会は、翌一九二八（昭和三）年にわが国最初の小児保育所である大《おお》賀《が》小児保健所[71]を開設、一九三〇（昭和五）年には八カ所の小児保健所が開設される。小児保健所では、乳幼児の健康管理を主目的にし、来所者への相談に対応するほか、保健婦が家庭訪問を行い、調乳、離乳、そのほか保育の指導、早期受診の奨励など保健指導が積極的に行われた。小児保健所では「保健婦」という言葉を使ったが、発足当時は看護婦ではなく、女子大や高等女学校卒の学生がソーシャルワーカー的に保健指導を行った。小児保健所は、のちに相当数の看護婦資格者を採用し、総合的な乳幼児保健指導を行い、一〇年後には「今日、小児保健所の区域内では、保健婦というものはなくてはならぬものになってしまった」といわれるほど住民の生活に浸透した。実際、小児保健所事業が発展するにつれ、その地域の乳幼児死亡率が低下し、一九三一（昭和六）年から一九三六（昭和一一）年の五年間で半減する成果を収める(72)。

一九三〇（昭和五）年には、大阪朝日新聞社社会事業団公衆衛生訪問婦協会が、地区訪問婦活動を始める。訪問婦には、看護婦養成所における専門教育を受けたうえに一年間の実地訓練を行うことを求めるなど、レベルの高い人材を求めた。実際に、向学心と社会事業精神が集まり、家庭訪問や健康相談のみならず地域の課題解決に取り組んだ(73)。

都市部には遅れるが、農村部においても愛国婦人会や日本赤十字社などの社会事業団体により巡回産婆事業が行われ、内務省の調査によると、一九二七（昭和二）年の巡回産婆を設置する町村が四〇六から、一九三四（昭和九）年には一、〇〇〇を超えるに至っている(74)。一九三四（昭和九）年には皇太子の誕生を記念して「恩賜財団母子愛育会」が、一九三五（昭和一〇）年には東北地方の農民の生活改善を目的として「東北生活更新会」が設立される。東北生活更新会は、翌年には半官半民の団体となり「財団法人東北更新会」と改称される。これらの団体では、保健婦活動や巡回産婆などのほか、住民を組織した愛育婦人会や東北更新会分会活動が行われた(75)。一九三五（昭和一〇）年には、中央社会事業が保健婦事業を行っている。大阪や東京で始まった乳幼児保護の試みは、保健婦の業務の進展とともに全国に広まり、乳児死亡率も一九一八（大正七）年の三三万七、九一九人（出生千人対一八八・六）が、一九四〇（昭和一五）年の一九万五〇九人（出生千人対九〇・〇）と半減していく(76)。

V　地方団体の社会政策と公立病院・診療所

地方団体の社会政策に取り組む動きが活発化する中で、社会問題解決のために公立病院・診療所を設置する地方団体が増え、明治中期以降続いていた公立病院の減少傾向に歯止めがかかる。内務省は一九一一（明治四四）年の衛生局年報から「施療病院」の項目を新たに起こした（公立三うち精神病院である府立巣鴨病院含む、私立七病院）。

一九一一（明治四四）年には東京市施療病院と広島市立施療病院が開設される。東京市施療病院は、一八九九（明治三二）年、救護事業の一端として、市民に対して医療を受ける資力のない傷病者に対して施療施薬をおこなう窮貧病院の設置を決定するが、経費の都合で容易に実現を図ることができなかった。一九〇二（明治三五）年、貧窮病院の趣旨に賛同した三井八郎右衛門から施療病院建設基本金として一〇万円が寄付され、病院の設立はようやく動き出すことになった。用地の選定中、たまたま海軍省より病院開設後の患者の治療について海軍軍医学校教職員をして担当させたいとの条件で、京橋区築地の同校に隣接している土地を無償貸与するという申し入れがあった。東京市も積極的に応じて一九〇七（明治四〇）年九月に、内務・海軍大臣に敷地借用を願い出て、翌年着工。一九一一（明治四四）年四月に開院する。病院は、東京市住民にして医薬を得る資力なき傷病者を施療するところで、入院を願う者は所轄区長の証明を得て病院に差し出すものとされた。病院は関東大震災で建物全部を焼失するが再建され、一九二八（昭和三）年に東京市立築地病院と改名される[77]。

一九一四（大正三）年三月には、「肺結核療養所ノ設置及国庫補助ニ関スル法律」が制定され、地方団体、公益法人の設置する肺結核療養所の経費に対して国庫補助が行われる。同年七月に東京、大阪、神戸の三市に対して結核療養所の設置が命じられた[78]。大正六（一九一七）年に大阪市に市立刀根山《とねやま》病院[79]が設置されたのをはじめとして、東京、京都、神戸、名古屋、横浜、広島、岡山、福岡、長崎、札幌、函館、八戸、仙台、新潟、金沢、静岡、豊橋の一七都市に結核療養所が設けられた。その後、結核病院や前述の乳児保護のための産院など、施療病院の開設があいつぐ。一九二六（大正一五）年の衛生局年報では、施療病院五〇院のうち二六院が公立病院であった。

さらに、貧困層だけでなく中産階級に安い価格で公立病院の医療を提供しようとする動きも起きる。市町村が設立する実費診療所は前述した。東京市は、一九二三（大正一二）年九月の関東大震災で市内の医療施設のほとんどが消滅したため、内務省臨時救護事務局の委託で、上野池之端、大塚、青山、深川、本所に簡易療養所、上野に臨時産院を設けて患者・産婦を収容し、また簡易療養所付属療養所ほか、五一カ所に外来診療所を設置した。これらの臨時診療施設は、医療機関の復興により後にすべて廃止されたが、これらの施設に代わるものとして帝都復興計画により中産階級以下の患者を対象とする市立病院の建設を計画する。予算三一〇万円をもって一病院平均二〇〇人を収容できる病院を五カ所建設しようとするもので、広尾、大久保、大塚、深川、駒込の五病院の建設がなされた[80]。五病院は原則として中産階級以下の東京市民ならびに市職員を対象としたが、市長が特別の事情ありと認めた場合は誰でも診療を受けることができた。入院希望者は、所定の願書に所轄区長の資力証明書を添え、身元引受人連署のうえ本人が世帯主またはこれに代わる親族その他関係者から願い出ることとされた。また、外来希望者は本人が直接出頭のうえ願い出ることとされた[81]。さらに、一九三二（昭和七）年の市域拡張に合わせて旧町村経営の岩淵、代々幡の二診療所を引き継いだが、市はこのような医療機関が医療対策上必要なものと認め、医療施設に恵まれない地域を選んで市立診療所の増設を図る。市立診療所は一九四一（昭和一六）年には一二カ所に達した[82]。

一九二五（大正一四）年には、大阪市が市立市民病院（現大阪市立大学医学部附属病院）を開設する。病院は主として大阪市民で、中産階級（一世帯の年収三千円）以下の層の治療を対象とし、一世帯の年収八〇〇円以下の者に対しては、料金を免除（食費は自弁）し、そのほかの者に対しては低額の治療費を徴するとされた。患者の診療定員は一日につき入院は有料一八〇人、無料二七〇人、外来は有料二五〇人、無料二五〇人であるが、外来患者は常に超過していたという。また、一九三〇（昭和五）年には十三《じゅうそう》、四《し》貫島《かんじま》、海老江《えびえ》、今福、市岡に附属診療所を開設している[83]。

仙台市も、一九二八（昭和三）年、天皇陛下御即位大典の記念事業として仙台市立病院建設が計画する。医薬の資力に乏しい市民を対象とし、医師会規定の半額程度で診療を行う社会政策病院を目指した。医師会の反対もあったが、一九二九（昭和四）年四月の市会に病院設置の議案が提案され、全会一致で議決された。一九三〇（昭和五）年一月に三〇床の病床で仙台市立病院が開院した[84]。

地方の都市においても、新たに住民のために市立病院を開設する団体があらわれる。

一九三二（昭和七）年六月、愛知県豊橋市は豊橋市民病院を開院する。一九三〇（昭和五）年、長野県出身の元内務官僚で、当時浪人生活を送っていた丸茂藤平が市長に就任する。市長就任後、丸茂は社会事業調査委員会を設置し、市立病院の創設の検討を行わせた。調査の結果を見て、丸茂は市立病院設置の決意を固める。地元医師会の反対もあったが、当時経営に苦しんでいた社団法人豊橋病院を一五万六千円で買収する。豊橋市民病院は、一般診療に加えて救護・軽費医療を積極的に行った(85)。

また、長野県岡谷市は、一九二九（昭和四）年からの経済恐慌により地元の製糸業が大きな打撃を受けていた。製糸工場の減少により、一九一〇（明治四三）年に製糸従業者および経営者家族、地元一般患者の診療を行うために設立された平野製糸共同病院の経営の維持が困難となり、一九三六（昭和一一）年には、病院の閉鎖声明が出される。病院・理事長である小口善重は、岡谷市長に医療の継続のために病院を市営病院とする陳情書を提出する。岡谷市は病院の経営を行うことを決断。病院を二万三千円で買収し、一九三七（昭和一二）年四月、市立岡谷病院が設立される(86)。

農村部においても、後述する無医村対策として府県立の診療所を設置する府県があいついだ。

Ⅵ　公立精神病院

ア　精神病院法の公布

明治期を通じて医療を提供した公立精神病院は府立巣鴨病院のみであったように、道府県の精神病院に対しての関心は低い状況にあったが、明治末期から少しずつ関心が高まってくる。一九一〇（明治四三）年には、地方長官会議で府県立病院に精神病者の収容施設の設置が奨励され、精神病者の公費収容や委託監置が始まる。一九一一（明治四四）には帝国議会で「官公立精神病院設置」の決議がなされるなどの動きが起きる。一九一七（大正六）年六月三〇日には、保健衛生調査会の決議により、精神病者の全国一斉の調査が行われる。調査の結果、精神病者数は六万四、九四一人に上り、私宅監置を含めて約六万人の患者が医療の枠外に置かれ、病院を含む精神病者収容施設をもたない県が二八県に達し、精神病者に対する医療や保護が極めて不十分であることが明らかとなる(87)。

調査を受けて、政府は一九一九（大正八）年三月、第四一回帝国議会において「精神病院法」を成立させる。法律は①内務大臣が道府県に対して精神病院の設置を命じることができることになり、道府県が設置した精神病院は地方長官の命令により設置したものとみなすことができる。②内務大臣が道府県の精神病院に代わるものとして私立精神病院を指定する「代用精神病院制度」を設ける。③本法による精神病院に対して建築・設備費の二分の一、運営費の六分の一を国が補助することとしている。[88] 法律は、これまでの精神病者監護法が治安維持的な性格が強く、精神病者の治療や福祉に欠ける面があったのを補う性格のものであった。精神病者監護法と精神病院法の二つの法律は、一九五〇（昭和二五）年の精神衛生法の公布まで、わが国の精神医療の基本法として存続することになる。

精神病院法ができたものの、公立の精神病院の建設は財政上の理由などから進まず、一九三一（昭和六）年末における公私立精神病院の施設数は九〇、うち公立精神病院は六院（東京府、大阪府、京都府、神奈川県、鹿児島県、函館市）に過ぎなかった。精神病院法に基づく施設をもつ府県は三府一七県であった。[89]

イ　府立松沢病院の看護人のストライキ

呉秀三院長（東京帝国大学精神病学教室教授を兼ねる）の改革により、わが国の精神科医療に輝かしい足跡を残した東京府立巣鴨病院であるが、それは劣悪な労働環境に耐えた看護人の犠牲の上に実現したものであった。一九一九（大正八）年には、病院の建物を新築し規模を拡大するために荏原郡松沢村に移転、府立松沢病院となる。府立松沢病院でも作業療法が組織化され、発展するなどの成果を上げた。しかし、東洋一の精神病院の建物とは対照的になかなか看護人の待遇は向上せず、巣鴨病院時代の一九一七（大正六）年頃から看護人の志願者が減少、その後も病院は常に看護人の欠員に悩まされることになる。看護人不足から人間的に問題のある者まで採用をせざるを得なくなり、仕事が続かず退職するという悪循環を生む。一九二一（大正一〇）年から一九二五（大正一四）年の五年間に退職した約五〇〇人の男子看護者において、三カ月以内の退職者が二〇〇人、一年以内の退職者は合計四〇〇人近くに達している。退職理由をみると無断欠勤、飲酒不品行、患者に対する不正行為、暴行、虐待、精神病、家出中など問題がある者がほぼ半数に達している。(90)

過酷な勤務条件に対して看護人は団結して待遇の改善を図る動きをとる。最初は一九一九（大正八）年の巣鴨から松沢への移転の時に賃上げと子どもの教育について、待遇改善を求めてストライキが行われた(91)。さらに、一九二四（大正一三）年二月には男性一般看護者が二五人の委員を選び、そのうちの七人を総代として「自覚セル我々改善ニ就テノ要求」を呉院長に提出しストライキを行う(92)。同年三月三日付けの『東京朝日新聞』は、「松沢病院の看護人等結束して増給を要求す」という見出しで次のような記事を書いている。

「（略）看護人組長一二等看護人五十六名は結束して日給手当額倍増休憩時間時間延長待遇改善等十一箇条の要求書を連名で城田主事の手許まで提出し頻《しき》る強硬な態度を示した、呉院長以下職員は非常に狼狽し警視庁に急報して極力鎮撫《ちんぶ》に努めているが看護人側は飽迄《あくまで》強硬で現在支給されて居る組長八十銭見習六十銭位ではどうにもならず、且《かつ》王子病院焼失後患者数も定員を超え八百余名になつて居るのに僅《わずか》二百六十名前後の看護人では全く休養の時間もなく、又賄部から支給される食事は極めて粗悪なもので食ふ事も事来ぬと盟休の形となつたので一日夜十一時頃東京府土岐庶務課長は病院に駆付け倍額増加は勤務関係上不公平になるから、夫々《それぞれ》増額するからと声明交渉したが看護人側では承知せず形勢益不可なので萬一《まんいち》を慮《おもんぱか》り所轄世田ヶ谷署及び警視庁から多数の私服刑事を派して警戒中であるが同病院は最近頻々《ひんぴん》として患者が逃走し、種々の問題を惹起《じゃっき》して居る上看護人の志願者が少い有様なので看護人側は中々強硬である」

当時のストライキには組織的背景はなく、処分により辞めさせられた者はいなかったという[93]。

さらに一九三〇（昭和五）年四月に松沢病院と至誠病院は関東病院従業員組合を結成する。松沢病院の動きに続いて大阪、京都などの各地方に病院従業員組合がつくられ、同年一二月には全国医務労働組合が結成される[94]。無産者運動への弾圧が厳しい時代であり、組合に加入していることがわかれば解雇や逮捕される時代であったが、同年春頃に夜勤料と賃上げを求め三回目のストライキが行われる。警察が病院に入る一方、労働運動の闘士が病院の中で盛んに弁舌をふるう。警官がリーダーを検挙しようとすると看護人がいち早く察して、病棟に隠して出さなかったという[95]。

四　明治後期、大正期、昭和初期の医師養成

勅令第四八号による公立医学校のあいつぐ廃止、官立高等中学校医学部（後に官立医学専門学校に）の設立以降、わが国の医師養成制度はどのように動いたのか。明治後期から大正期にかけてわが国の医師養成制度は、医術開業試験を廃止し、医師の教育を大学や専門学校など高等教育機関に統一していく「医育統一」の動きが起きた時代であった。その一方、医学教育が高度・専門化していく中で、医師の都市偏在、無医村問題が浮きぼりとなっていく。（本稿では、医学の進歩に対応して医学教育の水準を高くしていく動き

が、結果として副作用としての医師の都市偏在や地方の無医村問題を生んだという視点に基づき、一連の流れとして議論を行う。）

Ⅰ　時間をかけて進められた帝国大学の設置

一八八六（明治一九）年の「帝国大学令」が公布され、帝国大学が設置されて以降、わが国における大学は東京に一校設けられていただけであった。当時は、国民も貧しく、全国の中等教育機関も充実しておらず、高等教育を受けようとする者は少なかったため、大学も一校で足りていた。日清戦争を経て、国力も伸び、学校教育も充実してきたため、大学も全国の主要な地域に設ける方針をとることになった。(97)一八九七（明治三〇）年、二番目の帝国大学として京都帝国大学が創設される。帝国大学は東京帝国大学に改称される。一八九九（明治三二）年には、京都帝国大学の分科大学として医科大学が新設され、一九〇三（明治三六）年には、京都帝国大学の第二医科大学として福岡医科大学が設置される。(98)日露戦争後、(99)戦後の国民教育の拡充計画に基づいて、政府は一九〇六（明治三九）年の帝国議会に、九州、東北、北海道に大学を新設する予算を提出する。一九〇七（明治四〇）年には、地元から建築費の献納があったことにより、仙台に東北帝国大学が設立される。一九一一（明治四四）年には、福岡医科大学は京都帝国大学から離れ、同年設立された九州帝国大学の分科大学となる。一九一五（大正四）年には東北帝国大学に医科大学が開設される。一九一八（大正七）年に北海道帝国大学が創設され、翌一九一九

（大正八）年に医学部[100]が設置される。このように明治から大正にかけて、全国主要都市に五つの帝国大学が開設され、すべての大学に医学部が設置されることになった[101]。

当時の最高水準の高等教育機関であった帝国大学は、教官に高い学歴や海外留学経験、論文などの業績を求めたことから養成の数に限界があり、時間をかけてその数を増やしていった。例えば、東北帝国大学は、一九〇七（明治四〇）年六月、東京・京都に次ぐ三番目の帝国大学として設置される。発足に際し、帝国大学は総合大学である必要があるため、将来の北海道帝国大学の設置を見据え、官立札幌農学校を充実して農科大学とし、仙台には新たに理科大学が創設されることになった。東北帝国大学の設立が決まると、宮城県は官立仙台医学専門学校の帝国大学への編入を願い一五万円を寄付するほか、将来の附属病院となる場合に寄付することを前提に、五二万円をかけて官立医専の研修病院であった県立宮城病院を移転・新築する。文部省も医科大学設置を予定し、一九一〇（明治四三）年には将来、医科大学たるべき内命を与えた若き優秀な研究者を仙台医専に赴任《ふにん》させている[102]。

一九一二（明治四五）年三月、東北帝国大学官制が改正され、「医学専門部」および「工学専門部」が附属される。一九一五（大正四）年七月には、東北帝国大学医科大学が開設され、一九一八（大正七）年四月東北帝国大学医学専門部は廃止となる。一九一九（大正八）年には大学令の公布により医科大学は東北帝国大学医学部となる。この際、東北帝国大学は、単純に仙台医学専門学校を東北大学医科大学に昇格するという方法を採らなかった。文部省は、仙台医専の教員や施設を、帝国大学令第一条に掲げる「帝国大学ハ国家ノ須要《しゅよう》ニ応スル学芸技芸ヲ教授シ及其蘊奥《うんのう》ヲ攻究《こうきゅう》スルヲ以テ目的トス」に足りると考えなかった。そこで、帝国大学で専門学校を「包摂《ほうせつ》」(103)し、力のある若手の教官を海外留学させ、設備も徐々に充実させていった。帝国大学の名に足る人材や施設の水準になった時に医科大学を新設する。仙台医専の学生は、新設の医科大学に編入させるのではなく、そのまま仙台医専から卒業させる。医科大学は新たに学生を募集する。仙台医専の設備とそこで育てた教官を新しい医科大学が取り上げ、仙台医専は廃校とすることとした(104)。新しい医科大学の教官になるためには、帝国大学卒で医学博士の肩書きをもつか、海外留学をしているかが必要とされた。このため仙台医専時代の教官一八名のうち、医科大学の教官になったのは四名であり、新たに二五名の教官が赴任することになった(105)。

医科大学の新設に当たって学生の定員も抑えられた。仙台医専時代の医学科の学生定員が一二〇名であったが、医科大学になり七〇名となった。ほかの帝国大学が東京一二〇名、京都八〇名、九州八〇名であったことに比べても少なかった。しかも、実際の入学者は厳選して四〇名ぐらいしか入学を許さず、教官・学生が一体となって学業に取り組む体制をつくったという(106)。当時の日本の最高水準の医療の教育・研究を目指したのが、帝国大学の教育であった。なお、後述する医科大学に昇格する官立医専（新潟、岡山、千葉、金沢、長崎）についても仙台医専の例を踏襲する形で昇格が進められた(107)。

大正期に東北唯一の医師養成学校であった仙台医専が廃止され、東北帝国大学医学部となったことは、わが国の医学の発展にはプラスになったものの、昭和初期の東北地域の医師不足に一定の影響を与えたと考える。

Ⅱ　専門学校令と医術開業試験の廃止

ア　専門学校令と済生学舎の廃校

一九〇三（明治三六）年三月「専門学校令[108]」が施行される。専門教育を行う諸学校を対象とする初めての法令であり、専門学校は入学者、教員、教育施設について、同令および関係法規に定められた基準を満たし、文部大臣の認可を受けて専門学校としての地位を法的に認められることになった[109]。

専門学校令の施行により、官立医学専門学校は同令による専門学校となった。その後、公立三医学校（京都、愛知、大阪）および私立二医学校（東京慈恵医院医学専門学校、熊本医学校[110]）も同令による専門学校となる。一九〇五（明治三八）年三月には、医師免許規則が改正され、官公立の医学専門学校に加え、新たに文部大臣の指定した私立医学専門学校の卒業生も無試験で医師開業免状を受けることができるようになった[111]。私立二医学専門学校も指定を受けることになる。

一方、一八七六（明治九）年に長谷川泰により設立された済生学舎は、専門学校の認可を受ける見込みが薄いことから長谷川が廃校を選択し、一九〇三（明治三六）年八月に廃校となる。済生学舎は医術開業試験受験のための医学校で、医師を目指す学生に安価な授業料で講義を行った。年齢制限はなく、一八八四（明治一七）年からは女性にも門戸を開いていた。済生学舎出身で試験に合格し、医術開業をな

したものが七千人以上、従来開業などを除けば日本の医師の半数を占めた医学校であった。(112)(113)

済生学舎において舎長の長谷川が学舎の廃止を決めた要因の一つとして、長谷川が局長を務めたこともある内務省衛生局と衛生局に関係する有力医師（私学・開業医が中心）と文部省や東京帝国大学関係者との対立があった。(114)両者は、一八九四（明治二七）年に設立された北里柴三郎が所長となる民間の「伝染病研究所」の設立問題（文部省も帝国大学に伝染病研究所の創設を目指し予算案を出したが、当時、衆議院議員であった長谷川らの反対で削除された）など様々な場面で対立した。(115)酒井シヅ『日本の医療史』によれば、両派の対立は、明治維新以降長く医学会を牛耳ってきた古い世代の医師たちに対して、新しい教育で育った帝国大学出身のエリートが反旗を翻し、対決した面があったとする。(116)

文部省・帝国大学派は、医師養成について済生学舎のような教育水準の低い医学校で行うのではなく、一定の水準の整った医学校で行うべきという考え方を主張する。例えば、一八九〇（明治二三）年、東京大学医学部本科出身の森鷗外《おうがい》は『医事新論』に賀《か》古《こ》鶴《つる》所《と》(117)の署名で「日本医育論」を掲載する。論文は、当時の日本の医育について、帝国大学医科大学、官公立医学校、私立医学校のそれぞれについて分析を行う。特に、私立医学校について、入学料と月謝を払えばどのような者でも入学できること、教科が理論に偏っていること、必要な器材が整っておらず、実習も少ないこと、専任の教員がほとんどいないこと、医術開業試験も大量の受験生の試験を行わなければならないことから、試験の水準が低いことなどを批判した。(118)(119)

専門学校令の公布は、文部省や帝国大学関係者の意向が色強く反映されたもので、東京慈恵医院医学校など一部の私立医学校を含めて専門学校の教育水準を引き上げようとするものであった。済生学舎も教育水準の引き上げに努力してきたが、これまでの文部省と対立関係から専門学校の認可を受ける可能性は低く、長谷川は済生学舎の廃止を決定するにいたった(120)のである。

イ　医師法の制定と医術開業試験の廃止

文部省・帝大派と内務省衛生局・有力開業医派との対立は、「医師法」制定に向けた医術開業試験廃止の問題につながっていく。契機となったのは、一八九八（明治三一）年の大日本医会の「医師会法案」の帝国議会提出であった。法案は、医師の団体を法定することにより、医師の権利を強固にすることを狙いとするもので、医師会の設立を強制し、その加入を医師が診療従事する要件とし、所属医師会および出張地の医師会の会則遵守を法定して、違反する時は会長より懲戒を内務大臣に申告することとするなどの規定を設けていた(121)。医師会法案の提出を契機に帝大派の医師は「医師会法案反対同盟会」を設立、反対運動を展開する。反対派の意見は「夫《そ》れ我邦に於ける医師は極めて其種類を異にするものなり　四万人と称《しょう》する医師中三分の二は所謂《いわゆる》漢方医に属し爾餘《そのよ》は内務省医術開業試験を経由した者及び大学若くは高等学校出身に係る少数の医師に過ぎざるなり　今此《こ》の如《ごと》く学術種別懸隔《けんかく》する医師を一会の下に集めんと欲す其会に於ける行動果して如何なるべきや（反対同盟会の檄(122)）」と、強制加入や懲戒権を認める医師会法への強行に対する批判であった。医師会法案は、衆議院は通過するものの貴族院では大差をもって否決される。

その後、反対同盟会は一八九九（明治三二）年に「明治医会」を結成。独自に医師の身分を確立する

「医師法草案」を作成する。草案では、医師会の設立を任意とするとともに、第二二条で「内務省医術開業試験ハ本法実施より満五年ノ後ニ至リ廃止スルモノトス」と提案する。[123] 一九〇三（明治三六）年には、医術開業試験の事務が文部省に移される。これは、医術開業試験の存続の判断の権限が帝大派・文部省に移ったことを意味した。

大日本医会は医師会法案の議会否決で衰退するが、一九〇一（明治三四）年に北里柴三郎を会長に迎えた大日本医会の下部組織である「東京医会」が関西二府五県の医師団で結成された「関西連合医会」と連合、一九〇三（明治三六）年には「帝国連合医会」が結成される。同医会では、独自の医師会法案を作成し、一九〇四（明治三七）年一一月に案を発表する。[124] 法案は医師会の設立を強制とするとともに、医術開業試験については、第一八条で「本法施行後十年間医術開業試験規則ニヨリ施行スル」と一〇年後に廃止することに含みを残したものとされた。[125]

一九〇五（明治三八）年一二月開会の第二二回帝国議会衆議院に、明治医会と帝国連合医会は時を同じくして二つの「医師法案」を提出する。[126] 衆議院は「医師会法案外一件委員会」を設置し審議を行う。最終的には五人の調査委員が設けられ、[127] 二つの団体の関係者の合意がなされ一つに修正した案が出される。[128] 修正案では医師会の設立が任意とされるとともに、医術開業試験を八年後に廃止するものとされた。修正医師法案は、衆議院・貴族院両院の議決を受け、一九〇六（明治三九）年五月二日に成立する。また、医師法案の審議の過程で、文部大臣の無試験による医師免許取得の指定を受けていない私立の医学専門学校は、新たに医師試験を受けることにより医師免許を取得できるようになった。[129] なお、医術開業試験は、受

験者側の期限延長の強い要望を入れて一九一六（大正五）年まで存続する。(130)

Ⅲ　大学令による医学専門学校の医科大学昇格

ア　佐多愛彦の医育統一論と大学令

一九一八（大正七）年一二月には「大学令」が公布される。第一次世界大戦への参戦とその勝利などによる国力の隆盛や教育への関心の高まりにより、大学教育の充実を求める世論の声に応えたもので、これまでの総合大学としての帝国大学のほか、単科官公立大学や私立の大学の設立が認められることとなった。(131)

医学教育の分野で大学令の制定の推進力となったのは、一九一五（大正四）年一〇月の大阪府立大阪医科大学の大学昇格であった。大阪医科大学の前身の大阪府立医学校は、一八八七（明治二〇）年の勅令四八号により、多くの公立医学校が廃止になった中で生き残った公立医学校の一つであるが、一九〇二（明治三五）年に佐多愛彦《あいひこ》が三二歳の若さで校長に就任後、(132)積極的な大学への昇格運動を行う。佐多は、県立鹿児島医学校から、帝国大学医科大学撰科に学んだ医学者である。一八九六（明治二九）年に大阪医学校初の(133)ドイツ留学生となり、帰国後は校長となり、同校の拡充と大学昇格に情熱を燃やす。(134)

佐多は、一九〇一（明治三四）年に「医育論」を発表し、「医育統一」の考え方を主張する。医育統一の考え方は、人命に尊卑はなく、その命を扱う医療を行う医師の育成は同じレベルでなければならない。現在の医師養成機関である大学と専門学校を大学に統一すべきという考え方であった。論文で佐多は、海外の医学教育の例を紹介しながら、地方の小さな大学でも首都の大きな大学に業績で勝ることも多いこと。医学専門学校を大学に昇格させ、当時、東京と京都にあった帝国大学医科大学と合わせて全国に一〇個の医科大学を設置できれば、わが国の医療需要を満たすことができることを提言する。[135]

佐多は、校長就任後一九〇三（明治三六）年に一年半の予科（専門教育を行う大学本科の前段階として予備教育を行う教育施設）を置き、校名も「大阪府立高等医学校」と改称する。毎年、卒業生や教員をヨーロッパに留学させ、一九一三（大正二）年一二月で留学者一九人、学位を有する者は一五人に達し、[136]帝国大学医科大学に比べても遜色のない教員集団の形成を図った。一九〇九（明治四二）年には、佐多の医育統一の考えに東京帝国大学医科大学の教授も賛意を示し、有志の名をもって、当時の文部大臣に建議を行う。[137]一九一四（大正三）年には、予科の年限を高等学校と同じ三年に延長し、翌一九一五（大正四）年、文部省から府立大阪医科大学の設立認可を受ける。府立大阪医科大学は大学令の制定前に大学昇格を果たした唯一の専門学校となる。[138]

大学令の公布後は、一九二〇（大正九）年に愛知県立愛知医科大学、慶應義塾大学医学部、一九二一（大正一〇）年に京都府立医科大学、東京慈恵会医科大学、一九二二（大正一一）年に官立新潟医科大学、官立岡山医科大学、熊本県立医科大学、一九二三（大正一二）年に官立千葉医科大学、官立金沢医科大学、官立長崎医科大学、一九二六（大正一五）年に日本医科大学が大学に昇格していく。[139]

イ　官立医専の大学昇格

医学教育の現場では、医育統一の考えから医学専門学校の大学昇格を進めていったが、天野郁夫は、文部省が官立医専五校（新潟、岡山、千葉、金沢、長崎）の大学昇格について、医育統一とは別の理由（高等学校の拡張）を挙げて説明していたことを指摘している。(140)

一九一八（大正七）年、新しく「高等学校令」「大学令」が公布され、政府は、同年一二月に開会された第四一回帝国議会に、翌一九一九（大正八）年度以降、六カ年にわたる継続費として高等教育機関創設および拡張の計画（高等学校および大学の設置）の追加予算を提出する。議会に提出された「高等諸学校創設及拡張計画大要」では、高等学校一〇校・実業学校一七校、専門学校二校、帝国大学学部四学部、商科大学一校の設置ほか、五つの官立医専を廃し、新たに五つの医科大学を設立することが示されている。(141) 医科大学の設立の理由については、「高等学校ヲ拡張スル以上ハ卒業者中医学ヲ志望スル者モ亦大《またおお》ニ増加スベキモ既設ノ各帝国大学医学部ヲ拡張スルカ如キハ学問ノ性質上之ヲ許ササルノミナラス医学専門学校ヲ其《そ》ノ儘《まま》トナシテ更《さら》ニ大学ニ於《おい》テ医学部ヲ増設スルトキハ医師ノ供給過剰ニ失《しっ》スルヲ免《まぬが》レス故《ゆえ》ニ医育ニ関シテハ現在ノ医学専門学校ヲ昇格シテ大学ノ為《な》ス外ナシ」(142)と、高等学校の増設により進学希望者の増加に対応する必要があること。既設の帝国大学医学部を拡張することは難しいこと。医学専門学校を残して大学医学部を増設した場合、医師の過剰を起こす可能性があることから五医専の大学昇格を行ったことが示されている。

当時、既設の官立高等学校八校の定員が少ないことにより入学試験の倍率が非常に高いものとなり、数年をかけて受験勉強をして入学する者が多く、社会問題となっていた。このため、政府は高校を増設することになったが、卒業生の受け皿となる大学の一つに医科大学が考えられたのである。

そして、五医専の大学昇格は、東北帝国大学と同様に医学専門学校を附属医学専門部とし、学生がすべて卒業後に廃校とする形が踏襲された。昇格に際して最も重視されたのは教員の人事で、官立大学として研究能力の高い教員が配置されることになった。[143]『金沢大学医学部百年史』は、当時の様子について「かくて学校は教育陣に大学を卒業し、かつ汎《ひろ》く世界の潮流にふれた学者を呼ぶことを考えた。結果としては医学専門学校から育った学者が次々と学校を去《さ》る恰好《かっこう》となった」「（あたらしく着任した教官は）いづれも若い東大出の学士であった」「これ等の優秀な人材は（略）『昇り竜の如き』勢を大学に与えたのであるが一面から見れば漸《ようや》く伸びようとしている医学専門学校出の学者の芽を刈り取ろうとする雰囲気を醸成した趣きもあったであろうと思われる[144]」と記述している。[145]

医学教育の質を確保するため、五医専の定員五五四名は三〇〇名に縮減された。さらに、受験資格が中学卒業から高等学校卒業とされたため、高等学校の新設が進んでいない中で受験者の募集に苦しむことになる。例えば、一九二二（大正一一）年四月に開設された新潟医科大学は、新潟県出身で東京帝国大学教授、同医学部長、宮内省侍医頭などを歴任した入沢達吉（医育統一を強く唱えた）が官立医専時代から積極的に関わっていたこともあって海外留学をする教員も多かったが、開校時の入学希望者はきわめて少なかった。『新潟大学医学部七十五年史』は、「高等学校高等科理科卒業生に入学を許可し、ついで第二次募

図表２－２　新潟医学専門学校・新潟医科大学の卒業生数の推移

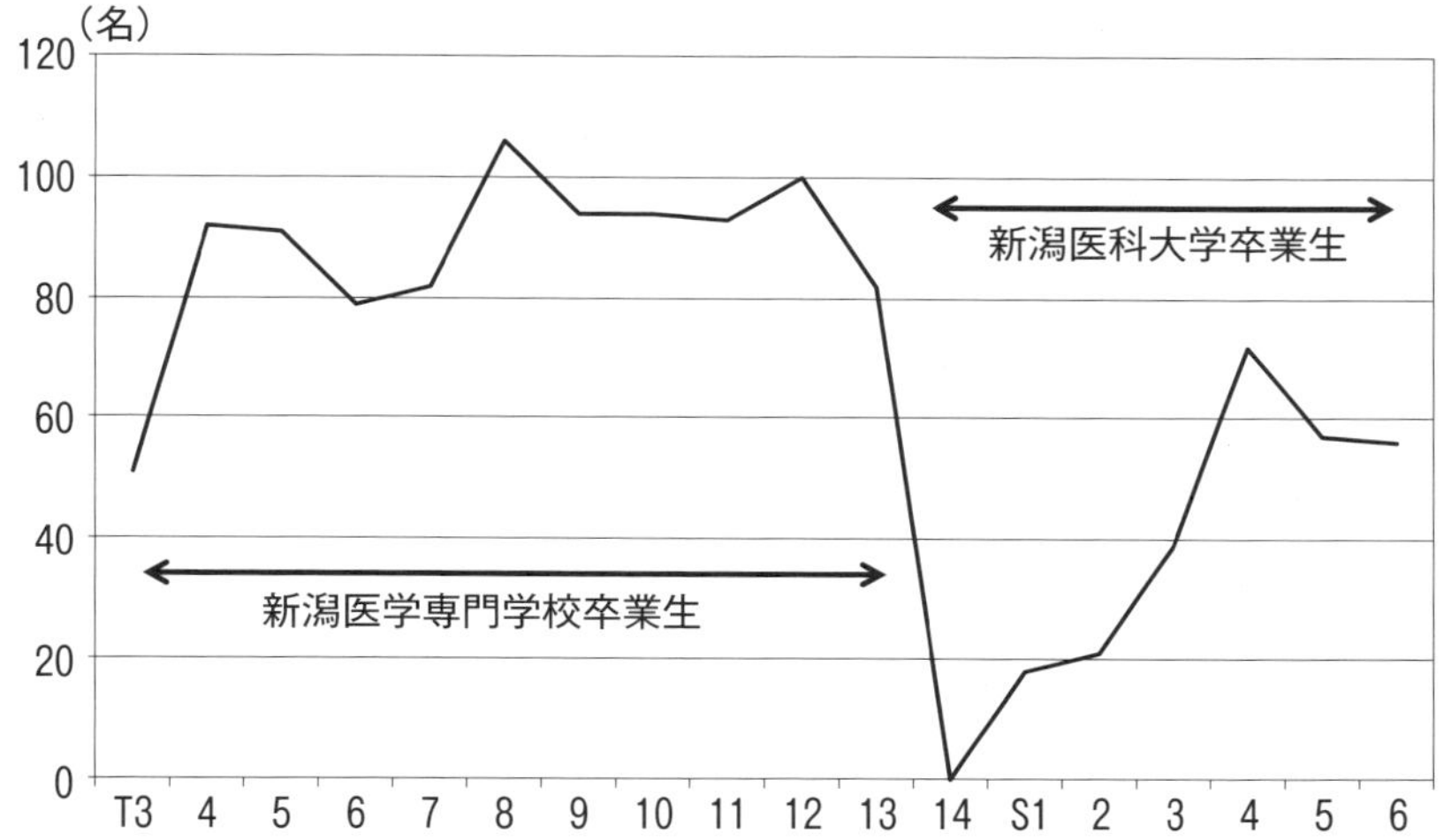

新潟大学医学部創立七十五周年記念事業期成会（1994）『新潟大学医学部七十五年史上巻』515、567頁データより作成

集を行い、高等学校文科卒業生を無試験で入学を許可したのであるが、なお定員に充たず、医学専門学校卒業生及び同三、四級在学生徒を入学試験で補欠入学させてようやく開講」したことを記録している。図表2—2は、新潟医専・新潟医大の卒業生の数の推移であるが、新潟医専時代（定員一〇〇名）は変動があるが、毎年九〇名程度の卒業生を出していたのに対し、新潟医大時代（定員六〇名）は一度大きく減り、その後は五〇名台で安定していく。医科大学の学生定員数の減、大学昇格に伴う一時的な卒業生の減少は、後述の昭和初期の地方の医師不足問題につながっていく。

ウ　公立医専の大学昇格と官立移管

前述のとおり、一九一八（大正七）年の大学令の公布に先立ち、一九一五（大正四）年に府立大阪医科大学が設立認可を受けたが、ほかの公立医学専門学校はどのような形で大学昇格を行ったか。公立医専の大学昇格は、官立医大への移管運動を含めて医専の置かれた状況によって環境が異なり、違う道をたどる。

（ア）県立愛知医科大学（官立名古屋医科大学）

前述の大学令に伴う「高等諸学校創設及拡張計画」では、官立五医専の大学昇格が計画化されているだけで、愛知・京都の二府立医専や私立医専（後に県立から官立になる熊本医専など）の大学昇格については計画化されていなかった。計画化されていない以上、財政も含めた国からの支援は期待できなかった。公立医専も大学昇格に向けた運動を行うことになる。

愛知県立医学専門学校は、一九一四（大正三）年に、大学昇格に向けて鶴舞町に新校舎を改築移転し、設備も充実させており、ほかの官立医専に対しても遜色を認めない状況となっていた。政府の計画の発表に反応して、愛知県・愛知医専関係者は協議の結果、官立医科大学に昇格・移管することを目指し運動を起こすこととなった。愛知県会は、一九一九（大正八）年二月の臨時県会で「政府の高等教育機関拡張費に充てるため金壱百《ひゃく》万円を国庫に寄附するものとす」との議案を全会一致で可決し、知事が首相や関係各大臣と面会し、医専の官立移管を訴えたが、国の認めるものとならなかった。

当時、愛知県が官立医科大学への昇格・移管を目指した理由として、『名古屋大学医学部九十年史』は、当時の知事である宮尾舜治《しゅんじ》が、「総合大学を公立として経営することは至難であり、また官立として一挙に総合大学の設立を願っても成功の見込みはないが、将来においてその実現を期せんがためには、まず官立単科大学を創立し、これをやがて総合大学にまでもっていく二段構えが順当である」(149)という意見を抱いていたことを記録している。愛知県への総合大学（帝国大学）の誘致を視野に入れた官立移管運動であったことがうかがえる。

県立医専の官立移管が困難な状況から、愛知県は公立医科大学の設立を決断する。一九二〇（大正九）年三月の臨時県会で県立愛知医科大学建設に関する約七〇万円が可決され、同年六月に文部省の大学認可、七月に大学が開校する。同年八月に大学予科（大学本科に進学する前段階としての予備教育を行う機関）が設置される。高等学校卒業者を入学の対象とした官立医科大学と違い、中学校四年修了程度で志願できることから、入学定員八〇名に対して七四〇名が受験するなど人気を集めた(150)。愛知医科大学も官立五大学と同様、大学昇格により入学定員を減らしている。その結果、愛知医専時代の一九一五（大正四）年の卒業生は一三六名であったが、一九二九（昭和四）年の卒業生は七六名に減少した(151)。

公立大学に昇格した愛知医科大学であったが、官立医科大学との経営環境の格差が大きく運営に苦しむことになる。官立医科大学は、毎年度経費の約半額に相当する政府支出金があったが、愛知医科大学は十数万円の県費補助のみで、収入の大半は病院収入に頼らざるを得なかった。昇格に伴う営繕費などの県債償還もあり、経常費の節約は極度に達し、大学の使命として絶対に欠かせない研究費を確保することもできない状況にあった。そのため、大学の官立移管さらには総合大学化の動きが再燃するものの、国も高等教育機関の拡張計画で予算がなく、愛知県の度重なる請願も功を奏さなかった(152)。

一九二九（昭和四）年六月、県立熊本医科大学が官立に移管され、府立大阪医科大学も官立に移管したうえで新たに地元の負担で理科大学を創設し、大阪帝国大学を設立する動きが明らかになる。これらの動きを受けて愛知県も県立愛知医科大学の官立移管、総合大学化に向けて国に陳情を行う。陳情の結果、総合大学化は無理であるが官立移管は可能であるとの見通しから、官立移管運動に集中することとなった。運動の結果、一九三一（昭和六）年一月の第五九回帝国議会に大阪帝国大学の創設費とともに愛知医科大学の官立移管の予算案が提出される。財政が厳しい中で議員の一部から強硬な反対が述べられたため、当時の知事が「十年間は収入支弁に関して政府を煩《わずら》わさず」の一筆をいれて議案は成立する。(153) 同年四月には官立名古屋医科大学の官制が公布され、五月一日大学が発足する。官立名古屋医科大学の発足に伴い予科の募集は停止され、一九三三（昭和八）年の予科生徒の卒業まで愛知県が経営を行った。

官立移管に当たってすでに医科大学であったことから、学生はそのまま新大学に移行したが、文部省は人事問題に関してはほかの官立医専の大学昇格と同じ対応をとる。すなわち、愛知医大・医専出身の五教授ほか八名の教授が任命されず、後には東京帝国大学出身の教授が就任することとなった。このため、愛知医専時代からの卒業生で構成されていた助手たちの間に不満と不安が広がることとなった。助手らは助手団を結成し、各教室同門会、同窓会、学生を巻き込み、八カ月にわたって勇退教授の再任命運動を行う。最終的には八名の教授はそのまま勇退となり、学長が退任することで決着することになった。(154)(155)

（イ）県立熊本医科大学（官立熊本医科大学）

熊本県においては、一八八八（明治二一）年、甲種熊本県立医学校が、前年に出された「勅令第四八号」により廃止された。一八九六（明治二九）年、私立医学校である九州学院医学部の廃止が契機となり、熊本県の経営補助を受けて私立熊本医学校が設立される。一九〇三（明治三六）年に専門学校令が公布され、翌一九〇四（明治三七）年二月には私立熊本医学専門学校となった。一九〇五（明治三八）年には、本科卒業生には無試験での医師開業資格が与えられる。[156]

一九一八（大正七）年に大学令が公布される。大学令により私立医専も医科大学に昇格することが可能となったが、私学の場合、教員や施設の充実のほか、一〇〇万円の供託金が必要とされた。[157]熊本医専関係者は大学昇格を図るため、学校施設を寄付して医専の県立移管を行うことを決断する。熊本県も私立熊本医学校時代から経営補助をしてきた経緯[158]から、県移管を決定し、一九二一（大正一〇）年四月熊本医専は県立となる。[159]熊本県は大学昇格に当たって臨時費一〇〇万円を充てることとした。予算の内訳は県費から五〇万円支弁、学校関係者二〇万円、熊本市一〇万円、熊本県下各郡一〇万円、篤志家一〇万円の寄附を募るとされた。寄附の募集は、特に郡市長をして斡旋に当たらせ、みるべきものがあったという。[160]翌一九二二（大正一一）年五月には、文部省の大学認可を受け、県立熊本医科大学となる。同月には予科（定員八〇名）が設置される。

医大昇格を果たしたものの、発足直後の県立熊本医科大学の運営は、学長の人事や運営の方法で長期間内紛が続き一〇人の教授が辞職する事態に直面する。多額の補助金が県から支出されていたこともあって、県民から「県の癌腫《がんしゅ》なり」として批判された。一九二五（大正一四）年一〇月、事態を収拾するため愛知医科大学学長であった山崎正董《まさただ》が熊本医科大学に赴任し、大学は落ちつきを取り戻す。大学が再び発展に向かう中で、熊本医科大学は大学のより安定した基盤を得るために官立への移管を目指し運動を行うこととなる。先導をしたのは山崎学長であった。「多年公立医科大学学長としてその経営上に苦い経験を積める山崎は熊本の如き小都会にある公立医科大学の将来の運命を熟知」していたためであった[161]。山崎は密かに官立移管について動いていたが、一九二七（昭和二）年七月に文部次官、参与官の視察を受け、一九二八（昭和三）年度予算に官立移管の予算が計上される[162][163]。予算は第五五回帝国議会が解散となり不成立となったが、翌一九二九（昭和四）年度予算にも計上され議会の承認を得る。同年五月、官立熊本医科大学が設立された。

（ウ）京都府立医科大学

一八七二（明治五）年、京都療病院が設立され、患者の治療を行うかたわら、医学生の教育を行ったことを発祥とする京都府立医科大学は、その立地においてほかの公立医科大学にはない大きな重荷を背負っていた。一八九七（明治三〇）年、わが国で二番目の帝国大学として京都帝国大学が創設される。京都帝国大学は法、医、文、理工の四つの分科大学で構成され、一八九九（明治三二）年に医科大学が開設される。医科大学をめぐっては、文部省は当初、大阪ないし京都の府立医学校の移管を考えていた。しかし、大阪府立医学校の移管は大阪府議会の反対で実現せず、京都府立医学校はその校地・校舎が狭く不十分とされ、新たに新設をすることとなった[164]。その結果、京都帝国大学医科大学と附属病院は鴨川を挟んだ対岸に設置されることになった。京都府立医学校から京都帝大に移る教員があいつぎ、学校は存続の危機を迎える。その中で、残された教員は、官立の京大病院に比べて丁寧な対応で接することにより多くの患者を集める[165]。また少ない予算の中で、職員を公費海外留学させる、病院の改築を行うことなど、病院・学校の存続に懸命に取り組む。一九〇三（明治三六）年六月には、京都府立医学専門学校となり、療病院が学校の附属施設となった。

一九一八（大正七）年の大学令の公布に際し、当初、府立医専の校長である小川瑳《さ》五郎《ごろう》は大学昇格にためらいをみせる。京都帝大がある以上、官立への移管は非常に困難な状況にあり(166)、狭い敷地での施設整備の必要、独立採算を求める京都府当局・府会議員という環境の中で(167)、昇格にためらいを感じるのは当然のことであった。熟慮の末、小川校長は大学昇格に向けて決断を行う。総費用二九万八、七八九円（うち二六万九千円を京都府公債でまかなう）の施設整備計画が立てられ、収入拡大のために入院料の値上げが行われた。昇格に当たって文部省から京都府に対して教育の質を保証するため、年五万円の補助をすることが求められ、最終的には府当局・府会の了解を得る(168)。一九二一（大正一〇）年一〇月、京都府立医科大学の設立が認可された(169)。

Ⅳ　医師数の一時的減少と私立医専の新設

ア　医師数の一時的減少

一九一六（大正五）年の医術開業試験の廃止や大学令の公布による官公立医専の大学昇格は、わが国の医学教育の質の向上に貢献したが、新たに医師数の伸び悩みと医師の都市偏在、地方における医師不足という問題を生むことになった。

医術開業試験の廃止により、医術開業試験に合格した医師の総数は、一九一七（大正六）年の一七、九〇二人をピークに一九二七（昭和二）年には一三、三五五人に減少する。これまでも減少していた従来開業の医師も一九一七（大正六）年の六、五二六人が一九二七（昭和二）年の二、〇六九人にまで減少する。[170]さらに前述のとおり、官立五医専の大学昇格で入学定員が五五四名から三〇〇名に縮減され、公立医科大学も定員が減少する。

政府も一九一〇（明治四三）年に官立新潟医学専門学校、一九一九（大正八）年に北海道帝国大学医学部を新設、一九一二（大正元）年に日本医学専門学校、東京女子医学専門学校、一九一七（大正六）年に慶應義塾医学科予科、一九一八（大正七）年に東京医学専門学校の認可を行ったものの養成できる医師数にも限度があった。

その結果、一九一七（大正六）年に四六、〇六〇人であった総医師数が、一九二一（大正一〇）年には四二、四六四人に減少する。一九二七（昭和二）年に四七、一〇八人となったが、一〇年間で一、〇四八人しか増えていない状況であった。[171]一〇年で総医師数がほとんど変わらないうえに、医師が働く場所が都市部に偏在する傾向が強くなる。**図表2―3**は、一九三〇（昭和五）年の都市部四府県の国勢調査人口と大卒医師数の表である。東京、京都、大阪、福岡の四府県の人口が全国の二〇・二％であるのに対し、医師数は四四・四％に達した。この原因を分析すると、医学の高度化・専門化により、大学を卒業していきなり開業するのではなく、医師免許取得後も大学医局に残って、大学附属病院や大学の関連病院に勤務し、医療知識や技術の取得を継続する医師が増え、[172]大学や関連病院のある都市部に医師が集中する傾向が強まったためと思われる。また、開業するに当たっても、医学の進歩により、血圧計、顕微鏡、レントゲンをはじめとして様々な医療機器が使われるようになる。これらの機器は高額であり、医師が独立開業して近代的な医療を行うためには多額の投資が必要であった。投資を回収するためには、ある程度人口の集積した場所で開業するしかなく、また、医療の専門化が進み、新しく大学を出た医師は、あらゆる病気を診ることを嫌う傾向も強くなった。患者も専門医指向が強く、医師の専門科への指向に拍車をかけた。専門医で開業するには対象人口の多い地域で開業せざるを得なくなる。医師にとって農村部で仕事をすると日々進歩する医学についていくことが難しく、立身出世の妨げになった。また、農村は子どもの教育にも不便であった。[173]農村部で勤務する大学卒の医師は一定数いたが、全体として都市に勤務する傾向が強まった。[174]図表2―4は、大正・昭和前期の岩手県における出身別の医師数の推移である。大学卒・官公私立医専出身者が増える一方、（医術開業）試験及第、奉職履歴、従来開業、限地開業の医師が減少しているのがわかる。試験及第や従来開業の医師の多くが農山漁村に勤務していたと考えられるので、これらの医師の死亡や引退は

図表2－3　1930（昭和5）年の都市部4府県の国勢調査人口と大卒医師数

	S5国調人口	大学卒医師数
全国	64,450,005	11,465
東京府	5,408,678	2,342
京都府	1,552,832	909
大阪府	3,540,017	1,069
福岡県	2,527,119	772
4府県合計数	13,028,646	5,092
割合	20.2%	44.4%

1930（昭和5）年国勢調査および内務省衛生局年報から作成

図表２－４　大正・昭和前期の岩手県の医師出身一覧

	大学卒業	官公私立医専卒業	外国学校卒業	試験及第	奉職履歴	従来開業（子弟含む）	限地開業	総計
T2	30	94	0	136	8	89	7	364
T3	35	102	0	142	6	88	6	379
T4	23	122	0	159	6	79	6	395
T5	24	139	0	164	6	78	6	417
T6	25	151	0	162	6	67	6	417
T7	26	174	0	153	6	69	6	434
T8	31	180	0	156	6	57	6	436
T9	36	177	0	147	6	51	6	423
T10	28	175	0	135	6	39	6	389
T11	28	188	1	133	5	37	7	399
T12	26	202	1	131	5	33	7	405
T13	22	219	1	127	5	25	7	406
T14	30	235	1	124	5	23	7	425
S1	27	243	1	121	5	22	7	426
S2	43	226	1	114	4	16	6	410
S3	60	230	1	113	4	12	6	426
S4	81	235	1	111	4	10	6	448
S5	95	240	1	114	3	10	6	469
S6	109	224	1	108	3	9	4	458
S7	119	229	1	94	0	1	5	449
S8	111	226	1	90	0	1	5	434
S9	143	237	1	83	0	1	5	470
S10	154	254	1	80	0	1	5	495
S11	183	278	1	80	0	1	2	545

内務省衛生局年報から作成

相当数の医師が地域からいなくなることを意味した。

医学が急速に進歩した当時、医学教育をする者として高い教育の水準を提供する体制をつくる「医育統一」の考え方を主張するのは当然であった。しかし、質の高い教育を行うためには、医育機関が教えることのできる医師数には限界があり、明治以来の自由開業制度のもとでは、教育レベルの高い医師であればあるほど都市部で勤務する傾向が強くなるという構造を抱えていた。

イ　私立医専の新設

医師の都市への偏在、農山漁村の医師不足という問題に対して、政府や地域は二つの方向で対応する。一つは、新たに医学専門学校を新設し医師の養成数を増やすことである。もう一つは、後述のように行政がへき地診療所をつくったり、農民が医療利用組合運動により医療施設をつくるなど、地方における医師の勤務を誘導することである。

養成できる医師数の増加については、政府は、「医育統一」の方針により官公立の医学専門学校をすべて単科大学に昇格させ、今後は医学専門学校を認めないという方針であったが、一九二五（大正一四）年に帝国女子医学専門学校（現在の東邦大学医学部）と日本大学医学専門部（現在の日本大学医学部）の設立を認可する。

『東邦大学三十年史』は、当時、帝国女子医学専門学校を設立した額田《ぬかだ》豊の主張を紹介する。「医科のような人命を直接あずかる大切な学問は、法・文・工・理・農科などよりは、修業年限を長くする理由は一応うなずけるが、ノート主義の詰め込み教育で非現実的、非能率的な日本の大学専門学校の欠点」を変え、「教育の実施面を改めさえすれば専門学校程度の修業年限で十分やりこなせる」こと。「当時約三万人の医師が全国にあったが、これ以上医学校をむやみに増やしては氾濫し過ぎて、医師のとも食いになる」恐れについて、「都会では多少氾濫《はんらん》気味かも知れないが、地方では必ずしもそうではなく、殊に全国的に無数の無医村が残っている実情であって、他の文明国と云われる国々に比べれば、医師の数と人口の割合は比べものにならないほど少ない。若し医育を大学教育だけに統一されれば、気位ばかり高い医師が出来て、農山漁村などには医師の行き手がなくなり、地方では益々不足する結果となる心配が多い」「殊にひとたび戦争でも勃発《ぼっぱつ》すれば、第一線では忽《たちま》ち軍医が足らなくなるだろうし、銃後は尚さらのこと男子の医師は駆り出されて殆ど皆無となってしまうにちがいないから、何としても医学校、特に女子の医学校が必要である」と主張した。額田は、当時の内務省衛生局長、文部省の専門学務局長をはじめとする担当部局に働きかけ、帝国女子医専の設立許可を受けることになる。(175)

帝国女子医専と日大医学専門部の設立認可を契機に、一九二七（昭和二）年に大阪高等医学専門学校（現在の大阪医科大学）、一九二八（昭和三）年に岩手医学専門学校（現在の岩手医科大学）、九州医学専門学校（現在の久留米大学医学部）、昭和医学専門学校（現在の昭和大学医学部）、大阪女子高等医学専門学校（現在の関西医科大学）の設立があいついで認められる。

『岩手医科大学四十年史』は、岩手医専を含めて新設医専が認められた理由として、陸海軍と内務省の存在があったとする。「強い国民・強い兵隊を養成するためには、学問である高級な医学よりも診療を目的とする医師の多数が必要」と主張し、「修業年限を短縮した医学専門学校を増設することになった」という。岩手医専の認可手続きにおいては、創設者の三田俊次郎の「無医村解消論」に賛同した、岩手県衛生課や文部省内の岩手県出身者の協力を得たことは大きかったとする。(176)(177)『久留米大学二十五年史』は、文部省の医専の大学昇格により、医師が都市部に集中し、無医村の発生など、医師が農村部に少なくなることを問題視した福岡県医師団有志が医学専門学校の設立を提案し、県医師会として医専設立を決定し、県内の各医師団から創立資金として一〇万円を拠出。設置場所として、福岡、久留米の両市から誘致活動がなされたが、市立病院の一切の寄付と一〇年間七、五〇〇〇円の補助を約束した久留米市に九州医学専門学校が開設されたことを記録している。(178)また、『大阪医科大学仁泉会五十年史』には、大阪高等医学専門学校の設立に際し、当時の植民地で医師不足が起きており、国家的見地から植民地に送るに適する医師の養成に特殊の考慮をしたことが記載されている。(179)

短期間に医師になることのできる新設医学専門学校は人気を集めた。岩手医学専門学校の第一回入学生は、募集人員一二〇人に対して九九六人が志望し、一五六人が入学した。東北の中学からは八四人（宮城二八人、福島二人、岩手三八人、青森六人、山形八人、秋田二人）の学生が入学している。(180)私立医専の増加により、医師数が一九二四（大正一三）年の四三、七〇二人から、一九三八（昭和一三）年には六二、九三四人に大幅に増加する。

医専のあいつぐ設立に対して、医師の資質の低下をもたらすものという厳しい批判がなされた。実際、私立医専の急増は問題も起こすことになる。一九三二（昭和七）年四月二二日、文部省専門学務局は、私立の医専、歯科医専、薬専などで金品の寄付などによる不正入学の疑いが問題とされたことから、東京府内にある私立医大、医専、薬専一〇校の入学試験約二千人分の答案・採点の状況を抜き打ち調査する。[181]その結果、一部の学生について明らかな不正を確認し、各学校に不正入学の学生の入学について取り消すことを求め、再び不正入学を行う場合は断固とした措置に出る方針を示した。[182]また、一九三三（昭和八）年二月から三月にかけて、学生の学力を確認するために、全国の医専、歯科医専、薬専二六校のうち一九校（医専は九校）の最高学年の学生約一、四〇〇名に対し、学力試験が行われている。[183]

不正入学事件が起きた原因として医大・医専の経営の苦しさがあったと考える。医大・医専は実習を行う必要があることから入学できる学生の数には限界が存在する。教育にも手間がかかる。収入を入学金や授業料に頼る私立医大・医専は、少ない収入・多い支出という赤字の構造にならざるを得なかった。文部省も、学校の経営難に配慮し、私立の医大、医専、歯科医専、薬専に対して補助金を交付する方針を決め、新年度の予算要求を行う方針を示した。[184]

五　農山漁村の経済破綻と医療利用組合運動

医師の都市への偏在や農山漁村の医師不足という問題に対して、政府や地域が行ったもう一つの対応は、医療利用組合運動や国民健康保険制度の創設などにより、農山漁村における医療受診のための財源や施設を確保し、地方の医療システムの全体の水準を上げることであった。

Ⅰ　農村恐慌と無医町村

一九二七（昭和二）年の金融恐慌に続き、一九二九（昭和四）年にアメリカのウォール街の株価暴落より始まった世界恐慌は、日本にも大きな影響を与えた。特に、農山漁村は、アメリカが主な輸出先であった生糸の輸出が急激に落ち込み、生糸やその原料の繭《まゆ》の価格を暴落させることとなった。生糸は恐慌前の一九二九（昭和四）年に一俵（六〇キロ）一、三〇〇円程度が、一九三一（昭和六）年には五八〇円に、繭もほぼ同じ期間に春繭一貫当たり七・五円程度が二～三円に暴落した。[185]米価も、不況で国内の購買力が冷え切っているところで、一九三〇（昭和五）年は空前の豊作となり、大戦景気のころ一俵（六〇キロ）一八円程度に達していたものが、一九三一（昭和六）年には七円になった。[186]主な収入源である米と繭の暴落で、農山漁村の経済は壊滅的な打撃を受けた。農山漁村では、夜逃げ、一家心中、娘の身売りが続出し、欠食児童[187]が社会問題となった。

一九三二（昭和七）年の農林省農務局の調査によれば、農家の負債の総額は四七億一、七〇〇万円で、一戸当たり負債総額は八三七円。負債の目的別割合として農業用負債四八・八％、兼業用負債〇・九％、家事用負債五〇・三％であった。家事用負債が全体の五割を占め、その相当部分が医療費であったと推測された。[188]特に医療費は、急に多額の支出を必要とするので、貯蓄の少ない農家にとっては深刻なものであった。娘の身売りは、家族が病気になり、借金でまかなった治療費を返済するために行われることが多かった。[189]

さらに、当時、農山漁村において問題となったのが、無医町村の問題であった。一九二三（大正一二）年に一、九六〇だった無医町村が一九三六（昭和一一）年には三、二四三に増加した。これは全国の町村の二八％に当たる数であった。[190] 例えば、一九三二（昭和七）年の時点で、宮城県では六三町村が無医であったが、うち一二～一三が距離的な問題から他町村から医師を迎えることができず、医療を受けることができなかった。農山漁村の貧困が無医を生む面もあった。東京に近い神奈川県でも無医の町村は五六あり、そのうち二八の町村は報酬を払えないということで無医になった。これらの町村は祈禱や非医師のあやしい治療に頼っていた。神奈川県内の無医町村の死亡率は千人中一八・七であり、全国平均の一五・八五に比べて高い状況にあった。[191]

Ⅱ　無医町村における公立診療所の設立

これまでも、農村部では、無医町村において毎年町村予算から開業医に一定額の補助を与えて、その町村に開業させるか出張診療をさせる「公費補助医制度」が全国的に行われていた。多くは町村補助であるが府県補助が行われたところもある。例えば、岐阜県は一九一二（明治四五）年に「僻陬《へきすう》村医設置補助規則」を定め、無医村に対し年額三〇〇円の補助を行っている。一九二四（大正一三）年には、補助金額を年五〇〇円以内と増額している。(192)補助制度の多くは大正末から昭和に入ってから設けられたもので、一九三〇（昭和五）年の内務省衛生局の調査で、補助予算を計上していた町村は八〇〇を超え、年一千円程度の現金支給が普通で診療施設や住宅・自転車などを無料提供するもの、補助の一部に米を提供したところもあった。(193)補助は町村財政の負荷になり、財政力の弱い町村では一部不払いになったり、年々減額するところも多かった。補助を受ける医師も常に逃げ腰で、町村は常に医師の引き留めに頭を悩ませていた。(194)

また、岡山県は、一九三一（昭和六）年に県が町村に対して「補助診療組合」の設立を奨励し、専任医師を有する診療組合を設置した町村に年額一千円の範囲で補助を行った。その結果、その町村在住者の大部分を組合員とした診療組合が数十組合が生まれた。組合は年俸二、四〇〇円程度で医師を招いた。組合員は毎年一円ぐらいの組合費を負担するほか、受療の場合診療料金を町村税負担額に応じて負担し、最下級のものは負担なしで医療を受けられた。香川県では、一九三二（昭和七）年に「医療組合看護婦設置奨励規程」を制定し、医療組合の設置および維持に対し奨励金を交付している。(195)

一九三二（昭和七）年、農村恐慌を契機とした農山漁村の荒廃を救済するため、皇室からの三〇〇万円の御内帑金《ごないど》が下賜される。御内帑金をもとに国費・道府県費を加え、医療機関のある地方は医療機関を利用し、ない地方は巡回診療・出張診療により医療救護事業が行われる。医療救護事業は三年間の期限で行われたが、一九三五（昭和一〇）年以降も国費および地方費によって継続された。また、医療機関普及対策として、一九三四（昭和九）年以降三年間に三菱合資会社の指定寄附一〇〇万円を財源とする奨励金公布制度が創設され、約六七〇の診療所が設置された[196]。

一九三七（昭和一二）年には、町村による診療所経営が困難な状況に鑑み、国庫補助による道府県立診療所設置助成の方針がとられる。全国三、二〇〇あまりの無医町村の中で特に不便と認められる約一、五〇〇村に対して人口五千人につき一診療所を設けるもので、国が二分の一の補助を行うこととされた。初年度には二六万円の予算が計上され、約一五〇カ所の新設を行った[197]。例えば、埼玉県では一九三七（昭和一二）年、秩父郡日野沢村（現皆野町）、児玉郡本泉村（現本庄市）、比企郡七郷村（現嵐山町）、入間郡高萩村（現日高市）の四カ所に県立診療所を設置する。実際は医師不足で、専任の医師は置かれずほとんど嘱託医を充てるような状況であったという。埼玉県の県立診療所は戦後も存続し（さらに戦後にかけて三カ所が新設された）、一九五〇（昭和二五）年七郷・日野沢診療所が廃止されたのを契機として一九五五（昭和三〇）年までにすべての診療所が廃止されている[198]。

Ⅲ　医療利用組合運動

一方、農山漁村の医療問題に対して、農山漁村民の間で、産業組合法に基づく医療利用組合をつくり、地域で安い費用で質の高い医療を受けようという動きが起きる。医療利用組合の運動は、後述の国民健康保険と連動して、今日の住民医療（地域医療）に大きな影響を残している。産業組合法は、一九〇〇（明治三三）年にドイツの協同組合制度を参考にして導入された制度であり、資本主義の進展に、農民が協同して対応していくことを目指すものであった。具体的には、「信用：組合員の貯金と営業資金の安い金利での貸し付け」「販売：共同して農産物やその加工品の質を高め、高い価格で販売」「購買：農業用機械や肥料など生産に必要な物や生活に必要な物を安く購入し販売」「生産：脱穀《だっこく》機などの農機具や家畜を共同して使用」などの各種経済事業が行われていた。(199)

全国で最初に医療事業を産業組合の事業として始めたのが、一九一九（大正八）年の島根県鹿足《かのあし》郡青原村の「無限責任青原村信用購買販売生産組合」である。医療を提供することで、農業生産力を向上させるという考えから生産設備の一つとして認められたという。当時の青原村は、交通上の要にあったものの医師に恵まれていなかった。組合の事業として診療所の建物を設置し、医師を嘱託し、組合員に安い費用で医療を提供した。(200)その後、一九二二（大正一一）年には岡山県の船穂《ふなほ》信用購買販売利用組合、長野県の喬《たか》木《ぎ》信用購買販売利用組合をはじめ、一九二八（昭和三）年頃まで十数の組合が医療事業を行うにいたった。これらの試みは、農民がみずから地域の必要に迫られて自然発生的に行ったものである。残念ながら、これらの試みの多くは、医師が継続的に勤務しないなどの原因で閉鎖・休止となった。(201)

一九二八（昭和三）年、青森県でその後の医療組合運動の流れをつくる「広区域医療利用組合」の運動が始まる。有限責任利用組合東青《とうせい》病院（現在は青森市立青森市民病院）の運動である。運動の中心で組合長の岡本正志は、農村が疲弊し娘の身売りがあいつぐ中で、病気になった時の医療費が高く、手遅れとなって死亡診断書を書いてもらう時しか医師に診てもらうことができないことに強い問題意識をもち、安く農民や中小商工業者が医療を受けることができるために産業組合による医療提供を考えた。(202)

岡本は、一口一〇円で出資口数二千人を目標に出資を募り、苦労の末、第一回目の出資で出資者五六三人、一万三三〇円の払込金が集まった。医師については、東北帝国大学内科教授の山川章太郎博士の斡旋を得て医師二名の赴任を得ることができ、同年九月より東青病院医療所として診療を開始した。しかし、診療所の経営は、なかなか一般に認められず、初年度から赤字経営で職員の給料の支払いにも苦しんだ（それでも医師の給料は岡本が自ら貯金を取り崩して払った）。[203] 経営の危機の中で、大規模な病院を開設し、成功している鳥取県倉吉《くらよし》町の厚生病院[204]（現在は鳥取県立厚生病院）を視察、岡本は診療所の大規模病院化を決意する。一九三一（昭和六）年、岡本は私財を担保に供して、産業組合中央金庫から融資を受け、東北一と称せられる病院を新築する。その後は患者が集まり、一九三三（昭和八）年度には創立当初からの赤字を完全に解消するにいたった。[205] その後、施設は増強され、一九三七（昭和一二）年時点で、医師一〇名が勤務し、東青病院を中心に、分院一カ所、診療所三カ所を設置するにいたった。一九三三（昭和八）年度には、組合員増加のため、出資金を一口二〇円から五円に変更し、組合加入を容易にし、一九二八（昭和三）年に六五七人であった組合員が、一九三六（昭和一一）年には七、三四六人に増加する。医療組合病院の代表として全国から見学者が集まる病院となった。[206]

Ⅳ　全国における広区域医療利用組合運動

東青病院などの広区域医療利用組合の成功が契機になり、全国で広区域医療利用組合の設立があいつぐ。一九三六（昭和一一）年には、監督官庁の農林省経済更生部が、医療利用組合は農山漁村経済更生運動[207]のうえで重要な任務をもち、農山漁村にとって欠くことのできない施設であるとし、総合病院を経営する医療利用組合の組織は連合会組織とすることとした。[208]

一九四〇（昭和一五）年八月の全国協同組合保健協会の調査では、医療利用組合の病院・診療所のある道府県は四〇で、八九病院（うち二は事業未開始）、一三七の診療所があった。[209]特に、生活苦に苦しむ農家の多い北東北三県（青森、秋田、岩手）では、農民の生活を救うために、医療組合の病院が数多くつくられた。医療利用組合の発展は、地域の農業が置かれた環境によって大きく異なる。北東北三県のほか、いくつかの医療利用組合運動の盛んな県の状況について紹介したい。

ア　青森県

東青病院の開設に刺激を受けて、一九三一（昭和六）年に有限責任購買利用組合津軽病院（現在の弘前市立病院）、一九三二（昭和七）年に有限責任利用組合西北病院（現在の五所川原市立西北中央病院）、一九三三（昭和八）年に有限責任購買利用組合三八城《みやぎ》病院（現在の八戸市立市民病院）、保証責任利用組合柏葉病院（現在の公立七戸病院）、利用組合北奥《ほくおう》病院（現在の公立野辺地《のへじ》病院）、一九三四（昭和九）年に保証責任利用組合北通病院（一九四四年に廃院）、保証責任購買利用組合上北《かみきた》病院（現在の十和田市立中央病院）が開設される。その結果、青森県の田名部《たなぶ》、大湊《おおみなと》付近の五町村を除く一六一市町村が組合病院の区域となり、組合員も四万人を数えるにいたった。[210]青森県は、広区域医療利用組合運動の先駆けとして全国をリードした地域であった。

イ　秋田県

秋田県における医療組合の始まりは、一九三二（昭和七）年に有限責任秋田医療購買利用組合（現在の厚生連秋田厚生医療センター）であった。組合の設立に関して、医師会や政治の反対も大きかったが、県庁の農務課長や小作官らは官職を賭して設立を進めたという。(211)

一九三三（昭和八）年には、有限責任山本郡医療購買利用組合（現在の厚生連山本組合総合病院）、有限責任平鹿《ひらか》医療購買利用組合（現在の厚生連平鹿総合病院）、有限責任五城目《ごじょうめ》医療購買利用組合（現在の厚生連湖東厚生病院）、有限責任由利医療購買利用組合（現在の厚生連由利組合総合病院）、一九三四（昭和九）年に有限責任雄勝《おがつ》医療購買利用組合（現在の厚生連雄勝中央病院）、有限責任仙北《せんぼく》医療購買利用組合（現在の厚生連大曲厚生医療センター）、有限責任鹿角《かづの》医療購買利用組合（現在の厚生連かづの厚生病院）が設立される。この八組合で県内の医療の相当部分を担うこととなり、一九三五（昭和一〇）年三月三一日現在で、八組合の組合員数は五万四、八七八人、県の全所帯数一六万七、二九三人の三三％に及んだ。八病院の医師総数は六七名、八つの病院と二つの分院、二七の診療所をもつにいたった。(212)

ウ　岩手県

岩手県の医療利用組合は、一九三三（昭和八）年、盛岡市、岩手町、紫波《しわ》町の一市二町を区域として設立された有限責任購買利用組合盛岡病院を始まりとする。当時、盛岡市内には岩手医専附属医院と赤十字病院があり、開業医が一五〇名いたが、診察料・薬価がこれまでの半額、入院料は三分の一という安い費用で診療を行い、患者を集めた。次いで、一九三四（昭和九）年に有限責任購買利用組合釜石共済病院（現在の県立釜石病院）、有限責任購買利用組合東山病院（現在の県立千厩《せんまや》病院）、一九三五（昭和一〇）年に有限責任購買利用組合江刺《えさし》病院（現在の県立江刺病院）、有限責任購買利用組合磐井《いわい》病院（現在の県立磐井病院）、有限責任購買利用組合気仙《けせん》病院（現在の県立大船渡病院）、有限責任購買利用組合九戸病院（現在の県立久慈《くじ》病院）、一九三六（昭和一一）年に有限責任購買利用組合胆沢《いさわ》病院（現在の県立胆沢病院）、有限責任購買利用組合宮古共済病院（現在の県立宮古病院）が開設された。(213) 岩手県の医療組合運動に大きな影響を与えたのは、岩手の農民の父とよばれ、当時岩手県庁の産業組合主任官であった佐藤公一であった。佐藤は、医師会や地方新聞社の反対を受けつつ、県内各地の有志と共に医療組合の設立に積極的に取り組んだ。(214) 一九三六（昭和一一）年一〇月には、各組合病院の経営の安定と組合員の利便性の観点から、全国で初めての連合会組織である岩手県医薬購買販売利用組合連合会（医薬連）が発足し、九組合は連合会に移管された。(215)

医薬連発足後、一九三六（昭和一一）年に気仙郡南病院（現在の県立高田病院）、一九三九（昭和一四）年に大槌《おおつち》病院（現在の県立大槌病院）、一九四〇（昭和一五）年に花巻厚生病院（現在の県立中部病院）、一九四一（昭和一六）年に遠野病院（現在の県立遠野病院）、一九四二（昭和一七）年に福岡病院（現在の県立二戸病院）、一九四三年に山田病院（現在の県立山田病院）が新設される。(216)

エ　新潟県

新潟県は平野が広く、各地にある湿地や沼を開田することによって大地主が数多く存在していた。農林省の一九二八（昭和三）年の調査では、五〇町歩（約四六・六ｈａ）以上の地主数は二五九人で全国一であり、小作人は六万七三六〇人であった。地主は豊かな反面、小作人の生活は貧しく、水害の被害などによる年貢米の減免運動が毎年のように起きたという。大小の争議を通じて農民の意識が高まり、医療組合は農民解放運動の一環としてつくられていった。新潟県の産業組合運動の始まりは一九三四（昭和九）年の有限責任中越《ちゅうえつ》医療利用購買組合の設立した中越医療組合病院（現在の新潟県厚生連長岡中央綜合病院）であるが、組合設立に対して、医師会が反対運動を行ったのに加え、地主勢力が支配した県の産業組合連合会や新潟県庁、地元の新潟医大も医療組合運動に積極的に協力しなかったという。農民運動の指導者三宅正一などが、全国の医科大学や農林省産業組合課や産業組合中央金庫、民間金融機関の協力を得て設立を図った。(217)

オ　愛知県

愛知県では、農業基盤などが整備され比較的農民が豊かな中で医療機関が不足していたため、医療組合による病院の設立が行われた。その典型は、碧海《へきかい》郡購買販売組合連合会（丸碧連）が開設した更正病院（現在は厚生連安城更正病院）である。安城町を中心とする碧海郡は、治水施設が完備し、農業経営の模範地区として「日本におけるデンマーク」とよばれた。丸碧連の活動も産業組合として模範であり、出資金の余剰金が約一〇万円あり、減資するか、何か事業を始めるかで議論となった。味噌、醤油を醸造する案も出されたが、結局、病院を建設することとなった。安城町の土地の無償貸与や住民の出資により、病院は一九三五（昭和一〇）年三月に発足した[218]。

一方、一九三六（昭和一一）年一〇月に開設された、有限責任医療購買組合利用組合陶生病院（現在は公立陶生病院）は、当時の医療機関の不足に対し、瀬戸市の方面委員（現在の民生委員）が病院の設立を提唱し、その際、市町村立の病院として設立するか、産業組合の病院として設立するか議論になった。県の産業組合課の主事の意見により、産業組合が合理的という意見から産業組合で病院を設立することとなった。その理由として①多くの住民が、当時としては相当な額である一〇円を出資することにより「自分たちの力で建てたのだ」との感を深め、地域住民の病院に対する関心および利用率に期待がもてる。②独立採算制により病院関係者全員が経営について熱心になれる。③政治にとらわれない中立性を保ち、大衆病院のモットーが実現できる。④事業主も従業員も、一組合員として平等な病院が期待されている。⑤公共の福祉と健全な病院経営を両立させるという観点があったという[219]。

カ　群馬県

群馬県の医療利用組合運動の特徴は、消費組合の青年たちが中心となって設立が進められたことである。一九三二（昭和七）年一一月頃から、桐生市の資産家の長男で盛岡高等農林学校出身の森正雄が、農村といわず都市といわず大衆の生活の苦難を救うため、同志と共に消費組合運動を開始する。運動が成功するにつれ、医療施設の普及が課題として浮かび上がる。当時、桐生市には完備した病院がなく、住民は前橋や東京の病院の利用を強いられていた。全国の医療利用組合の運動を学び、消費組合の運動者を中心に桐生市の有志、産業組合関係者の協力を得て、一九三四（昭和九）年二月、桐生市外十町村を区域とし有限責任桐生医療購買利用組合桐生組合病院（現在の桐生地域医療組合桐生厚生総合病院）が設立される。桐生組合病院の設立の特徴として、森が地域で有数の資産家の子息であったことに加え、消費組合の青年らが桐生市全体を巻き込む活動を行ったため、県知事をはじめ、商工課長、衛生課長も好意を示し、医師会の反対も表面化しなかった(220)。桐生組合病院の成功を契機に、森の指導により、県内各地で若者が中心となり病院の設置運動が起き、前橋、碓氷《うすい》、甘楽《かんら》、邑楽《おうら》、富岡と医療購買利用組合病院の設立があいついだ(221)。

V　広区域医療利用組合の特徴

青森県の東青病院以降の広区域医療利用組合の試みの特徴は、条件の悪い地方において最新の病院施設や医療機器を整備し、若い医師が勤務したくなる魅力ある職場環境をつくったことである(222)。医学教育の充実により医師の行う医療が高度・専門化していく中で、交通の便が悪く、医師教育や医療機器が十分でない施設に若い医師は勤務しない。

広区域医療利用組合では、条件の悪い地方でも、地区の中心の都市的な場所に当時の最先端の医療を行う総合病院（黒川泰一は「メヂカルセンター（医療中枢機関）」とよんでいる）[223]を設置し、そこに帝国大学出身者を含め多数の優秀な医師を配置した。図表2—5のように、総合病院を拠点に地理的条件の悪い分院、診療所、出張診療所などを配置し、施設を置くことができない場所には巡回診療班を派遣した。複数の医療機関を運営することで、条件の悪い診療所の医師は適当な時期に中枢病院に栄転させるなど、医師のモチベーションに配慮した。これにより、高い教育を受けた優秀な医師が地方の病院に勤務するようになった。医師教育を重視した病院もあった。購買利用組合盛岡病院は、東北帝国大学医学部講師であった敷波義雄を院長に迎えたが、敷波院長の東北帝大時代の研究や教育の業績は、若い医学生に深い尊敬と印象を与えていた。敷波院長を慕ってすすんで農村の医療のために参集する医師があいついだ。敷波院長は医師の学問的研究を大学の教室と同様に行わせるため、病棟の一角に医師研究室を設け、研究論文の作成を積極的に指導した。盛岡病院から数多くの研究論文が発表され、大学からも優れた病院とみられていたという[224]。さらに言えば、医専より昇格した医科大学の運営の安定による医局に所属する医師数の増加[225]や私立医学専門学校の新設認可による医師増は、広区域医療利用組合の取り組みの追い風になったと考えられる。

そもそも、医療に恵まれない地方の農民（中低所得者）が、新たにお金を出し合い、最新の医療機関を整備しようとすること自体が画期的であった。そして、複数の市町村を超えた広域組合であることにより、多くの組合員を集めることが可能となり資金的にも安定した。借入に対する信用も高まり、病院や医療機器への大型投資を可能とした。

図表２－５　広区域医療利用組合の医療連携

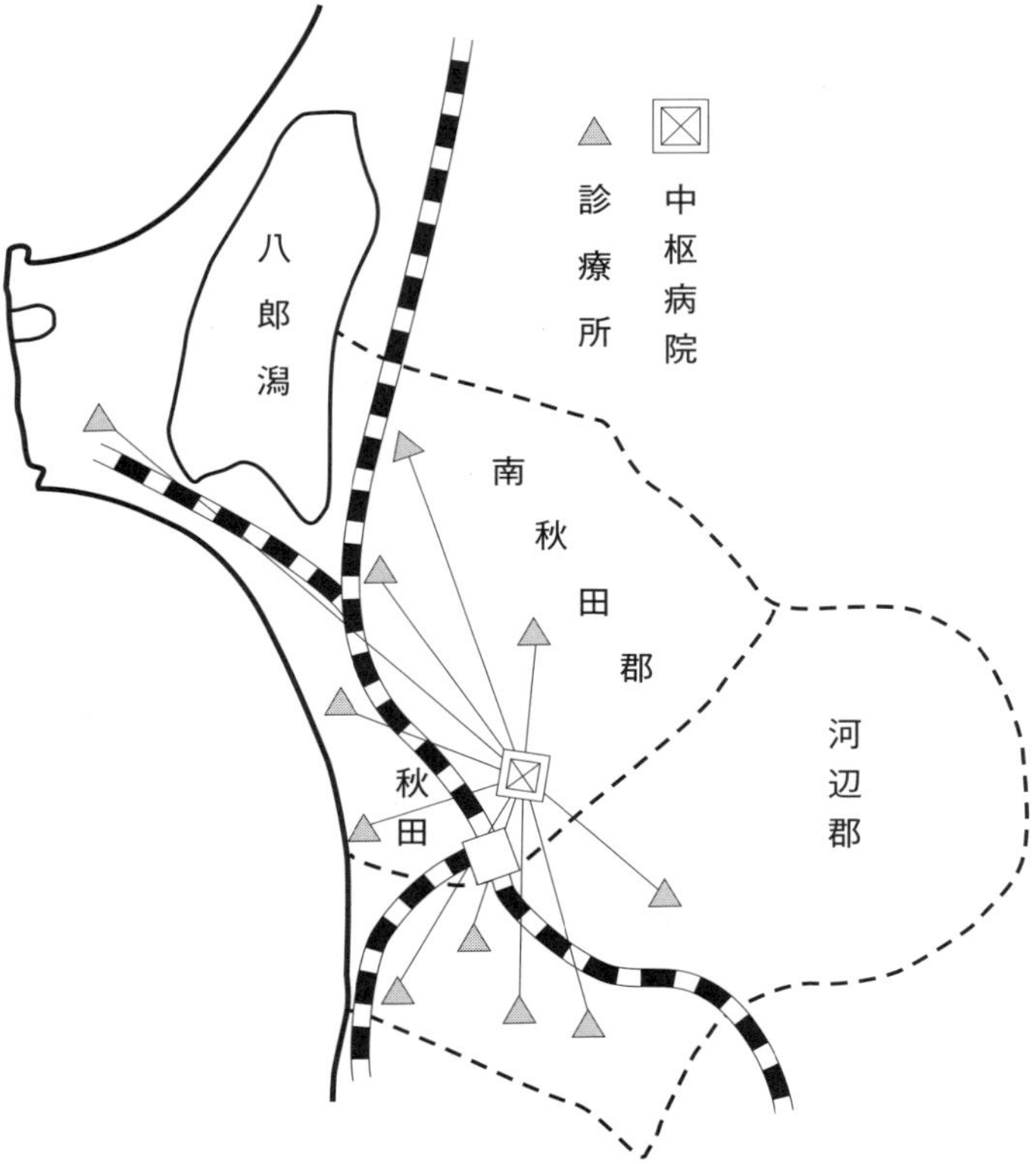

出典：「日本農民医療運動史」185頁

なぜ、当時、地方で産業組合病院が広まったのか。その要因の一つとして、地方における内務省と農林省の勢力争いが背景にあった。市川喜崇《よしたか》は『日本の中央―地方関係』で、農林省が農山漁村経済更生運動を進める際に町村という行政機構ではなく帝国農会と産業組合を使ったのは、当時農林省が把握していたのは府県の農務課などにいた技師に過ぎず、府県―市町村という行政ルートを把握していたのは内務省であったこと。当時、「行政自治」と「産業自治」という言葉が存在するほど二つの自治の乖離が生じ、場合によっては村長より産業組合長のほうが権力を持っていたこと。内務省と農林省の対立が生じていたことを指摘している。(226)

実際、産業組合による病院設置は、市町村などが設置する公立病院よりも、いくつかの利点があった。そもそも、府県の衛生課（当時は警察部にあった）は、産業組合病院の設置に反対する地域の医師会を恐れて積極的に協力しないところも少なくなかった。一方、同じ府県でも産業組合の事務を行う農業担当課は、農民の生活を守るという農水省の考えもあり、病院設立に熱心な職員が多かった。病院設立資金として中央や県の産業組合の融資資金が見込めた。また、個々の産業組合も多様な事業をしていて資金があった。様々な要因が重なって、全国に医療利用組合が広がるようになったと考える。

Ⅵ　産業組合保険共済制度

医療利用組合運動により、質の高い医療機関の整備と医療費負担の軽減が実現したが、病気の種類やその経済状態で医療費の負担に耐えられない場合もあった。わが国の一部の地域では、地域の人々が毎年農産物やお金を持ち寄り病人が出た際の医薬代に当てるという風習があった。例えば、福岡県の宗像《むなかた》郡、鞍《くら》手《て》郡では、「定礼《じょうれい》」とよばれる医療相互扶助組合が数十あり、いずれも数十年から百年を超える歴史を有していた。(227) 医療利用組合の発達に伴い、医療費の共済制度を組合の事業とするところも出てきた。例えば、鞍手郡古月村《こげつそん》（現在鞍手町）は、一九三六（昭和一一）年に村医が死亡し無医村になったため、産業組合で診療所を開設することとした。診療所開設に当たって、相互扶助観念の徹底のため、鞍手郡で行われていた「定礼」制度の形をとることにした。診療所は産業組合の保健共済施設となった。各組合員に利用料として玄米の供出が義務づけられ、収入に応じて供出が行われた。極貧者に対しては利用料が免除された。組合員は病気の際は薬代一日一剤一〇銭のうちその半分の五銭を支払うにとまり、医療費の支払いに困難を感じる者はなかったという。(228) 産業組合中央会は、医療組合の発達を多角化するために、保健共済施設の設置や保険積立金制度の実施を町村産業組合に推奨した。産業組合の保健共済施設は、国民健康保険のさきがけというべきものであった。(229)

六　国民健康保険法の制定

Ⅰ　国民健康保険法の制定

国民健康保険の制度が考えられたのは、一九三三（昭和八）年頃、内務省社会局で、医療費の負担が農山漁村の住民の生活に大きな圧迫を与えていることから、互助のシステムである社会保険の形式でその重圧を緩和できないかを検討したのが始まりであった。[230]内務省社会局は一年ほど調査研究を行い、一九三四（昭和九）年七月「国民健康保険制度要綱案（未定稿）」を発表する。制度案は当時八千万人の国民のうち六千万人を健康保険の被保険者とする野心的なもので、制度案は大きな反響をよんだ。特に、医療費の負担に苦しんでいた地方関係者からの期待の声が大きかった。一方、医療界からは国民健康保険制度により、低い診療報酬を強いられ医療内容の低下を招き、組合直属の医療機関がつくられたり、少数の嘱託医制度が採用されて、一般開業医が患者を奪われ、開業医制度が崩壊しかねないという考えから反対論が寄せられた。[231]内務省社会局は、要綱に準拠して新たに国民健康保険類似の組合を試験的につくり、制度案の実現に向けて推進を図ろうと、大蔵省に予算要求をしたが認められなかった。たまたま、三井報恩会から、国の制度となるまで年一万円を限度として助成金を出すことになり、一二の国民健康保険類似組合が設立された[232]。類似組合の中で、埼玉県越ヶ谷町の「越ヶ谷順正会」の活動は、関係者の熱心さと東京に近いこともあって全国的にも有名になった。

国民健康保険法案は、一九三七（昭和一二）年二月の第七〇回帝国議会に提出され、貴族院で可決されたものの、突然、衆議院が解散されたために未成立に終わった。一九三八（昭和一三）年一月、新たに発足した厚生省の外局である保険院より法案が再び提出され、四月一日に法案が成立し、七月一日から施行されることとなった。法案の審議で大きな問題になったのは、産業組合が国民健康保険組合の業務を代行することを認めるかであった。これまで述べたように、医療組合運動は国民健康保険制度に先行し、農山漁民の相互扶助による安価で質の高い医療を提供してきた歴史があり、保険積立金制度を実施する産業組合も増えていた。産業組合が国民健康保険組合の委託を受けて運営を行うことは、医療利用組合運動の発展に必要不可欠なものであった[233]。一方、医師会側からみれば、実費診療所、医療利用組合との争いから非医師の経営する医療機関との闘いを最重要課題として運動を行ってきており、国民健康保険組合の代行を認めるわけにはいかなかった[234]。最終的には、戦争の進行により国民健康保険制度の導入が急がれたこともあり、一九三八（昭和一三）年三月の議会で国民健康保険法が成立し同年四月に公布された。産業組合が全面的に代行することは認められないものの、医療利用組合連合会の所属組合か町村産業組合で医療施設をもつものについて代行をすることが認められることになった[235]。その後も、産業組合の代行推進運動は活発で、岩手、和歌山、静岡県などでは、国保事業の大半が代行によって占められることになった[236]。

Ⅱ　国民健康保険法の意義

国民健康保険法は、農業恐慌の余波を受け、疲弊していた農山漁村の医療費の重圧を除き、農山漁村に医療を普及させる重要な足がかりになった。[237]一九二二（大正一一）年に成立した健康保険法は、工場労働者など「職場」を対象とした保険制度で、ドイツの制度を見習ったのに対して、国民健康保険制度は「地域」を対象に相互扶助を目指そうというもので世界をみても例のない制度であった。職域を中心とした「被用者保険」と地域全体をカバーする「地域保険」の二本立ての医療保険制度は、その後の日本の医療を支える保険制度となった。

島崎謙治は『日本の医療　制度と政策』において、ドイツやフランスは基本的に職域保険で、日本の国保のような地域保険がないことを指摘する。日本が二本立ての体系が成功した理由として、保険集団の設定に当たって、なんらかの帰属意識（連帯意識）をもてる単位とすることが合理的であり、わが国の場合、村落単位で農業の共同作業を通じた「ムラ」社会が形成され、実際に相互扶助が行われ、共同体が育まれてきたこと。さらに、企業や官庁などの「カイシャ」という強固な職域共同体が存在し、二つの強固な共同体の存在が、保険集団の設定とうまく適合したことを指摘する。[238]地域保険である国民健康保険法の成功の理由について付け加えるなら、これまで述べてきたように、医療の貧困に対応するため、地域の農民自ら医療利用組合を設立し、医療を確保してきた歴史も一定の影響を与えていると考える。

国民健康保険制度自体は、国レベルでは、国の進める健兵健民政策の一環として、主要な兵士の供給源である農村部の住民の健康を守るという目的があった。しかし、地域レベルでみると、住民の医療費による貧困への転落を防止するため、保険という形で地域の人が少しずつお金を出し、助け合うという国民健康保険の理念に賛同した地域の人たちが、困難を乗り越えて制度の導入を図る活動が繰り広げられた面があった。[239] 地域レベルで住民に医療を提供するという理念や活動があったがゆえに、戦後、健兵健民政策が日本国憲法の生存権保障の理念に変わっても、国民健康保険制度の骨格は変わらず、制度の崩壊の危機にも耐えることができたと考える。

Ⅲ　国民健康保険の適用に関する国の指針

国民健康保険制度は、医療費を健康保険組合の被保険者の掛金でまかなうことを原則としており、厚生省は保険制度の適切な運用をすることに意を用いた。一九三八（昭和一三）年一二月一九日の社国発第二七号において、厚生省の国民健康保険課長が道府県学務部長向けに通知した「国民健康保険ノ医療ニ関スル指導方ノ件[240]」は、当時の行政の権力的な表現が気になるが、適切な医療の受診、予防医療の重要性、医療者への敬意などが示されている。

被保険者をして注意せしむべき事項

1　国民健康保険は相扶《そうふ》共済の精神に則り医療の普及を図らんとする重要国策なることを深く認識すべき

こと。

2　医療を受けざる者は自ら健康なることの幸福を感謝すべくこの感謝の念こそ保健医療の理想を実現せしむる尊き精神にして保険料を納め医療を受けざるは自己の不利益なりとなすが如きは相扶共済の精神に違背《いはい》するものとして大いに戒むべきこと。

3　保健医療に在りては保険経済の円滑なる運用を図るの要あるを以て被保険者各自が自粛自戒を以て無駄の治療を受けざるやう留意するに非ざれば医療普及の実績は得て期すべからざることを理解すべきこと。

4　傷病は各自の注意如何によりて予防可能なものざるを以て互に傷病に罹《かか》らざる様不断の心掛が肝要なること。

5　疾病は其の初期において病勢未だ進まざる前に早期診断を受け治療の要不要の指図を受くる等大事に至らざるやう注意すべきこと。

6　医師の治療責任と相俟《あいま》って病者は医師を尊敬信頼するに非らざれば適正なる医療は望まざること。

7　凡《すべ》て主治医を信頼し、若し必要なれば主治医を介し他医の対診を請い無断転医を為すは不可なること。

8　医師の来診ある迄《まで》の応急措置は治療上極めて大切なるが故に平常の用意と機宣《きせん》の処置を誤らざる様注意すべきこと。

9　薬剤は常に必ずしも二剤を必要とするものに非ず従《したがっ》て一剤のみの場合と雖《いえど》も粗診粗療なりと解すべ

からざること。

10　特殊診断法或《あるい》は注射其他の特殊治療法は各症状の必要に応じ行ふものなるを以て病者より濫《みだ》りに之を欲求すべかりざること。

11　治療は医薬にのみよるべきものに非ず、同時に安静、栄養其他一般養生に注意し治病の速かならん事を期すべく注意すること。

指定医をして注意せしむべき事項

1　国民健康保険は相扶共済の精神に則り医療の普及を図らんとする重要国策なることを認識し、此の趣旨に基き適正なる医療と医療の合理的普遍化を保健医療の二大方針とすること。

2　保健医療の目的は単に医療を普及せしむるのみならず更に進んで被保険者の健康保持増進を図るに在るを以て傷病の治療に主力を注ぐは勿論《もちろん》更に被保険者各人に就《つい》て予防衛生を指導するに力を致すべきこと。

3　保健医療は集団医療なるを以て一定の規準を設くるの要ありと雖も之が実施は単に機械的に行ふべきものに非ず、飽《あ》く迄《まで》も医道に準據《じゅんきょ》して行ふべきものなること。

4　被保険者より必要限度以上の治療を欲求する場合に於ては、懇切に之を訓《くん》し迎合的治療に陥らざる様努むべく特に集団治療に於ては其の必要切なることを解すること。

5　保健医療の改善は被保険者の医療常識の涵養《かんよう》と相俟って初めて期待しえらるるものなることを理解し機会ある毎に之を被保険者に説得するに努めるべきこと。

七　厚生省の創設

Ⅰ　厚生省の創設と地方衛生組織体制の改変

一九三一（昭和六）年の満州事変、一九三七（昭和一二）年の日中戦争以降、わが国は国防国家の道をたどる。大陸への進出の中で、兵力および生産力の根源である国民の保健衛生の向上は、「健兵健民」政策として、総戦力体制の確立上不可欠な要件として認識された(241)。

一九三八年（昭和一三）年一月、厚生省が内務省から分離独立して創設された。厚生省の設立は一九三六（昭和一一）年、当時の陸軍大臣寺内寿一《ひさいち》が閣議で保健国策の樹立を提唱し、陸軍医務局長小泉親彦《ちかひこ》（後の厚生大臣）が中心となり「衛生省案要綱」を作成したことが契機となった。その後、一九三七（昭和一二）年六月、近衛文麿《ふみまろ》が内閣総理大臣になり、国民の体力向上と国民福祉の増進を図るため、これに関する行政を総合統一する観点から、大臣官房のほか、体力、衛生、予防、社会、労働の五局と外局としての保険院の体制で発足した。医療に関しては、軍の要請もあり、結核の撲滅《ぼくめつ》と病気にならない予防医療の推進が重要な課題とされた(242)。厚生省の設置は、戦争遂行を担う目的が濃厚な組織であった。しかし、厚生省の設置目的である国民保健の確保と社会福祉の向上は、敗戦後、新憲法下で日本が福祉国家として再建するに当たっての重要な政策理念になった[243]。実際、戦時中に進められた国民健康保険政策や国民年金の創設などの政策の一部は、戦後の社会保障政策の根幹となった。

地方においても、戦争遂行のため、衛生組織に大きな変更が行われた。前述のとおり、地方における衛生行政は、一八九三（明治二六）年に監督や取り締まりの観点から警察部の所管となっていた。一九四二（昭和一七）年、政府の第一次行政簡略化の中で、国民体力の管理、国民保健および国民医療における積極的指導の必要から、衛生行政が警察から離れ内政部に移管された。現場の仕事も急性伝染病予防などの事務や飲食物などの衛生の取り締まり、墓地および埋葬の取り締まりは警察署が行うものの、それ以外の事務（医療者や医療行為、医薬品関係、上下水道など）は、地方事務所や保健所、市町村の事務とされた[244]。特に保健所は、戦時中の健兵健民政策遂行のための第一線の行政機関として強化拡充が図られ、一九四四（昭和一九）年には、保健所が市町村および国民健康保険組合の保健衛生事業の指導監督並びに保健婦の業務指導を行うこととされた[245]。

実際の移管に関して担当の衛生課の職員にも戸惑いがあった。衛生課の仕事に対して関心のうすかった警察部長から、熱心に取り組む内政部長に責任者が変わることを喜ぶ反面、防疫などの仕事については、今までのような警察官の協力が得られないことも多く、不便になったという[246]。

Ⅱ　医薬制度調査会「医療制度改善方策」と国民医療法の制定

厚生省が設立された一九三八（昭和一三）年の七月、戦時体制の進展と社会情勢の変化に対応して、根本的な医薬制度の改革を行うため医薬制度調査会（会長厚生大臣）が設置された。厚生大臣の「国民医療の現状に鑑み現行医薬制度改善の方策如何《いかん》」という諮問《しもん》に対し、厚生省衛生局の出した幹事案をもとに議論が行われ、一九四〇（昭和一五）年一〇月に「医療制度改善方策」が調査会総会で決定され、厚生大臣に答申が行われた。答申の内容は、①医療の普及として、[247]医療機関の分布の不均衡を是正するための開業制限、医師の勤務指定制度、非常の場合の医師の徴用、無医地域に対する道府県立診療所の設置と各種医療機関の整理統合の必要性、診療報酬規定に地域差を設けること、医療保障制度の充実、②医療内容の向上として、学校教育期間中の実地修練制度、専門科標榜のための国家検定制度、③医師会の改組として、医師会の国家目的への協力、強制設立、強制加入、会長の任命制が盛り込まれた。医薬制度審議会において、医師会は開業医の自由を束縛し、官僚の独善的統制主義であると強く反対したが、時代のすう勢に押され改善方策が決定されるにいたった。[248]

一九四一（昭和一六）年一二月、日本はアメリカに宣戦布告し、第二次世界大戦に参戦することになる。一九四二（昭和一七）年二月、医療制度改善方策を基礎にして日本医療団の規程を追加した「国民医療法」が制定公布された。日本医療団は、国民体力の向上に関する国策に即応し、医療の普及を図ることを目的とする特殊法人で、一億円の政府出資を元に同年六月に発足した。医療団は、差し迫った国民医療の問題のうち、結核の予防と撲滅、無医地域の解消、医療の向上と普及を綱領として、一般体系と特別体系に分けて医療機関を組織的に運営することを目指した。一般体系は、関東（東京）と関西（大阪）に中央総合病院を一カ所、道府県の中心地に道府県総合病院を四七カ所、都市の中心に地方総合病院を五八八カ所設置。また、無医町村を中心に町村に地方診療所または地方出張診療所を設置することとし、医療網の確立を目指した[249]。特別体系は、結核対策として、現在の道府県市町村立の結核診療所を統合して結核療養所の経営を行い、既存の一万七千床を五年間で一〇万床に増やすことを目指した。日本医療団は、六大都市と各府県に支部を置き、市長と地方長官（知事）が支部長として事業が行われた[250]。日本医療団は、敗戦とともに一九四七（昭和二二）年に解散となる。解散時の医療団所有の医療機関は、本部直轄病院四、都道府県中央病院一七、地方病院一五九、診療所二二八、療養所八四、奨健寮七〇に及んだ[251]。所有の結核施設の大部分は国に、そのほかの一般施設の多くが地方自治体や日本赤十字社に引き継がれることになった。地方自治体に引き継がれた病院の相当数が、自治体病院となり現在にいたっている。

さらに、一九四三（昭和一八）年には国家総動員法に基づき、「医療関係者徴用令」が公布された。本令により、募集の方法によって所用の人員が得られない場合には、厚生大臣は医師、歯科医師、薬剤師、看護婦の医療関係者を徴用できるものとされた[252]。

八　戦時体制により増大する地方団体の事務と地方への財源移譲

戦前期の地方財政はどのような状況であったか。農山漁村が農村恐慌の影響を引きずる中で、都市部は満州事変が契機となり重工業が活況を示し、急速に景気を回復させる。このことは、地方団体間の経済力の格差を拡大させる結果となった。一九三三（昭和八）年における直接国税額をみると、東京、神奈川、愛知、京都、大阪、兵庫という大都市を含む府県が総額の六〇％を占めるにいたっている。

当時は、現在の地方交付税のような地方団体間の財源調整制度はなく、地方団体間において税負担の著しい格差を生んでいた。一九三五（昭和一〇）年の府県の地租附加税で、東京府の五六銭に対して鳥取県はその三倍に達した。市町村の戸数割の負担では、最低五七銭から最高九〇円まで一五〇倍の差を生じていた。(253)

疲弊する地方経済を救うため国は一九三二年（昭和七）年から一九三四年（昭和九）年にかけて「時局匡救《きょうきゅう》事業」を進め、農村部を中心に積極的に土木事業を実施する。その後、大陸での戦争の拡大に伴い、健兵健民の実現のための厚生行政、軍事工場の労働力確保のための職業紹介、さらには防空事務や物価統制・配給業務など府県や市町村の事務は拡大の一途をたどった。地方団体が円滑な事務を行うためにも、財政支援が国家的な課題となる。

一九三六（昭和一一）年一〇月、内務省令で「臨時町村財政補給金規則」が公布・実施される。これは、わが国における初めての地方財政調整制度とよべるもので、財政が窮乏し、税負担が過重なる町村を対象に総額の八五％を配分し、残りの一五％を特殊な事由による窮乏団体に配分された。一九三七（昭和一二）年七月には「臨時地方財政補給金規則」が制定され、道府県・市町村に補給金が交付される。(254)

一九四〇（昭和一五）年には、地方税制の抜本的改革が行われる。国税と地方税の見直しとともに地方分与税が創設された。地方分与税は、地方団体間の負担の均衡と財源の充実のため、地租、家屋税、営業税の全額と所得税・法人税の一七・三八％、入場税・遊興飲食税の五〇％が地方団体に配分されることになった。地方税制改革以外にも、市町村財政の負担軽減のために小学校教員の俸給費を道府県費とし、国が義務教育費国庫負担金として二分の一を定率として道府県に交付することになった。(255)一連の改正により、地方団体の負担の不均衡は是正されることになる。これらの財源は、地方団体の戦時体制業務とともに、国民健康保険や児童保護など衛生・社会行政の費用に使われた。(256)戦争遂行のために、地方に財源調整のための財源が投入され、その相当部分が国民の健康拡充のための予算に投入されたのである。

九　戦時中の公立病院、産業組合病院

I　国民健康保険直診医療施設（病院・診療所）の設置

国民健康保険制度が導入されたものの、当然、開業医も医療利用組合の医療機関もない地域が存在した。また、開業医がいても、国民健康保険組合と契約する診療の単価が低く、診療契約に応じない医師会・開業医も少なくなかった。制度が存在しても、医療を提供できる医療機関がなければ制度の意味がなく、国民健康保険の実効性をあらしめるため、みずから医療機関を設置する組合があいついだ。(257)

『埼玉県国民健康保険史』は、全国初の国民健康保険直診施設として、埼玉県入間郡富岡村（現在の所沢市）が診療所を設置した経緯を記述している。富岡村は、一九三八（昭和一三）年一二月に、埼玉県で二番目の国民健康保険組合の認可を受けたものの、地元の入間郡医師会との診療契約の一点単価の合意ができず、被保険者に医療を提供できない状態が続いた。富岡村では一九三九（昭和一四）年六月、厚生省を通じて慶應義塾大学医学部からの医師の派遣を受け、国保直診の診療所を開設した。(258)一九四四（昭和一九）年には、国保直診の医療機関設置についての国の補助制度が創設された。後述するように国保直診の医療施設は、戦後の国民健康保険制度の復興に併せて、急激に増えることになる。

戦時体制の影響は、産業組合の運営する病院にも及んだ。一九四三（昭和一八）年九月、農業団体法が施行されて産業組合中央会は廃止となり、医療機関は都道府県農業会に移管されることになる。農業会時代も病院数は確実に増え、一九四四（昭和一九）年に一〇七だった病院数は北海道と茨城県を中心に増加し、一九四八（昭和二三）年の農業会の解散時には一八一にまで増えている。[259] 医療施設拡充が重要な政策として進められたことと、農業会となり産業組合時代の信用事業（いわゆる金融事業）と病院事業が一体化し、資金運用がよくなったことに基づくものであった。[260]

Ⅱ　戦時期の保健活動における保健婦の活躍

大正から昭和初期にかけての乳幼児保護を中心とした保健婦の活動は、昭和一〇年代に入り、戦争の色彩が色濃くなるにつれてさらに進展していく。一九三七（昭和一二）年に施行された保健所法では、「保健婦」の名称が初めて法に明文化され、保健所には三名の保健婦を置くこととされた。設立当初の計画では、保健所は人口一二〇万ないし一二～三万を標準とし、全国に五五〇カ所設立される予定であった。一九四一（昭和一六）年の保健所の数は一二六カ所に達した。[261] 一九四一（昭和一六）年七月には「保健婦規則」が制定され、保健婦の身分が確立される。[262]

一九三八（昭和一三）年の国民健康保険法の実施以降、国民健康保険組合や産業組合などで次々と保健婦が配置された。国民健康保険や医療利用組合の運動において、病気にならない「予防」の考えが取り入れられていたが、日中戦争以降の健兵健民対策において、一層強調されることになった。働き盛りの男性医師が徴兵されていく中で、保健婦の役割が高まっていった。国民健康保険組合では、一九四三（昭和一八）年頃より、保健施設事業の重要な支柱として保健婦の配置が行われた。一九四一（昭和一六）年二月の国民健康保険組合所属保健婦数三四四人が一九四三（昭和一八）年一二月に三、二七五人、一九四五（昭和二〇）年一二月には九、六四一人に急増する。[263]

産業組合においても、農村の経済を振興させ、農民生活の向上を図るためには、疾病による精神的・経済的負担を軽減することが必要であり、そのためには組合病院の整備拡充、国民健康保険組合の代行による普及、保健婦配置の三者が一体となって運営されることが必要とされた。[264]一九三九（昭和一四）年三月には秋田県医療利用組合連合会が全国に先駆け、「農村産業組合保健婦設立奨励金公付規程」を定め、所属組合に経費半額を負担し、一組合一保健婦の配置を奨励した。岩手県医薬連も、同年四月に奨励金の交付規程をつくり保健婦配置を奨励した。同県の一九四一（昭和一六）年における保健婦設置組合は四〇組合に達した。一九四一（昭和一六）年一月には、産業組合中央会と全国協同組合保健協会の共催で「第一回保健婦養成講習会」を開催するなど、保健婦の養成が積極的に行われた。[265]

当時、保健婦の普及が重要視された理由として、保健婦は、保健指導だけでなく、無医村においては、応急診療を施しうる医療従事者の一員で、医師よりはるかに養成がしやすかったこと。保健婦活動による疾病予防や保健衛生状態の向上が、間接的に医療費の軽減をもたらし、国民健康保険組合や産業組合の経営改善につながるものと考えられたこと。働き盛りの男性医師が徴兵されて医療給付が困難になっていく中で、保健事業の役割が高まったことが考えられる。[266][267]そして、保健婦の活動は、戦後の復興期においても、地域の健康を支える重要な役割を果たしていくことになる。

一〇　戦時中の医師養成（臨時医専、戦争末期の官公立医専の新設）

Ⅰ　帝国大学・各医大に臨時医専の設置

日中戦争の拡大に伴い、軍医として応召されるものが急増し、国内の医療にも支障をきたすおそれが生じた。軍医の不足により陸軍は強く軍医の養成を要望するようになり、一九三九（昭和一四）年に、陸・海・厚生の三省の発議で、各帝国大学医学部および官公立医科大学宛に三カ年の期限付きで、臨時附属医学専門学校の設置を要請した。すでに予算を議会に提出する時期は過ぎており、専任の教員も置かないで発足させようということであったことから、東京帝国大学をはじめ、いくつかの大学ではこの考えに難色を示した。[268]結局、時勢の要求により、一九三九（昭和一四）年五月一五日の勅令をもって、七つの帝国大学医学部（東京、京都、九州、東北、北海道、大阪、名古屋）と六つの官立医科大学（新潟、岡山、千葉、金沢、長崎、熊本）に臨時附属医学専門部が設置され、旧制中学の卒業生が、修業年限四年で医師免許を取得する道が開かれた。一九四四（昭和一九）年には、「臨時」の二文字が省かれ附属医学専門部となった[269]。

Ⅱ　戦争末期の官公立医専の設立

ア　あいつぐ官公立医専の設立

太平洋戦争の敗色が強くなった一九四三（昭和一八）年一〇月、閣議で「教育ニ関スル戦時非常措置方策[270]」が決定され、文科系の大学・専門学校の学生の徴兵猶予停止の措置がとられるとともに、医学や工業、農業など理科系の大学や専門学校の整備拡充が図られることとなった。

一九三九（昭和一四）年の臨時附属医専の設置以降、経済的に豊かな県、医師不足に困る県などで県立医学専門学校設立の運動が起き始める。例えば、一八八八（明治二一）年に広島医学校が廃校になって以降、県内に医師養成機関のない広島県では、県議会が県知事に対して一九三九（昭和一四）年一二月一六日と一九四一（昭和一六）年一二月六日の二回にわたって医学専門学校を県内に設置する内容の意見書を提出している[271]。一九四二（昭和一七）年ごろから陸軍の要請もあり、文部省は官立医専を創設することを内部決定する。官立医専設置の情報を知った青森県、群馬県、長野県、徳島県、広島県、鹿児島県などいくつかの県が誘致運動を始める[272]。各県の要望を受けた文部省は一九四三（昭和一八）年中に官立医学専門学校一〇校（ほかに外地に三校）の設置計画を立てたが、資材確保や予算の制約があるため一校の設置となった。結局、一九四二（昭和一七）年秋、群馬県関係者の中央の有力者への働きかけが功を奏し、群馬県前橋市に官立医専の設置が決まり、[273] 一九四三（昭和一八）年四月に官立前橋医学専門学校（現在の群馬大学医学部）が開設される。[274]

官立医専の誘致に失敗した鹿児島県と徳島県は県立医専の設置に切りかえる。一九四二（昭和一七）年一二月に鹿児島県立医専（現在の鹿児島大学医学部）の設立が認可され、翌一九四三（昭和一八）年四月には第一回目の入学式が行われる。『徳島大学医学部史―徳島医学専門学校』は、当時の徳島県教学課長で県立医専の文部省認可に尽力した内務官僚の渡辺実の回想を掲載している。一九四三（昭和一八）年二月頃の状況として、県立医専の認可は軍の意向が大きな影響力を有していること。文部省は県立医専では粗末な学校しかできないという先入観があり、認可したくないという空気が強く、認可のためには実務を行っている事務官から固める必要があったという。実際、渡辺は同年二月中旬から二週間文部省に日参し、文部大臣の県立医専の認可を受ける。[275] 徳島県立医専（現在の徳島大学医学部）は同年五月第一回目の入学式を行っている。

青森県と長野県[276]は、そのまま官立医専の誘致活動を継続し、一九四四（昭和一九）年四月に官立青森医専（現在の弘前大学医学部）、官立松本医専（現在の信州大学医学部）の開設が行われた。このほか、官立の医専としては、一九四四（昭和一九）年四月の東京高等歯科医学校への医学部設置（現在の東京医科歯科大学）、一九四五（昭和二〇）年三月の官立米子医専（現在の鳥取大学医学部）の開設、[277] 一九四五（昭和二〇）年四月の県立徳島医専の官立移管がある。官立医専については、東京高等歯科医学校への医学部開設のほかは、東北、北関東、中部、山陰、四国の中小規模の県にバランスを取った設置が行われている。[278]

鹿児島・徳島の県立医専の設立の後、公立の医専の設立があいついだ。一九四五（昭和二〇）年の時点での公立医専は一八校（北海道庁女子、秋田県女子、福島県女子、横浜市、山梨県、山梨県女子、名古屋市女子、三重県、岐阜県女子、大阪市、奈良県、和歌山県、兵庫県、広島県、山口県、高知県女子、九州医学歯学[279]、鹿児島県）に及んだ。また、一九四四（昭和一九）年四月には、当時唯一の公立大学である京都府立医科大学に附属女子専門部が設置されている。

イ　公立医専の設立の理由

公立医専の設立が続いた理由として、戦争の激化により地方の医師不足が深刻化したことがある。無医村対策としては、一九四〇（昭和一五）年一〇月の「医療制度改善方策」において、無医地域に対する道府県立地方診療所の設置が提言され、希望意見として「厚生省ニ於テ公共団体又ハ公益法人ニ勤務セシムル医師ヲ養成スル方法ヲ講ゼラレ度《たく》」が示される。[280] 厚生省は、改善方策を受け、道府県立の診療所の設立に加えて、一九四一（昭和一六）年に「公医」養成制度を創設する。公医養成制度は、各地方長官（知事）を通じて官公私立の各医大・医専の学生の中から「公医委託《いたく》生」を募集する。各医大・医専の学生の中から公医委託生を選考。委託生に対して医大は年額約六〇〇円、医専は約五〇〇円の教育費を卒業するまで補助し、卒業後は給費期間に一年を加えた年限、厚生省の指定する無医村や保健所に勤務する。第一回の募集は、できるだけ早く無医村の現場で働いてもらうため、できるだけ高学年の三・四年生から選抜するとされた。(281) 同年五月の申込の締め切りでは定員一八〇名に対して二三五名の応募があった。(282) また、一九四三（昭和一八）年四月には、各府県から推薦を受けて試験に合格した戦争未亡人三四名が、「未亡人医学生」として、委託養成を行う東京女子医専、帝国女子医専、大阪高等女子医専の三校に入学している。(283)

しかし、いくら医師を養成しても、戦地に招集され、地方から医師がいなくなる府県が続出する。例えば、岐阜県では一九四二（昭和一七）年一一月の時点で無医地域に県立診療所を一四カ所有していたが、専属医師は九名で五名が応召により診療所を退職していた。その後も医師の応召により無医地域はさらに増えていった。この状況に一九四三（昭和一八）年一一月二四日の岐阜県議会で三好重雄知事は、「刻下《こっか》ノ医師不足ノ状況ニ鑑《かんが》ミマシテ特ニ本県ノ特殊事情デアリマスル無医村対策ノ一環ト致シマシテモ、医師養成機関ヲ設ケマスルコトハ、県民ノ保健上最モ緊切《きんせつ》ナルコトニ思ヒヲ致シマシテ」新たに県立女子医学専門学校を設置することを表明する。(284)

戦時中設置された公立医専で特徴的なことは、女子医専の多さである。戦局の悪化により、男子の多くが戦地に向かったため女子の労働への期待が高まった。一九四三（昭和一八）年一〇月の「教育ニ関スル戦時非常措置方策」においても、文科系の大学・専門学校が徴兵猶予の停止に伴い、理科系の学科への転換や移転整理をすること、高等学校文科の入学定員が三分の一に削減される一方、女子の専門学校は「整理ノ目標ノ外トシ其ノ教育内容ニ付テハ男子ノ職場ニ代ハルベキ職業教育ヲ施スガ為ニ所要ノ改正ヲ行フ」とされ、拡充の方針が示された。男性医師が軍医として戦地にかり出される中で、地域の医療を守るため、徴兵がない女子を医師にするという考え方から女子医専が設立された。

さらに、女子医専が設立された要因の一つに女子に高等教育の機会を提供するという考え方があった[285]。戦前の女子教育は、男子に比べて格差があり、官立の高等教育機関としては、東京と奈良の女子高等師範学校と東京音楽学校だけがあった。国は女子の高等教育機関の設置には消極的で、私学に加えて、府県が女子の高等教育の機会確保のために公立女子専門学校を設置してきた（福岡、大阪、宮城、京都、長野、広島、山口など）[286]、女子医専の設置はこの流れに基づくものでもあった[287]。

無医村対策として、地方版の「公医」制度として、岐阜県と高知県で委託生の制度が創設されている[288]。岐阜県知事は一九四三（昭和一八）年一一月の県立女子医専の設立に併せて、「衛生技術官タル女医ヲ毎年二十名委託養成シ、卒業後ニ一定年限指定村ニ駐在診療セシムル為、新ニ一万二千円ヲ計上シテ、無医村ノ解消ヲ図リ、又是《これ》ガ応急措置トシテ保健婦三十二名ヲ増員シ、無医村ノ保健並ニ医療指導ニ当ラシムコト」を表明している[289]。一九四四（昭和一九）年二月に募集が行われた県委託生は、定員二〇名で県が月額五〇円以内の学費を給与する代わりに、支給を受けた期間の二倍の期間を県内の診療所・病院そのほか必要と認める場所で業務に従事することとされ、一九名の女子が委託生となり、全員が県立女子医専の生徒となった[290]。当時の事務官は、無医村のうちでも特に急を要する村は五二村で、「これら無医村から秀才を選び出していただきたい、そして自分の出身村で開業してもらひたい」と発言している[291]。高知県の無医村委託生は、一学年一二〇人の定員三学級のうち一学級で県内市町村の委嘱生が学び、将来はそれぞれ郷土に残り、無医村解消に役立てることを目指した(292)。

公立医専の財源については、多くの医専が設立費用を寄附によってまかなった。例えば、兵庫県立神戸医専は臨時費一〇〇万円、経常費二一万円のうち、臨時費一〇〇万円は全額財界有志の寄付によるものとした(293)。和歌山県立医専も、設置に際し臨時費二五三万円・経常費四五万円のうち、臨時費は全額寄付金によることとされた(294)。福島女子医専は、校舎建築費など臨時施設費三五〇万円を県民からの寄付によってまかなうこととした(295)。設立に際してかなりの医専が公立病院を附属病院とし、病院の施設を教育用に共用した(296)。また、校舎は資材の不足もあって既存の学校の建物を使うことも多かった。大阪市立医専は、戦争により学生数が減っていた市立扇町商業学校の校舎を使っている。秋田県立女子医専は、市立秋田商業学校の校舎を使用した(297)。多くの公立医専が時局に合わせて応急的につくられたものであり、教員・設備ともに医学教育施設としては不十分であった。

ウ　医科大学・医専の校舎・病院の被災

戦争末期、米軍の空襲は一層の激しさを増し、医科大学・医専の校舎や病院が被災し、教育や医療の継続に困難をきたす例があいついだ。政府も一九四五（昭和二〇）年三月一〇日の東京大空襲の後、都内の各医科大学を集め、適当な場所への疎開を指示する(298)。

日本大学医学部は、一九四五（昭和二〇）年四月一三日の空襲で板橋附属病院が全焼し、駿河台病院も都心にあっていつ被災するかわからない状況となった。このため、同年四月二五日、日大医学部は日大総長山岡萬之助の郷里である長野県岡谷市に移転する。岡谷市から、市立岡谷病院の建物の無償貸与を受け、岡谷日本大学附属病院とする。市立岡谷病院としても応召による医員不足のため満足な診療ができないという状態にあったので、相互補完の関係になるために、借用は円滑に行われた。学生の受け入れについても市側の好意がみられたという。病院は一九四七（昭和二二）年五月一日に岡谷市に返還される。[299]

日本医科大学も空襲により飯田橋にある付属第一医院、川崎市小杉の実験室を除き、火災で焼失する。学生の疎開を検討していたところ、福島県須賀川町と山形県鶴岡市が受け入れることとなり、[300]一九四五（昭和二〇）年三月から四月にかけて学生の疎開が行われる（予科は小杉の実験室を教室に改造して授業を行った）。須賀川町は、専門部（臨時医専）の学生が疎開し、当時、日本医大が医師を派遣していた軍事保護院傷痍軍人福島療養所を付属病院代わりとした。鶴岡市は、学部一年生から三年生が疎開した。[301]市は、朝陽学校校舎を教室として提供、また、付属病院として市立荘内病院の土地建物医療機器の一切を無償貸与することとした。同年七月一日から日本医科大学付属荘内病院となる。[302]荘内病院も九州帝国大学医学部から医師派遣を受けていたが、戦争の激化で派遣を継続できない状況になっており、両者の利益が合致した。[303]病院の経営は順調で、病院職員にはしばしば大入り袋の臨時手当の支給があったという。[304]一九四六（昭和二一）年一〇月に学生四六三名は東京に帰り、授業を開始する。一九四七（昭和二二）年一一月、日本医大は荘内病院から撤退する。[305]このほか、附属病院は都内に残して診療を行ったものの、低学年の学生は疎開させて授業を行った医大・医専も多かった。[306]

また、官立長崎医科大学・官立長崎医専は、一九四五（昭和二〇）年八月九日の長崎原爆の投下により壊滅的な被害を受けた[307]。新設医専でも校舎・附属病院が空襲の被害を受けたところは少なくなかった。例えば、官立徳島医専は同年七月三日の空襲により基礎学舎を除いて校舎・付属病院を焼失する。同年八月には美馬郡穴吹町の県立美馬高女の一部を借りて授業を行った。校舎・付属病院の焼失は、戦後、官立徳島医専を廃校の危機に直面させることになる[308]。官立青森医専も同年七月二八日の空襲で寄宿舎と附属病院を失う。戦後、官立青森医専も廃止の危機に直面し、存続のために弘前市に移転することになる[309]。

東京医学歯学専門学校も同年三月と四月の空襲で旧本館を残し焼失する。戦後は、東大との合併問題に直面することになる[310]。公立医専でも被災を受けるところがあいついだ。山梨、三重、和歌山、広島、高知などの県立医専は空襲で校舎や附属病院などを焼失する[311]。特に、広島県立広島医専は、同年八月六日の原爆投下により、校舎および附属医院が完全に破壊されている。なお、広島医専は、その設立が遅れたことから原爆投下の前日の五日に開校式を行っている。教員と大部分の生徒は、その日のうちに高田郡小田村に疎開したため、被害を免れている。その後、広島医専は呉市に移転し医学教育を行うことになる[312]。これらの被災した公立医専も、戦後、施設の問題で存続の危機に直面する。

註

（1）塩田庄兵衛（一九八二）『日本社会運動史』岩波書店一〜四五頁、浜島書店編集部（二〇〇六）『新詳日本史』二二七

頁

（2）川上武（一九六五）『現代日本医療史』勁草書房三二七頁

（3）岩手県国民健康保険団体連合会（一九七八）『岩手の国保四十年史』五頁

（4）川上武（一九八二）『現代日本病人史』勁草書房三四一～四〇二頁

（5）『医制百年史資料編』五二九頁

（6）『医制百年史』二三四頁

（7）『医制百年史』一三三頁

（8）『医制百年史資料編』五二〇～五二五頁

（9）ちなみに二〇一〇（平成二二）年の乳児死亡率は出生千人対二・三人（厚生労働省『平成二四年我が国の人口動態』）

（10）大国美智子（一九七三）『保健婦の歴史』医学書院一九頁、『医制百年史資料編』五二五頁

（11）『現代日本病人史』四八〇頁

（12）恩賜財団済生会（一九八二）『恩賜財団済生会七十年史』五頁

（13）『恩賜財団済生会七十年史』一七頁

（14）『恩賜財団済生会七十年史』四五頁

（15）『現代日本医療史』二七五～二七六頁

（16）『恩賜財団済生会七十年史』一二〇～一二二頁

（17）東京都済生会中央病院（一九六七）『東京都済生会中央病院五十年史』三頁、『恩賜財団済生会七十年史』五六～六〇頁

（18）恩賜財団済生会（一九三七）『恩賜財団済生会志』二五〇頁

（19）浜島書店（二〇〇六）『新詳日本史』二三六～二五一頁

（20）『内務省史第一巻』三二三～三二七頁

（21）佐口　卓（一九八二）『医療の社会化（第二版）』勁草書房一～三頁

（22）社団法人実費診療所の歴史については、社団法人実費診療所（一九二〇）『社団法人実費診療所の歴史及事業　創立十

周年記念』、鈴木梅四郎（一九二九）『医療の社会化運動』実生活社出版部、『現代日本医療史』三三五～三四八頁など。
(23)『現代日本医療史』三三五～三三八頁
(24)『医療の社会化運動』一八～二〇頁
(25)『医療の社会化運動』八五～八六頁
(26)『医療の社会化運動』一一一～一一二頁
(27)西宮市（一九六七）『西宮市史第三巻』二五三頁
(28)『医療の社会化運動』一一六～一一九頁
(29)鶴岡　操（一九三七）『医療経営と其社会化』厳松堂書店三八六～三八七頁
(30)『医療の社会化運動』一一六～一一八頁
(31)『医療経営と其社会化』三八七頁
(32)『医療の社会化運動』三五～三六頁
(33)社会医学研究会（一九二六）『医療の社会化　我国診療機関の現勢』同人社書店一一～一四頁
(34)同一五～一六頁
(35)黒川泰一（一九三九）『保健政策と産業組合』三笠書房など
(36)佐口　卓（一九六四）『医療の社会化』勁草書房など
(37)猪飼周平（二〇一〇）『病院の世紀の理論』有斐閣一三〇～一三三頁
(38)『病院の世紀の理論』一二九頁
(39)『病院の世紀の理論』一二九頁
(40)吉原健二・和田　勝（二〇〇八）『日本医療保険制度史増補改訂版』東洋経済新報社三四頁
(41)『厚生省五十年史』一〇七頁
(42)『医制百年史』二二一～二二二頁
(43)『日本医療保険制度史増補改訂版』三八頁
(44)外局は内局（内部部局）に対するもので、府省のもとに置かれ、特殊な事務や独立性の強い事務を行うために設置された機関で本省と並立する地位を有する。
(45) 『内務省史第三巻』三六九～三九一頁
(46) 『医制百年史』二二二～二二三頁
(47) 『医療の社会化運動』一三三～一八八頁
(48) 『日本医療保険制度史増補改訂版』東洋経済五八～五九頁
(49) 池上直己・J C キャンベル（一九九六）『日本の医療　統制とバランス感覚』中公新書一〇五～一〇六頁
(50) 『厚生省五十年史』八〇～八三頁、『公衆衛生の発達』六六八～六七五頁
(51) 『厚生省五十年史』一〇五頁、横田陽子（二〇一一）『技術からみた日本衛生行政史』晃洋書房八六頁
(52) 『厚生省五十年史』二一六頁
(53) 栄養研究所など当時の栄養学の制度化については、横田『技術からみた日本衛生行政史』が詳しい。
(54) 『内務省史第二巻』四六九頁
(55) 高寄昇三（二〇〇九）『大正地方財政史下巻』公人の友社一二四～一二五頁
(56) 笠井信一（一九三七）『済世顧問制度之精神』笠井明府遺稿刊行会、二宮一枝（二〇〇九）『近代の岡山における社会事業の特質と展開過程　済世顧問と公衆衛生活動』大学教育出版三頁
(57) 『内務省史第二巻』四六九～四七〇頁
(58) 『内務省史第二巻』二二三頁
(59) 『内務省史第二巻』二二三頁
(60) 『内務省史第二巻』二四五～二四六頁
(61) 内務省（一九二八）『昭和二年度地方財政概要』二六頁
(62) 『学制百年史』四六〇～四六五頁、『内務省史第二巻』二四七～二四八頁
(63) 『内務省史第二巻』二五五頁
(64) 例えば、一九一六（大正五）年の日本の出生一〇〇当たりの乳児死亡率は一七・一に対して、イングランド・ウェールズの出生一〇〇当たりの乳児死亡率は九・一である。暉峻義等「乳児死亡の社会的原因に関する考察」

(65)『保健婦の歴史』六～八頁
(66)『現代日本病人史』四七一頁
(67)厚生省健康政策局計画課（一九九三）『ふみしめて五十年保健婦活動の歴史』二～三頁
(68)『東京都済生会中央病院五十年史』三一～四〇頁、『済生会七十年誌』七三～七九頁『ふみしめて五十年保健婦活動の歴史』四～五頁
(69)『保健婦の歴史』五一頁
(70)『保健婦の歴史』六～一〇頁
(71)大賀小児保健所は、毎年、小児保健所の経営に必要な費用全額を私財から寄付を行った和光堂の初代社長大賀彊二《きょうじ》の名前をとってつけられた。和光堂ＨＰ（http://www.wakodo.co.jp/company/history/3_1.html）
(72)『保健婦の歴史』一六～二八頁
(73)『ふみしめて五十年保健婦活動の歴史』一二～一三頁
(74)『保健婦の歴史』一〇五頁
(75)『ふみしめて五十年保健婦活動の歴史』一八～二三頁
(76)『医制百年史資料編』五二〇～五二五頁
(77)『東京都衛生行政史』七一二～七一三頁
(78)『医制百年史』二三三～二三四頁
(79)市立刀根山病院は、日本医療団、厚生省への移管を経て、独立行政法人国立病院機構刀根山病院となっている。
(80)『東京都衛生行政史』七〇一～七〇二頁
(81)また、一九三二（昭和七）年の市域拡大に際して、東京府社会事業協会から城東区亀戸の同会付属病院が寄付され、東京市立城東病院として診療を行った。『東京都衛生行政史』七〇二～七〇三頁
(82)『東京都衛生行政史』二〇頁
(83)『医療経営と其社会化』一五二～一五六頁
(84)宮城県（一九六〇）『宮城県史六（厚生）』宮城県史刊行会五六三～五六五頁

(85) 豊橋市民病院史編さん委員会（一九七二）『豊橋市民病院史』八五～一五九頁
(86) 市立岡谷病院（一九八七）『市立岡谷病院病院史』一二五～一六三頁
(87) 『厚生省五十年史』二一〇～二一一頁
(88) 『厚生省五十年史』二一一頁
(89) 『厚生省五十年史』二一一頁、『衛生局年報昭和六年』一九四～二〇七頁
(90) 『松沢病院九〇年略史稿』四五～四六頁
(91) 岡田靖雄（一九八一）『私説松沢病院史』岩崎出版学術社五一九頁
(92) 『松沢病院九〇年略史稿』四六頁
(93) 『私説　松沢病院史』四八八頁
(94) 増岡敏和（一九七九）「続・民主医療運動の先駆者たち三三―日本医務労働組合傘下の看護婦たち」『民医連医療第八二号一九七九年四月』、『私説　松沢病院史』五二〇頁
(95) 町野喜三郎「看護状況について」町野・橋本・佐藤「戦前の話」宮内　充（一九七七）『語り部の記録』松沢病院、『私説松沢病院史』五一九～五二〇頁
(96) 日清戦争：一八九四（明治二七）年七月～一八九五（明治二八）年三月
(97) 『学制百年史』三六五頁
(98) 京都帝国大学の創設については天野郁夫（二〇〇九）『大学の誕生（下）』（中公新書）中央公論新社一八～三六頁
(99) 日露戦争：一九〇四（明治三七）年二月～一九〇五（明治三八）年九月
(100) 一九一九（大正八）年に大学令の公布により医科大学は帝国大学医学部となる。
(101) 『学制百年史』三六四～三六六頁および各大学の沿革による。
(102) 『東北大学五十年史』五五～五七頁
(103) 「包摂」の文字は、東北大学医学部ホームページの沿革にも使われている。
(104) 『東北大学五十年史』七二頁
(105) 東北帝国大学医科大学の発足については『東北大学五十年史』のほか、酒井シヅ・坂井建雄・鈴木一義・細谷芳三・

(106) 田島潤子編（二〇一一）『歴史でみる・日本の医師のつくり方』第二八回日本医学会総会五七頁、天野郁夫「大学令と大正昭和期の医師養成」、坂井建雄（二〇一二）『日本医学教育史』東北出版会一四九～一六四頁
(107) 天野郁夫「大学令と大正昭和期の医師養成」一六四頁
(108) 『東北大学五十年史』一一一頁、一一五頁
なお、専門学校令第一四条は、一八八七（明治二〇）年の「府県立学校ノ費用ハ明治二十一年度以降地方税ヲ以テ支弁スルコトヲ得ズ」という勅令第四八号を廃止している。
(109) 天野郁夫（一九八九）『近代日本高等教育研究』玉川大学出版部二〇五頁、『学制百年史』三七二～三七三頁
(110) 私立熊本医学校は、一八八八（明治二一）年に廃校となったが、医学教育の継続の動きは続き、一八九六（明治二九）年、熊本県の補助二千円の交付を受けて私立学校として再建された。同校は一九二一（大正一〇）年に県立熊本医学専門学校に移管となる。熊本大学医学部百年史編纂委員会（一九九八）『熊本大学医学部百年史通史』八八～九二頁
(111) 『厚生省五十年史』一三三、一三七～一三八頁
(112) 済生学舎の廃校は、日本医科大学校史編纂委員会（二〇〇一）『日本医科大学の歴史』六三～八四頁に詳しい。
(113) 一九〇六（明治三九）年、医師法が制定され任意設立の医師会が各地にできたとき、幹部の大多数は済生学舎出身者であったという。日本医科大学八〇周年記念誌出版委員会（一九八三）『日本医科大学八〇周年記念誌』三二頁
(114) 『日本医科大学の歴史』六四頁
(115) 『現代日本医療史』二四七～二四九頁、鶴見祐輔（二〇〇四）『正伝　後藤新平一』藤原書店六七四～六九二頁
(116) 『日本の医療史』四四四頁
(117) 賀古は森とつながりの深い軍医であった。森も「余們は嘗て別に論著する所ありしを以て（賀古鶴所が日本医育論等）」『鷗外全集三〇巻五八三頁』と書いている。宮本忍（一九七九）『森鴎外の医学思想』勁草書房一六八頁
(118) 森　鷗外（一八九〇）「日本医育論」『森鷗外全集第三四巻』岩波書店六七九～七二二頁
(119) 宮本　忍『森鴎外の医学思想』一四九～一七五頁は、「日本医育論」は、二八歳の若さの森が自らが医学を学んだドイツの自然科学的路線を、東京帝国大学医科大学が中心となって形成されたアカデミズムの中に定着させるために「上司や恩師の思惑を顧みないで果敢に筆陣を張った」面があったと指摘する。

(120) 『日本医科大学の歴史』七四～八四頁
(121) 『医制百年史』七二頁
(122) 田中義一（一九〇〇）『医師会法賛否論』医海時報社一六～三一頁
(123) 『日本医科大学の歴史』七〇頁
(124) 松田　誠（二〇〇三）「高木兼寛、北里柴三郎らの医師会設立までの苦闘―日本医師会前史」『慈恵医大誌一一八』三三～四一頁
(125) 橋本鉱市（二〇〇八）『専門職養成の政策過程』学術出版会一一三～一二二頁
(126) 一九〇六（明治三九）年三月一日第二二回帝国議会衆議院本会議
(127) 一九〇六（明治三九）年三月九日第二二回帝国議会衆議院医師法案外一件委員会（第四回）
(128) 同委員会（第五回）
(129) 当時、文部大臣の無試験による医師免許取得の指定を受ける官公立・私立の医学専門学校は女子の入学を認めていなかった。新たな医師試験による私立医学専門学校卒業生の医師免許取得を認めたことは、女子の医師免許取得の道を開くという側面があった。『日本の医療史』四四七～四四八頁
(130) 『医制百年史』一九五頁
(131) 『学制百年史』四八二～四八三頁、『大学の誕生（下）』二八七～三六二頁
(132) 当時、府立大阪医学校は、校長となる人材に恵まれず、教員の中にも争いがあり、書記官（事務）が校長及院長事務取扱を務める事態に追い込まれていた。ドイツ留学をし三〇歳で医学博士となり、医育などについて持論を新聞雑誌などに発表していたこと、当時、大阪で流行したペスト予防に力を発揮したことなどにより、校長に推されることとなった。高梨光司（一九四〇）『佐多愛彦先生傳』一八五～一八六頁
(133) 一八八八（明治二一）年一月府立大阪医学校を大阪医学校と改称、さらに、一九〇一（明治三四）年六月に大阪府立医学校と改称されている（大阪大学医学部ＨＰ〈研究科の歴史〉より）。
(134) 佐多が校長就任時の大阪府立医学校は、全国の同種の学校中最下位にあったという。文部省も大阪、京都、名古屋の府県立医学校は、新学制にそぐわぬものとして邪魔者扱いし、何かにつけて冷遇されていたという。『佐多愛彦先生傳』

一九〇～一九一頁。佐多の大学昇格の取り組みは『大学の誕生（下）』八一～八七頁

(135) 『佐多愛彦先生傳』一八七～一九一頁、佐多愛彦先生古希寿祝賀記念行事会（一九四〇）『佐多愛彦先生論文集』二六五～二八七頁

(136) 『佐多愛彦先生論文集』三五五頁

(137) 『佐多愛彦先生傳』二九七～二九八頁

(138) 天野郁夫（一九九三）『旧制専門学校論』玉川大学出版会一六〇頁

(139) 『学制百年史』四九〇～四九三頁

(140) 天野郁夫「大学令と大正昭和期の医師養成」『日本医学教育史』一五五～一五九、一六四～一六五頁

(141) 文部省内教育史編纂会編（一九三九）『明治以降教育制度発達史第五巻』社会教育会二一二頁。このほか、拡張すべき学校として実業専門学校二校、帝国大学学部六学部が示されている。

(142) 『明治以降教育制度発達史』一二〇五頁

(143) 天野郁夫「大学令と大正昭和期の医師養成」『日本医学教育史』一六六頁

(144) 金沢大学医学部百年史編集委員会編『金沢大学医学部百年史』二三二頁、天野郁夫「大学令と大正昭和期の医師養成」『日本医学教育史』一六四～一六六頁

(145) 『岡山大学医学部百年史』二七五頁は、「（岡山医科大学の）開学後、特に注目すべき事項としては、大学人事異動が甚《はなは》だ頻繁であったことで、大正一四年三月、藤田校長も退職し、同月田中文男教授が第二代学長に就任した。田中学長の言葉を借りれば、『真に送迎にいとまない有様であり、新興大学の苦衷《くちゅう》をもって察すべきである』」と記述している。

(146) 府立大阪医科大学は、一九二三（大正一二）年に楠本長三郎が大学総長に就任後、大阪帝国大学創設の動きを起こす。一九三〇（昭和五）年一二月、府立大阪医科大学を官立に移管し、官立大阪工業大学を工学部とするとともに、新たに理学部を新設すること、理学部の土地建物は大阪府が提供し、さらに経常費などの創設準備費一八五万円も負担することを条件に、大阪帝国大学の創設が閣議決定される。第五九回帝国議会において、大阪帝国大学創設関連の追加予算が議決され、一九三一（昭和六）年四月二八日、大阪帝国大学官制が公布される。大阪大学（一九八五）『大阪大

学五十年史』九九～一一六頁
(147) 公立医専の大学昇格、官立移管については天野「大学令と大正昭和期の医師養成」『日本医学教育史』一六四～一七三頁が詳しい。
(148) 青井東平編（一九六二）『名古屋大学医学部九十年史』一三六頁
(149) 『名古屋大学医学部九十年史』一三六頁
(150) 『名古屋大学医学部九十年史』一三七～一四六頁
(151) 『名古屋大学医学部九十年史』一五三、一九九頁
(152) 『名古屋大学医学部九十年史』二一〇～二一四頁
(153) 最終的には、大学経常費の財源として一九三一（昭和六）年度から毎年五万円を一〇年間国に寄附することとなった。
(154) 『名古屋大学医学部九十年史』二一四～二二〇頁
(155) 『名古屋大学医学部九十年史』二二六～二二八頁
その後も愛知県の総合大学設置の熱意は失われることはなかった。一九三九（昭和一四）年四月、官立名古屋医科大学の移管と新たに理工学部を設置することにより名古屋帝国大学が創設される。開学に際し、愛知県が創設費九〇〇万円、地元経済界は講堂・図書館の建設費一〇〇万円を寄附した。『名古屋大学医学部九十年史』二六三～二八九頁
(156) 『熊本大学医学部百年史通史』八一～九三、一九四～一九九頁
(157) 『熊本大学医学部百年史通史』九八頁
(158) 一九〇四（明治三七）年の医学専門学校設立から一九一八（大正七）年までの一五年間に熊本県が私立熊本医専に支出した補助金総額は約一七万円に及んでいる。山崎正董（一九二九）『肥後醫育史』鎮西醫海時報社五九二～五九三頁
(159) 『熊本大学医学部百年史通史』一〇三～一〇五頁
(160) 『肥後医育史』六七〇頁
(161) 『肥後医育史』六七一～六七七頁
(162) 一九二七（昭和二）年九月七日に文部大臣に出された熊本県知事の請願書は、「大学経営の為今後引続き貳拾《にじゅう》五万円

以上の県費補充をなすは伸展力なき本県財政上恒久的に一大負担たらしめ県治上の暗礁たるもの」として官立昇格を強く願うものであった。『肥後医育史』六七七～六七八頁

(163) また、官立移管にあたっては地元の代議士である松野鶴平が積極的に協力をしている。『肥後医育史』六八〇頁

(164) 『大学の誕生（下）』二〇～二一頁

(165) 京大病院の開設後、府立療病院の外来患者は二割減少したかわりに、一・二等病室の入院患者は逆に増加したという。京大病院は有名な教授が多いと外来患者が大量に受診する。しかし入院すると官立の病院であり、身分と階級に関係なく研究と教育の材料にされる。それが嫌な人は療病院に入院せざるを得ない。研究優先の京大病院の性格から入院患者の数が制限され、京大病院による紹介による入院もあり、療病院の入院患者は増えることとなったという。京都府立医科大学百年史編集委員会（一九七四）『京都府立医科大学百年史』七五～一〇四頁

(166) 京都府立医科大学でも、大阪・愛知の二つの医科大学の官立移管が進められていた。一九三〇（昭和五）年一二月の教授会で官立移管の意見が出されたため検討委員会がつくられたことがある。結論として移管反対の結果となった。『京都府立医科大学百年史』一五一～一五二頁

(167) 『京都府立医科大学百年史』一三一～一三九頁

(168) しかし、一九二一（大正一〇）年に三万六千円支出されていた一般会計からの補充金は緊縮財政を口実に、一九二三（大正一二）年には一万八千円に、一九二六（大正一五）年には〇円となってしまう。『京都府立医科大学百年史』一四四頁

(169) 『京都府立医科大学百年史』一三三～一四二頁

(170) 『医制百年史資料編』五七二～五七三頁

(171) 『医制百年史資料編』五七二～五七三頁

(172) 『病院の世紀の理論』有斐閣一〇六～一二六頁

(173) 黒川泰一（一九三九）『保健政策と産業組合』三笠書房一一五～一一七頁

(174) 『病院の世紀の理論』一四一～一五三頁

(175) 加藤恭亮（一九五五）『東邦大学三十年史』東邦大学二一～二三頁

(176) 岩手医科大学（一九六八）『岩手医科大学四十年史』六五頁
(177) 当時、文部省は東北地方に医専は一校のみという方針を示しており、青森県立青森病院と山形県鶴岡市の荘内病院が医専設立に動いていたが、最終的に私立の岩手医専の設立が認可された。岩手医科大学（一九七八）『岩手医科大学五十年史』一〇二頁
(178) 久留米大学二十五周年記念会（一九五四）『久留米大学二十五年史』一二頁
(179) 大阪医科大学仁泉会五十年史編集委員会（一九八〇）『大阪医科大学仁泉会五十年史』一一頁
(180) 『岩手医科大学四十年史』七〇～七二頁
(181) 一九三二（昭和七）年四月二二日東京朝日新聞「私立医大等十校へ抜打ちの臨検調査 入学試験にからむ醜聞に 文部省が空前の英断」
(182) 一九三二（昭和七）年五月一二日東京朝日新聞「問題の医学校長 文部省に招致 慶應、帝国女子医専両校を除き 七項の通牒を発す」
(183) 一九三三（昭和八）年二月一五日東京朝日新聞「学生こそ迷惑！ 遂に国家試験 私立医専等にインチキの報ひ 期日と科目決る」、東京大学教育思潮研究会（一九三三）『教育思潮研究第七巻第三輯』二五四頁
(184) 東京朝日新聞一九三二（昭和七）年八月一八日「私立医大・医専等に補助 十ケ年継続事業」
(185) 農林水産省（一九八〇）『農林水産省百年史中巻』二〇四頁
(186) 『農林水産省百年史中巻』二〇五頁
(187) 欠食児童は、経済事情により十分食事が与えられていない児童のこと。学校教育においては昼食に弁当を持参できない子どもを指した。後に文部省は欠食児童給食資金をつくり救済に乗り出すが、その登録児童数は全国で二二万人を超えた。『農林水産省百年史中巻』二〇六頁
(188) 国民健康保険協会（一九四八）『国民健康保険小史』一〇頁
(189) 青森県厚生農業協同組合連合会（一九五八）『組合病院史』二二頁
(190) 内外時報第一巻第一〇号
(191) 一九三二（昭和七）年八月の地方衛生技術官会議での報告。阿部克己ほか編（一九八三）『続公衆衛生の発達』日本公

衆衛生協会一五二～一五三頁
(192) 岐阜県編（一九六七）『岐阜県史通史編近代上』一、〇六九～一、〇七〇頁
(193) 蓮田　茂（一九六〇）『国民健康保険』日本医師会四二頁
(194) 『保健政策と産業組合』三笠書房一二三頁
(195) 『国民健康保険史』四九～五〇頁
(196) 『医制百年史』一八九頁
(197) 『医制百年史』一八九頁、『厚生省五十年史』四三四頁、『保健政策と産業組合』一二五頁、『続公衆衛生の発達』二六六頁
(198) 埼玉県行政史編さん室（一九八七）『埼玉県行政史第三巻』三〇七～三〇八頁
(199) 全国厚生農業協同組合連合会（一九六八）『日本農民医療運動史前編通史』保険研究所九四～一〇〇頁
(200) 『保健政策と産業組合』一四九～一五六頁
(201) 『保健政策と産業組合』一五七～一五八頁
(202) 『組合病院史』二〇～二一頁、『日本農民医療運動史前編通史』一〇五～一〇六頁
(203) 『組合病院史』二九～三〇頁、『日本農民医療運動史前編通史』一〇六～一一四頁
(204) 一九三〇（昭和五）年に、有限責任利用組合厚生病院として開設
(205) 『組合病院史』八八～九一頁
(206) 『組合病院史』六四～七〇頁
(207) 農山漁村経済更生運動は、農林省の進めた農村の「自力更生」による難局の打破を目的とした運動。
(208) 『日本農民医療運動史前編通史』二二一～二二四頁
(209) 『日本農民医療運動史前編通史』二九三頁
(210) 『日本農民医療運動史前編通史』一三九～一四二頁
(211) 『日本農民医療運動史前編通史』一四三～一四四頁
(212) 『日本農民医療運動史前編通史』一四三～一四九頁

(213)『日本農民医療運動史前編通史』一四八〜一五三頁

(214)佐藤公一の足跡については、佐々木公男(一九八七)『回想の人・佐藤公一翁』岩手県農業協同組合中央会、佐藤公一先生遺徳顕彰会編(一九七一)『佐藤公一　伝記と追想』など。

(215)岩手県医療局(一九九〇)『岩手県立病院等事業四十周年記念誌』ぎょうせい三七〜三八頁

(216)『日本農民医療運動史前編通史』二三九頁

(217)『日本農民医療運動史前編通史』一六七〜一六八頁

(218)『日本農民医療運動史前編通史』一七六〜一七八頁

(219)公立陶生病院(一九八七)『公立陶生病院五〇周年記念誌』三四〜三五頁

(220)その一方、県では消費組合を中心とする大衆運動に対して、特殊な監視活動や書類の詮索を行うなどの動きがあったという。

(221)『日本農民医療運動史前編通史』一五九〜一六一頁

(222)『保健政策と産業組合』一六七〜一六九頁

(223)『保健政策と産業組合』一二六頁

(224)岩手県医療局(一九八一)『岩手県立病院三十年の歩み』二三三〜二四三頁

(225)『日本農民医療運動史前編通史』二〇七〜二〇八頁は、医療利用組合運動が発展した要因として、監督官庁である農林省の姿勢のほか、東北帝大、京都帝大、名古屋医大、慶應義塾大などの医局の協力を受けることができたこと。慶應義塾大が医療利用組合運動に関わることになった契機として、同大出身の武見太郎(後の日本医師会会長)が農林省共済会診療所に勤務していたことを指摘する。なお、三輪和雄(一九九〇)『猛医の時代　武見太郎の生涯』七七〜七八頁も、武見が医療利用組合運動に積極的に関わったことを記述している。

(226)市川喜崇(二〇一二)『日本の中央—地方関係』法律文化社八六〜八八頁

(227)『国民健康保険小史』二二九〜二四九頁。定礼については、井上隆三郎(一九七九)『筑前宗像の定礼—健保の源流』が詳しい。

(228)『日本農民医療運動史前編通史』二九九〜三〇〇頁

(229)『日本農民医療運動史前編通史』三〇三頁
(230)『国民健康保険小史』七頁
(231)全国国民健康保険団体中央会（一九五八）『国民健康保険二十年史』一三〇頁、『日本医療保険制度史増補改訂版』七二頁
(232)『国民健康保険小史』二五三頁
(233)『保健政策と産業組合』二〇二～二二二頁
(234)『現代日本医療史』四二一～四二二頁
(235)『厚生省五十年史』三六一頁
(236)『日本農民医療運動史前編通史』三三一頁
(237)厚生省二〇年史編集委員会編『厚生省二十年史』一一七頁
(238)島崎謙治（二〇一一）『日本の医療　制度と政策』東京大学出版会二一六～二二三頁
(239)埼玉県国民健康保険団体連合会（一九五四）『埼玉県国民健康保険史』四～五五頁は、全国の国民健康保険組合の認可第一号である越ヶ谷順正会国民健康保険組合の設立時における組合関係者と埼玉県医師会・南埼玉郡医師会との対立を記述している。越ヶ谷順正会は、国民健康保険のテストケースとして全国一一カ所に設立された国民健康保険制度類似組合の一つ。模範的な組合として全国的にも有名であった。診療の一点単価一五銭を主張する越ヶ谷順正会組合と二〇銭を主張する県・郡医師会の対立は全国に報道されて注目を集めた。医師会も適切な医療を行うには適切な報酬が必要という立場を曲げず、交渉は熾烈を極めた。結局、越ヶ谷順正会組合の主張が通り、仮契約が結ばれ、一九三八（昭和一三）年九月に組合は認可された。
(240)『埼玉県国民健康保険史』四一二頁
(241)『医制百年史』二六八～二六九頁
(242)『厚生省五十年史』三四一～三四三頁、『現代日本医療史』四二六～四三一頁
(243)『医制百年史』二七〇頁
(244)『厚生省五十年史』四四一～四四二頁、『続公衆衛生の発達』三三七～三四一頁。移管の項目は示されたが、具体的な

移管については地方の実情に委ねられた。
(245)『医制百年史』二八八〜二九一頁、『続公衆衛生の発達』三三七〜三四一頁
(246)『続公衆衛生の発達』三四二〜三四三頁
(247)一九三七(昭和一二)年の時点で、医師の約七〇%が自ら医療施設の経営に当たり、一般病院の九六%、診療所の九五%は医師の開設するものであった。『厚生省五十年史』三五〇頁
(248)『厚生省五十年史』三五一頁は、当時の世論は国策遂行のため、医師がその程度の犠牲を払うのはやむを得ないとして、医師会の主張に同情的ではなかったと伝えている。
(249)石川県の場合、石川県庁内に日本医療団石川県支部本部が設置された。一般体系の都道府県総合病院として石川県支部中央病院、地方病院として、江沼病院(大聖寺町、現加賀市)、小馬出病院(小松市)、片山津病院(片山津町、現加賀市)、新堅病院(金沢市)、羽咋《はくい》病院(羽咋町、現羽咋市)、三島病院(七尾市)、飯田病院(飯田町、現珠洲《すず》市)、輪島病院(輪島町、現輪島市)など九病院、特別体系の診療所は一四カ所を数えた。これらの医療機関の日本医療団への帰属は、新設または買収によった。医師は日本医療団所属の医師となり、身分は官吏(公務員)であった。石川県立中央病院三十五年史編集委員会編(一九八四)『石川県立中央病院三十五年史』三六〜三七頁
(250)『医制百年史』三一一〜三一三頁
(251)日本医療団(一九七七)『日本医療団』一〇六、一七一〜一八三頁
(252)『医制百年史』二九五頁
(253)『内務省史第三巻』二六六〜二六七頁
(254)『内務省史第三巻』二六九〜二七一頁
(255)『内務省史第三巻』二七一〜二七九頁
(256)戦時期における地方の事務については国との関係を含めて、市川喜崇『日本の中央―地方関係』七九〜一三五頁が詳しい。
(257)国民健康保険が医療を提供することを目的としていたため、国民健康保険法施行当初から、直営診療施設が設置されることは考慮されていた。一九三八(昭和一三)年七月四日付けの地方長官あて保険院社会保険局長名の「国民健康

(258) 保険ノ診療組織ニ関スル件」の第三項では「組合ガ自ラ診療機関ヲ経営スルハ組合ノ地区内ニ診療機関ノ整備シ居ラザル場合等特別ノ事由アルトキ」として、消極的ではあるが直営の診療機関の設置を認めていた。『埼玉県国民健康保険史』四七二頁

(259) 『埼玉県国民健康保険史』六三～六四頁

(260) 『日本農民医療運動史前編通史』四二七～四三〇頁

(261) 『日本農民医療運動史前編通史』四三二頁

(262) 『保健婦の歴史』八四頁

(263) 『厚生省五十年史』四三〇～四三二頁

(264) 『国民健康保険小史』三三頁

(265) 『日本農民医療運動史前編通史』三八二頁

(266) 『日本農民医療運動史前編通史』三八三頁

(267) 『日本農民医療運動史前編通史』三八三頁

(268) 大国美智子『保健婦の歴史』二〇五頁は、このような国策による保健婦の急激な養成は、大正時代に培われた独立した公衆衛生専門職としての保健婦の仕事を、より官僚的な性格の強いものにしてしまったと批判する。

(269) 『医制百年史』二九八頁、徳島大学医学部同窓会大学史編集委員会編（一九八六）『徳島大学医学部史一―徳島医学専門学校』七六～七九頁

(270) 『東京大学医学部百年史』一九九頁

(271) 国立国会図書館 http://rnavi.ndl.go.jp/politics/entry/bib00512.php

(272) 広島大学医学部五〇年史編纂委員会編（二〇〇〇）『広島大学医学部五〇年史通史編』一五～一六頁

弘前大学医学部三十年史編集委員会編（一九七六）『弘前大学医学部三十年史』二一～二二頁、群馬大学医学部五十年史編集委員会編（一九九三）『群馬大学医学部五十年史』三二三頁、『徳島大学医学部史一―徳島医学専門学校』八一～八五頁、『広島大学医学部五〇年史通史編』一七頁、信州大学医学部二五周年記念会（一九六九）『信州大学医学部二五年史』一一～一七頁

(273) 東京朝日新聞一九四二（昭和一七）年一二月一六日は「前橋に医専 長野高工も決る」という見出しで「新設官立医専および高工が明年四月から開校され、戦時日本の医学工学の中堅戦士を養成することになった」という記事を掲載している。

(274) 田所作太郎編（一九七五）『群馬大学医学部三〇年の歩み』三頁

(275) 『徳島大学医学部二五年史―徳島医学専門学校』八七〜九一頁

(276) 『信州大学医学部二五年史』は、官立松本医専の誘致の経緯について紹介している。一九四二（昭和一七）年七月に企画院（戦前期の内閣直属の物資動員・重要政策の企画立案機関）の調査官が松本市を訪問した。調査官は、企画院として一九四三（昭和一八）年度に医専を一〇校開校すること、開校には設備の整った病院があることが必要であり、充実した松本市立病院を抱える松本市はその有力な候補地となることを話した。松本市も官立医専の誘致活動を行うことになったという。

(277) 当時、斎藤干城元軍医中将が鳥取県米子市長となっており、米子医専の誘致を行った。鳥取県医師会（一九六四）『鳥取県医史』三一七〜三一八頁

(278) 羽田貴史（一九九九）『戦後大学改革』玉川大学出版会二一一〜二一三頁は、当時の企画院や文部省が大学・専門学校の地方分散を課題としていたことを指摘している。

(279) 福岡県立九州医学歯学専門学校は、私立の九州歯科医学専門学校を福岡県立に移管して、医学専門学校がつくられている。これは、新しく医学校を新設する場合は四年間の教育期間が必要であるが、歯科の卒業生を医学専門学校の三年に編入すれば二年後に医科の卒業生を出せることから、私立歯学専門学校の県立移管が考えられたという。九州歯科大学五十年史委員会編（一九六七）『九州歯科大學五拾年史』二九九〜三〇四頁

(280) 『医制百年史資料編』一二二〜一二六頁

(281) 東京朝日新聞一九四一（昭和一六）年三月六日「無医村に贈る〝公医〟給費制で医学生から公募」

(282) 東京朝日新聞一九四一年（昭和十六）五月二〇日「血書志願も飛出す医学徒の熱情〝公医〟定員を遥に突破／女子医専生の抱負」

(283) 東京朝日新聞一九四三（昭和十八）年四月六日「医術に生かす夫の心 軍国未亡人、医専へ集団入学」

(284) 岐阜県教育委員会編（二〇〇四）『岐阜県教育史通史編近代四』三〇四頁
(285) 創立四〇周年記念事業実行委員会編（一九八六）『名古屋市立大学医学部創立四〇周年記念誌』四〇～四一頁
(286) 公立大学協会（二〇〇〇）『地域とともにあゆむ公立大学 公立大学協会五〇年史』二四～三〇頁、四一～四三頁
(287) 高橋寛人（二〇〇九）『二〇世紀日本の公立大学』日本図書センター五八～五九頁は、当時の女性医師は、結婚のため診療を長く続ける者が少なかったため、多額の公費をかけることに対する批判もあったことを指摘する。
(288) 岐阜県では「県委託生」、高知県では「無医村委託生」とよばれた。
(289) 『岐阜県教育史通史編近代四』三〇五頁
(290) 『岐阜県教育史通史編近代四』三一三～三一四頁
(291) 岐阜市編（一九七八）『岐阜市史 史料編近代二』八五〇頁
(292) 高知女子大学三十年史編集委員会編（一九七七）『高知女子大学三十年史』二～三頁
(293) 神戸医科大学史編纂委員会編（一九六八）『神戸医科大学史』三二頁
(294) 和歌山県立医科大学四〇年史編集委員会編（一九八八）『和歌山県立医科大学四十年の歩み』七頁、募金計画名簿では、団体では住友金属和歌山製鉄所が一〇〇万円、個人では和歌山出身の松下幸之助の一〇万円の寄付が予定されていた。同一七～二〇頁
(295) 福島県立医科大学編（一九八八）『福島県立医科大学史』三八～四〇頁
(296) 福島県立女子医専は公立福島病院、横浜市立医専は横浜市十全医院、山梨県立医専・女子医専は山梨県病院、名古屋市立女子医専は名古屋市民病院、岐阜県立女子医専は岐阜県病院、三重県立医専は津市民病院、大阪市立医専は市立南市民病院、和歌山県立医専は和歌山市民病院、兵庫県立医専は県立神戸病院、広島県立医専は県立広島病院（原爆の被災と共に医専は呉に移転し県立広島病院との関係はなくなる）、鹿児島県立医専は県立鹿児島病院を附属病院としている。
(297) 大阪市立大学医学部開設二〇周年記念事業会編（一九六五）『大阪市立大学医学部二〇年記念史』三～四頁、秋田大学医学部創設十周年記念会（一九八〇）『秋田大学医学部創設十周年記念誌』二九頁
(298) 『市立岡谷病院病院史』一九八頁

(299) 永田正夫編（一九七〇）『日本大学医学部四〇年史』九四～九八頁、市立岡谷病院『市立岡谷病院病院史』一九八～二一三頁

(300) 鶴岡市の受け入れのきっかけは、鶴岡市内で開業する医師の子息が日本医大に在学していたことであった。山口壽（二〇〇六）『鶴岡市立荘内病院史』五四頁

(301) 学部四年生は病院実習のため東京に残留した。

(302) 『日本医科大学八〇周年記念誌』八一～八四、四四一～四四五頁、『鶴岡市立荘内病院史』六二頁

(303) 『鶴岡市立荘内病院史』六七頁

(304) 『鶴岡市立荘内病院史』五四頁

(305) 日本医科大学の荘内病院からの撤退については、鶴岡市と病院の間に多少のトラブルが生じている。そもそも病院の貸与期間は一九四八（昭和二三）年六月末であったが、一九四七（昭和二二）年九月の市議会で一部の議員から荘内病院の直営化の動議が出され、一六対七で可決する。議会の議決に対して、住民からは日本医科大の存続運動が起き、市を二分する論争となる。結局、日本医科大学のスタッフは、それまで病院のなかった酒田市に新設される「公立酒田総合病院（現日本海総合病院酒田医療センター）」に移ることとなる。『鶴岡市立荘内病院史』六一～六三頁

(306) 例えば、慶應義塾大学医学部は山形県大石田町に、東京慈恵会医科大学は栃木県益子町、群馬県鬼石町（現藤岡市）、埼玉県所沢町（現所沢市）、金屋村（現本庄市）、影森村（現秩父市）に学生を疎開させている。『慶應義塾大学医学部六十周年記念誌』五六頁、『東京慈恵会医科大学百年史』三一八頁

(307) 長崎医科大学の基礎キャンパスでの死傷率は九五％以上に達した。『長崎大学医学部創立一五〇周年記念誌』一五一～一五五頁

(308) 『徳島大学医学部史―徳島医学専門学校』一二〇～一二二頁

(309) 『弘前大学医学部三十年史』三一～四六頁

(310) 一九四七（昭和二二）年に起きた東大との合併問題については、一九二八（昭和三）年の東京高等歯科医学校時代からの由来、医学科設置の真の意味、合併後の歯学教育の不利などを理由に合併を拒否することになる。東京医科歯科大学創立五〇年記念誌編集委員会編（一九七八）『東京医科歯科大学創立五十年記念誌』一九～二四頁

(311) 開学十周年記念事業実行委員会記念誌編集委員会編（一九八九）『山梨医科大学開学十周年記念誌』三四四頁、三重大学開学五〇周年記念誌刊行専門委員会編（一九九五）『三重大学五十年史』九四頁、『和歌山県立医科大学四十年の歩み』二二～二六頁、『高知女子大学三十年史』一四頁

(312) 医療を行っていた附属医院（県立広島病院）は、原爆により焼失し、前夜から宿直をしていた医師・看護婦や職員約五〇名が死亡している。広島大学医学部五〇年史編纂委員会（二〇〇〇）『広島大学医学部五〇年史通史編』三八～四四頁

第三章

戦後の復興と医療再建の時代
（昭和戦後復興期）

一　第二次世界大戦の敗戦とＧＨＱによる改革

Ⅰ　日本国憲法・地方自治法の制定と旧内務省の解体

一九四五（昭和二〇）年八月一五日、わが国に大きな犠牲をもたらした第二次世界大戦はポツダム宣言の受諾により終結する。敗戦により、わが国は連合国最高司令官総司令部（ＧＨＱ）の施政下に置かれる。ＧＨＱは次々と指令を発して、わが国の非軍国化とその徹底のための民主化政策を推し進める。一九四六（昭和二一）年一一月には、ＧＨＱ民政局（GS：Government Section）の関与の中で日本国憲法が公布される。日本国憲法は、国民主権、平和主義、基本的人権の尊重を三大原理とするとともに、第二五条一項で「すべて国民は、健康で文化的な最低限度の生活を営む権利を有する」、同二項で「国は、すべての生活部面について、社会福祉、社会保障及び公衆衛生の向上及び増進に努めなければならない」と生存権の保障と国の社会的使命を明記した。

地方自治制度も大きな改革が行われ、日本国憲法の第八章に「地方自治」の項目が創設される。天皇の官制大権による東京都制、道府県制、市制、町村制は廃止され、一九四七（昭和二二）年五月三日の日本国憲法の施行に併せて地方自治法が制定される。(1)政府の地方行政機関として国政事務の執行と市町村の監督に当たった都道府県は、国から独立した自治体となる。官吏として内務省の人事によって派遣されていた都道府県知事は、住民の選挙による公吏として選ばれるようになる。(2)さらに、ＧＨＱ民政局は、一九四七（昭和二二）年一二月三一日をもって内務省を解体する。(3)

Ⅱ　ＰＨＷによる厚生行政の機構改革

ＧＨＱ民政局が旧内務省の解体などわが国の民主化政策を進める中で、保健衛生・福祉行政分野は専門部の一つである公衆衛生福祉局（PHW：Public Health and Welfare Section）の局長で医師のＣ・Ｆ・サムスの指導を受けることになる。(4)終戦直後、衣食住の極端な欠乏、衛生状況が悪化する中で、医薬品や医療施設・従事者は不足していた。その一方、引き揚げや復員により様々な伝染病が海外から侵入し、国内で蔓延《まんえん》することとなった。(5)ＰＨＷは一九四五（昭和二〇）年九月二二日「公衆衛生対策ニ関スル件」(SCAPIN48)と題する覚書を発し、疾病の蔓延状況、医師そのほか公衆衛生関係者の状況、病院そのほか衛生施設および資材の状況、従来の公衆衛生法規の適否などについて調査することや伝染病週報および防疫対策の即時実施などを求める。(6)ＰＨＷの公衆衛生対策は、当初連合国兵士の健康の維持に関心があったが、その後、積極的な公衆衛生政策を推進することになる。『厚生省五十年史』は「ＧＨＱが推進した政策はわが国の全体的な公衆衛生の水準を迅速に向上させることとなった。そのやり方は、旧来のわが国の行政手法よりもいっそう権力的、徹底的である一方、合理的、効率的であり、結果的にはわが国の公衆衛生行政の科学性を高める契機になった」と記述する。(7)

さらに、ＰＨＷは保健医療行政を推進するため、一九四六（昭和二一）年五月「日本政府ノ保健及ビ厚生行政機構改正ニ関スル件」（SCAPIN945）の覚書を発し、機構改革を指示する。これを受け、政府は同年一一月、厚生省衛生局に代えて公衆保健局、医務局、予防局の衛生三局を設置し、局長に医師の衛生技官を置いた。また、地方においては、一九四六（昭和二一）年北海道庁官制、地方官制の改正により、一四都道府県に衛生部と民生部が設置される。一九四七（昭和二二）年の地方自治法の改正に際し、道府県の民生部と衛生部が必置となり、一九四八（昭和二三）年にはすべての都道府県に衛生部の設置をみることになった。(8)また、一九四七（昭和二二）年四月には、警察部に残っていた食品衛生や急性伝染病などの業務が衛生行政部門に移管され、一九四七（昭和二二）年九月には、保健所を公衆衛生の第一線機関として位置づけた「新保健所法」が成立する。保健所は、従来の疾病予防、保健指導だけでなく、医事、薬事、食品衛生、環境衛生の業務、上下水道、医療社会事業、住宅衛生、清掃事業に関する指導事業を行うこととなった。保健所の数は全国に六七五カ所、定員一万八、八五七名となり、公衆衛生監視員約五、〇〇〇人を含めて、戦前に比べ三倍近い人員となって発足する。その結果、衛生行政は厚生省―都道府県衛生部―保健所という一貫した組織が確立される。(9)

Ⅲ　ＰＨＷと厚生省の強い結びつき（集権型改革の推進）

当時のＰＨＷと厚生省の関係はどのようなものであったのか。市川喜崇『日本の中央―地方関係』は、保健衛生・社会福祉行政におけるＰＨＷと厚生省の連携の強さを指摘する。(10) 戦前の戦争遂行のための健兵健民政策という目的を除けば、国民の健康と福祉を充実させるという厚生省の政策は、占領下でＰＨＷが進めようとする保健衛生・社会福祉政策と方向性は同じであった。ＰＨＷの意向を受けて、厚生省は新たに衛生・社会福祉行政を展開する。ＰＨＷ、厚生省の衛生・社会福祉行政推進の根拠となったのが、地方自治法で規定された「機関委任事務」である。(11) 地方自治法は、地方自治体の事務について「公共事務（固有事務）」「団体委任事務」「行政事務」のほか、(12) 自治体の首長（都道府県知事、市町村長）などが法令等に基づいて国から委任され、国の機関として事務を処理する「機関委任事務」を定めた。戦前の「機関委任事務」の概念は、国の事務を市町村の執行機関に行わせるための法制度であったが、国の総合的出先機関（普通地方行政官庁）であった都道府県の独立により、市町村に加えて都道府県に国の事務を行わせるための法制度として使われる。

衛生・社会福祉行政の分野において機関委任事務は、公衆衛生、生活保護、児童福祉、障害者福祉など数多くの分野で展開される。医療分野に関しても一九四八（昭和二三）年に制定される「医療法」や「医師法」において、医療法人の認可や医療機関への立入検査など、多くの事務が機関委任事務として都道府県知事が国の機関として事務を行うこととなった。機関委任事務を裏づけるものとして、主務大臣の指揮監督権[13]や職務執行命令訴訟による首長の解職規定[14]、それぞれの機関委任事務に対する国庫補助負担金の定率・定額の負担、保健所や福祉事務所、児童相談所などの設置義務、医師や保健師、社会福祉主事、児童福祉士などの配置義務などが定められた。旧内務省の解体や都道府県の独立、自治体警察の創設など分権的政策が進む中で、衛生・社会福祉政策は、ＰＨＷ・厚生省の連携による集権的な政策が進められた[15]。都道府県や市町村に衛生・社会福祉行政についての知識や事務能力が不足しており、権限を与えても十分な政策展開が期待できなかった状況にあり、ＰＨＷ・厚生省の集権的な政策推進は合理的なものであったと考える。

Ⅳ　ＰＨＷ・厚生省の医療改革

わが国の医療機能は、戦争により壊滅的な打撃を受けた。例えば、戦前の東京都の医療施設数は病院五一一施設、診療所五、六九〇施設に達していたが、病院については五〇％に当たる二五七施設、診療所については七五％に当たる四、二五一施設を失っていた。残っていた施設も戦災を受けており、資材の不足は復興の支障となった。薬や医療器材も不足しており、衛生状態の悪化による患者の急増に十分対応できない状況にあった[16]。このような状況の中、ＰＨＷはアメリカを模範とした医療制度の改革を目指す。まず、ＰＨＷは日本の病院の現場を視察し、戦時中の医学専門学校の急設、医学教育短縮などの措置により生じていた医療の水準の低さを問題とする。[17][18]一九四六（昭和二一）年二月、ＰＷＨ内に、医学教育改革のための「医学教育審議会」が設置される。メンバーは、ＰＨＷのスタッフのほか、慶應義塾大、慈恵会医大、東京帝大、大阪帝大の教授がメンバーとなり、厚生省、文部省、日本医師会の関係者がオブザーバーで参加した。[19]医学教育審議会は、医師国家試験の導入（それまでは医科大学および文部大臣の指定を受けた官公私立医専を卒業すれば無試験で医師免許がとれた）や実地修練《しゅうれん》制度（いわゆるインターン制度、医学生が学校卒業後に一年の医療現場での実習を義務づけ、その後、医師国家試験を受ける制度）の導入、七年制教育による新しい医師教育システムの確立（最終的には文部省との調整の結果、六年制教育が採用される）、戦時中に多数つくられた医学専門学校の処理などについて議論を行い、改革案を提案した。[20]医師国家試験と実地修練制度に関しては、一九四六（昭和二一）年八月、国民医療法施行令の一部改正により導入が行われる。[21]

さらにＰＨＷの意向を受けて、一九四八（昭和二三）年には国民医療法が全面改正され「医師法」が制定される。また同年には「医療法」も制定され、病院に重点を置いた大きな制度改革が行われる。病院は、傷病者が科学的でかつ適正な診療を受けることができる便宜を与えることを主な使命として組織、運営されるべきという考えから、病院の病床基準をそれまでの一〇床から二〇床に引き上げ、人員や施設基準の規定が整備された。また、病床一〇〇床以上で、内科、外科、産婦人科、眼科、耳鼻咽喉科を含み、かつ検査施設など所定の施設を満たすものを、都道府県知事の承認を得て「総合病院」と称することができる規定が設けられた。総合病院は、実地修練病院として、医療内容の向上、医療関係者の資質の向上に寄与せしめるとともに、第一級の模範的病院として一般病院の内容の向上に資することを期待して設けられた。さらに、後述の「公的医療機関」の制度も設けられる。(22)

V　医学専門学校の整理

終戦時点での国内の医学校および医学生数は、帝国大学医学部七校と国公立医科大学六校（学生数六、一二〇人）、私立医科大学四校（同二、三二〇人）のほか、医学専門学校（医専）が国立二〇校（同八、四八五人）、公立一九校（同四、五七六人）、私立一二校（同六、七二〇人）の五一校に及び、総医学校数六九校、学生数二八、二二一人、入学定員は一万五五三人に達した。(23) 二〇一一（平成二三）年の医学部入学定員が国公私立七九校で八、九二三人であることから、戦時中の医学校の定員がいかに多いかがわかる。

ＰＨＷは、戦時中に設立された医専について、その教育水準の低さを問題として大幅な削減を企図する。(24) 医学教育機関を所管する文部省も、戦時中の医専の設置は陸軍省からの押しつけであり、軍医を増やすため大量に設置されていた医専を整理することを考えていた。(25) 一九四五（昭和二〇）年一一月、文部省は「専門学校整備要綱」を発表、「医学、工業等ノ理科系学校ハ戦前（昭和一六年度）ノ定員ニ復元スルヲ目的トシテ之《これ》ガ縮減ヲナス」方針を明らかにする。具体的には、一三の官立医科大学附属医専、三つの私立医科大学附属医専について、一九四六（昭和二一）年度の募集を停止し、現在の学生が卒業しだい廃止すること。官公私医専の定員を縮減すること。医専の新設拡張は当分の間認めないことが示された。(26)

一九四六（昭和二一）年五月六日、ＰＨＷのモールトン少佐は「日本に於《お》ける医学教育改善案」という記者会見を行い、医専の統廃合についての方針を示す(27)。方針において、医学生の教育について「患者の病床及び外来診療室に於《お》いて実際的に教育すると云《い》ふ事を重視します。純粋な講義形式を持つ講義はその数を減じられます。将来の医学校は収容能力に応じ各級最大四〇名又は八〇名に限定し、是《こ》れ以上は許され」ないことを示した。同時に「総《あら》ゆる医学校を強制的に大学の水準に高めるか、或《あるい》は閉鎖する事になる為《ため》めに綜《そう》合大学形式のＡ級学校と、専門学校形式のＢ級学校との差別は直ちに解消」するため、Ｂ級の専門学校を廃止することを示した。一九四七（昭和二二）年三月「医学教育刷新改善要領」が閣議決定され、医学教育は一九五一（昭和二六）年度以降はすべて大学教育に統一すること、医専について大学昇格の可能性を調査・判定することが決定される(28)。一九四七（昭和二二）年三月二九日、文部省は視学《しがく》委員の審査(29)を行ったうえで、医学専門学校校長会議で医専処分案を公表する。医専五一校のうち、Ｂ級に判断された学校は官立長崎医大附属医専(30)、福岡(31)・山梨の両県立医専、高知・山梨・秋田の三県立女子医専、官立徳島医専の三年生・四年生(32)であった。廃止された医専は、戦争中の空襲における被災（山梨(33)・山梨女子、高知女子(34)）や戦後の火災などにより十分な医学教育施設を整えることができなかった（秋田女子(35)）ところが多く、不運な面が大きかった。これらの医専は一九四七（昭和二二）年度中に廃止となった。Ｂ級医専の学生はＡ級医専への編入などにより救済された。また、長崎・徳島・山梨医専などでは、家庭的な事情など県外で学ぶことのできない学生のために文部省特別措置法により、臨時に高等学校（旧制）が設置された。Ａ級医専の多くが、旧制医大を経て新制医大に移行していく。官立医専は国立大学医学部に（青森→弘前

大学医学部、前橋→群馬大学医学部、松本→信州大学医学部、米子→鳥取大学医学部、徳島→徳島大学医学部）、公立医専は、道県市立医科大学（北海道女子→北海道立札幌医科大学、福島女子→福島県立医科大学、横浜→横浜市立大学医学部、名古屋女子→名古屋市立大学医学部、三重→三重県立大学医学部、岐阜女子→岐阜県立大学医学部、大阪→大阪市立医科大学〈後に大阪市立大学医学部〉、奈良→奈良県立医科大学、和歌山→和歌山県立医科大学、広島→広島県立医科大学、山口→山口県立医科大学、鹿児島→鹿児島県立大学医学部）となった。なお、兵庫県立医専は、医専処分の前の一九四六（昭和二一）年四月に旧制兵庫県立医科大学に昇格、一九五二（昭和二七）年に新制兵庫県立神戸医科大学になっている。後に三重、岐阜、兵庫、広島、山口、鹿児島の県立医科大学は、国立大学への移管が行われている。

Ⅵ　公的医療機関中心の医療

戦災により多数の医療施設が消失し、戦災を免れた医療施設もインフレーションの進行や設備の荒廃により医療供給能力は大幅に低下しており、どのように医療提供体制を再建していくかが課題となった。(36) 政府は、一九四七（昭和二二）年二月の日本医療団解散の方針を受けて、新たに設置された「医療制度審議会」に対し「日本医療団解散後における同団の一般医療施設の処理方針」と「医療機関の整備改善方策」の二つの事項を諮問し、同年六月、審議会は日本医療団の一般医療施設について、原則として都道府県または大都市に移管すべき旨の答申を行った。(37)

さらに、一九四八（昭和二三）年五月、審議会は「医療機関の整備改善に関する答申」を行い、戦災により相当多数の医療機関が損耗《そんもう》をきたしていていること。医療機関の分布について全国的に相当数の無医地区があること。新憲法第二五条の生存権の趣旨に鑑みても、現状を放置することは許されないことを指摘。「公的医療機関」をすみやかに設置すること。公的医療機関の経営の主体は、将来原則として都道府県等地方自治体たらしめること。特に戦災による医療機関の損耗の著しい地域については一定規模の総合病院を、無医地区には診療所を公共団体をして早急に建設せしめるよう助成すること。いわゆる開業医制度は、その長所を助長し欠陥を補正して公的医療機関の及ばない場合およびこれを必要としない対象に対する医療機関として存置することなどを答申している。(38)

答申を踏まえ、一九四八（昭和二三）年七月に制定された「医療法」では「公的医療機関」の規定が盛り込まれた。公的医療機関は、地方自治体の開設するものと厚生大臣の別に定めるものの開設する病院および診療所をいうと規定された。公的医療機関の指定にあたって厚生省は「公的医療機関の九原則」を示した。九原則は、一九四八（昭和二三）年五月の医療制度審議会の「医療機関の整備改善に関する答申」の公的医療機関の八要件をもとに(39)、平等・適正な医療の提供、患者の医療費負担の軽減、社会保険制度との連携、予防医療の推進などを求めている。

〈公的医療機関の九原則(40)〉

１．普遍的且つ平等に利用し得るものであること。

2. 常に適正な医療の実行が期待しうること。
3. 医療費負担の軽減を期待しうること。
4. その経営主体は当該医療機関の経営が経済的変動によって左右されないような財政的基礎を有し、且つ今後必要に応じ公的医療機関を整備しうる能力（特に財政的な能力）を有するものであること。
5. 当該医療機関の経営により生ずる利益をその医療機関の内容の改善のための用途以外に使用しないような経営主体であること。
6. 社会保険制度と密接に連携協力し得ること。
7. 医療と保健予防の一体的運営によって経営上、矛盾を来さないような経営主体であること。
8. 人事行務等に関し、他の公的医療機関と連携、交流が可能であること。
9. 地方事情と遊離しないこと。

そのうえで、医療法は公的医療機関の設置に要する費用に対して国庫補助をなし得ること。厚生大臣は医療普及のため公的医療機関の設置命令を出し得ること。厚生大臣または都道府県知事は、公的医療機関に対し、その建物、設備および器械器具を勤務外の医師または歯科医師に利用させること。実地修練病院としての条件を整備することを命じ、そのほか公的医療機関の運営に関して必要なる指示をなし得ることを定めた。[41] 厚生省は、公的病院として、一九五一（昭和二六）年に日本赤十字社、社会福祉法人恩賜財団済生会、厚生（医療）農業協同組合連合会、国民健康保険団体連合会を、一九五六（昭和三一）年に北海道社会事業協会を指定している。

一九五〇（昭和二五）年には、「医療機関整備中央審議会」が全国的な医療機関の体系化を図ることを骨子とする「医療機関整備計画」を決定する。計画は、病院、診療所の整備に関し具体的な目標数を示している。一般診療所は、いかなる地域においても人口二、〇〇〇人の診療圏に少なくとも一診療所を配置することを目標とし、基準に達しない三、五〇〇地域（うち無医村一、三〇〇）の整備を図ることとした。病院は病床の整備目標をその種類ごとに定め、都道府県ごとに中央病院、地方病院、地区病院を配置する。(42)配置に当たっては、都道府県立病院を中心とする公的医療機関を中核として考慮するとされた。一般病院の増床分七六、一〇〇床は「都市に偏在《へんざい》しているから今後の増設計画は地方に普及することを目標」とし、病床の配分を人口一万当たり大都市四〇床、そのほかの都市三〇床、地区においては一五床を目標とする。公的医療機関たる診療所は公的医療機関たる病院の出先機関として設置するとともに、伝染病院は公的医療機関たる地区病院に付置することが原則とされた。(43)この計画は、一九五〇（昭和二五）年の社会保障制度審議会の勧告にも概ねそのまま取り入れられた。(44)

しかし、一般病院については、必ずしも意に任せる整備状況ではなかったため、戦後における国民経済の窮状を踏まえて、重点を明らかにして漸進《ぜんしん》的にその整備を図ることとし、第一段階として病院網の中核となる病院を整備する構想のもとで、一九五一（昭和二六）年八月、医療審議会が「基幹病院整備計画要綱」を決定する。計画では各都道府県に一カ所最高水準の能力を有するＡ級病院たる中央病院を、都道府県の枢要《すうよう》の地にそれぞれ一カ所のＢ級病院たる地方病院を、各保健所地域の中心地に一カ所のＣ級病院たる地区病院を整備することとされた。[45]

戦後直後の医療機関の再建は、都道府県立病院など公的医療機関が中心となり、開業医などの私的医療機関が補完を行うという考えをとっている。PHWは日本の医療の質を高めるために各都道府県にモデル病院を設置することを目指した。[46] PHW・厚生省―都道府県衛生部―保健所という一貫した組織が確立している中で、PHWが意向を反映しやすい都道府県立病院を医療改革の中心としたことは合理的な選択であった。さらに言えば、厚生省にとっても戦前の医薬制度調査会の「医療制度改善方策」の第一の「医療の普及」で示される医療機関の計画的配置（「地方診療所ノ上級機関トシテ道府県内ノ必要ナル地ニ道府県立綜合《そうごう》病院ヲ設置スルコト」「医療機関無キ地域ニ対シ実情ニ応ジ道府県立ノ地方診療所又ハ出張診療所ヲ設置スルコト」）の考えの延長に立った政策であった。

医療機関整備計画に基づき、国は財源の裏づけとして公立病院整備補助金を自治体に交付して整備に努めた。補助金は、一九五五（昭和三〇）年度に公的医療機関整備費補助金としてほかの公的医療機関に拡大される。[47] 一九五六（昭和三一）年には無医地区の出張診療所にも助成される。さらに、国庫補助と並び、自治体立、日赤、済生会などの公的医療機関にとって画期的な意味を有したのが年金積立金を原資とする長期低利の還元融資が相当潤沢に行われたことである。これらの財政的な支援により公的医療機関の整備は進んだが、それは主に病院の規模の拡大に使われ、都道府県の病院数自体はあまり増加しなかった。[48][49] 日本医療団の病院の受け入れを行った後の一九五一（昭和二六）年の都道府県立の一般病院の数が一五七で[50]あったのが、一九五三（昭和二八）年は一七二、一九五五（昭和三〇）年は一九〇、一九五七（昭和三二）年は一九六と三九病院が増えたのみである（そのうち後述の国立病院の移管が一〇病院あった）[51]。財政危機に都道府県が直面する中で、地域の拠点となる病院を新たに新設するほどの財政的な余裕がなかったのが原因と考えられる。

その一方、実際の病院の設置は、都道府県立病院だけでなく、国民健康保険の再建に伴う市町村立の病院・診療所や陸海軍病院が移行した厚生省所管の国立病院、同じ厚生省所管の社会保険病院、赤十字、済生会、厚生連などの公的病院、さらには民間の医療法人が独自に病院の設置を行うこととなり、医療機関の計画的な整備とはほど遠いものとなった[52]。

二　国民健康保険制度の再建

Ⅰ　存続の危機を迎える国民健康保険

戦後、国民健康保険制度は存続の危機を迎える。急激なインフレの中で医療費は、闇《やみ》価格並の保険外による診療報酬が慣行化し、保険による診療報酬とは比較にならないほどの差を生じることになった。このため多くの医師は生きていくためにも保険による診療を歓迎せず、国保に加入している者でも医療を受けるにあたって国保ではなく、保険外の一般患者として受診をする傾向が生じた。その結果、「使えない国保」ということで国保加入者が保険料を納めず、国保組合は滞納が急増することになり、資金不足からただでも低いとみられていた医師への診療報酬の支払いが滞り、さらに医師の国保への不信が生じるという悪循環を生むことになった。(53) 国民健康保険が国の健兵健民政策という形で進められたことから、終戦により、国民健康保険法それ自体が消滅すると考え、事業を休止する「休眠組合」も続出した。(54)

国民健康保険制度の危機に対し、一九四六（昭和二一）年五月、厚生省は愛知県宝飯《ほい》郡三谷《みや》町（現在の蒲郡《がまごおり》市）と佐賀県武雄《たけお》町（現在の武雄市）で、全国国民健康保険団体連合会事務打合会を開催する。全国の国保担当者が集まり、国庫補助金の増額交付を求めることなどがまとまった。補助予算の増額について、全国の「国保マニア」とよばれた国保の支援者が、交通や食事事情が悪い中で米や餅《もち》を持参して上京し、国会、大蔵省、厚生省、各政党などに連日陳情《ちんじょう》を行った。その結果、国庫補助金一億五千万円の増額が決まった。しかし、補助費の増額分が各組合に公布される頃は再度の一点単価の値上げになり、焼け石に水の状況となって国保制度の再建の決め手にはならなかった。この運動は後に「国民健康保険制度刷新連盟」となり、一九四八（昭和二三）年の「全国国民健康保険団体中央会」(55) の発足まで国保の推進団体として機能した。(56) ＧＨＱも国民健康保険の再建について関心をもち、一九四七（昭和二二）年六月一四日に、国民健康保険諸施策への補助金の大幅な増額、国保直診診療所・病院のために、厚生年金保険積立金より長期低利で借入金をすること（慎重な調査は必要）などを内容とする声明を出した。ＧＨＱの担当者は、しばしば刷新連盟の会合に出席しており、声明は刷新連盟の運動に対する援護射撃であったという。

一九四八（昭和二三）年も補助金が増額され五億六、四八〇万円となった。しかし、保険給付費に対する補助は財政当局の認めるところにはならなかった。[57]

一九四八年（昭和二三）年に国民健康保険法が改正になり、国民健康保険事業を原則として市町村が直接行うことになるほか、設立は任意であるが、市町村において設立された場合、住民は国民健康保険に加入しなければならない「強制加入主義」が採用され、組合員の範囲の拡大が図られた。[58] 一九五一（昭和二六）年には、地方税法が改正され、国民健康保険税（国民健康保険を行う市町村が、国民健康保険に要する費用に充てることを目的として、被保険者の属する世帯の世帯主に対し課する税金）が創設され、市町村の選択により課税できることとなった。[59]

その後も、療養給付費の増加に対して保険料収入が伸び悩む時期が続き、一九五一（昭和二六）年度末の国保財政の赤字が二六億円にのぼると推計されるなど、危機的な状況に追い込まれる。[60] 赤字解消のため、一九五二（昭和二七）年には国民健康保険再建整備資金貸付制度、国民健康保険奨励交付金制度が創設され、一九五三（昭和二八）年には、国保関係者が待望した療養給付費への二割相当額の補助（四一億円）が実現する。一九五五（昭和三〇）年には保険給付費への国庫補助が法定化された。[61] また、一九五三（昭和二八）年一〇月に制定された「町村合併促進法」を契機とする昭和の大合併は、国民健康保険にとっては保険規模の拡大と実施地域の拡大というプラスの効果を生んだ。一九五五年（昭和三〇）度末の国民健康保険者数は約三、一〇〇、被保険者は約二、九〇〇万人に達した。それでもどの医療保険にも加入していない国民は、東京二三区[62]、横浜、名古屋、京都、大阪、神戸の六大都市など都市部を中心に三千万人近くもおり、当時の総人口九千万人の三分の一にも達すると推計されていた。そのうち一千万人近くの低所得者層は、一度病気にかかると生活保護の受給者となる以外になかった[63]。

一九五六（昭和三一）年一月、鳩山一郎首相は国会の施政方針演説で「全国民を包含する総合的な医療保障を達成することを目標に計画を進めていく」という「国民皆保険構想」を政府の方針として明らかにする。同年七月に厚生省は五人の有識者による「医療保障委員会」を設置。医療保障委員は一九五七（昭和三二）年一月に、国民健康保険法を改正して一九六〇（昭和三五）年度までにすべての市町村が国民健康保険を実施する建前とすることを報告する[64]。報告を受け、政府は新国民健康保険法案を作成し、新国民健康保険法案は一九五八（昭和三三）年一二月一九日に国会の議決を受けて成立し、翌年一月一日から施行された。新国民健康保険法を受け、一九六一（昭和三六）年四月に横浜・名古屋・京都・大阪の各市において国民健康保険が実施され、鹿児島県の一町五村を除いて国民皆保険が達成された[65]。

Ⅱ　あいつぐ国民健康保険直営病院、診療所の設立

戦後の国民健康保険制度の再生を下支えしたものに国保直診（市町村立）病院、診療所の存在があった。前述のとおり、国民健康保険による診療報酬は安いため開業医に嫌われ、保険証はあっても医療はない状況となり、国保事業中止に追い込まれる地域が続出した。しかし、国保直診病院・施設を持つ組合は、被保険者みずから医療を提供できる強みから事業を休止することなく続けられ、国保事業崩壊の防波堤とし

て大きな役割を果たした。(66)

例えば、埼玉県川口市の場合、一九四五（昭和二〇）年四月に国保組合が事業を開始したが、数カ月後には敗戦という事態に遭遇する。地元医師会から、「診療報酬単価が低いことから、現在以上の協力は不可能である。組合側も自己診療機関を設けてその実態にあたってみてはどうか」という意見を受け、組合は病院設置を決意する。一九四七（昭和二二）年七月に、川口市民病院（現在の市立川口医療センター）が開設される。病床数は一〇二床、医師数二五名で、病院建設費の二分の一は国庫補助を受けた。病院の竣《しゅん》工《こう》式には、当時、現職の総理大臣だった片山哲《かたやまてつ》が出席して記念講演が行われた。木造建築ながら高度の医療機械を備えた施設や被保険者が自ら運営する病院であるという信頼から利用者は日ごとに増加し、川口市の国保事業に大きく貢献する。川口市はその後、第二市民病院や市内の無医・医師不足地区に五つの診療所を設立する。その結果、一九五三（昭和二八）年の川口市の国保の保険料徴収率は九七・九％に達する。(67)川口市の隣の蕨町（現在の蕨市）も、一九五〇（昭和二五）年に医師三名で町立国民健康保険直営診療所を開設。一九五二（昭和二七）年には医師八名、看護婦一〇名が勤務する国民健康保険直営町立病院（病床数三二床）となった（現在の蕨市立病院）。(68)

北海道国民健康保険四十年史編さん委員会『北海道国民健康保険史』も、「本道における国保の再建は、まず国保直営診療施設の設置から始められたのである。その証拠には、昭和二八年度における本道国保再建の実態は、再建保険者の九〇％までが直診を有しており、直診を有せざる保険者は僅かに一〇％のみが再建にこぎつけたにすぎなかったのである」と、国保再建における直診施設の果たした役割を指摘する。(69)

厚生省も、無医村・無医地区、医師不足町村地区の解消、国保の療養給付の円滑化のため国保直診医療機関の設置を強く推進する。当時の厚生省の直営診療施設に対する指導方針は、「保険者直営の施設として設置されるものであるから、単に、医療の提供のみに終始することなく、自ら進んで、地区内の被保険者の公衆衛生知識の向上と、健康の保持増進のための健康管理を行い、その経営監理《かんり》にあたっては、よく公的責任を考え、また、一般開業医とも、常に円滑な連繋《れんけい》を維持するように努め、必要ある場合はその指導的役割を果たし、徒《いたずら》に診療報酬の増加のみを図ることのないよう配慮すべき」としていた。(70)

国保直診病院・診療所の整備については、一九四四（昭和一九）年度から厚生省が難局打破のため補助金の交付要綱もない状況で、新たに新設された施設の創設費の二分の一程度を一般補助金に加えて交付していた。(71) 一九四六（昭和二一）年度からは、国庫補助金要綱も示されるようになり、一九四六（昭和二一）年度以降一九五七（昭和三二）年度までに交付された国庫補助金額は三三億六、八〇〇万円に達している。都道府県においても補助を行うところが多く、その結果、一九五六（昭和三一）年度末における国保直診施設の設置状況は、病院四四二、診療所二、七三二で、合計三、一七四に急増する。(72) 国保直診病院・診療所が設置されたことで無医村・無医地区（人口一千人程度の地区で医師のいない地域）、医師不足町村地区（人口二千人につき医師一人以下のところ）が解消された例は多く、一九五一（昭和二六）年度以降、一九五六（昭和三一）年度までの六年間に無医村三七三、無医地区三三六地区、医師不足町村地区四二六、医療に不便を感じていた町村七地区が解消されて、医療の普及に大きな貢献をした。これらの地域はこれまで診療所を設置しても経営困難で維持できなかったが、国民健康保険事業の実施と結びつくことで、両立する効果を上げることができた。[73]

当時、国保直診病院・診療所が急増した要因の一つに、医師の雇用が比較的容易であったことが考えられる。敗戦で、外地の軍医や開業医が本土に引き揚げてきたことに加え、医専の卒業生が医師として医療の現場に参入することになった。さらに、医専の整理においても、定員は大幅に減らされたもののかなりの数が医科大学として存続することになった。その結果、戦時中は一万人そこそこであった医師数が一九四七（昭和二二）年には約七万人、一九五五（昭和三〇）年には約九万四千人にまで増加する。国内の医師は相対的な過剰状態になった。当時、医師になっても勤めるところがなく、保健所も地方でないと勤め口がなかったという。[74]

さらに、終戦後の都市部は、食糧事情や住宅事情が深刻であった。一九四六（昭和二一）年一月には、GHQは人口一〇万以上の都市への転入を抑制するよう政府に指示する。政府は同年三月にポツダム勅令として「都会地転入抑制緊急措置令」を制定。特別の事由により転居先の市区町村長の承認を受けた場合を除き、原則として内務大臣の指定する地域には転入を禁止することとされた。同勅令により、一九四八（昭和二三）年末まで一四都市に対する転入制限が行われた。一九四九（昭和二四）年一月一日から転入制限が解除されたが、農林省東京食糧事務所の調べでは転入制限が解除された同月一日から一〇日までの間に六万人が東京に転入したという。[75] 昭和三〇年頃までは、都市部の食糧不足は深刻で、食糧が豊富な農村部にある直診施設は魅力のある就職口でもあった。[76] 山村地域も、一九四九（昭和二四）年度に木材や薪炭《しんたん》の統制が自由化されたことや都市部の住宅建設などによる木材価格高騰により、[77] 現金収入があった。過剰状態の医師は、一九六一（昭和三六）年の国民皆保険の達成に向けた国保直診施設のマンパワーを支えた。しかし、都市部の復興に伴い医師が都市に回帰する動きが起き、国民皆保険達成後は医療需要の増大で地方の国保直診施設の医師不足が顕在化していく。

Ⅲ　岩手の国民健康保険運動と十割給付

戦前、医療の社会化の運動で輝かしい成果を上げていた岩手県の国民健康保険も戦後には危機を迎える。産業組合（のちに農業会から厚生連）が、国民健康保険組合の業務代行を受けた数は、一九四五（昭和二〇）年に一七五に達し、全組合数の七七％を占め全国一であった（全国平均一九％）。産業組合病院と国保の組み合わせによる安価な医療の提供と国策としての国保推進から国保組合の設立があいつぎ、一九四四（昭和一九）年には、都市部の盛岡市と釜石市を除く二二六自治体で国保組合が設立され、普及率は九九・一％に達した[78]。しかし、戦後は、インフレや保険料収入の未納などによる保険財政の悪化に加え、一九四八（昭和二三）年の国保法の改正で、厚生連への業務代行が認められなくなったこともあり、国民健康保険を実施する自治体は一二九まで減少する[79]。

さらに、県内で激しい意見の対立を生んだのが組合病院の移管問題であった。ＧＨＱの指示で農業会が解散となり、戦中・戦後の県農業会時代の赤字を精算しなければならなかったため、県農業会の数少ない財産であった組合病院の評価益に約一億円の損失がつけ回されることになった。赤字の解消のため、岩手県が農業会の医療施設を買収することとなった[80]。当時の農業会の医療施設は、病院数が一六（病床数一、二〇四、医師数一一二）、診療所数が二五（病床数一一九、医師数二一）に達していた。これは、病院数・診療所数では北海道に次ぐものの医師数・病床数では全国一の規模であった[81]。県に譲渡される医療施設の所属をめぐって国保団体連合会と医師会の間で論争が起きる。国保団体連合会（国保連）は、すでに県から旧日本医療団の医療施設と県直営医療施設に関し、合計八病院二一診療所（医師五〇名、その他一七五名）の運営委託を受けていた[82]。そのため、産業組合の理念を引き継ぐ国保連が委託を受け「保険と医療の一体化[83]」を図り、病院が「大衆生活者の責任において維持運営[84]」されることを目指した。

その一方、県医師会は組合病院が国保連に委託された場合、一九四九（昭和二四）年の岩手県内の病院数五二のうち組合病院一六病院と既に委託を受けていた八病院を合わせれば二四と半数近くの病院が運営されることになり、開業医にとって死活問題になるので、国保連への委託は絶対に認められなかった。医療機関は医療法により厚生省の医療局、地方では衛生部に属し、国保は国保法により厚生省の保険局、地方では民生部に属しているということで、「医療と保険の分離」を強調して国保連以外の機関が運営することを提案していた。結局、政治的な決定で岩手県の直営となることとなり、県医師会の意向が大きく反映されたものとなった。国保連も老朽設備の改善に新たに一億数千万の資金が必要という中で、政治的反対を押し切って委託を受ければその資金調達に困難を極めるのが確実な状況であり、きりぎりの選択をせざるを得なかった。一九五〇（昭和二五）年一〇月に、厚生連の医療機関と国保連が運営していた医療機関を合わせて県医療局が直接運営を行う「県営医療」がスタートする[85]。

当時、国保連への委託を主張し、県直営に反対していた医療現場の意見として、岩手県院長薬剤長合同会議の「実際論としての狭義県直営に対する懸念」がある。(86)今日の自治体病院の運営への批判に通じるものがあるので紹介する。

1　官僚的業務の危険
県直営となれば業務は自然官僚的になる危険が多分にある。（略）

2　運動能率の渋滞
医療施設の業務は、その性質上特別の能率化を尚《とうと》ぶが、県直営となれば予算の絶対的制約、決裁機構の煩雑、審議機関の複雑性等により、著しく機動性を殺《そ》ぎ運営能率の渋滞を来す虞《おそれ》あり（略）。

3　従業員の勤労意欲の減殺《げんさつ》
地方公務員の身分となる従業員は、必然的に官僚的心理状態に陥り、他面予算の絶対的制約の逆効果から勤労意欲は、著しく減殺される。（略）

4　優秀なる医師の招聘《しょうへい》困難
科学者であり、技術者である医師は規則化された日常の官僚業務を心理的に嫌悪する。（略）

5　医療の企業的運営観念は予防医学及び社会保険の発達に何物も寄与しない
（略）県は担当部課を設けて国保育成に努めている反面医療と保険の一体化の最善の方策を避《さ》けて敢《あ》えてその分立論を基調とする県立病院の運営方策を採ることは、一台の車を同時に反対の方向に走らしめんとする無駄な努力をしていることになる。

6　県直営医業形態は、県民の協力観念を喪失する

（略）県民と直結する組織が運営面に欠如する結果は従来協同組合組織にみる様な県民の協力が減殺される。

7　職員就中《なかんずく》（とりわけ）医師の給与が現給を維持できるか（略）

8　無理をする給与の維持は県職員全体の給与体系の混乱を招来しないか（略）

9　恩給《おんきゅう》職員及び老朽《ろうきゅう》県職員の温存場所としての県立病院

県直営病院としての現在の従業員がすべて県職員になる結果は恩給受給を目当《めあて》にする無気力な事大主義的職員の増加を来たし将来県の財政に大きな負担となるばかりでなく、他の職種より老朽若《じゃっ》朽《きゅう》（若いのに気力に欠け、役に立たない）の職員の捨《すて》場所となって県直営病院が動脈硬化的機能障害を呈《てい》する虞《おそ》れがないか。

10　医療施設の充実が不可能となる虞れがある（略）

11　県直営案に対する懸念払拭《けねんふっしょく》の具体策に果して万全を期しうるか（略）

12　現状に即応する最善の途は他にないか（略）

実際、県営医療になり、独立採算制が強調されて不採算地区の診療所が廃止になり、町村診療所の中核的病院の役割や地域住民の保健指導的な仕事も、一部の理解のある病院長の病院に残っただけで、多くの

病院は健全経営と医療に専念する形となった。国保との相互連帯性を軽視する県営医療に対して、「県立病院は県立開業医に過ぎない」と国保側とのあつれきが高まる結果となった。(87) 歴史に「もし」はないが、岩手県厚生連が組合病院の運営を継続していれば、県国保連合会の組合病院の委託が実現していれば、どのような「保険と医療」「保健と医療」の一体化が実現していたであろうか。

岩手の国保運動で特筆される動きは、一九四九（昭和二四）年に日頃市村《ひころいち》（現在の大船渡市）で行われた、国保加入者は無料で医療を受けることができる「国保十割給付」であった。当時、農村部にあった日頃市村は、明治時代に一人の漢方医がいたが、大正以降無医村になり、隣の盛《さかり》町の医師に医療を頼っていた。盛町まで町の中心部から七㎞遠いところからは一二㎞離れており、交通の便の悪い時代に村民は非常に苦労した。村では、新たに国保直診診療所を設立する際に、盛町にある厚生連気仙《けせん》病院（現在の県立大船渡病院）の協力を得て、受診の際に費用負担のない十割給付を行うことにした（民間の診療所は三～五割給付）。村役場で、過去の住民の疾病とそれに要する医療費について科学的な統計資料を基に分析、気仙病院に全村民の健康管理を定額の年契約で受けもってもらった。病院は、診療所とともに健康管理を上手にやって病人が少なければ黒字となり、病人が多く出て足らなくなれば村が補填《ほてん》するとされた。(88) 保険と医療と予防（保健）の一体化を目指す政策であったといえる。十割給付は、医療費を払う余裕のない住民に好意をもって受け入れられた。

十割給付六カ月間の比較は十割給付開始後は、受診率が三・一五倍に増えたが、一日当たり費用で一八％下回り、一件当たりの費用で五四％下回った。医療機関の利用状況は直診診療所七一％、県立気仙病院二四％、そのほか五割給付の医療機関五％であった。入院外の一件当たり費用は直診一五五円、県立気仙病院二二三円、そのほか五医院の平均七一二円であった。一方、収入は一人当たり保険料二八八円（県平均二三〇円）、村からの繰り入れ一九八円（県平均一四円）、総額では保険料八八万九千円（五四％）、村繰入金六〇万円（三八％）となっている。直診の医師雇用経費、薬代、施設整備が直営により安くできたことが十割給付実現のポイントとなった。また、日頃市村は村有林を三、七五五町《ちょう》歩《ぶ》所有して年二〇〇～三〇〇万円の収入があり、国保会計への繰り入れが可能という特殊性があった。その後、岩手県内で十割給付を行う自治体があいつぎ、一九五二（昭和二七）年には二四町村六二診療施設に及んだ[89]。

　多くの地域住民に好意をもって受け入れられた十割給付であったが、十割給付運営の財源の確保や医師の雇用について課題も多かった。日頃市村など七つの町村が合併し、一九五二（昭和二七）年に発足した大船渡市は全市に十割給付を実施したが、一九五六年（昭和三一年）には、赤字団体として地方財政再建促進特別措置法の適用を受け、十割から七割給付に後退せざるを得なかった[90]。また、一九五四（昭和二九）年に三町一三か村で設立された胆沢《いさわ》地方国保組合も国保直診における十割給付を実施したが、医師会が診療契約を破棄する一方、住民の国保税の収納率は悪く、直診は無料だと患者が殺到するなどして直診十割給付は一年で崩壊し、一九五五（昭和三〇）年には胆沢国保は解散した[91]。解散した胆沢国保の赤字を引き継いだ水沢国保は、厚生省、岩手県庁に何回も足を運び、赤字の半額を厚生省の補助とすることができたが、胆沢国保管理者であった水沢市長は責任をとって辞職することとなった[92]。

　様々な苦難を乗り越えながら、一九五五（昭和三〇）年七月、岩手県は全国のトップを切って国保全県普及を達成した（当時の全国の平均普及率六五・二％）。国保連は、「十割普及から十割給付」の発展を目指していたが、一九五八（昭和三三）年に成立した新国民健康保険法で全国一律五割の給付と定められ、十割給付が禁止されることになった。

県国保連は、当時の厚生大臣に、地方にはそれぞれの特殊事情があり、診療所の運営方式は全国一律で決めることなく、これまでどおり給付については市町村条例に委ねることは適当と要望したが、受け入れられることはなかった。岩手県の国民健康保険も全国一律の五割給付となり、受診率の減少を生じさせ、医療機関の赤字、医師不足の顕在化による閉鎖や運営委託につながっていく。

三「蚊とはえのいない生活」を目指した地区衛生組織活動（民衆組織活動）(93)

Ⅰ　地区衛生組織活動（民衆組織活動）

国民健康保険制度の再建と並んで地域における注目すべき動きとして「蚊とはえのいない生活」を目指した地区衛生組織活動（民衆組織活動）がある。当時、敗戦により国土は荒廃し、国民の衛生状態は最悪で、赤痢や日本脳炎などの伝染病が流行し、住民生活を不安に陥れていた。都市部では、GHQの指導のもとで、自治体が衛生班を組織し、ＤＤＴなどの薬剤散布を行ったが、行政の力の弱い農村部では、不完全な便所、畜舎、堆肥舎、肥料溜、水田、竹やぶ、墓地、湿地などの伝染病の媒介となる蚊やはえの大量発生源もあることで、「蚊とはえのいない生活」などは夢に過ぎないと考えられてきた。(94)

そのような中で、地域社会に住んでいる人たちが中心となり公衆衛生活動組織をつくり、(95)婦人会、青年団、子ども会、四Ｈクラブ（農業青年クラブ）など様々な団体と協働して、計画的、組織的に、伝染病の媒介となる衛生害虫（蚊やはえ）やねずみの駆除を行おうとする運動に取り組む。取り組みの成果は目を見張るものがあり、伝染病が激減するだけでなく、毎日の生活は快適となり、国保医療費の軽減、牛乳や鶏卵などの増産などが実現する。一九四六（昭和二一）年から一九四七（昭和二二）年頃、東北、北陸、北海道の農山村で行われた試みは「民衆組織活動」とよばれ、全国に広まっていく。(96)

地区衛生組織活動の拡大において、行政機関の支援が大きな役割を果たした。一九四九（昭和二四）年、厚生省は環境衛生モデル地区の指定を行う。モデル地区の取り組みの成果がほかの自治体に伝わるとともにモデル地区の指定に手を上げる自治体が急増する。一九五〇（昭和二五）年には一五〇地区であったモデル地区が、一九五四（昭和二九）年には六、五〇〇地区に増加する。モデル地区における取り組みにおいて、衛生害虫（蚊やはえ）やねずみを効果的に駆除するためには、相当高度な専門的知識と技術を必要とする。このため、公衆衛生の第一線機関である地区担当の保健所（環境衛生監視員）が、その責任において発生源に関する基礎調査、総合計画の作成、駆除の実施、効果の判定などの技術的指導を行い、基礎自治体である市町村（衛生班及び環境衛生補助監視員）が、予算や施設の整備などの面で計画を推進して

いった。(97)

Ⅱ　地区衛生組織活動の具体例

ア　北海道河西郡大正村

地区衛生組織活動に関して、最も初期から始まり、活動の成果で有名となった自治体に北海道河西郡大正村（現在の帯広市の南東部）がある。当時、戸数約一、〇〇〇、人口約五、七〇〇、比較的経済的には恵まれた農村地域であった。地区衛生組織活動の直接の動機になったのは、一九四六（昭和二一）年に一〇〇名以上が感染した赤痢の流行であったという。当時、大正村は農村特有の不衛生な状況にあり、「畜舎、肥溜《こえだめ》は鼻を覆わしめるほどの不潔な状態であり、流し溜、流しといなどはこわれたままであり、ごみは到《いた》るところに投げ捨てられ、便所はむしろで閉ざされたところが多く、はえや蚊はむらがりほうだいで、たとえば、夏から秋にかけては、一つの食器にむらがるはえは十数匹を数え殆《ほとん》ど食卓を蔽《おお》うばかりのありさまであった」「ねずみの棲息《せいそく》状況についても、一軒の農家で年間平均イナキビやソバなど、二～三俵ぐらいの経済損失を蒙《こうむ》っていた」「はえや蚊などの衛生害虫のためいろいろの家畜伝染病、疫病も多く、（略）生産面においても、搾乳《さくにゅう》量の減少、産卵率の低下、豚の発育不良など、農家経済に及ぼす影響は甚大(98)」であったという。

大正村は、戦前から部落を単位とした衛生組合があり、赤痢の流行を契機に一九四七（昭和二二）年九月、村全体の連合衛生組合が結成されて防疫に努力したが、一九四八（昭和二三）年七月にGHQから解散を命じられた。防疫の仕事は村役場の衛生係に委されたが、赤痢の恐ろしさを体感した村人は村役場だけに頼っては村民の健康を守れないと考え、同年九月、純民間衛生組織として「大正村衛生思想普及会」を発足させる。普及会は、伝染病を予防するために、その根本である生活環境の改善、特にねずみや衛生害虫の駆除を徹底的に行う。

普及会発足当時は、村民への啓発活動とともに、春秋の大掃除を中心とした各戸の環境衛生の改善を目標として、家の内外の大掃除、便所、畜舎の改善、流し溜、流しといの改善、ごみの処理に重点が置かれた。一九四九（昭和二四）年以降は、半額を村費で負担して、全戸に対するDDTの残留噴霧、ねずみの毒餌《どくじ》による一斉駆除などが積極的に行われた。(99) 活動の結果、蚊やはえ、ねずみは激減する。一九四八（昭和二三）年にはすべての村民がはえ取り紙・はえ取り器、蚊帳《かや》・蚊取り線香を使っていたが、一九五四（昭和二九）年には、九八％の村民がはえ取り紙・はえ取り器を使わず、蚊帳・蚊取り線香はすべての村民が使用しないようになった。一九五一（昭和二六）年以降、赤痢をはじめとする法定伝染病は一名も発生しておらず、村の国保直診診療施設の診察件数が、一九五一（昭和二六）年の七、七三〇件が一九五三（昭和二八）年の六、八九四件に、支払金額が八〇九万円から六一三万円、村民一人当年額一、五五七円から一、〇六五円に減少している。鶏卵・牛乳の増産率も一九四八（昭和二三）年にはそれぞれ一〇％、五％であったが、一九五四（昭和二九）年には三七％、三六％となっている。事業を始めた当初は、一部の村民に相当強い反感や非協力があったが、目にみえる効果があったことにより納得され、一九五〇（昭和二五）年頃から住民の組織活動も自主性が加わり積極的になったという。(100)(101)

イ　埼玉県北埼玉郡豊野村

埼玉県北埼玉郡豊野村（昭和の大合併で大利根町となる、現在は加須《かぞ》市の一部）は、戸数五四四（うち農業四五五）、人口三、四五一の純農村である。一九四七（昭和二二）年のカスリーン台風(102)による利根川決壊の被害を受けて全村冠水し、復興途中の地域であった。経済状態は悪く、村民の衛生思想もきわめて低調であった。利根川の水面から三メートル低い湿地帯の地域は蚊の絶好の繁殖源で、日没となれば、もうもうと蚊いぶしをする煙の中で眼をこすり、うちわを使って蚊追いのため食事も家族が交替で食べたという。五月から約半年間も蚊やはえの中で生活しなければならなかったという。

一九五一（昭和二六）年、村に三〇人の赤痢患者と五人の死者を出す赤痢の集団発生が起きる。村内にある杓子木《しゃくしぎ》地区は、環境衛生の改善こそ最も急を要する根本対策であるとして、便所と下水の改善を行う。開け放たれていた便所には蓋《ふた》がされ、下水にはコンクリートの土管が敷かれ、排水は遠い田んぼに放流された。村民各自が金をかけずに工夫をし、たった四日間で改善を完成させる。特に婦人の活躍はめざましかったという。(103)杓子木地区は、加須保健所長から環境モデル地区として表彰され、表彰を契機に運動は豊野村全村に広まる。**図表3―1**は、豊野村における地区組織の機構である。このほか、愛育班が活動に協力している。会長には村長、顧問として保健所長と村医、書記に衛生主任が就任している。組織運営の特徴として、①二宮尊徳の「いもこじ会（芋洗いをするように互いに相集まって互いに錬磨する）」的なやり方が強調された。②事業は村当局と地区組織との共同企画によって立案され、民衆の声をよく反映している。③学校健康教育と地域社会の組織活動との結びつきが緊密に行われ、小学校五年生・六年生において「少年衛生班」がつくられている。④事業の推進に当たっては計画的に基礎調査と効果測定が実施され、効果が計数的に把握されている。⑤組織の自主性が強く、独自の「衛生施設改善貯金組合」をもち、

図表３－１　豊野村における地区組織の機構

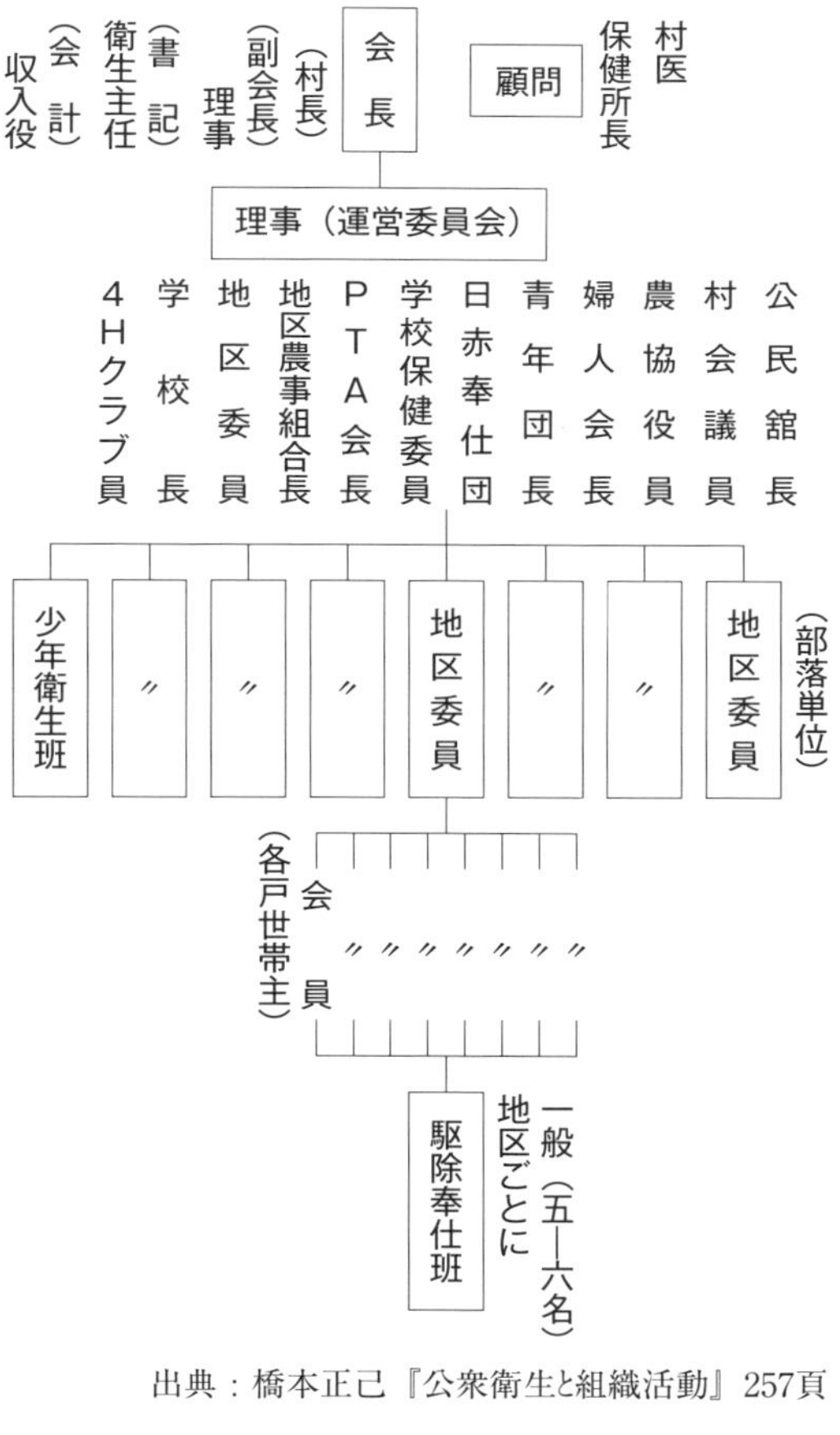

出典：橋本正己『公衆衛生と組織活動』257頁

農事組合地区単位の卵貯金（毎月一戸一〇〇円）、路傍の薬草採取、薬草栽培（桔梗を宅地内の空き地に村全体で一升の種子をまく）によって事業資金に当て、井戸、下水、便所、畜舎、台所、かまどの改善の費用としていることなどが特徴となっている[104]。

事業の効果は大きく、一九五四（昭和二九）年六月の調査で、はえの発生が九八％の減少、蚊の発生は九五％の減少となった。蚊帳をつらない家庭は九〇・六％に達している。生産面でも鶏卵は二一％増加し、牛馬の飼料は一七％節約された。便所や堆肥舎の施設改善、大便所内の手指消毒および流水式手洗い器などの整備もほとんど一〇〇％といってよいほど進んだ[105]。

豊野村の地区衛生組織活動において重要な役割を果たしたのが、同村を所轄する埼玉県加須保健所であった。加須保健所は①まず民衆あり、そして彼らの生活がある（蚊やはえが多い）。②その生活に生老病死の悲劇（赤痢や日本脳炎など被害など）がある。③その悲劇を保健所はいかにして取り上げ計画するか（地区衛生組織活動の育成）。④悲劇を悲劇として受け取ってもらう、ここに衛生教育がある（ケースワークによる家庭の指導：カードを作成し一軒一軒指導、グループワークによる民衆組織の指導：問題点を皆で検討）という四つの命題に基づいて業務を展開した[106]。豊野村の組織運営の特徴は、保健所の衛生教育の影響を受けたものとなっている。一九五五（昭和三〇）年一一月には、豊野村は、埼玉県で初めて厚生大臣の環境衛生改善の表彰を受けている[107]。

筆者は、かつて豊野村が市町村合併をした自治体である北埼玉郡大利根町に勤務したことがある。筆者が勤務した当時においても、区長会、婦人会、愛育班などの地域の団体が積極的に活動していたことが記憶に残っている。

Ⅲ　運動の全国展開

地区衛生組織活動は、北海道・広島県・長崎県などで、地域をあげて取り組まれた[108]。国も、モデル地区の実績を基礎にして、一九五五（昭和三〇）年六月、閣議了承により「蚊とはえのいない生活」実践運動の展開を決定し、三カ年計画により全国展開を図ることとなった。都市部の東京都でも一九五五（昭和三〇）年に「蚊とはえをなくす都民運動」推進協議会を設置し活動を行う。その結果、一九五四（昭和二九）年の地区衛生組織は四六団体、人口一二万四、一六一人であったが、一九五九（昭和三四）年には三、三三八団体、人口六六一万七、五六二人、全都民人口の七四・一％に及んだ[109]。

全国展開した「蚊とはえのいない生活」運動は、自治体の廃棄物処理事業、し尿処理事業、ごみ処理施設、下水道施設と連携することで、農村の衛生環境の向上に大きな貢献を果たした[110]。また、この頃から地区衛生組織活動は、環境衛生だけでなく、母子保健、結核予防、寄生虫予防、栄養改善など、広く公衆衛生の分野に及ぶものとなった。一九五七（昭和三二）年の第一回全国環境衛生大会において、任意団体としての「全国衛生自治団体連合会」が結成される[111]。一九五七（昭和三二）年、堀木鎌三厚生大臣は、衛生関係団体、保健所、社会福祉協議会が推進している保健・福祉に関する地区衛生組織活動を総合的に進める構想を打ち出し、社会福祉協議会が一元的に実施することとなった。一九五九（昭和三四）年には、地区衛生組織活動の推進を目的として、全国社会福祉協議会、日本公衆衛生協会、全国地区衛生組織連合会、日本環境衛生協会、結核予防会、日本寄生虫予防会、国民健康保険中央会、母子愛育会の八団体で構成する「保健福祉地区組織育成中央協議会」が結成される。協議会は、地区組織活動の指導者の養成、地区組織活動の指導、広報活動を行い、国も補助金を交付し、育成強化を図った。(112)

Ⅳ　運動の評価

地区衛生組織活動（民衆組織活動）の意義は何であったのか。西尾雅七は「公衆衛生における民衆組織活動と住民の創意性—公衆衛生の将来」で、民衆組織活動について、「朝鮮動乱の勃発等を契機として，わが国の政治の辿った途は地方自治の育成の方向ではなく、むしろその進展を抑制する方向に作用した」「地区組織活動が活発に展開されだした時は市町村合併が強力に推進されていた時であった」「旧村時代に，ある程度の組織活動ができていた所でも」「活動が発展せず，あるいは衰退した所が多い」「『蚊とはえのない生活』をスローガンとした地区組織活動は上からの指導に終り、それぞれの地区において高次の活動に進展する形で定着し得なかったものと思われる」「基本的には民主化への努力を種々の各方面を通じて行なわれることが必要」「公衆衛生行政のみでその活動が定着し得ると考える所に問題がある」と指摘する。(113)

たしかに、西尾の指摘にも納得できる部分がある。戦後の混乱期、ＧＨＱの支援を受けて衛生行政の第一線の機関として活躍した保健所であるが、一九五二（昭和二七）年の講和条約の発効により占領行政が終わるとともに、政治・行政の面での占領政策に対する揺り戻し的な動きが起きる。衛生分野においても、一九五二（昭和二七）年をピークに国・地方の衛生関係予算の比率が漸減《ぜんげん》の傾向を示す。同年秋の地方自治法の改正により人口一〇〇万人以下の県では衛生部が必置の部ではなくなったために、数年の間に約半分の県から衛生部がなくなることとなった。(114)

保健所においても、財政逼迫《ひっぱく》から一九五三（昭和二八）年頃から、保健所の職員数が必ずしも国の補助定員どおりの充足を示さなくなる。(115)大蔵省は、保健所に対する国庫補助金を交付税に回すという査定方針を毎年示し、その度に全国の公衆衛生関係者が地元出身の国会議員を通じて陳情を行い、国庫補助金が維持されるという「公衆衛生の曲がり角」時代に直面する。(117)(116)杉山章子は『占領期の医療改革』で、「理想的」保健所の基盤崩壊について、「（サムスが進めた）上からの改革の枠組みの中で試みられた実践であっただけに、大きな政治・経済に対抗するだけの基盤をもっていなかった(118)」と評価する。

当時の住民や公衆衛生関係者が、住民（民衆）主体の地区衛生組織活動に取り組んだことは、今日においても高く評価すべきと考える。当時の住民の活動は、保健所や保健センターの進める健康づくり施策のほか、国保直診施設の地域包括ケアの試み、自治体や社会福祉協議会の進める地域福祉活動などに受け継がれていると考える。

四　当時の地方財政の状況と自治体病院の経営

Ⅰ　急拡大する地方歳出総額とシャウプ税制改革

当時の地方財政はどのような状況にあったのか。終戦直後、国庫財政は約一、二〇〇億円の国債と約一、五〇〇億円に達する戦時補償債務が残され破たん状態であったが、地方財政は一〇～二〇億円程度の地方債の増加と被災団体の歳入欠陥補てんのための四億円弱の赤字公債を発行したに止まり、これらは戦後のインフレの進行により事実上解消される[119]。しかし、その後は戦災による課税対象の喪失、戦災復興のための経費膨張、インフレによる人件費・物件費の増加などにより財源不足に苦しむことになる。さらにGHQの指導により戦後始められた新しい行政制度である六・三制の実施（中学校の義務教育化[120]）、自治体警察・常備消防の設置[121]、生活保護、児童福祉、身体障害者福祉、職業安定などの社会・労働事務や保健衛生事務の増大、農地改革の推進と農業委員会の運営および主要食糧の生産と供出確保など自治体の事務は急増し[122]、自治体は実施のための財源確保に苦しむことになる。地方自治体の事務の増大とインフレの進行により地方歳出も増大の一途をたどり、一九四五（昭和二〇）年に五〇億円であった地方歳出総額は、一九五〇（昭和二五）年に五、二二五億円、一九五五（昭和三〇）年には一兆一、三六八億円に急拡大する。[123]

支出の急増に対して、数回にわたって地方税制の見直しが行われた。特に、一九四九（昭和二四）年度は、シャウプ税制使節団の勧告（シャウプ勧告）に基づき大改正が行われ、地方税額について市町村を中心に四〇〇億円増額するとともに、徴税と行政責任について明確にするという考え方から、ほかの税に附加して課税する「附加税」を廃止、道府県は附加価値税（実施は二年延期、その間事業税および特別所得税）、入場税、遊興飲食税、市町村は市町村民税、固定資産税を中心とする税に整理された。これにより、道府県と市町村の税源が完全に分離され、国、道府県、市町村は自己の権限により課税しうることになり、相互に干渉したり、監督することはなくなった。

さらに、地方財政調整の制度として、地方配分税を廃止して「地方財政平衡交付金」が創設される。平衡交付金制度は、すべての地方団体について基準財政需要額と基準財政収入額を合理的に測定し、それぞれの団体の財源不足額を国庫の一般財源から支出することとされ、制度上財源調整の方式から財源保障の方式に発展した。

その後、シャウプ勧告による税制度がわが国の実情に即しない点について再検討が行われ、一九五四（昭和二九）年度には、実施が延期されていた道府県附加価値税が廃止され、道府県民税、不動産取得税、たばこ消費税が創設された。税務行政のうえで独立税主義を維持しつつも、国、道府県、市町村の間の協力体制を確立することとされた。さらに、地方財政平衡交付金制度が所得税、法人税、酒税の一定割（所得税・法人税の一九・六六％、酒税の二〇％）とする地方交付税制度に改められた。[124]

Ⅱ　財源不足に苦しむ地方財政

地方歳出総額が急拡大する中で、実際の自治体の財政状況はどのようなものであったか。図表3―2は、昭和二〇～三〇年代の都道府県の経費の割合を比較したグラフである。教育費の支出が最も大きくなっている。特に都道府県において、義務教育の小中学校および高等学校の教員の人件費を負担していることが大きな要因と考える。六・三制導入前の一九四六（昭和二一）年度の教員数は小学校三〇・一万人、中学校二・一万人、高等女学校三・〇万人、実業学校三・一万人、青年学校六・二万人の合計四四・五万人であったが、一九五二（昭和二七）年度の教員数は、小学校三二・五万人、中学校一九・五万人、高等学校一三・四万人の合計六五・四万人に増加している。小中学校の教員は、戦前に引き続き、国が人件費の二分の一を負担し、残りを都道府県が負担した。都道府県土木費は一九五五（昭和三〇）年度以降は減少傾向にあるが、大災害の発生が少なかったため災害復旧費が減少していることが理由とされる[125]。都道府県警察消防費が、一九四九（昭和二四）年から一九五三（昭和二八）年度の間三～四％程度に縮小したのは、一九四七（昭和二二）年一二月に新警察法が公布され、警察の民主化のために国家警察が解体され、市および人口五千以上の市街的町村は自治体警察をもつこととされたことに基づくものである。なお、自治体警察は一九五四（昭和二九）年に警視庁（東京都）および道府県警察に一本化された。

図表3―3は市町村における経費の割合を比較したグラフである。市町村においても教育費の負担は大

図表３－２　都道府県経費の割合の推移

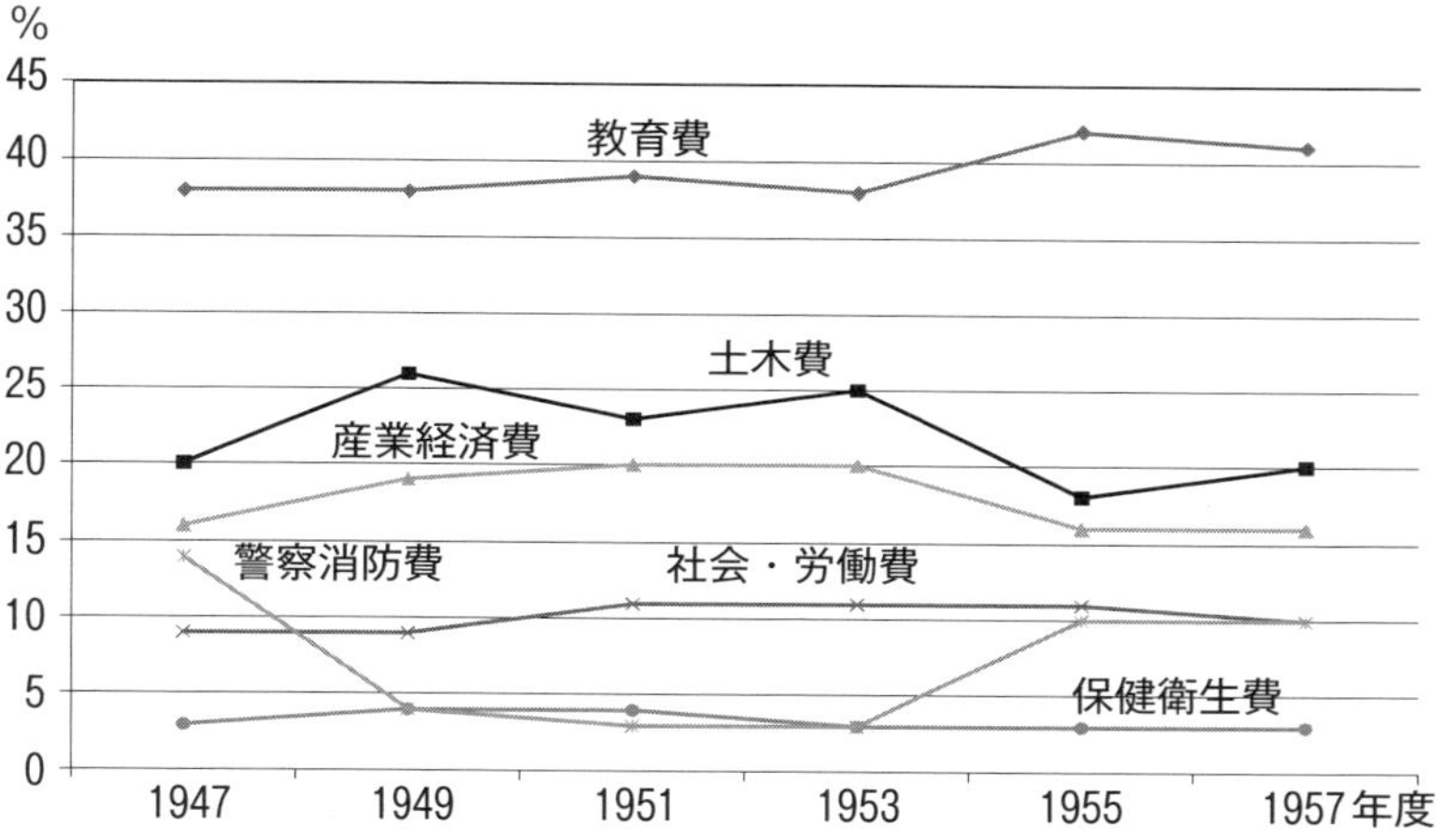

自治庁財政局編（1959）『地方財政のしくみとその運営の実態』247～248頁より筆者作成

図表３－３　市町村経費の割合の推移

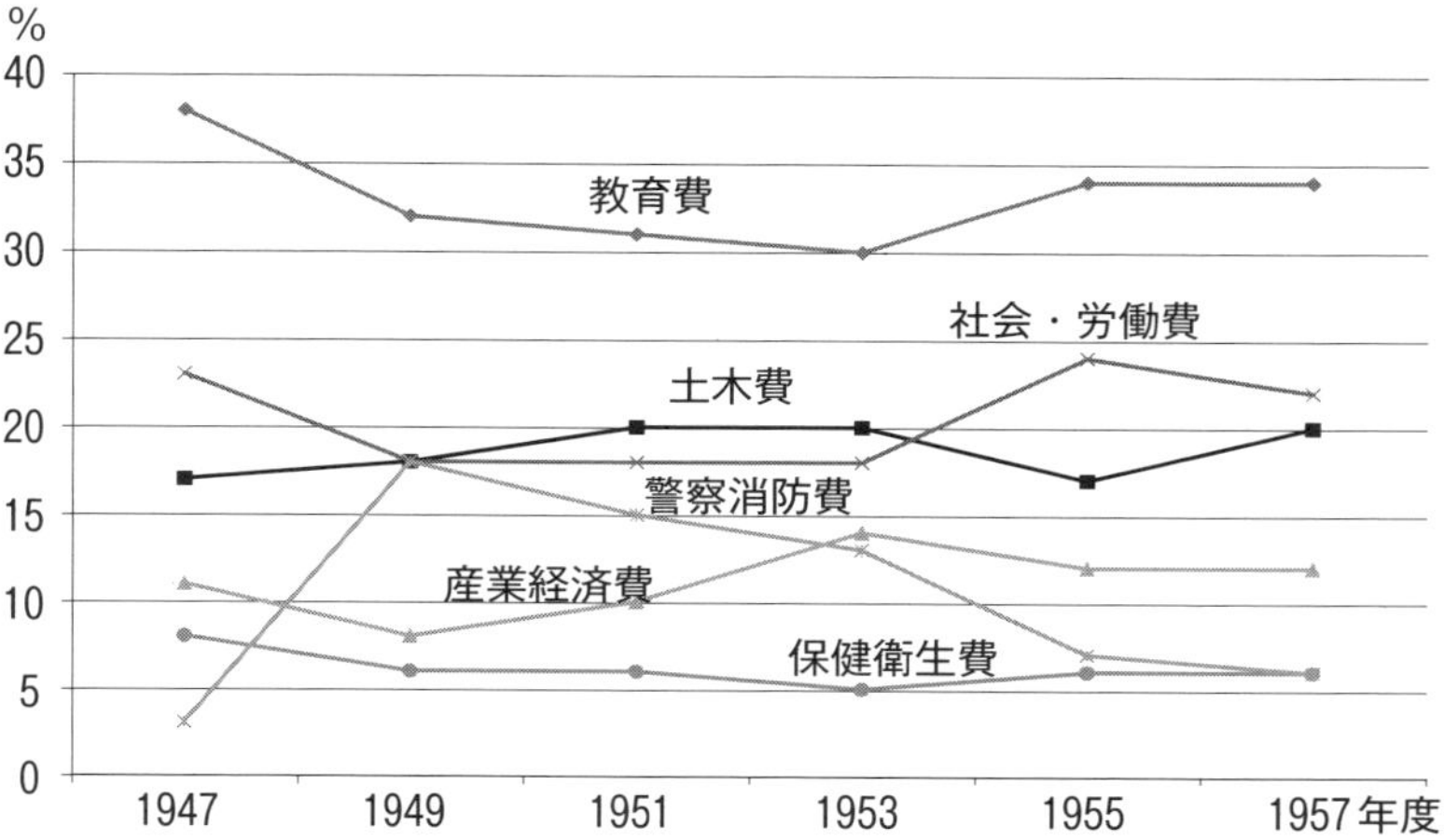

自治庁財政局編（1959）『地方財政のしくみとその運営の実態』247～248頁より筆者作成

きく三〇～三八％を占めている。主な支出は校舎の整備費である。当時、教室の不足が深刻で、六・三制発足の一九四七（昭和二二）年の生徒数三一九万人に対して約半数の一五九万人分の教室がなく、二部授業、三部授業はおろか四部授業や青空教室さえある状況であった。六・三制実施当初、教室整備に対しての国の予算措置はなかった。[126] 一九四七（昭和二二）年七月の閣議で七億円の新制中学校整備のための予算が認められ、翌年度以降も国庫負担の措置がとられたが、教室不足に対して足りるものではなかった。特に、一九四九（昭和二四）年度には、文部省が一〇八億円の思い切った国庫補助を要求したが、国の均衡財政の名のもとに全額削除となった。このため市町村では校舎建築をあきらめたり、実施中の工事を中止することとなり、建築工事を実施したところは市町村財政の破綻を招き、市町村税の増加徴収、強制寄付を行うところが続出し、市町村長の責任問題となった。

当時の文部省の調査で、市町村長を辞職した者一、三七六名（宮城県ほか六県を除く）のうち、「六・三制の問題」を原因とする者は一七七名および「家庭の都合」三二三名、「病気」二五八名に次いで三番目となっている。不幸な例ではあるが自殺した町村長もいた。[127] 一九五三（昭和二八）年度時点でも、最低基準による校舎の不足は小学校六四二万㎡、中学校四一六万㎡、合計一、〇五八万㎡に達し、改築の必要経費として総額九二七億円が必要とされている。[128]

そのような状況の中、自治体病院・診療所の経費が属する保健衛生費の割合は低く、都道府県では三～四％、市町村でも六～八％しかなかった。それでも連合軍の統治下ではＰＨＷの圧力により国・地方の衛生関係予算は一定の金額が確保されていた。しかし、講和条約が締結され、独立を取り戻した一九五二

（昭和二七）年以降、衛生関係予算は抑制の傾向となる。

Ⅲ　昭和の大合併と地方財政再建法

ア　昭和の大合併と自治体病院

一九四九（昭和二四）年一二月、元京大教授・京都市長の神戸《かんべ》正雄を委員長とする「地方行政調査委員会議」が設置される。会議は、シャウプ勧告を受けて国、都道府県、市町村の行政事務の再配分を検討するものであった。委員会は一九五〇（昭和二五）年一二月に第一次勧告、翌一九五一（昭和二六）年九月に第二次勧告を行った。勧告は、シャウプ勧告で提示された行政事務再配分について、①行政責任明確化の原則、②能率の原則、③市町村優先の原則を指針とする。国と地方自治体の間の事務配分の方針の考え方として、国の存立のために直接必要な事務を除き、地方自治体の区域内の事務はできる限り地方自治体の事務とし、府県と市町村の間の事務配分の方針として、市町村は住民に直結する基礎的団体であり、地方自治体の事務とされるものは、原則として市町村に配分することとした。[129]さらに事務再配分の実施上の前提として人口七千～八千人程度を標準[130]として町村の合併を図り合理化を図ることを提言した。[131]

神戸勧告の行政事務の配分見直しそのものは、朝鮮戦争後の政治情勢の転換、GHQの占領政策の終わり、中央集権化・能率化に向けた各省庁の巻き返しなどにより棚上げとなった。[132]しかし、町村合併だけは、国は勧告を受けて積極的に取り組むことになる。[133] 一九五一（昭和二六）年一月一三日には、行政事務再配分および町村の規模の合理化に関する自治庁次長通知が各知事あてに出される。全国町村会でも、神戸勧告の行政事務の見直しの理念に賛同し、合併町村への財政支援を期待して町村合併を推進することとなった。[134]

一九五三（昭和二八）年二月、全国町村会が「町村合併促進法案要綱」を作成、同年七月参議院各会派共同提案で「町村合併促進法案」が上程され可決された。法案は、八月に衆議院本会議で修正案が可決され、参議院の同意により法律は成立、一〇月一日から三年の時限立法として施行される。[135] 各都道府県では町村合併促進審議会を設置し、合併しようとする町村において町村合併促進協議会が作られ、合併が進められた。

全国で積極的に合併が行われ、合併促進法施行前の一九五三（昭和二八）年九月三〇日に市二八五、町一、九六七、村七、六四三の合計九、八九五団体が、法律の期限が失効した一九五六（昭和三一）年九月に、市四九八、町一、九〇四、村一、五七一の合計三、九七三団体まで減少する。[136] いわゆる「昭和の大合併」とよばれた自治体合併であるが、問題も少なくなかった。町村を減らすことのみに専念した無理な合併も多く、六〇〇近くの町村で合併後に分村騒ぎが起きた。[137] また、当時の大蔵省や他省庁は町村合併に冷淡で、合併自治体への補助金や起債などの財政支援は非常に薄いものであった。このため、合併に伴う整備計画を立てたものの財源が不足する自治体が相次ぎ、計画を実施すれば財政破綻をきたし、実施しなければ公約違反で住民の批判を受ける首長が相次いだという（実際、事業を強行し、後述の財政再建団体の指定を受ける自治体が続出している)。

自治体病院・診療所については、町村合併により自治体の規模を拡大し、新たに自治体病院の運営を始める自治体も少なくなかった。例えば静岡県湖西町《こさい》(現在の湖西市)は、一九五五(昭和三〇)年四月に五カ町村の合併によって生まれた自治体であるが、一九五六(昭和三一)年一二月に町立湖西病院を開設している。病院の建築事業費四、六四一万円のうち四、五〇〇万円は県からの起債に頼っている。[138] また、宮城県迫町《はさま》(現在の登米市《とめ》)は、一九五五(昭和三〇)年一月に三町村が合併した自治体であるが、同年一一月に宮城県厚生連が解散することにより病院の移譲を受け、公立佐沼病院(現在の登米市立登米市民病院)と改称して運営を行っている。[139] その一方、第四章で述べるように、合併により複数の診療所を運営することになった自治体が、診療所の統廃合を行う動きも起きた。

イ　地方財政の危機と地方財政再建促進特別措置法

一九五〇(昭和二五)年六月に始まった朝鮮戦争が一九五三(昭和二八)年七月に休戦となり、特需景気が終息する。各地方自治体は、景気の悪化に対して、多くが増大する事業費や人件費について縮小することができず、財政収支を悪化させる。さらに一九五三(昭和二八)年には死者一〇〇人を超える台風・豪雨が四回発生し、[140] 多額の復旧工事費が必要とされたが、国の補助額の抑制で地元負担が拡大する。前述の町村合併促進法による合併も国の補助や起債が少なく、合併に伴う整備計画に盛り込まれた事業(小中学校の整備が一番多かった)を強行し、市町村財政を悪化させる要因となる。一九五四(昭和二九)年度の国の当初予算は、国際収支の悪化による金融の引き締めのため、歳出の伸びを抑えたいわゆる「一兆円予算」となり、同年に創設された地方交付税も地方の財源不足を満たすものではなかった。その結果、資金繰りが急激に悪化する自治体が続出し、一九五四（昭和二九）年度決算で都道府県四六団体のうち三四団体（七三・九％）が赤字団体で実質赤字額二六四億円、市町村五、八八一団体のうち二、二四七（三八・二％）が赤字団体であり実質赤字額三八五億円に達した。数多くの団体が給料、期末手当の遅配等の非常手段を余儀なくされ、地方財政は破綻の危機に直面する。[141]

国は地方財政の混乱の終息を図るため、一九五五（昭和三〇）年一二月に「地方財政再建促進特別措置法案」を成立させる。法律は、一九五四（昭和二九）年度に赤字を出した地方自治体が財政再建計画を定め、自治庁長官の承認を得た場合、歳入欠陥補填《てん》債や退職手当債の発行が認められることとなった。再建団体には給与単価、職員数および職員構成の合理化による人件費の逓減、物件費そのほかの消費的経費につき、類似団体の最低水準への縮減、普通建設事業費の重点化と事業量の圧縮などが求められた。[142]一九五六（昭和三一）年五月末の期限に申し出をして最終的に再建団体となった自治体は、府県一八、市一六九、町村四〇〇の五八七団体に及んだ。

自治庁編『地方財政再建の状況』の分析では府県の赤字の原因として、税収などの自己財源に乏しく財政力に弾力性がない状況で、地方行政制度の改革が財源の裏づけなく行われ、法令に基づく義務的経費が増大したこと、既発地方債の元利償還金が累増したこと、災害復旧や冷害対策に多額の経費を要したこと、職員数や給与ベース、職員構成が類似府県に比べて多い・高いなどが原因とされている。各県の要因分析をみても自治体病院の存在そのものが赤字の原因とされてはいないが、府県立医大を持つ京都府、兵庫県、山口県の経費が多額であることが指摘されている(143)。後に、兵庫県と山口県は県立医大の国立大学大学移管運動を行う。

市町村では、府県における赤字原因のほか、町村合併を行った自治体において合併前の経費の膨張が旧町村の赤字になり、新自治体が赤字を引き継がなければならなかったことや財政の裏づけなく新市建設計画に基づく事業を行ったこと、税の徴収率の低さ、ヤミ起債など乱脈経理があったことが指摘されている(144)。各市町村の赤字原因については、財源なく小中学校の校舎・体育館を建築したことが圧倒的に多いが、病院建築などによる支出の多さが一要因となった自治体も相当数存在した（北海道岩見沢市―病院建築の償還金の繰出、愛知県豊川市―病院事業の赤字、半田市―病院建設事業などの過大執行、三重県松坂市―市民病院建設事業などの過大執行、大阪府枚岡《ひらおか》市（現東大阪市）―病院繰出金の多さ、茨木《いばらき》市―病院繰出金の多さ、岸和田市―病院繰出金の多さ、貝塚《かいづか》市―病院繰出金の多さ、柏原《かしわら》町（現柏原市）―病院建設、佐賀県唐津《からつ》市―病院建設費の市費の投入が多額、北海道栗山町―病院建設の実施、宮城県金成《かんなり》町（現栗原市）―厚生連病院の引受、迫《はさま》町（現登米市）―厚生連病院の引受、山形県白鷹《しらたか》町―国保病院建設、八幡《やはた》町（現酒田市）―病院建設、千葉県富山《とみやま》町（現南房総市）―病院施設の買収、新潟県巻《まき》町（現新潟市）―病院建設、富山県石動《いするぎ》町（現南砺《なんと》市）―病院建築、山梨県中富《なかとみ》町（現身延《みのぶ》町）―病院一部事務組合負担金などの負担、鳥取県岩美《いわみ》町―病院建設、山口県橘《たちばな》町（現周防《すおう》大島町）―病院建設、高知県高岡町（現土佐市）―病院繰出金の多さ、高知県佐川《さかわ》町―病院繰出金の多さ(145)）。

この中で唐津市は、一九五七（昭和三二）年に市立病院を日本赤十字社に譲渡している（現在の唐津赤十字病院）。

各財政再建団体は、歳出の抑制に加えて一九五六（昭和三一）年以降の経済の好転による税収増・地方交付税増により財政状況が好転し、一九六四（昭和三九）年四月には県一、市二八、町村四二の七一団体まで減少する。(146)

Ⅳ　昭和二〇年代の自治体病院経営

自治体財政が厳しい中で、当時の自治体病院・診療所の経営は具体的にどのような状況にあったのか。結論からいえば、医師の雇用が比較的容易であったため、多くの医療機関では診療レベルでは収入と収支は均衡していた。しかし、各自治体とも病院の建築を行うだけの十分な余裕はなかった。

図表3―4は、一九五〇（昭和二五）年度の新潟県立病院事業予算（最終補正後）である。(147) 新潟県病院事業は、一九四九（昭和二四）年一一月に日本医療団から九病院、二六診療所を引き継ぎ、翌年五月に一つの病院を引き継いで一〇の病院(148)で医療を提供していた。日常の運営では、歳入で一般会計繰入金が二、〇〇〇万円あるが、歳出において一般会計繰出金二、〇〇〇万円が存在し、運営のための一時的な借入金の性格をもつだけで運営について税金補てんはなかった（なお当時の新潟県病院事業は歳入・歳出を単純に把握する官庁会計を行っており、建物や医療機器の減価償却を行う企業会計を採用していなかった）。その後、新

図表３－４　1950（昭和25）年度新潟県立病院事業予算（最終補正後）

歳入　（千円）

1　病院診療所収入	119,759
2　賄収入	9,196
3　設備使用料	2,606
4　一般会計繰入金	20,000
5　繰越金	2,839
6　雑収入	637
合計	155,037

歳出　（千円）

1　病院及診療所費	121,341
イ　諸給与	59,987
ロ　需用費	7,609
ハ　患者費	49,617
ニ　教育研究費	4,126
2　事務局費	9,021
イ　諸給与	3,696
ロ　需用費	1,295
ハ　指導諸費	1,752
ニ　運営協議会費	468
ホ　看護婦養成費	1,808
3　一般会計繰出金	20,000
4　予備費	4,674
合計	155,037

全日本国立医療労働組合『新潟県立病院の実態』48～51頁
数値は原典どおり、四捨五入の関係で合計が合わないものと考える

潟県病院事業は一九五三（昭和二八）年に津川病院、新発田二の丸病院（現新発田病院、国立病院を移管）、一九五五（昭和三〇）年に吉田病院（町立からの移管）、大島病院[149]、一九五五（昭和三一）年に松代病院を運営する。さらに、一九五五（昭和三〇）年には、新潟県衛生部の運営していた三条結核病院[150]、療養所悠久荘[151]（現精神医療センター）の移管を受ける[152]。

しかし、県立病院を新設した新潟県の動きは都道府県の中では少数派であり、前述のとおり、多くの都道府県は既存の病院の充実に精一杯で、積極的に病院の新設を行うところは少なかった。

市町村立病院・診療所はどのような状況であったか。図表３―５は一九五三（昭和二八）年度の埼玉県内の国民健康保険直営診療施設の収支実績表である。県内八つの国保

図表３－５　1953年度埼玉県内国民健康保険直営診療施設収支実績

病院8	単位%	診療所44　助産所１	単位%
収入（千円）	136,269	収入（千円）	85,557
診療収入	89.1	診療収入	74.2
一般会計繰入金	0.2	一般会計繰入金	6.3
特別会計事業勘定繰入金	2.2	特別会計事業勘定繰入金	10
その他収入	8.5	その他収入	9.5
支出（千円）	130,704	支出（千円）	79,127
人件費	50.8	人件費	46.1
事務費	3.8	事務費	4.8
医薬品衛生材料費	20.4	医薬品衛生材料費	31
光熱給水費	2	光熱給水費	2
営繕費	5.2	営繕費	5.4
給食費	4.7	給食費	0
一般会計繰出金	0	一般会計繰出金	0.5
特別会計事業勘定繰出金	3.7	特別会計事業勘定繰出金	0.7
その他の支出	9.4	その他の支出	9.5

直診月報による

埼玉県国民健康保険団体連合会（1954）『埼玉県国民健康保険史』449～450頁

直診病院（自治体病院）[153]の総収入一億三、六二六万円に対して総支出が一億三、〇七〇万円と五五六万円の黒字になっている。一般会計からの繰入金（〇・二%、二七二万円）、特別会計事業勘定繰入（二・二%、二、九九七万円）があるものの、特別会計事業勘定繰出金（三・七%、四、八三六万円）で、繰出金のほうが一、五六七万円多くなっている。

四五ある診療所・助産所の経営は一般会計などの繰入金に頼っており、総収入八、五五五万円に対して総支出が七、九一二万円と六四三万円の黒字になっているものの、一般会計からの繰入金（六・三%、五三九万円）、特別会計事業勘定繰入（一〇%、七九一万円）、特別会計事業勘定繰出金（〇・七%、五五万円）で、繰

図表３－６　埼玉県内国民健康保険直営診療施設設置費および国県補助金の推移

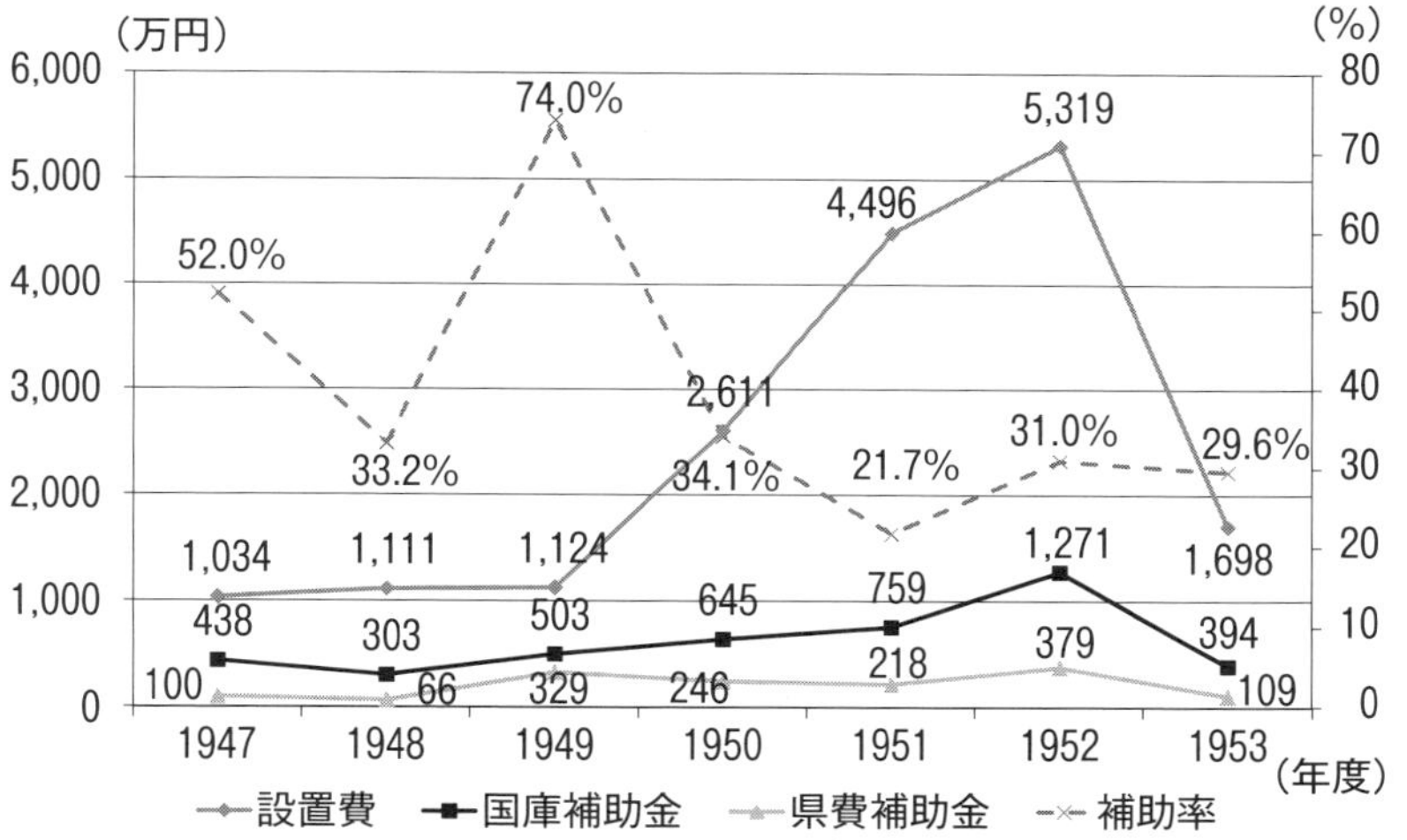

埼玉県国民健康保険団体連合会（1954）『埼玉県国民健康保険史』455頁

入金のほうが一、二七五万円多くなっている。

図表3―6は、埼玉県内の国保直診施設の設置費および国県補助金の推移である。一九五一（昭和二六）年、一九五二（昭和二七）年の設置費が大きくなっている。国・県補助金の補助率は、年度によって二〇～七〇％とばらつきがある。昭和二〇年代は各自治体にとって病院・診療所の建設費の捻出《ねんしゅつ》は難しく、無理な病院建築は自治体本体の財政悪化を招いたが、病院の診療自体は、なんとか収支均衡して運営ができていたと考えられる。

五　公的性格をもつ医療機関の状況①（国の設置する病院）

前述のとおり、一九四八（昭和二三）年五月の医療制度審議会「医療機関の整備改善に関する答申」、一九五〇（昭和二五）年の医療機関整備中央審議会の「医療機関整備計画」は、都道府県立病院を中心とした医療機関の体系化を図る方針を示していた。都道府県立病院が財政的な制約で新設が伸び悩む中で、公的な性格をもつ医療機関はどのような形で整備されたか。最初に、戦中戦後に国によって設置された病院（国立病院、社会保険病院、厚生年金病院、労災病院）についてみてみたい。

Ⅰ　国立病院・療養所

ア　陸海軍病院が国立病院・療養所となる

一九四五（昭和二〇）年一二月、軍人およびその家族に対して医療を提供していた陸軍病院、海軍病院、軍事保護院所管の傷痍軍人療養所は、厚生省の外局として設置された医療局に移管され、新たに国立病院及び国立療養所として、国民に医療を提供する施設となる。移管された施設は、陸軍病院一〇二カ所および同分院二二カ所、海軍病院一七カ所および同分院五カ所、軍事保護院所管の傷痍軍人療養所等五三カ所に及んだ（このほか占領軍が使用し、一九五五（昭和三〇）年以降移管された横須賀海軍病院ほか五病院がある）[154]。

国立病院発足後の国立病院に課せられた使命は、終戦に伴う大量の復員軍人および一般引き揚げ者における病人の収容にあった。国立病院の前身の陸海軍病院の多くが市街地の中心部から離れて存在していたために戦災を免れており、戦災による医療機関の量的不足を補っていた[155]。その後、次第に一般医療機関に切り替わっていき、一九四七（昭和二二）年に「国立病院入所規定」「国立療養所入所規定」が改定され、国立病院・療養所は広く国民一般に開放されることになった。一九四九（昭和二四）年には、病院収支を明確にし、病院経営を合理化するために「国立病院特別会計法」が制定され、国立病院は特別会計により運営されることになった[156]。

国立病院は、暫定的な措置として陸海軍病院、傷痍軍人療養所等の引き受け先として設立されたものであり、「そのすべてが必ずしも国民医療の必要性から計画的に国営機関として移管されたもの」ではなかった[157]。そのため、国立病院制度の創設後、国立病院のあり方についての議論と地方自治体への移譲の議論が起きてくる。一九四八（昭和二三）年五月の医療制度審議会の「医療機関の整備改善に関する答申」では、「公的医療機関の経営の主体は将来原則として都道府県地方公共団体たらしめること」、国立病院は、「代表的な公的医療機関として又医療関係者再教育の最高機関として適当数の国立病院を整備すること」とされた。その後、一九五〇（昭和二五）年の医療機関整備中央審議会の「医療機関整備計画」でも「都道府県を中心とする公的医療機関を中核として考慮する」こととされた[158]。わが国の場合、イギリスのような国営病院による「国営医療」を目指すものではなかった。

イ　国立病院の地方自治体への移譲

シャウプ勧告と神戸勧告が行った国と地方自治体の行政事務の見直しは、国立病院のあり方にも波及する。一九五一（昭和二六）年一二月二二日に出された地方財政調査委員会の「行政事務再配分に関する勧告（神戸勧告）」は、国立病院に関して「最近の医療行政は、医療法にいう公的医療機関、すなわち府県又は市町村が中心となって発展しつつある。この傾向から見れば、国が百に余る病院を管理している現状は、応急的な形態というべきであり」「国立病院は、医療行政の実効を高める上において、地方公共団体の医療体系に編入する必要」があるとする一方、特殊、偏在的、困難な疾患の患者は「国の大きな財政力を背景とし、全国からの患者を吸収」することで経営が可能であり、さらに「全国の各種病院の模範となるようなモデル病院も、国が直接設置運営」する必要があるとした。そのうえで、これらの場合を除き、そのほかの国立病院は、なるべく地方自治体に協議により移譲することが望ましいとした(159)。

神戸勧告を受け、大蔵省は、一九五一（昭和二六）年の予算編成において、厚生省に対し医療機関整備の一環として国立病院の整理を行うべき旨を内示した。その骨子は①国立病院の一部を除きほかの大部分を地方自治体などに移譲する。②残置される国立病院に対しては、逐次《ちくじ》本格的な整備を行う。③移譲される病院に対しては、これを譲り受けた地方自治体などに対し相当額の整備補助金を支出して整備するというものであった(160)。当時、国立病院の事務を担当していた厚生省医務局は、「各病院とも特別会計創設以来、施設の充実、経理内容の改善が著しく、医療内容も向上をみ、一般病院としての運営も逐次軌道に乗って、それぞれの所在地における重要な医療機関としてよく役割を果たしつつある現状に鑑み、国立病院を地方公共団体等に移譲するという意向には、にわかに賛成しがたい点もあった」(161)が、整備予算に対して相当数の国立病院の建物・設備は貧弱破損の状態がひどく、地方に移譲することで必要な整備が進めば医療政策上得策ということで財務当局と合意を見た。新年度予算に施設整備補助として六億四、四〇〇万円が計上された。一九五二（昭和二七）年一月には、わが国における医療体系整備の一環として国立病院の整理を実施する方針が閣議決定された。実施計画としては、国立病院九九施設（本院九五、分院四）のうち、移譲するもの六〇施設（本院五八、分院二）、残置するもの二四施設（本院二二、分院二）、一九五三（昭和二八）年度から結核療養所に転換するもの一五施設が予定された。(162)同年四月には「国立病院特別会計所属の資産の譲渡等に関する特別措置法案」が国会に提出された。法案は参議院において議決にいたらず、衆議院で三分の二以上の多数をもって可決された。

地方譲渡を予定されている病院は建物設備がきわめて劣悪であり、経営状態も悪く、施設整備補助の六億四、四〇〇万円も六〇施設の移譲に対しては非常に少ないものであった。このため、地方自治体側も反対の意見が強く、一九五一（昭和二六）年一〇月の全国知事会議で移譲反対が表明されたほか、全国市長会や全国町村会などでも反対が決議された。個々の国立病院の移譲についても国会や政府に対して反対の請願も多数寄せられた。結局、一九五二（昭和二七）年一二月に国立秋田病院が秋田県に移譲〈秋田県立中央病院となり、後に秋田大学医学部の附属病院となるために再び国（文部省）に寄付された〉されたほかは、山形、福島、岐阜、徳島、新潟、富山、福岡県の九病院が移譲された。その後、国立病院の努力により大幅な収益の改善をみせ、一九五五（昭和三〇）年度予算には移譲に関する経費は計上されず移譲問題は終息した。(163)

Ⅱ　社会保険病院

太平洋戦争末期、一般の医療機関は、価格が低い保険診療よりも価格の高い保険外の診療を好む傾向が強くなっており（医薬品不足で価格が高騰し、やむを得ない面もあった）、健康保険の被保険者は、医療の受診に不便を受けていた。このような中、厚生省は健康保険病院の建設を計画する。健康保険の被保険者に医療を提供する目的に加え、当時、健康保険特別会計の剰余金が多額に生じ、将来的にインフレが予想される中で、漫然と積み立てることは、積立金が無価値になることが予想されたこと。インフレの到来に際して、保険診療の単価、点数の変更が必要となるため、そのデータを得るために実験的な直営診療機関を必要としたことに基づくものであった。(164)

社会保険病院の整備に当たって、国は、病院は国有財産とし、運営は公益法人または地方の団体に委託し、運営費の損益は被委託者の責任において処理する方法（国有民営）を採用した。国は、運営については概括的方針を示すに止め、経営に関する細かな管理を極力避け、院長、事務長の任免、経営方針の指示以外はすべて病院の自主に任せ、もしも病院の運営が設立の趣旨に合致しない時は、委託者を変更するか、院長、事務長を交替する方針をとった。これは当時、南満州鉄道株式会社が鉄道は国有でありながら、経営は民間会社に委託され、国有公営方式の国鉄よりサービス能率の点で好成績を上げていたこと。当時の国営の日本医療団が、ともすると統制主義、官僚主義に流れ、各病院に不必要な一律的な制約を加えて、優秀な院長、事務長を縛ってロボット化し、病院の地方的個性を発揮できない傾向があったことに基づくものであった。[165]施設を国が無料で貸与し、病院はその運営費のみを医業収益でまかなうことで、模範的な社会保険診療を行う、良心的な運営をすることが可能となった。[166]また、社会保険病院では、政府管掌健康保険診療に限り、一割引をもって診療を受けられることとした。

戦争末期の社会保険病院発足時、その業務は国の総合出先機関である都道府県の保険課によって行われた。一九四七（昭和二二）年四月の地方自治法制定以降、社会保険の事務を行う都道府県の職員は、国家公務員である「地方事務官」となる。地方事務官は、その任命権は厚生大臣に属するものの、業務上の指揮監督は都道府県知事が行うものとされた。[167]そのため、当時の社会保険病院は、都道府県の保険課の職員が地元の社会保険協会支部や関係者と調整を行って設立が行われている。社会保険病院の歴史を『全社連十五年の歩み』[168]などの各病院の設立の経緯を分析すると、病院設置の目的は健康保険の被保険者への医療提供であったが、設置の経緯でみれば老朽化した市立病院を再建するために社会保険病院を誘致（鳴門）、住民の公的性格をもつ病院の誘致（下関、諫早、南海）、日本医療団の病院の存続（大宮、勝山、高浜、四日市、京都、奈良）、厚生連病院の存続（群馬中央）、海軍病院の存続（徳山）など、都道府県立病院として設置されてもおかしくないところを、国の費用で設置できることから社会保険病院が選択された面があった。都道府県としても病院整備の財源が不足する中で、病院整備や運営費を国が支出する社会保険病院は魅力があった。

一九四七（昭和二二）年、三重県に社会保険羽津病院（現四日市社会保険病院）が開設されて以降、社会保険病院・診療所は確実に増加し、一九五八（昭和三三）年には、病院・診療所数七〇、病床数一万床、職員数七、五〇〇人にまで拡大する。実際の社会保険病院の運営は、都道府県の社会保険協会や国民健康保険団体連合会が運営するものが多かった。一九五二（昭和二七）年一二月には「全国社会保険協会連合会（全社連）」が設立され、一九五八（昭和三三）年九月に健康保険病院経営主体の全社連の一本化統合が実現する。これにより、大多数の社会保険病院が全社連への委託運営となる。[169]その一方、一部の病院では国が市町村などへの運営委託を行っていることも社会保険病院の特徴で、二〇一四年（平成二六）年二月現在で、社会保険紀南病院（公立紀南病院組合が受託）、東京北社会保険病院（公益社団法人地域医療振興協会が受託）が委託方式で運営を行っていた。かつては、岡谷市（旧岡谷塩嶺病院）、新潟市（旧健康保険新潟病院）、多治見市（旧健康保険多治見市民病院）、広島市（旧社会保険広島市民病院）などが運営を受託していた。

Ⅲ　厚生年金病院

厚生年金病院は、一九四三（昭和一八）年に設立された財団法人年金保険厚生団（その後、厚生年金事業振興団に）が、一九四六（昭和二一）年に産業傷痍者をできるだけ早く復帰させるため、登別、湯河原、玉造に整形外科療養所を開設したのが始まりである。その後、一九五二（昭和二七）年に東京厚生年金病院、大阪厚生年金病院、一九五五（昭和三〇）年に九州厚生年金病院、一九六二（昭和三七）年に湯布院厚生年金病院が開設される。また、一九六八（昭和四三）年に健康保険の福祉施設として設立運営されていた「健康保険星ヶ丘病院」が、厚生年金保険の福祉施設へ移管され「星ヶ丘厚生年金病院」と改称された。一九七三（昭和四八）年に「社会保険宮城第一総合病院」が、一九七五（昭和五〇）年に「高知社会保険病院」が、厚生年金保険の福祉施設へ移管され「東北厚生年金病院(170)」「高知リハビリテーション病院」となった。これら三つの厚生年金病院の運営は、それまで運営を行っていた全社連が運営を継続した(171)。

Ⅳ　労災病院

一九四七（昭和二二）年三月二七日、「労働基準法」と共に「労働者災害補償保険法」が成立する。同法は、業務上の災害を負った労働者に対する迅速かつ公正な保護を確保することを目的とした法律で、労働災害患者に保険給付として医療を提供することを定めた。当初は、国立病院・診療所や大学附属病院、自治体病院などと委託契約を結び医療を提供していたが、労働災害患者の特殊性（外科・整形外科の処置が多い、障害者等級認定など災害補償制度に関する専門的知識が必要など）から、国（労働省）は、直接災害専門病院を設置する計画を立て、一九四九（昭和二四）年、福岡県小倉市（現在北九州市）に九州労災病院、東京都大田区に東京労災病院を、一九五〇（昭和二五）年、栃木県藤原町（現在日光市）に栃木珪肺《けいはい》診療所（翌年、珪肺労災病院）を開設した。[172] 一九五三（昭和二八）年には、兵庫県尼崎市の誘致により関西労災病院が開設される。関西労災病院の設置については関西の複数自治体から誘致運動が起きた。その後、全国の自治体から労災病院の誘致運動があいつぎ、一九五四（昭和二九）年に東北、秋田、熊本、一九五五（昭和三〇）年年に福島、中部、岡山、中国、山口、美唄、岩見沢、門司、一九五六（昭和三一）年に香川、愛媛、一九五七（昭和三二）年に長崎、関東、一九五八（昭和三三）年に富山、新潟、一九五九（昭和三四）年に筑豊に労災病院を設置、一〇年で二一カ所の労災病院が設立されることになる。[173]

労災病院の運営は、一九四九（昭和二四）年から財団法人労災協会が委託を受けてきたが、一九五七（昭和三二）年に労働福祉事業団（現在独立行政法人労働者健康福祉機構）が設立され運営が移管される。一九六六（昭和四一）年末には三二の労災病院が運営されるまでになった。[174] 労災病院の整備にあたり、地元医師会の反対が起き、交通の不便なところや診療圏のよくない場所に病院が建設されることが多かったという。[175]

六　公的性格をもつ医療機関の状況②（公的医療機関の設置する病院）

先に述べたように、一九四八（昭和二三）年の「医療法」の制定に伴い「公的医療機関」の項目が盛り込まれた。公的医療機関は、地方自治体の開設するものと厚生大臣の別に定めるものの開設する病院および診療所をいうと規定された。一九五一（昭和二六年）の厚生省の公的医療機関の指定には日本赤十字社、社会福祉法人恩賜財団済生会、厚生（医療）農業協同組合連合会などが指定された。これらは戦前から地方団体や地域とのかかわりが強い団体であった。これらの団体が戦後どのような道をたどっていったのかみておきたい。

Ⅰ　日本赤十字社

敗戦により、日本赤十字社は存続の危機という状況に直面することになる。本部も支部も、空前の戦争救護や終戦処理などで社費を使い果たし、金庫の債券類は紙切れ同然、赤十字の基礎である社員制度も戦争末期から混乱状態にあった。その中で、ＧＨＱとアメリカ赤十字社の援助を受け、日本赤十字社は民主的団体に改組することを目指す。(176) 赤十字病院も経済的な裏づけを失い、病院自身の力に頼るほかない最悪の時代に直面する。その中で、診療事業こそ国民に直結する近道であるという考えから、全国の多くの支部で医療機関の経営を行い社業の挽回に努めた（病院の現金収入は日本赤十字社の支部にとっても魅力的なものであったと思われる）。その結果、戦後の一四年間に四六の新たな病院が設立されることになる。(177) 一九五二（昭和二七）年には、「日本赤十字社法」が議員提出議案として国会で成立、公布され、特殊法人として運営される。

一九五三（昭和二八）年一一月には日本赤十字社医療施設規則が制定され、第一条で日本赤十字社の医療施設は赤十字の使命を達成するため、①災害時における医療救護、②医療救護、③一般医療、④保健指導を行うとされた。さらに、戦後のあわただしく設置された病院の中には赤十字病院としての使命を果たすのに十分でないものも存在したので、これらを整理するとともに、一九五六（昭和三一）年には「病院設置基準」を定めて赤十字病院の特異性と公的医療機関の性格を完備させることとした[178]。

Ⅱ　社会福祉法人恩賜財団済生会

済生会も、敗戦により創立以来「最大の試練と混迷の時期[179]」に直面する。一九四四（昭和一九）年一月末の済生会所属の診療施設は二一八カ所あったが、約四分の一の五五の診療施設が被災した（うち病院は全焼一二、全壊一、半焼二）[180]。会の運営の基盤となる基金が所有する株券、社債は凍結になり利息収入の道が閉ざされることになった。さらに、戦後の済生会の運営にとって大きな影響を与えたのは、一九一四（大正三）年に出されていた「勅令第一八号」の廃止であった。一九四七（昭和二二）年四月、ＧＨＱの国内改革の一つとしての公私分離の方針により、済生会の業務を都道府県に委嘱していた勅令第一八号が廃止される。一九四九（昭和二四）年に財団法人、一九五二（昭和二七）年に社会福祉法人になり、民間の社会事業団体として独立自営の運営をしなければならなくなる。財団法人化の時期に地方済生会の規定を作ったことを契機に、福岡、和歌山、奈良、埼玉の地方済生会は独立した法人となった。現在では、これらの地方済生会は再び全国統一の組織に復帰しているが、済生会は地方済生会の独立性を大幅に尊重する原則をとることになった。[181][182]

課題となっていた施設の復旧整備については赤十字や厚生連と連携した働きかけにより、一九五五（昭和三〇）年度からは地方自治体を通じて厚生年金保険積立金の還元融資が認められることになった。一九六一（昭和三六）年には年金福祉事業団が設立され、厚生年金の還元融資の枠が飛躍的に拡大されるとともに、国民年金の特別融資も開始されることになった。

赤十字、済生会の二つの団体が、危機的な状況に追い込まれながら組織を再生できたのは、当時の団体関係者の努力とともに、公的な医療機関として地域住民の強い信頼を受けていたことが大きかったと考える。

Ⅲ　厚生農業協同組合連合会（厚生連）

ア　存続の危機に直面した組合病院

一九四七（昭和二二）年に「農業協同組合法」が制定公布され、戦前の農業会の封建的な性格が排除され、自由と民主主義の理念に基づく「農民による農民のための農民の農協」が再スタートすることになった。[183]一九四八（昭和二三）年八月の農業会の解散により、医療機関は厚生農業協同組合連合会（厚生連）

に移管されることになる。厚生連への移管後、いくつかの都道府県で病院が県営、市町村営、国保連営などになるなど厚生連病院に危機が訪れることになる。

一九四八（昭和二三）年、国民健康保険事業が組合方式から市町村公営方式に移行し、市町村が国保直診病院・診療所を次々と設置する流れが起きた。当時、農業協同組合は農業生産者の組合で、産業組合のように全国民をもって組織する協同組合でないので、医療施設の運営は国保組織による農民運動に還元すべきという考えが唱えられた。さらに、多くの農業会で、その解散に伴い、経済事業の損失金が生じていたが、病院施設があるところは、病院の資産評価に損失を追いかぶせる方法をとっていた。そのため多くの病院を有する厚生連ほど厳しい財務状況に追い込まれることになった。(184) 戦前の医療利用組合運動で華々しい成果を上げた岩手県、青森県、群馬県などの厚生連が解散となり、病院は県立、市町村立、国保連などの病院となった。(185) 厚生連も残った病院の生き残りのために国に懸命の働きかけを行う。その結果、一九五一（昭和二六年）に公的医療機関の指定を受け、一九五三（昭和二八）年には厚生連病院に対して農林漁業金融公庫の融資が認められる。

イ　若月俊一の農村医療

その一方、戦前の産業組合病院の運動に続く新しい動きも起きる。一九四五年（昭和二〇）年三月東大医学部出身の外科医である若月俊一《わかつきとしかず》が、前年に開設されたばかりの長野県農業会佐久病院（後に厚生連佐久総合病院）に赴任、一九四六（昭和二一）年一〇月には病院長に就任する。貧困により農民が医療を受けることができなかった当時、若月は外科医として最新の医療や手術を行うとともに、全国でも珍しかった病院給食や完全看護を導入するなど先進的な取り組みを行う。(186) 若月は診療を行う中で、自分は貧しさや知識のなさから病気をがまんして「手遅れ」になった患者ばかりを診ているのではないか。これらの患者の治療に全力を尽くすことも大事だが、一歩進んで村の中に入り、病気を早期に発見することのほうがより重要ではないかと考える。(187) このような「予防は治療に勝る」という考えに基づき、若月は病院の仲間と共に、自ら脚本を書いた啓蒙演劇活動や無医村への出張診療、病院祭の開催など、農民と一体となった医療実践運動に取り組む。

現場の診療を通じて、「胆虫症（胆嚢や胆道の中に回虫が入り込むことによって生じる胆石と同様の症状）」「こう手（農繁期に起きる急性過労性腱鞘炎）」「『がまん型』『気づかず型』の潜在疾病の概念」「『冷え』による健康障害」「農夫症（農家の生活による、慢性疲労・早老現象）」など農村特有の疾病について研究を行う。(188) 研究成果については、若月が設立に関わった長野県農村医学研究会〈一九四七（昭和二二）年設立〉や日本農村医学会〈一九五二（昭和二七）年設立〉(189) において発表を行った。これらの発表成果は、わが国のみならずアジア諸国の農村医療のモデルとなった。

一九五九（昭和三四）年には、南佐久郡八千穂村（現佐久穂町）と協同し、現在の健康検診のモデルといえる「全村健康管理」を開始する。一九五九（昭和三四）年の新しい国民健康保険法の施行で、給付が一律五割となり、受診時に患者は自己負担分を窓口で前払いしなければならなくなった（従来は、保険証があれば医療を受けることができ、診療費は役場が徴収していた）。佐久病院は、これは現金収入の少ない農民の受診を抑制することにつながると反対運動を行った。地元市町村の中で、佐久病院の意見に賛成したのが八千穂村の井手幸吉村長であり、その縁で、できるだけ病気にならないようにする健康管理運動が行われることになった。すべての住民を対象に毎年継続的に検診が行われ、その結果は、「健康台帳」に記録された。また、健康は元来本人が守るべきものであるから、本人のための、そして本人が書き込むための「健康手帳」が配布された。

病院の「健康管理部」と病院従業員組合の「出張診療班」が協力し健康管理活動が行われた。八千穂村は、保健委員会を設置し、主要な方針は病院と村との協議によって決定されるが、地元保健所や医師会との連携も重視された。さらに地域から選出された青年団や婦人会代表の「衛生指導員（長野の衛生指導員については後述）」の働きが重視された。衛生指導員の衛生教育のため、病院との間に月一回は会合が持たれた。

全村健康管理の結果、八千穂村の村民一人当たりの国民健康保険の総医療費は、南佐久郡七町村の平均に比べ、一九五九（昭和三四）年の一・二四倍から一九六七（昭和四二）年の〇・八五倍に減少する。結果を分析すると、検診による早期治療により、「重症」の患者が減ることで医療費が減少したものであった。[190]八千穂村の健康管理の試みは、長野県厚生連としての農協組合員に対する検診活動につながる。[191]

若月の運動は、戦前の官治主義的な「行政自治」に対する産業組合病院などの「産業自治」を若月流の「農村自治」として承継したとも評価できる。若月の実践は、多くの医療関係者の共感をよび、佐久総合病院は今も農村医療のメッカとして若い医療者が集まる医療機関となっている。

ウ　医療福祉生協連

なお、農業関係の団体に属さない生活協同組合の医療機関は、戦後も「産業組合法」が根拠となって活動を行っていたが、一九四八（昭和二三）年に「消費生活協同組合法（生協法）」が公布され、生協法に基づいて運営されることになった。一九五一（昭和二六）年には日本生活協同組合連合会が設立。二〇一〇（平成二二）年には日本医療福祉生活協同組合連合会（医療福祉生協連）が設立されている。医療福祉生協連は、医療・福祉事業を行う生協の全国連合会で全国の一一〇の医療福祉生協と日本生活協同組合連合会が加盟している[192]（公的医療機関の指定は受けていない）。二〇一三（平成二五）年一月現在の組合員数は二八四万人に及んでいる。医療福祉生協連の活動は、日本生活協同組合連合会医療部会（二〇〇七）『日本生活協同組合連合会医療部会』にまとめられている。わが国の地域医療の歴史において、一九六一（昭和三六）年に津軽保健生協の津川武一《たけいち》医師の活動を契機に広まったポリオ生ワクチン輸入運動[193]をはじめ、医療福祉生協連関係者の果たした役割は非常に大きい[194]。

七　公的性格をもつ医療機関の状況③（現業、公社直営病院、各種共済組合病院）

大蔵省印刷局、大蔵省造幣局・林野庁・郵政省・国鉄・電電公社・専売公社のアルコール専売を除く三公社四現業は、戦前から職員の疾病の治療を行うことで職場の健全な労働力を確保することを目的にして病院（造幣病院、印刷病院、営林病院、郵政逓信病院、専売病院、鉄道病院、電電逓信病院）を設置していた。これらの三公社四現業の職域病院は、一九七九（昭和五四）年末で七九病院（八、九一五床）に及んだ[195]（現業・公社直営病院の経営見直しについては、第五章で議論を行う）。

また、戦後は、国家公務員共済組合や公立学校共済組合が、数多くの病院を設立している。一九四七（昭和二二）年、「国家公務員共済組合連合会」の前身の「財団法人政府職員共済組合連合会」が設立される。連合会は、横須賀海軍共済病院、佐世保海軍共済病院など旧海軍共済組合の一〇病院とガス障害者の救済事業を主とする一病院の運営（旧令共済病院と呼ばれる）を引き継いだが、直営病院として一九四九（昭和二四）年九月に日本医療団九段坂病院の経営移譲を受けて以降、全国に病院を設置し、二〇一三（平成二五）年現在三五の医療施設の運営を行っている[196]。公立学校共済組合は、組合員である教職員の結核患者のための収容施設として、ブロック別に病院を整備している。二〇一二（平成二四）年においても、全国に八病院を運営している。東京都内にある関東中央病院（四七〇床）は、一九五三（昭和二八）年に設置され、一九五七（昭和三二）年より保険医療機関の指定を受け、世田谷区内で最も病床数の多い中核医療機関となっている[197]。

註

（1）一九四七（昭和二二）年四月一七日法律第六七号

（2）知事公選制は、地方自治法制定前の一九四六（昭和二一）年九月二七日に公布された東京都制、府県制、市制、町村制改正（第一次地方制度改革とよばれる）で導入された。『内務省史第一巻』五三七～五三八頁

（3）『内務省史第一巻』五四一～五四九頁

（4）当時のPHWの保健衛生・福祉行政の状況はC・F・サムス（一九八六）『DDT革命　占領期の医療福祉政策を回想する』岩波書店、杉山章子（一九九五）『占領期の医療改革』勁草書房、勝俣稔先生追悼録刊行会（一九七〇）『近代公衆衛生の父勝俣稔』。戦後のワクチン行政については、手塚洋輔（二〇一〇）『戦後行政の構造とディレンマ 予防接種行政の変遷』藤原書店などがある。

（5）『DDT革命』一三五頁では、当時伝染病で最もおそれられたのは天然痘で、占領一年目で一七、〇〇〇人以上の患者が出たとしている。

（6）『厚生省五十年史』五八七～五八八頁

（7）『厚生省五十年史』五八八頁

（8）『DDT革命』二二三頁は、斎田晃の談話として、都道府県における衛生部設置が、内務省、大蔵省、GHQ民政局などの抵抗もあってなかなか進まず、サムスが民政局長ホイットニーに粘り強く交渉し、民政局長の協力を得たことを記述している。

（9）『医制百年史』三八七～三八八頁

（10）市川喜崇『日本の中央―地方関係』法律文化社一五〇～一五七頁は、このような「クロス・ナショナル連合」の関係は経済科学局労働課と労働省、天然資源局と農林省の間でも成立したとする。

（11）『日本の中央―地方関係』一六六～一六七頁

（12）「公共事務（固有事務）」は公共の福祉を目的とする事務、「団体委任事務」は国または他の地方自治体から委任された事務、「行政事務」は衛生、交通、産業などの警察的取り締まりなど権力の行政を伴う事務で国の事務に属しないもの。

これらの事務はすべて地方自治体の事務として自主的に処理することができる。

(13) 旧地方自治法第一五〇条

(14) 旧地方自治法第一五一条の二

(15) 『日本の中央―地方関係』一五四～一五五頁

(16) 『東京都衛生行政史』六九一～六九二頁

(17) 『DDT革命』岩波書店二二九～二七二頁

(18) 終戦後の医学教育改革については、日本科学史学会編（一九六七）『日本科学技術史大系二五巻医学二』三四二～三五三頁、橋本鉱市『専門職養成の政策過程』が詳しい。

(19) 『日本科学技術史大系二五巻医学二』三四二頁

(20) 医科大学における講座制の廃止と教室制度の提唱、教育担当者を教授、副教授、助教授、講師、助手とし、副教授以下に任期を定めるなどの提案が行われたが、大学側の抵抗が強く、実現にはいたらなかった。『日本科学技術史大系二五巻医学二』三四二頁

(21) 『医制百年史』三六一頁

(22) 『医制百年史』四三六～四三七頁、東京都『東京都衛生行政史』六八九～六九〇頁

(23) 藤井博之（一九九五）「医学教育の改革」、中山茂・後藤邦夫・吉岡斉編『通史日本の科学技術第一巻占領期一九四五―一九五二』学陽書房一九九～二一〇頁

(24) 『DDT革命』二三〇～二四〇頁

(25) 『専門職養成の政策過程』一三六～一三七頁

(26) 『専門職養成の政策過程』一三六～一三八頁、羽田貴史（一九九九）『戦後大学改革』玉川出版会二五～三二頁

(27) 『日本科学技術史大系二五医学二』三四六頁（元資料は『日本医事新報』第一一九一号一九四六年七月二一日から採録）

(28) 『学制百年史』七三六～七三七頁

(29) 佐々木直亮（一九八三）「草間良男先生聞き書き」医学史研究会『医学史研究五七巻』は、当時の医学教育審議会のメンバーであった草間良男の発言を採録しているが、草間が視学委員をしているが医学教育レベルについて「本当にひ

どかったんだ」と水準の低さを指摘している。

(30) 原爆で甚大な被害を受けた影響で一九四七(昭和二二)年三月二二日に閉鎖。『長崎大学医学部創立百五十年史』五八頁。ほかの官立医科大学附属医専は医学生の卒業までは存続している。

(31) 福岡県立九州医学歯学専門学校は、医学・歯学共にB級校と判断され、医科は一九四七(昭和二二)年三月末で廃止となり、歯科は在校生が卒業生するまで残ることになった。九州医学歯学専門学校がB級にランクされたのは、医学歯学の両機構をもっていることが、当時の情勢にそぐわなかったことと、学校の将来性について福岡県が大学昇格を考えず、昇格の手続きをしていなかったことの二点にあったといわれている。歯科関係者の運動により一九四九(昭和二四)年、福岡県を設置団体として公立九州歯科大学として存続する。『九州歯科大學五拾年史』三四九～三七七頁

(32) 官立徳島医専は、一九四五(昭和二〇)年七月四日未明の徳島大空襲で当時四国一を誇った付属病院を全焼させる。一・二年の学生が学ぶ基礎学舎は無事であり、ほかの学校と変わりない基礎教育を受けていた一・二年学生はA級措置、仮診療所で十分な臨床実習を受けることのできない三・四年学生はB級措置となった(半廃校とよばれている)。『徳島大学医学部史一―徳島医学専門学校』一二〇～一三四頁

(33) 一九四五(昭和二〇)年七月六日深夜、甲府市はアメリカ空軍の空襲を受けて大半が壊滅した。県立男女両医学専門学校および附属病院も全焼した。山梨県関係者は県立医学専門学校の存続の陳情を行ったがB級校となり廃校となった。廃校に伴い、附属病院は山梨県病院として改組された。『山梨医科大学開学十周年記念誌』三四四頁

(34) 高知県内の無医村解消を目指して設立された高知県立女子医学専門学校は、一九四五(昭和二〇)年七月八日の開校予定の前の六月七日に空襲で校舎が焼失、七月四日の高知大空襲で全市が焼土と化した。八月八日に高岡郡佐川町の青年学校の建物で入学式と開校式が行われる。高知県は一九四六(昭和二一)年一二月に南海大地震の被害を受けており財政的に厳しい状況のため、県立女子医専の存続を断念、県立女子専門学校(現在の高知県立大学)への転換を行った。『高知女子大学三十年史』一四～二六頁

(35) 秋田女子医専は、一九四七(昭和二二)年一一月に火災により校舎を全焼。県財政が悪化する中で再建のめどが立たず、知事の決断で廃校となる。附属病院は県立中央病院として存続。秋田大学医学部二〇年史編集委員会編(一九九一)『秋田大学医学部二十年史』三四三頁

(36) 例えば、富山県富山市は、一九四五年（昭和二〇）年八月一日夜半から二日にかけての富山大空襲で壊滅的な被害を受ける。医療機関も企業内医療機関であった不二越病院が奇跡的に戦災を免れたものの、ほとんどが被災する。開業医が周辺町村に疎開し、市内の医療機能が不足する中で、市は暫定的な措置として一〇月一日から戦災を免れた医院を使って富山市綜合診療所を設置する。市民に医療を提供するために新たに富山市民病院を新設することが決まり、一九四六（昭和二一）年二月、古材を使ったバラック建てであったが病院建物が完成し、仮診療を開始する。医師は、富山市内の開業医一〇人が三年間を限度として嘱託医として勤務した。また、戦災を免れた不二越病院は、一九五〇（昭和二五）年二月に医療機関整備中央審議会が示した「医療機関整備計画」のA級病院である中央病院とするために富山県が買収することとなり、一九五一（昭和二六）年四月富山県立中央病院が開院する。富山市民病院（一九六六）『富山市民病院史』一～六頁、『富山県立中央病院三〇周年記念誌』一七～三六頁

(37) 『医制百年史』三九六頁

(38) 社会保障研究所（一九六八）『戦後の社会保障 資料』至誠堂五三二～五三三頁

(39) 公的医療機関の八要件に、利益を医療機関の内容改善に充てることが追加されている。

(40) 『日本農民医療運動史前編通史』四六三～四六四頁

(41) 『医制百年史』四三七頁

(42) 青森市は、一九四五（昭和二〇）年七月の空襲で市街地の大半が焼失した。市内にあった官立青森医専とその附属病院も焼失し、官立医専・附属病院は弘前市に移転した。青森市内に病院を再建することが懸案となる。当初は、結核療養所の移転増築、農業会病院の買収を検討したが、地元の反対などにより買収が不調に終わる。戦災を受けて医療施設の不足が深刻となってきたことから、病院を新たに建築することを決断する。大蔵省、経済安定本部、GHQなどと交渉し、起債そのほかで良好な感触を得たことから、青森県立中央病院を新築する案をもって計画を推進することになった。建設計画は、概算一億八千万円の工事費で、厚生省の指導のもとにアメリカンスタイルを取り入れた全国的にもモデルとなり得る総合病院をつくるもので、第一期工事は一九五〇（昭和二五）年一〇月に着工し、一九五二（昭和二七）年三月に竣工した。病院は同年四月一日に診療科六科、病床数一一五床、完全看護、完全給食の承認を得た総合病院を目指し開院する。病床は当初の構想の一八〇床（一般病床）より少なく、九九床でスタート

する。そのうえ、県財政の窮迫で第二期工事を当分見合わせることとなり、隣接の青森保健所跡を改造して臨時病床四四床として利用する。病院は、一九五三（昭和二八）年一月には総合病院の認可を受ける。同年九月には第二期工事として本館第二病棟の建設に着手し、翌一九五四（昭和二九）年七月に総病床一六五床の病棟が完成する。青森県立中央病院創立五〇周年記念事業準備委員会（二〇〇二）『青森県立中央病院創立五〇周年記念誌』九〜一一頁

(43) 『戦後の社会保障 資料』五三三〜五三四頁

(44) 『医制百年史』四四五頁

(45) 『医制百年史』四四五〜四四六頁

(46) 『DDT革命』二六六頁

(47) 『東京都衛生行政史』六九二頁

(48) 『厚生省五十年史』九五六〜九五七頁

(49) 東京都は、終戦前の一九四五（昭和二〇）年の時点で、築地、広尾、大久保、大塚、深川、駒込、城東の一般病院を有していたが、同年三月一〇日の東京大空襲で深川および城東の二病院が被災して使用不能となる。代わりの施設として国民学校の校舎を使い、赤坂病院、杉並病院を開設することを目指すが、杉並病院は業務開始前の五月二五日の空襲で被災し、結局廃止となる。七月一日には、板橋方面の医療機関のほとんどが焼失したことにより、伝染科病院であった豊島病院に普通科を設置し、診療を開始する。終戦により、築地病院が駐留軍に接収され、六病院で医療を提供することになる。都内の医療施設の多くが医療機能を失った中で、都立病院の役割は大きくなる。一九四八（昭和二三）年東京都復興五ヶ年計画が策定され、都立病院の整備拡充が計画され、二億四千万円で施設の復旧、設備の整備にあたることとされた。戦災の被害の少なかった広尾病院がモデル病院に指定され、施設の拡充が図られた。国民学校の建物を使用した赤坂病院は設備・地理的な関係から十分機能を発揮できなかったため、被災した深川・城東両病院に代わる新たな都立病院として旧小学校の校舎を転用して墨田病院を建設し、赤坂病院の職員・設備が移された。また、一九五八（昭和三三）年、伝染科病院であった荏原病院に普通科が設置される。荏原病院の本院は、都立病院として戦後に初めて新築した病院であった。一九六一（昭和三六）年四月には、旧墨田病院と伝染科病院の本所病院が統合、近代的総合病院として墨東病院が開設された。『東京都衛生行政史』七〇四〜七一二頁

(50) 日本医療団石川県支部中央病院は、終戦直後の一九四五（昭和二〇）年八月二〇日、財団法人聖霊病院の土地・建物を借用して診療を開始したが、旧聖霊病院関係者から返還を求められ、その後、病院を移転しながら診療を継続する。一九四七（昭和二二）年二月に日本医療団の解散が決定すると、病院を存続するか閉鎖するかの議論がなされるが、一九四八（昭和二三）年一一月に、石川県立中央病院として再発足する。一九五三（昭和二八）年八月には、それまでの借りものの建物から、新たに県蚕業試験場跡地に新病院を建築・移転する。『石川県立中央病院三十五年史』三七〜四九頁

(51) 厚生省「医療施設調査」

(52) 『医制百年史』四四六頁

(53) 全国国民保険団体中央会（一九五八）『国民健康保険二十年史』二六八頁

(54) 『国民健康保険二十年史』二七四頁

(55) 一九五九（昭和三四）年一月に社団法人化に伴い「国民健康保険中央会」に改称される。

(56) 『国民健康保険二十年史』一四〜一五、二七四〜二七五頁

(57) 『国民健康保険二十年史』二八六〜二八七頁

(58) 『厚生省五十年史』八一六〜八一七頁

(59) 『厚生省五十年史』八三〇〜八三一頁

(60) 『国民健康保険二十年史』三三八頁

(61) 『厚生省五十年史』八三一〜八三五頁

(62) 東京都国民健康保険連合会編（一九六八）『東京都国民健康保険三十年の歩み』九八〜九九頁は、特別区協議会が一九五四（昭和二九）年から一九五五（昭和三〇）年にかけて区長会や助役会で国保実施についての議論がなされたことを紹介する。その際、区政協議会の事務局長に対し「東京に失業者と病人を集めてどうする気か」「僕の任期中に発足したい」「東京でそんなものはできっこないんだ、君、本来の仕事を抛擲《ほうてき》して何をくだらないことをやっているのか」「早く結論を出し給え、まとまらないなら僕の区は単独で発足する」「この不況時代に住民に新たな負担のかかるようなことはやるべきでない」などの賛否の意見が寄せられたという。結局、東京二三区は一九五九（昭和三四）年

一一月に国保を実施する。

(63) 『日本医療保険制度史（増補改訂版）』一六二頁、一六七〜一六八頁

(64) 一九五七（昭和三二）年一月九日「医療保障委員第二次報告」『戦後の社会保障資料編』六一九〜六二三頁

(65) 『厚生省五十年史』一二九五頁

(66) 『埼玉県国民健康保険史』四三〇頁、『国民健康保険二十年史』三六六頁

(67) 『埼玉県国民健康保険史』四三〇〜四四一頁

(68) http://www.city.warabi.saitama.jp/hp/page000003900/hpg000003812.htm

(69) 北海道国民健康保険団体連合会編（一九八二）『北海道国民健康保険史』二四七頁

(70) 『国民健康保険二十年史』三六〇頁

(71) 『埼玉県国民健康保険史』四二八頁

(72) 『国民健康保険二十年史』三六一頁

(73) 『国民健康保険二十年史』三六五頁

(74) 川上　武・小坂富美子（一九九二）『戦後医療史序説　都市計画とメディコ・ポリス構想』一〇頁

(75) 地方自治百年史編集委員会（一九九三）『地方自治百年史第二巻』地方財務協会二四頁

(76) 『岩手の国保四十年史』五一頁

(77) 木材価格は、東京卸売物価指数で一九五二（昭和二七）年の一〇〇が一九六一（昭和三六）年には一九三に達している。農林水産省百年史刊行会（一九八一）『農林水産省百年史下巻』四三八〜四四一頁

(78) 『岩手の国保四十年史』一八〜一九頁

(79) 『岩手の国保四十年史』二四頁

(80) 『日本農民医療運動史』四四一〜四四二頁、『岩手の国保四十年史』一二七〜一二八頁

(81) 『岩手の国保四十年史』一二七〜一二八頁

(82) 『岩手の国保四十年史』三三二頁

(83) 『岩手の国保四十年史』一二九頁

(84) 岩手県国民健康保険団体連合会（一九八八）『岩手の国保五十年史』二二二頁
(85) 『岩手の国保四十年史』二九～三六頁
(86) 岩手県医療局（一九八一）『岩手県立病院三十年の歩み』ぎょうせい五四～五八頁
(87) 『岩手の国保四十年史』四二～四四頁
(88) 鈴木八五平「旧日頃市村の医療と歴史」岩手県地域医療研究会（一九七二）『いわての保健活動の歩み』三二一～三五頁
(89) 『岩手の国保四十年史』四三～四七頁
(90) 『岩手の国保四十年史』四六頁
(91) 胆沢地方国保組合の前身の一つともいえる水沢町の福原産業組合の医療共済事業は、産業組合立の胆沢病院を利用した場合は患者の直接負担を要しないなど、モデルとなる活動を行ってきた。菊池武雄（一九六八）『自分たちで生命を守った村』岩波書店五〇頁
(92) 『岩手の国保五十年史』四三～四七頁
(93) 地区衛生組織活動については、橋本正己（一九五五）『公衆衛生と組織活動』誠信書房、須川　豊・橋本正己（一九五三）『蚊とハエのいない生活』日本公衆衛生協会が詳しい。
(94) 『公衆衛生と組織活動』二四頁
(95) 第一章で述べたように、戦前の地域衛生組織として、行政の協力団体の性格の強い「衛生組合」があった。ＧＨＱは、一九四七（昭和二二）年五月三日に政令第一五号を発し、町内会、部落会、同連合会、隣組を強制的に解散させるとともに、類似団体として衛生組合も解散させることとした。公衆衛生活動組織は、新しい時代に対応した民主的な団体として、新たに結成する形を取った。「民衆組織活動」とよばれたのは、民主的な団体として運営することを目指したあらわれであると考える。
(96) 橋本正己「公衆衛生略史―大正中期から現在まで」『近代公衆衛生の父勝俣稔』四〇六～四〇七頁、社団法人全国地区衛生組織連合会ホームページ「全衛連の沿革」
(97) 『厚生省五十年史』一一四五頁
(98) 『公衆衛生と組織活動』二四九～二五〇頁

(99) 『公衆衛生と組織活動』二四二～二五三頁
(100) 『公衆衛生と組織活動』二四二～二五三頁
(101) 大正村において民主化が進んだ原因として、農地解放により村外地主が消滅し、農家の半数を占めていた小作者(流浪性を持ち、投機性に富み、村に永住する意思が強固でないのが通例)が自作農家となり、生活が安定するほか、村を子孫永住の地として考えるように変化したことが大きいとされている。帯広市史編纂委員会(一九六四)『大正村史』四五一～四六〇頁
(102) 一九四七(昭和二二)年九月十五日夜、カスリーン台風の豪雨により、北埼玉郡東村(合併により大利根町)の利根川堤防が約三四〇メートルにわたり決壊した。死者一、一〇〇名、家屋流出・倒壊二三、七三六戸に及ぶ大災害となった。関東地方整備局ホームページ。
(103) 埼玉新聞一九五一(昭和二六)年九月二〇日付け記事
(104) 『公衆衛生と組織活動』二五六～二五八頁
(105) 『公衆衛生と組織活動』二五九頁
(106) 埼玉県衛生部(一九五四)『保健所の段階における衛生教育的業務各論』九～一三頁
(107) 埼玉県行政史編さん室編(一九八七)『埼玉県行政史第三巻』五六一～五六二頁
(108) 『公衆衛生と組織活動』三四五～三七八頁
(109) 『東京都衛生行政史』三九四頁
(110) 『厚生省五十年史』一一四五頁
(111) 社団法人全国地区衛生組織連合会ホームページ「全衛連の沿革」。全国衛生自治団体連合会は、一九六六(昭和四一)年一月、「社団法人全国地区衛生組織連合会」となっている。
(112) 『厚生省五十年史』一一四五～一一四六、一一八四頁
(113) 西尾雅七「公衆衛生における民衆組織活動と住民の創意性―公衆衛生の将来」日本産業衛生学会(一九六七)『産業医学九(三)』一九一頁
(114) 橋本正己(一九六一)『衛生行政学序説』八一～八二頁

(115)『厚生省五十年史』一一一四頁
(116)『近代公衆衛生の父勝俣稔』三〇〇頁
(117)『衛生行政学序説』八二頁
(118)『占領期の医療改革』一八四頁
(119)全国町村会（一九五八）『全国町村会史』二六六～二六七頁
(120)一九四七（昭和二二）年四月から実施
(121)一九四七（昭和二二）年一二月に消防組織法が公布
(122)藤田武夫（一九七六）『現代日本地方財政史上巻』日本評論社八三～八五頁
(123)自治庁財政局（一九五九）『地方財政のしくみとその運営の実態（昭和三四年三月）』地方財務協会三頁
(124)『地方財政のしくみとその運営の実態（昭和三四年三月）』二五八頁
(125)『地方財政のしくみとその運営の実態（昭和三四年三月）』二四七頁、『学制百年史資料編』四五六～四九一頁。なお、気象庁HP『災害をもたらした気象事例（昭和二〇～六三年）』によると、気象庁が命名した台風の事例および死者・行方不明者数が一〇〇名以上の風水害・雪害の事例は、一九四五（昭和二〇）年から一九四九（昭和二四）年が八件、一九五〇（昭和二五）年から一九五四（昭和二九）年が一一件、一九五五（昭和三〇）年から一九五九（昭和三四）年が六件となっている。http://www.data.jma.go.jp/obd/stats/data/bosai/report/index2.html
(126)『全国町村会史』四六五頁
(127)『全国町村会史』四七六～四七八頁。文部省調査は一九四八（昭和二三）年四月～一九四九（昭和二四）年六月。
(128)建築単価は大蔵省査定単価坪二万八、九五〇円。自治庁財政部（一九五三）『地方財政の実態と問題の所在 昭和二八年六月』四六頁
(129)地方行政調査委員会議（一九五二）『地方行政調査委員会議資料』四～六頁
(130)八千人は、中学校一校経営できる程度から出てきた数字であった。『全国町村会史』七六八頁
(131)『地方行政調査委員会議資料』一〇～一二頁
(132)藤田武夫（一九七八）『現代日本地方財政史中巻』日本評論社一一頁

(133) 『全国町村会史』七六八頁

(134) 『全国町村会史』一二三～一二五頁

(135) 全国町村会が「町村合併促進法案要綱」を作成したのは、当時の自治庁が法案作成に取り組んだもののほかの省庁の調整が難しく、議員提出案として法案の成立を目指すこととしたことに基づく。『全国町村会史』一三六～一三七頁

(136) 『全国町村会史』一八六頁

(137) 『全国町村会史』一二五、一六九～一七三頁

(138) 福武　直（一九五八）『合併町村の実態』東京大学出版会三四八～三四九頁

(139) 自治庁編（一九五八）『地方財政再建の状況記録編』六五五頁

(140) 気象庁ＨＰ『災害をもたらした気象事例（昭和二〇～六三年）』

(141) 『地方財政のしくみとその運営の実態 昭和三四年三月』四三八～四四〇頁、『現代日本地方財政史中巻』一〇二～一〇五頁

(142) 『現代日本地方財政史中巻』一一三～一二五頁

(143) 『地方財政再建の状況記録編』一～二、一〇六、一一七、一二七頁

(144) 『地方財政再建の状況記録編』五～六、九～一〇頁

(145) 『地方財政再建の状況記録編』二三二、三七二、三七四、三八二、三九六、三九八、四一二、四一八、四九四、五三八、六〇九、六五四、六五五、六七八、六八二、七一三、七二四、七三二、七五〇、七六六、八〇二、八五三、八九八、九〇〇頁

(146) 自治省（一九六七）『地方財政のしくみとその運営の実態 昭和四二年二月』四二頁

(147) データは全日本国立医療労働組合（一九五二）『新潟県立病院の実態』四六～五五頁である。当時、後述のとおり国立病院の地方自治体への移管が検討されており、国立病院の労働組合が新潟県立病院の運営の状況を分析している。

(148) 高田中央病院（現県立中央病院）、柿崎病院、妙高病院、十日町病院、六日町病院、魚沼共済病院（現小出病院）、加茂病院、新発田病院、坂町病院、瀬波病院。

(149) 大島病院は、一九六一（昭和三六）年に病院が廃止、診療所となる。

(150) 三条結核病院は、一九五二（昭和二七）年四月に新潟県衛生部の施設として開設。一九五五（昭和三〇）年一〇月に

(151) 新潟県病院局に移管、一九七一（昭和四六）年に廃止される。
(152) 療養所悠久荘は、一九五五（昭和三〇）年一一月の病院開設前の一〇月に新潟県病院局に移管。
(153) 新潟県病院局（一九八〇）『県立病院三〇年のあゆみ』八四～九〇頁

(154) 八病院の内訳は川口市二、上尾町（現上尾市）一、吹上町（現鴻巣市）一、蕨町（現蕨市）一、東吾野村（現飯能市）一、小鹿野村（現小鹿野町）一、桜井村ほか二村（現越谷市）一
(155) 『医制百年史』四三四～四三五頁
(156) 厚生省医務局（一九五五）『国立病院十年の歩み』二〇頁
(157) 『医制百年史』四四一～四四三頁
(158) 『国立病院十年の歩み』四一七頁
(159) 『国立病院十年の歩み』三八五～三九四頁
(160) 『地方行政調査委員会会議資料』八四～八五頁
(161) 『国立病院十年の歩み』三九五頁
(162) 『国立病院十年の歩み』三九六頁
(163) 『国立病院十年の歩み』三九六～三九八頁
(164) 『国立病院十年の歩み』四一一～四一五頁
(165) 全国社会保健協会連合会（一九八九）『全社連三十五周年の歩み』二五頁
(166) 『全社連三十五周年の歩み』二六頁
(167) 『日本医療制度史改訂増補版』四三五頁

(168) 社会保険関係職員が地方事務官とされたのは、当時、社会保険が国の経営するものであり、逓信省で所管する簡易保険や郵便年金などと同様に全国的に単一の事業体によってその事務を処理することが必要と考えられたからであるとされる。厚生省『厚生省五十年史』八七四頁
(169) 全国社会保険協会連合会（一九六八）『全社連十五年の歩み』

『全社連三十五周年の歩み』二九～三七頁

(170) 東北厚生年金病院は、二〇一三（平成二五）年に東北薬科大学に譲渡された。
(171) 『全社連三十五周年の歩み』三七頁
(172) 労働福祉事業団（一九七八）『労働福祉事業団二十年史』五〜八頁
(173) 『労働福祉事業団二十年史』九〜一一頁
(174) 『労働福祉事業団二十年史』二四頁
(175) 『日本医療制度史改訂増補版』四三五頁
(176) 日本赤十字社（一九七九）『人道―その歩み　日本赤十字社百年史』一二〇〜一二一頁
(177) 『人道―その歩み　日本赤十字社百年史』二一二〜二一三頁
(178) 『人道―その歩み　日本赤十字社百年史』二一三〜二一四頁
(179) 『恩賜財団済生会七十年史』一二五頁
(180) 『恩賜財団済生会七十年史』一一八、一三三頁
(181) 『恩賜財団済生会七十年史』一三二、一四八〜一四九頁
(182) 筆者は、地方済生会の独立性が強く、病院の権限が強いことが、済生会の各病院の経営力の強さにつながっていると考えている。
(183) 『日本農民医療運動史前編通史』四五二頁
(184) 『日本農民医療運動史前編通史』四三五頁
(185) 『日本農民医療運動史前編通史』四三五〜四四四頁
(186) 若月俊一監（一九九九）『佐久病院史』勁草書房四一〜四五頁
(187) 若月俊一（一九七一）『村で病気とたたかう』岩波書店三〇頁
(188) 『村で病気とたたかう』一一一〜一三七頁
(189) 日本農村医学会学術総会は、二〇一三（平成二五）年で第六二回を数える。
(190) 『村で病気とたたかう』一六〇〜一七八頁、『佐久病院史』一四五〜一五三頁
(191) 若月俊一（一九八六）『若月俊一著作集第一巻医学・医療の創造』一八四〜一八八頁

(192) 日本医療福祉生活協同組合連合会ＨＰ（二〇一二年二月一三日閲覧）http://www.hew.coop/about/what_2

(193) ポリオ生ワクチン輸入運動については、増岡敏和（一九九五）『久保全雄医師風雲伝』久保医療文化研究所、真々田弘（二〇一〇）『誰が医療を守るのか』新日本出版社など。

(194) また、医療に関する運動団体の歴史として、全日本民主医療機関連合会（一九九三）『民医連の四〇年』、全国保険医団体連合会編（一九九五）『戦後開業医運動の歴史』労働旬報社など。

(195) 造幣局三（六〇床）、印刷局二（二〇八床）、林野庁一（三〇床）、郵政省一六（四三八床）、専売公社二（四三八床）、国鉄三八（四、〇五六床）、電電公社一七（二、三九九床）。行政管理庁行政監察局（一九八一）『国立医療機関等の業務運営に関する調査結果報告書』四頁

(196) 国家公務員共済組合連合会編（二〇〇〇）『五十年史下』三二一～七七頁、国家公務員共済組合連合会ＨＰ「医療事業」

(197) 公立学校共済組合本部編（一九八二）『公立学校共済組合二〇年史』四七～五一頁

第四章

国民皆保険の達成と自治体病院の試練

（昭和高度成長期）

一　高度経済成長と自治体病院の危機

Ⅰ　高度経済成長と国民生活の向上

昭和三〇年代、わが国は高度経済成長期に入り経済は急激に成長していく。昭和三〇年代の一〇年間の国民総生産（ＧＤＰ）は名目で三・五倍（年平均成長率一五％）に、インフレを加味した実質でも二・二倍（年平均成長率九％）に達する。(1) 一世帯当たり年平均一カ月間の消費支出も、一九五三（昭和二八）年の二万一、三八一円が、一九六二（昭和三七）年には三万八、五八七円の一・八倍に増加する。

一九六一（昭和三六）年には国民皆保険が達成される。医療への支出である保健医療費は一九五三（昭和二八）年の四六八円から、一九六二（昭和三七）年の八九四円と一・九倍に増加。社会保障費負担は一九五三（昭和二八）年の三四二円から、一九六二（昭和三七）年の一、〇三八円と三倍に増加する。(2)

地方自治体の財政は、昭和二〇年代末に深刻な財政危機に直面したが、人件費の節約・徴税強化・事業の抑制など行財政の合理化が行われるとともに、高度経済成長による税収増、地方交付税の増加によって落ちつきをみせる。敗戦の一九四五（昭和二〇）年に、わずか九九病院にしか過ぎなかった自治体病院は、国民皆保険が確立した一九六一（昭和三六）年末には都道府県立二八四病院、市町村立病院八五三病院の合計一、一三七病院に増え、病床数ではわが国の二三・六％を占めるにいたる。(3) 国民皆保険の達成に自治体病院は大きく貢献したものの、この頃から逆風が吹くことになる。

Ⅱ　武見太郎の日本医師会長就任と「医療制度調査会」

一九五七（昭和三二）年、武見太郎が日本医師会の会長に就任する。武見は、官僚に対する不信感が強く、戦前のように医療に対する官僚統制が強まり医師の主体性や職業的自由が失われていくことを懸念していた。厚生省に対しては、敵対的な行動をとり、有力政治家と手を結びながら政治的な問題解決を図ろうとした。(4)(5) 武見は自治体病院に対しても厳しい姿勢で対応する。ただし、武見自身は、早くから地域における医療のあり方に関心をもち、戦前、農林省内の診療所で勤務したこともあって、産業組合課の職員とも関係があり、実際に医療利用組合病院の設立に協力をしている。(6) 戦後も、日本医師会長に就任後、「地域医療（コミュニティ・メディシン）」の考え方を提唱し、後述の岩手県沢内村の医療計画策定に積極的に関わっている。(7) 地域医療のあり方に対して優れた見識を有していたのが、武見の一つの側面であった。(8)(9)

政治力を背景に武見日本医師会は、医療制度における公的医療機関の役割も変えていく。厚生省内に設置された医療保障委員が一九五九（昭和三四）年三月に出した最終答申では、公的医療機関の性格と任務について、「欧米諸国の例をみるに、病院の主力は公的医療機関が占めている。（中略）幾多の優れた長所を持つ開業医制度は、その反面開業の自由の結果として医療機関分布の不均衡、無医村の問題をもたらし、これらの事情が相俟《あいま》って、公的な資本による医療への要請が強くなったのである」と公的医療機関への期待が寄せられていた。(10)(11)

ところが、医療制度調査会が一九六三（昭和三八）年三月に出した最終答申は、日本医師会にかかわりの強い委員の人選がなされたことがあって、開業医を主軸とした医療体系の強化の方向性が強い答申がなされる。(12)具体的には、「公的医療機関という現行医療法上の制度は、戦後の社会情勢のもとで、必要な医療を早急に確保するために設けられたものであり、その当時には、国民医療に果たした役割は大きかった。しかし、その後、国、公立の医療施設の整備が急速に行われ、また、国民皆保険を迎えた今日においては、そのあり方は基本的に再検討されるべきである。ただし、そのことは、公的な資本による医療施設を否定するものではなく、地方公共団体立などの医療施設については、その整備を図る必要がある。公的な資本による医療施設は、原則として開放型として地域の医師・歯科医師の利用に供するとともに、医療水準の向上に協力すべきであり、原則として外来診療を行わないことにすることが望ましい。しかし、地域の状況、診療科目、または施設の種類によっては、全面的にそれを実行することは問題があろう」(13)と公的医療機関の見直し、外来機能の廃止というこれまでの議論とは一八〇度違う議論が提言された。また、日本医師会の働きかけで、一九六〇（昭和三五）年に設置された医療金融公庫について「私的の医業に対する医療金融公庫の融資については、その条件をすみやかに改善するとともにその財源を拡充すべきである」と提言している。

Ⅲ　自治体病院の経営圧迫と大同団結の動き

国民皆保険を達成する昭和三〇年代以降、自治体病院の経営は苦しい局面に立たされる。一九六二（昭和三七）年の地方公営企業法の財務規定を適用していた一九四病院事業のうち七二事業が不良債務を生じており、その金額は三一億一、〇〇〇万円に及んだ。これは当時の一九四病院事業の医業収益一九〇億六、七〇〇万円の一六・三％に達するものであった。元全国自治体病院協議会常務理事の尾口平吉は、自治体病院の経営が苦しくなった原因について次のように分析している。[14][15]

① 社会保険診療報酬が、保険財政を守るため、医療の実態を無視して必要以上に抑えられていた。

② その診療報酬は、開業医の意向を強く反映した当時の日本医師会の強い政治圧力の影響で、薬品偏重、技術軽視の体系が温存され、入院を受け入れると採算割れとなるような、病院にとって著しく不利なものであった。

③ 診療報酬は、全国全施設画一性、出来高払制を採用しているため、採算的には医療の質的水準を落とせば利益が生じ、水準を上げれば損失が生じることから、適正医療の確保、医療水準の向上を本来のあり方とする自治体病院には、特に不利になっていた。

④ 交通の悪い地域でも一定のレベルの医療を提供せざるを得ず、これらの医療は採算割れとなる構造があった。

⑤　当時、社会保険の非弾力的な料金制から病院経営を守るため、入院室料差額として医業収益の一〇～二〇％に相当する差額料金を徴収している病院が多かったが、自治体病院は病院経営主体の性格から多額の追加料金の徴収が難しかった。

⑥　自治体病院の職員給与が、国家公務員に準じる原則をとっていることからほかの病院経営主体よりも著しく高いこと（日赤、厚生連より一〇～一五％、私立病院より二〇～三〇％も高く、自治体病院の病院経営運営費を五～一五％押し上げていた）。

⑦　国民皆保険の達成により国民の医療需要が増大し、昭和二〇年代は余裕のあった医師の雇用が地方を中心に厳しくなり、医師給与が大幅に高騰していた。

⑧　医師の欠員補充が困難なため、収入が減少している病院があった。

⑨　時代の変化により、ほかの病院との競合が生じている病院があった。

⑩　病院経営に対する厳しさに欠け、親方日の丸意識から抜き切れない病院が多かった。

図表４―１は、厚生労働省の「社会医療診療行為別調査」の医療費一件当たりの寄与度をグラフ化したものである。一九六五（昭和四〇）年の診療報酬において、投薬と注射で約五七％を占めている。医療保険における医薬品の価格（薬価基準）が市場価格より高く、いわゆる「薬価差益」が生じており、この薬価差益が医療機関の主な収益となっていた。入院料などは約一八％にしか過ぎず、自治体病院も収入を上げるためには外来に力を入れざるを得なかった。結果として自治体病院と開業医が外来患者を取り合う関

図表４－１　医療費１件当たりの寄与度

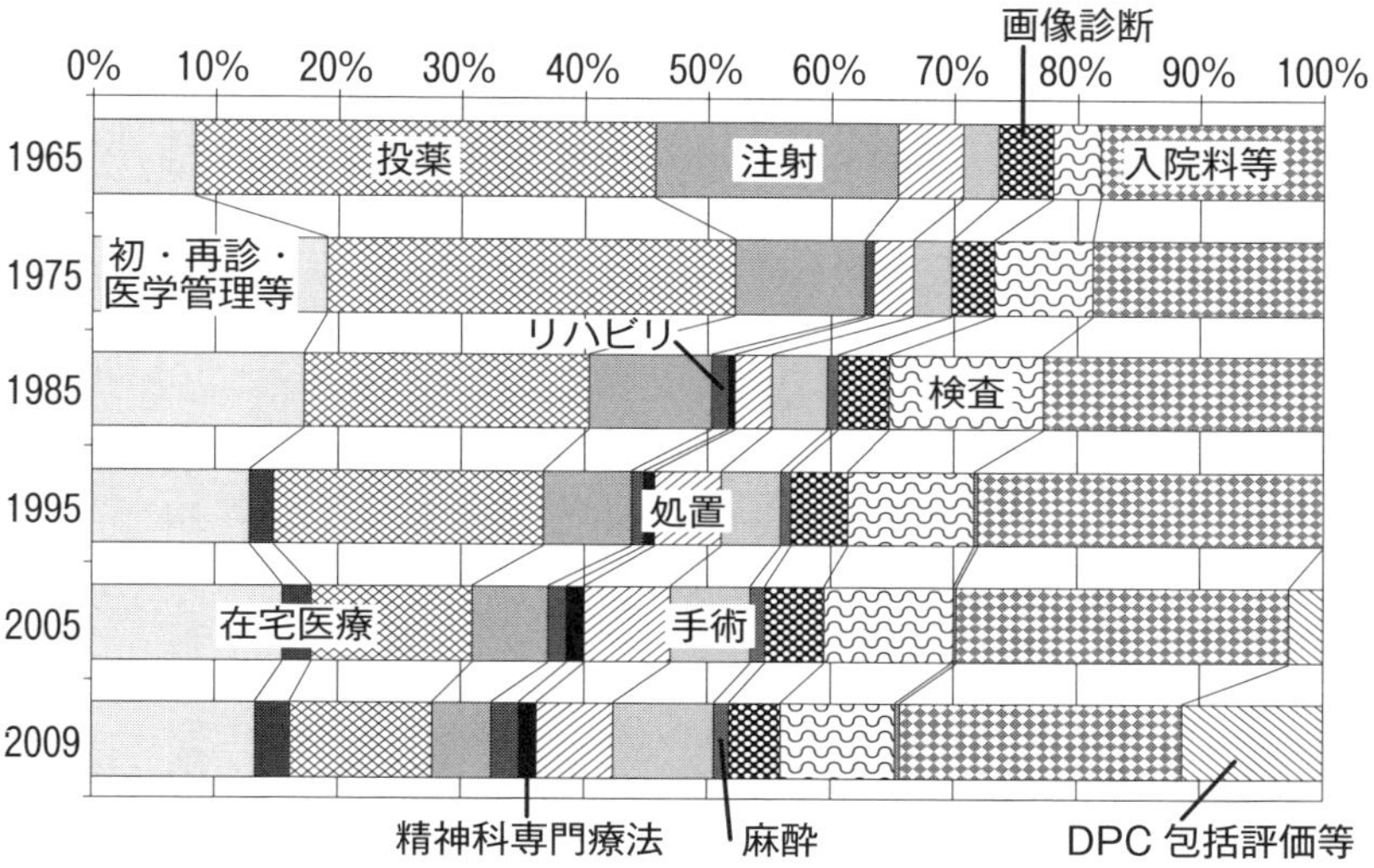

厚生労働省「社会医療診療行為別調査」より作成

係となった。

武見日本医師会の政治的な圧力と経営の困難さの中で、自治体病院は生き残りのため、自治体病院の大同団結の動きを進める。そもそも、公立病院の連携に関しては、一九二五（大正一四）年、青森県立病院長鈴木三伯が主唱して、「全国公立病院長会」が結成され、第一回本会議が青森県で行われている。その後、会議は一九四三（昭和一八）年までに一八回開催され、戦後の一九四九（昭和二四）年には再開される。一九五三（昭和二八）年には、百床以上の総合病院が参加した公立病院の病院経営について議論する団体として、「全国公立病院連盟」と改称されている[16][17]。

一九五一（昭和二六）年秋頃から、北日本の県立病院間の連絡を要望する機運が高まり、同年一〇月、新潟県立中央病院長高橋敏行、同県立十日町病院事務長補佐尾口平吉らは、青森、新潟、福島の有志院長らと「東北七県々立病院長会」を結成する。同会は、一九五三（昭和二八）年二月に「北日本県立病院協議会」、同年四月に「東日本県立病院協議会」、同年七月に「全国都道府県立病院協議会」に移行する[18]。そして、一九六二（昭和三七）年四月一六日には、当時の全国都道府県立病院協議会を発展的解消し、都道府県立、市町村立の約一、一〇〇の病院が参加した「全国自治体病院協議会」が設立される[19]。

二　医療法改正による「公的病院の病床規制」

Ⅰ　都市部における公的性格をもつ病院の濫設

武見日本医師会と自治体病院協議会の意見が対立した問題に「公的病院の病床規制」がある。一九五〇（昭和二五）年に医療機関整備中央審議会の「医療機関整備計画」、社会保障制度審議会の「社会保障制度に関する勧告」、一九五一（昭和二六）年に医療審議会の「基幹病院整備計画要綱」などにおいて医療機関の計画的な整備を図ることを提言してきたが、病院を経営する各主体が独自に病院の設置を行うこととなり、医療機関の計画的な整備とはほど遠いものとなっていた。

一九五六（昭和三一）年一一月、社会保障制度審議会の「医療保障制度に関する勧告」は、「医療機関の適正配置」について項目を割いて勧告を行う[20]。すなわち、無医村解消のために公的医療機関網の整備を必要とする反面、「このことは従来しばしばみられたような公的医療機関の濫《らん》設を意味するものではあってはならない」とし、「今後はいやしくも公的資金により開設設置される病院については、それがどの省の所管に属するとしても、医療機関網の計画的整備の見地から、強力に、その地理的配置、規模、設備、機能などについての規制を行うべき」ことを指摘した[21]。

一九五〇年代以降、都市部の自治体病院や済生会、日本赤十字社などの公的医療機関の設置は比較的少なかったものの、労災病院、社会保険病院、厚生年金病院、国家公務員共済組合病院、公立学校共済組合病院などの設置があいついだ。これらの病院は、利用者の利便性を考え、都市部に立地することが多かった。

Ⅱ　医療法の一部改正による公的病院の病床規制

厚生省は一九五九（昭和三四）年三月、国民皆保険達成のための基礎的な条件として、医療を受ける機会の平等の観点から医療機関の適正配置を図ることが必要として、医療法の一部を改正する法律案を国会に提出する。法案は、医療機関の適正配置のため、医療機関の不足する地域に新設されるように促進するとともに、「三公社、労働福祉事業団を初めとし、都道府県、市町村その他公的医療機関の開設者、国家公務員等の各種共済組合、健康保険組合等が開設する病院について、その新増設等により当該地区の病床数が一定数をこえるようになる場合には、開設等の許可を与えないことができるようにした[22]」。また、私的医療機関は、「もちろん真に医療機関の適正配置をはかるためには、単に公的性格を有する病院のみならず、私的医療機関をも含めてこれが総合的規制を行うことが望ましいのでありますが、現段階において直ちに私的医療機関の規制をもあわせ行うことは、必ずしも適当でないと考えられますので、この点につきましては近く設置を予定される医療制度調査会において慎重な討議が行われることを期待し、本法律案においては特別の措置をとることをいたしておりません[23]」として、規制の対象外とされた。

法案は継続審議のまま、一九六〇（昭和三五）年一〇月に廃案となる。その後、一九六二（昭和三七）年三月に日本社会党、同年四月に自由民主党から議員提出議案として医療法改正法案が出される。二つの議員提出議案は、社会党案が国と地方自治体に医療不足地域について医療機関の整備を努めるべき義務を課するなど若干厚生省案と異なるものの、基本的に厚生省案を踏襲したものであった。両党の調整により、同年八月、改正案を折衷した「公的性格を有する病院の開設等を規制し医療機関の地域的偏在を防止するとともにその計画的整備を図ることを目的とする医療法の一部改正法案」が議員提出議案として新たに提出された。法案は、衆参両院で議決を受けて成立し、同年九月一五日法律が公布された。法律は、①国及び地方公共団体は、医療機関の不足地域に対し、計画的に病院、診療所を整備するよう努めなければならない。②公的医療機関の開設者、各種共済組合、健康保険組合などが新たに病院を開設し、病床数を増加し、病床の種別を変更しようとする場合、地域における病院の病床数が省令の定める必要病床数を超える時は、都道府県知事は許可を与えないことができる。③都道府県知事は、病院開設などの許可を与えない処分をする時は、医療機関整備審議会の意見を聞かなければならない。④厚生大臣は、地域別の必要病床数および病床数の算定方法等に関する省令を定めるに際し、医療審議会の意見を聞かなければならない。⑤三公社、労働福祉事業団および簡易保険郵便年金福祉事業団が病院の開設、病床数の増加、その種別の変更を計画し、またその計画を変更する場合は、政令で特に定める場合のほかは、あらかじめ厚生大臣に協議しなければならないことを定める。さらに、一九六四（昭和三九）年三月一九日の閣議において、厚生省、郵政省、大蔵省、文部省、林野庁などの所管にかかる国の開設する病院に関しても、三公社と同様、厚生大臣に事前協議を行うことが閣議決定された。『厚生省五十年史』は、議員提案が提出されたのは、「公的性格を有する病院が地域的に偏在して開設される事例が依然として跡《あと》を絶たず、医師会などの要望が強く、これを是正する必要が認められたため」と記述している。(24)(25)

Ⅲ　私的病院の急拡大

日本医師会の影響の強い医療制度調査会報告書において、私的病院の病床数の規制は提案されることはなかった。一九六四（昭和三九）年三月に必要病床数を算定する場合の基礎となる人口万対病床数が告示され、四月より公的病院の病床規制が適用された。公的病院の病床規制は、高度経済成長の中で都市部の医療需要が拡大する中で自治体病院を含めた公的病院の病院運営の足かせになった。例えば、一九六六

（昭和四一）年の調査で、自治体病院の増床計画の三〇％が医療法第七条の規定による病床規制により影響を受けている。(26) 自治体病院協議会はほかの公的病院団体と連携し、公的病院の病床規制の撤廃を求めて運動を行うが、武見日本医師会の反対もあって規制の撤廃は行われなかった。病床規制問題を議論する一九七七（昭和五二）年の医療審議会において、委員で自治体病院協議会の会長であった諸橋芳夫《もろはしよしお》は「公的病院だけを規制する法律は世界中どこにもない」と発言している。(27)

その一方、私的病院は、開業医が病院を新たに開設し、その規模を拡大するという形で増えていった。高度経済成長による所得の増大や国民皆保険制度の充実による給付割合の拡大が、国民の医療受診の機会を増大させ、私的病院に安定した収益を確保させ、その収益がさらなる病院への投資を生むという好循環を生んだ。医療金融公庫の長期低利融資が投資の後押しをした。

さらに、一九七三（昭和四八）年に、老人医療費の無料化が実施される。地方自治体で先駆的に行われていた老人医療費の無料化を国が全国に適用したものであった。老人医療費の無料化は、低所得の高齢者が医療を受けやすくなるという利点があったが、介護などの福祉政策の貧困から、医療の必要性の薄い高齢者を長期間入院させる「社会的入院」の問題が起きることになった。高齢者専門の老人病院が次々と開設され、医療費の出来高制度を悪用した濃厚医療が行われるという問題も起きた。

私的病院を中心とした急激な病床数の増加の結果、わが国の病院の病床数は世界でも類をみない数となった。**図表4—2**、**図表4—3**は、厚生労働省「医療施設調査」による一九五四（昭和二九）年以降の一般病院の自治体病院と私的病院（医療法人＋個人）の病院数と病床数の比較である。一九六一（昭和

図表４－２　自治体病院と私的病院の数

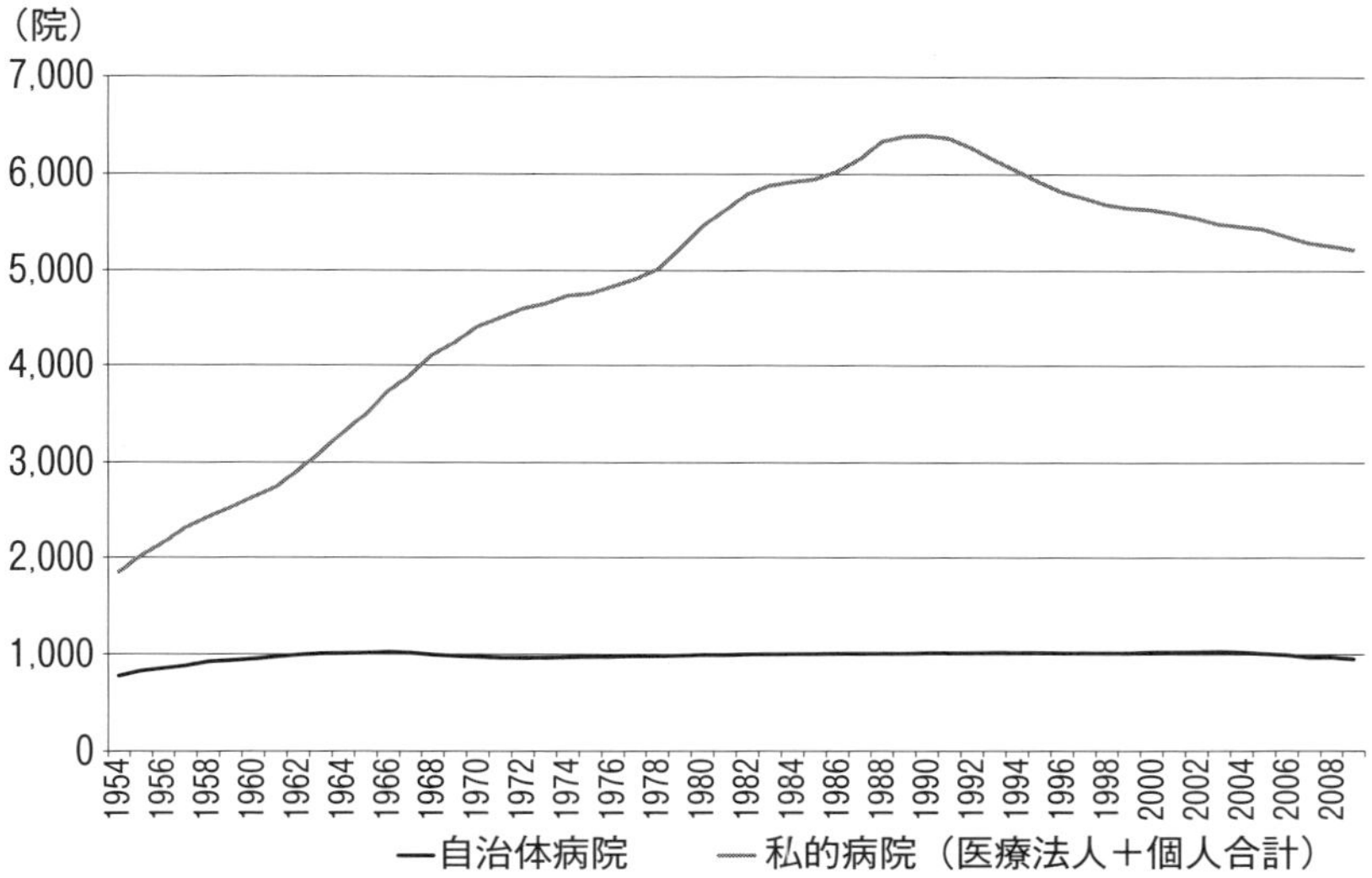

厚生労働省「医療施設調査」より作成

三六）年に九五六病院だった自治体病院の数が一九九〇年の一、〇二〇病院と約一・〇七倍しか増えていないのに対し、一九六一（昭和三六）年に二、七四五病院だった私的病院は、一九九〇（平成二）年には六、三九九病院に約二・三倍に増えている。病床数も、一九六一（昭和三六）年に八五、五三三床だった自治体病院の病床数が一九九〇（平成二）年の二〇五、八四二床と約二・四倍に増加したが、一九六一（昭和三六）年に八九、九八三床だった私的病院の病床数は、一九九〇（平成二）年には六三二、四四四床に約七倍に増えている。増えすぎた病床数の抑制が問題となり、一九八五（昭和六〇）年に医療法改正法案が成立して、都道府県における地域医療計画の策定と病床の規制が実施された。しかし、医療法改正後の駆け込み増床で、一九九〇（平成二）年の五年間

図表４－３　自治体病院と私的病院の病床数

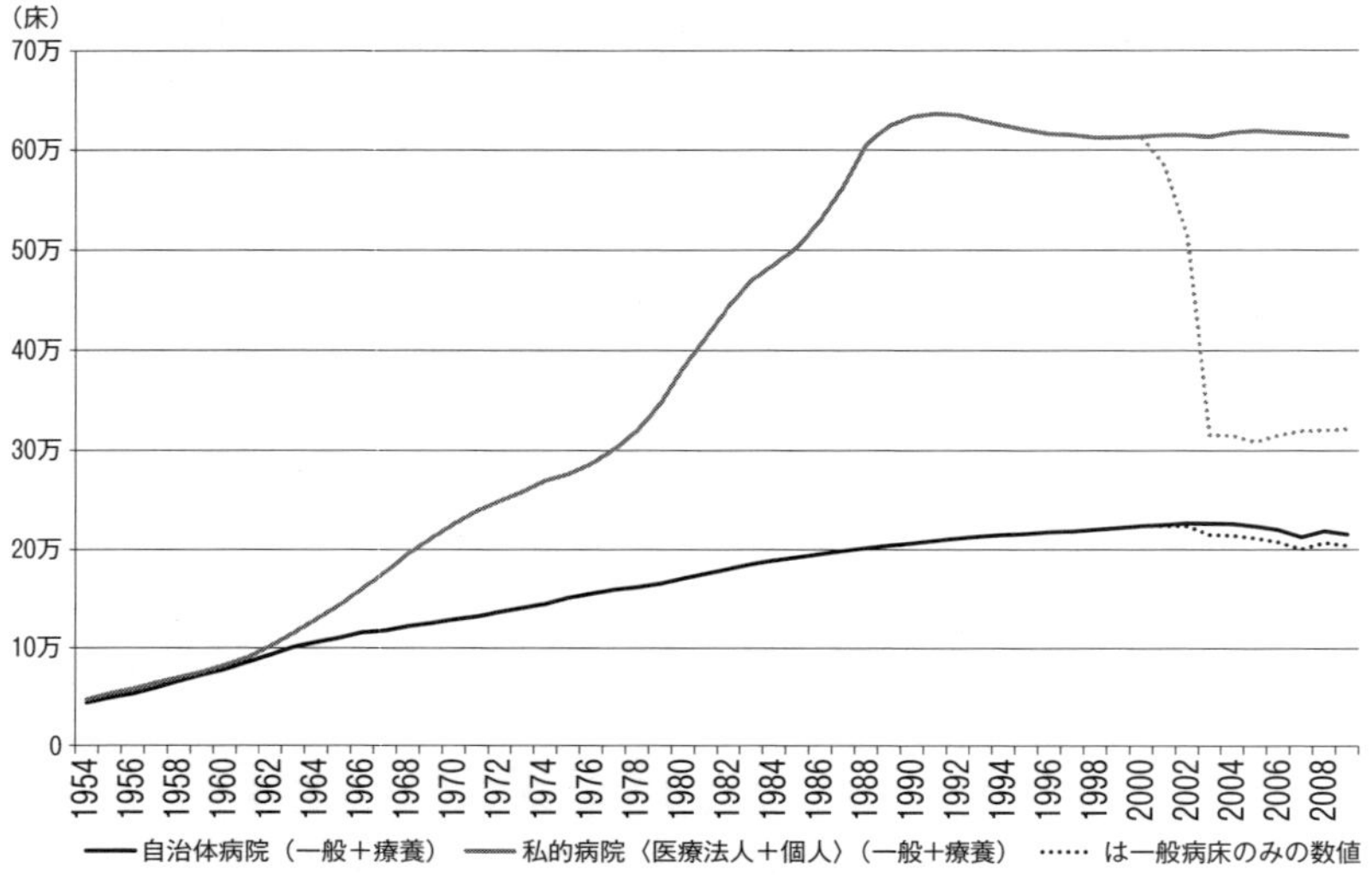

厚生労働省「医療施設調査」より作成

に一七万床も増加する結果となった。その結果、一九九七（平成九）年のわが国の人口千人当たりの病床数は一五・一で、アメリカの三・八、フランスの八・五、ドイツの九・四、イギリスの四・一（OECD Health Data 2010、イギリスのデータのみ二〇〇〇年）に比べても過大な、世界一の病床数を有することになった。過剰な病床は、医師・看護師などの人材資源の都市部への偏在と膨大な病院・病床への分散（一病院・病床当たりの医師・看護師が少ない）を生んだ。現在も、医療法上は公的病院の病床のみが法律で規制され、私的病院は単なる勧告・指導による病床規制となっている。

三　自治省との関係強化と地方公営企業法の財務適用

Ⅰ　自治省との関係強化と地方交付税の交付

武見日本医師会の圧力と深刻な財政危機の中で、自治体病院は生き残りのため自治省（現総務省）との関係強化の動きを進める。一九四七（昭和二二）年一二月三一日の内務省解体後、地方行政を行っていた官房と地方局は、地方財政委員会・全国選挙管理委員会・内事局に三分割される。内事局は七〇日ほど存在しただけで、一九四八（昭和二三）年三月に総理庁官房自治課、一九四九（昭和二四）年六月に地方自治庁、一九五二（昭和二七）年八月に自治庁となり、一九六〇（昭和三五）年七月に自治省として省に昇格していた。(28)

一九六二（昭和三七）年四月の「全国自治体病院協議会」の発足は、一九五八（昭和三三）年から一九六三（昭和三八）年まで旧自治省財政局長を勤め、後に自治事務次官、衆議院議員になる奥野誠亮《せいすけ》が、自治体病院関係者の特別地方交付税制度の創設の要望の際、自治体病院が一丸になった全国組織の結成を要請したことが契機となった。(29) 一九六〇（昭和三五）年には、自治体病院に対して初めて一床当たり五千

円、総額五億六、三〇〇万円の特別地方交付税が交付される。(30)

Ⅱ　自治体病院財政に関する研究委員会

一九六二（昭和三七）年五月には、全国自治体病院協議会が主催、全国知事会、全国市長会、全国町村会が協賛して「自治体病院財政に関する研究委員会」が設置される。研究会は、自治体病院の財政および経営態勢の基本問題について研究を行うことを目的とし、荻田《おぎた》保地方財政審議会委員を会長に、また大学教授などの学識経験者のほか、自治省財政局長、同大臣官房参事官（財政担当）、厚生省公衆衛生局長、同医務局長など中央省庁関係者、知事会、市長会、町村会の代表などが委員として参加するものであった。委員会は一五回にわたる審議を行い、同年一二月に自治体病院協議会会長あてに「自治体病院財政の改善に関する意見書」を提出する。(31)

意見書は、自治体病院の使命を「適正医療の均てんをはかるとともに、住民の健康保持のための公衆衛生活動を併せて行ない、もって地域社会の福祉の実現に寄与すること」と定義する。自治体病院財政の悪化の原因を、病院事業会計の収入の大部分は社会保険診療報酬によっているが、診療報酬の内容に問題があること。自治体病院は、通常の病院活動ではない保健衛生行政活動や不採算な地区での医療の提供など、公的使命に基づいて行う活動がありすべて診療報酬でまかなうことは困難であること。財政原則が確立されておらず、診療報酬でまかなうべきものとまかなえないものの範囲が明確でなく、両者の負担区分に関する原則が確立されていないこと。経常収支の赤字についての責任の所在が明確でなく、このような現状においては、赤字を出しても、漫然と一般会計から補てんされるものとすれば、企業としての経営努力が欠けることになり、その健全な運営が損なわれ、また逆に赤字を絶対に出さないように経営し採算をとることのみを目標とすれば、自治体病院としての本来の達成が困難となること。同時に、自治体病院の経営および財政運営に適正を欠くものがあり、地方自治体運営なるがゆえに、経営責任のすべてを自治体に依存し、財政負担の一部を漫然と一般会計に期待するがごときは、病院の合理的、能率的経営のための大きな阻害要因になっていること。病院事業会計の多くが官公庁会計方式を採っており、経営改善の方策を樹立することを阻害する一因となっていることなどを指摘している。

このような視点に立ち、具体的措置として、病院事業の経費について国、地方自治体、自治体病院のそれぞれの負担区分を明確にするための基本原則を確立すること。原則に基づく国、地方自治体の助成の後は、自治体病院は自らの企業努力によりその経営の充実を図るべきであること。保健衛生行政の一翼を担っていることに対する措置、公的使命に基づいて、単に採算的観点のみから経営することが困難な増嵩《ぞうすう》経費の措置の必要性と、国の負担部分については、国庫負担金の創設、充実や地方交付税の算定基礎である財政需要額へ参入する措置、地方自治体の一般会計負担にかかる経費について、国の適切な財源措置が必要であること。同時に自治体病院の経営の合理化として、自治体病院の配置、規模等の適正化、小さな市町村立病院の広域による総合経営、職員給与の適正化のほか、病院の経営を的確に把握するために、地方公営企業法に定められた財務会計形式によるべきことなどが示された。(32)

この報告書は、これまで不明確であった自治体病院の性格、使命を明確に規定し、そのうえで自治体病院財政の基本的考え方を示すものであった。[33]注目すべきは、この研究会が全国自治体病院協議会の設立直後に、協議会みずから設置したものであったことである。自治体病院に逆風が吹く中で、自治体病院がみずからの生き残りをかけて、自治省との結びつきを深めていき、地方公営企業法の財務規定の適用など経営の効率化を行う一方、国や地方自治体の財政支援の確立を目指したのが研究会の意義であった。

Ⅲ　地方公営企業制度調査会と地方公営企業法の大改正

自治省も意見書の趣旨に沿って具体的な政策を進めていく。一九六四（昭和三九）年七月に自治大臣の諮問機関として地方公営企業制度調査会が設置された。調査会は、地方公営企業が著しい進展をみせている反面、経営上は赤字の増大など多くの困難を抱えている状況に鑑み、この対策を得るために設置されたものであり、地方公営企業制度の健全な発展を図るためのあり方と、その財政再建について当面とるべき方策とが諮問された。同調査会は、一九六五（昭和四〇）年一〇月に「改善に関する答申」を行ったが、その答申内容には、地方公営企業が一般行政事務を併せ行う場合に要する費用や、不採算地区における病院事業のように本来採算をとることは困難であるが公共的な必要からあえて事業を行わなければならない費用は、地方自治体または国が負担すべきことが明らかにされた。

また、病院事業会計については、保健衛生行政の一部として行われている事務費用（①看護婦養成所に関する費用、②集団検診などの衛生行政活動費、③伝染病棟運営費、④救急医療に要する増嵩費用）は、その行政内容に応じて当該地方自治体の一般会計、都道府県、国の負担とすべきであること。不採算地区病院、無医村診療所、高度医療設備等公的使命に基づく増嵩費用については、国において標準的な負担区分を定め、地方自治体の一般会計または国において所要の財政措置を講ずること。そのうえで、病院事業の負担とされた範囲内においては独立採算を図るよう経営合理化に徹することが明記された[34]。答申内容は、調査会委員二〇名のうち四名が全国自治体病院協議会の研究会委員だったこともあり、研究会の意見書に盛られた意見が大幅に取り入れられた。

地方公営企業制度調査会の答申に基づき、一九六六（昭和四一）年三月に地方公営企業法改正案が国会に提出される。地方公営企業法は、一九五二（昭和二七）年に公布された法律である。地方自治体の運営する水道事業や、バス・鉄道事業などの企業性を有する事業について、独自の管理者を置くほか、独立採算制の原則や複式簿記の導入などの企業的な財務・会計の規定や企業職員としての身分の取り扱い規定を定める。

一九六三（昭和三八）年には、法律の一部改正により、すでに常時雇用する職員の数が一〇〇人以上の自治体病院に財務規定の一部を適用する制度が設けられていた。一九六六（昭和四一）年の改正で、病院事業すべてに財務規定のすべてが当然に適用されることとなった。なお、病院事業に関しては、組織・職員に関する規定は当然に適用されず、適用を行う場合、議会の議決が必要とされた（地方公営企業法の全部適用）。また、新たに第一七条の二の規定が改められ、一般会計などとの間の負担区分を前提とした「経費の負担原則」が規定されることになった。私的病院と同じ、診療報酬で運営を行う事業として、病院事業を独立採算制とする一方、救急医療やへき地医療公衆衛生活動などの政策的な医療については、一般会計から繰入が行われることが明確化された。

地方公営企業法の改正に当たって、当時の全国自治体病院協議会の多賀一郎会長は、一九六六（昭和四一）年五月三日に行われた衆議院地方行政委員会の参考人として出席し、自治体病院財政の安定化のために、①診療報酬の適正化、②一般会計上の負担区分の明確化と繰入れの確保、③経営の合理化の三つが必要であることを訴えている。(35)

Ⅳ　労働組合の地方公営企業法改正反対運動

自治省が地方公営企業法の改正の作業を進める中、全日本自治団体労働組合（自治労）、日本都市交通労働組合（都市交）、全日本水道労働組合（全水道）などの労働組合は「地方公営企業危機突破共闘会議（議長・阪上安太郎社会党衆議院議員）」を組織し、反対運動を展開する。共闘会議は、公営企業が住民の生活に欠くことのできない公共性をもっていることを重視し、政府の企業性導入、独立採算制に反対であること。公営企業赤字の解消と再建は政府の財政負担などの措置によって、国の責任によって解決されるべきとした。(36)

具体的な改正法の内容について問題とされたのが、第三八条の給与決定における能率と経営状況の条項の盛り込みと第四四条の公営企業の財政再建計画における自治大臣の「必要な条件を付けて」承認することができるとする条項についてであった[37]。

一九六六（昭和四二）年改正前の公営企業の給与規定を定める第三八条は、一般の地方公務員の給与を定める地方公務員（地公法）法第二四条とほとんど同じ規定であった。法律の解釈、実際の運用においても企業職員の給与は一般の地方公務員と同じ取り扱いがなされ、年功序列の色彩が強い給与体系が通常であった。しかも、国家公務員のような一般職は一般職の給与表、運転手などの現業職は現業職の給与表という、職種ごとの給与表が設定されておらず、事務職員も水道検針員、集金員、運転手、車掌のような現業職員もすべて一律に国家公務員の行政職俸給表（一）の給与に準じることが多かったため、企業職員の昇給率はきわめて高いものとなった。結果として、地方公営企業の現業職員の給料は、同種の民間事業の従事者に比べて非常に高い状況にあった。給与費の増大も原因となって、一九六一（昭和三六）年頃から、地方公営企業の経営状況は急激に悪化し、地方公営企業は経営危機に直面する。危機的な経営状況を背景に企業職員の給与の不合理性が指摘され、地方公営企業法の見直しにつながった[38]。

一九六六（昭和四二）年改定では①企業職員の給与の性格は職務給であることを明確にする。②給与の性格として職員の発揮した能率を考慮しなければならないことを追加する。③給与決定について、従来から国または地方自治体の公務員および民間の労働者の給与を考慮しなければならないとされていたが、新たに、給与決定に当たって考慮しなければならないのは、同一または類似の国家公務員などの給与であることを明示する。④給与決定に当たって考慮すべき事項中に、その企業の経営成績が加えられた[39]。

共闘会議は、地公法三八条の改正について、「地方公営企業労働者の賃金を自治体労働者の賃金から分断し、職務給と能率給を導入、経営の赤字を理由に賃金を抑制することを意図」したものであり、地公法四四条の自治省の赤字再建計画の承認規定について「事実上、公企労働者の団体交渉権を制限・否認するもの」で認めることはできないと絶対反対の姿勢を明らかにする。一九六六（昭和四一）年三月二五日には都市交・全水道が一時間以上の時限ストを実施する。(40)

自民党内で地公法改正案の強行採決を図る動きが出てくる中で、自治省・自民党は社会党に対し話し合いを求める。自民・社会両党二名ずつが参加した四人委員会がつくられ、共闘会議が提案した法案修正案について話し合いが行われたが、争点となった地公法三八条の給与の決定事項における「経営の状況」と「能率」の削除について合意は得られなかった。

最終的に、共闘会議は国会情勢を配慮し、闘争方針を法案成立後の政令と自治省の指導通達に対する対策に移すこととし、国は企業債の繰り延べ、借り換えなどにつき、特別の配慮を行うこと。自治大臣が赤字企業を地方自治体に対し財政の再建を行うよう勧告できる旨の規定を削除するなどの修正部分には賛成し、残る政府原案に反対することを確認した。(41)

修正を行った地方公営企業法の改正案は、六月二一日に衆議院、六月二五日に参議院で可決される。法案成立後、自治省は事務次官通達や財政局長通知を通じ、職員の給与に対して「職務の内容と責任、職員の勤務成績と無関係な年功序列の給与」「一律に国または地方公共団体の行政事務に従事する職員の給与と同一の給与」「企業の経営状況と全く無関係な給与」は「法律の趣旨に反する」と厳しく規制を図る。

一方、自治労本部は各県本部・単位組合において、公営企業労働者に保障されている団体交渉権を十分に発揮するとともに、「一般職を基準とする」「事実上、一般職と差別したり、分断しない」協定をとることを、具体的な歯止めとして指示する。(42)

これ以降、職務給・能率給に基づく給与を目指す自治省・自治体と一律・同一給与の維持を目指す労働組合の対立が激しくなる。一九六六（昭和四一）年一二月三一日には、財政再建債が認められる財政再建企業の申請が締め切られ、最終的に一六三事業が自治大臣の指定を受けることとなった。うち病院事業は八二事業で全体の半分を占めた。(43)また、地方公営企業法の改正により、一九六二（昭和三七）年に一七四であった地方公営企業法適用病院が、一九六八（昭和四三）年には九七三病院に急増する。

V　内務省・自治省と自治体（公立）病院の関係

自治体病院協議会は、地方交付税の交付を受けるために自治省との関係を深めていったが、このような関係は戦前の内務省官房・地方局―地方団体―公立病院の関係ではなかった。内務省の後継省庁である自治省（庁）と地方自治体・自治体病院（自治体病院協議会）との関係はどのように変わったのか。

市川喜崇は『日本の中央―地方関係』で、戦前の内務省と戦後の自治省と地方自治体の関係が変容していることを指摘する。戦前の内務省は、府県を総合的な出先機関（国の地方行政区画としての位置づけ）とし、地方長官（知事）や高等官の人事権を握ることで統制を行い、市町村も府県を通じて指導・監督を受ける関係にあった。戦前の府県は、国政の負担を府県民の税金を使って行われたので国の補助制度は未発達であった。[44]

戦後、旧内務省官房・地方局の後継である自治省（庁）は、地方自治制度の確立により都道府県が地方自治体として独立し、知事や高等官の人事権を失う。さらに、ほかの省庁の力が大きくなり、各省庁は機関委任事務や国庫補助金制度により地方への関与を強める（衛生や福祉分野における厚生省の関与はその典型の一つである）。このような中、自治省（庁）は自らの役割として、①自治体の効率的財政運営の指導と②地方財政の財源確保の二点を果たすようになる。市川は、自治省（庁）にとってより重要な機能は、②の地方財政の財源確保であるとする。戦中、戦後期、地方が行う事務が急拡大する中で、地方自治体に財源を保障する必要があった。自治省（庁）は、旧内務省時代の一九四〇（昭和一五）年につくられた地方財政調整制度である地方配付税を地方財政平衡交付金、地方交付税に移行していく中で制度を精緻化し、財源保障機能を強化していく。[45] その一方、自治省（庁）は、地方財政調整制度の財源を国庫に依存しているため大蔵省との激しいやりとりが交わされることになる。そのため自治省は「交渉相手を納得させ、要求を勝ちとる見返りとして、自治体の財政状況をチェックし、放漫財政批判を受けることのないよう厳しく監視」することになる。[46] ここで①の自治体の効率的財政運営の指導が意義をもつことになる。

地方自治体・自治体病院協議会と内務省・自治省（庁）との関係について議論するならば、戦前は、旧内務省は府県を国の出先機関としており、事務費は各府県の税金による負担が原則であった。財源的な制約もあって公立病院の財源は収支均衡が求められた（そもそも衛生政策が警察部で行われていた）。戦後、地域に医療を提供するためにあいついで自治体病院が設立される中で、自治体・自治体病院の運営に対する財政支援を求める声が高まった。自治省（庁）も地方自治体の代弁者として、地方交付税により必要な財源を確保することになる。その一方、地方交付税を受けることは、自治省（庁）の財政の効率化の統制下に入ることにつながるという面があった。自治体病院は、地方公営企業法の適用を受け、企業会計の導入など病院経営の近代化・効率化を目指すことで、地方交付税による財政支援を受けることとなった。

実際、自治体病院に地方公営企業法の財務規定が導入され、企業会計が導入されたことで、個々の病院の収益の状況も明確になり、地方交付税による財政措置も行いやすくなった。一九七七（昭和五二）年からは、市町村立病院に係《かかわ》る建設改良費の一般会計繰出金相当額の一部が普通交付税として措置され、[47]一九六〇（昭和三五）年に総額五億円に過ぎなかった地方交付税が、一九八七（昭和六一）年には一、三九〇億円に達する。[48]一方、一九七四（昭和四九）年には、自治省が経営の悪化した病院を対象に、第一次病院事業健全化措置を実施。一時借入金解消のための公立病院特例債五四五億円および利子助成金四億六、七〇〇万円を予算計上し、同時に病院の経営改善を求めることになった。[49]健全化措置は、二〇〇八（平成二〇）年まで五次にわたって行われている。

Ⅵ　第二代会長諸橋芳夫《もろはしよしお》の活躍

全国自治体病院協議会が自治省の支援を受けるうえで推進力になったのが、一九七〇（昭和四五）年に第二代の会長に就任した諸橋芳夫である。諸橋は、千葉県にある国保旭中央病院を九六〇床に達する全国一の自治体病院にした名病院長であった。一九六四（昭和三九）年一月に協議会の理事となり、一九六八（昭和四三）年一月に常務理事、一九七〇（昭和四五）年二月に五〇歳の若さで会長に就任することとなった。(50) 諸橋は、その後二〇〇〇（平成一二）年まで一五期三〇年の長きにわたって全国自治体病院協議会の会長として活躍した。一九八三（昭和五八）年から二〇〇〇（平成一二）年までは、日本病院協会会長も務めている。

諸橋は、武見太郎と同郷の新潟県長岡市出身であるが、公的病院の病床規制の廃止などについて武見と激しく対立する。特に、一九七一（昭和四六）年七月に、中医協に提出された審議用メモの内容をめぐり、武見日本医師会が主導して行われた保険医総辞退は、国民から強い批判を受けたが、全国自治体病院協議会は、総辞退の前々日に日本医師会の総辞退に参加しないという声明(51)を出し、諸橋は日本医師会を脱会する（武見会長の退任後の花岡堅而《けんじ》会長時代に復帰、その後は日本医師会とも良好な関係を構築した）。当時の武見日本医師会に対する諸橋全国自治体病院協議会の考えがわかる。

昭和四六年六月二九日

声明書

社団法人全国自治体病院協議会

われわれ全国一千余の自治体病院は、常に進歩する医学に即応して最前の医療を行うことにより、地域住民の福祉を向上させることに努力してきた。しかし、その使命を果たすべき自治体病院の経営環境は、政府の誤った医療政策のため日とともに悪化してきている。

たとえば、入院料は患者二・五人に一人の看護婦をつけても全額で最高一、四六〇円という実質（患者一人一日三、三七〇円）の四割程度に過ぎず、国民宿舎の宿泊料（一、五〇〇円）よりも安い実態である。そのため、今や自治体病院経営のための市町村自体の負担もまた極限に達し、累積赤字は加速度的に増加し、「病院がつぶれるか町がつぶれるか」という最悪の場に立っている。しかも、こうした医療費を審議する中医協からも、病院代表は諦めだされている。

社会環境の変化によってますます増えつつある医療需要に対しても、公的病院の病床規制という悪法により地域住民の要望も無視されて、必要な病床の保有も制限されている。また、開業医師の著しい増加に反し中小都市を含め地方においての自治体病院勤務医師の不足は深刻をきわめ、地域医療格差は日に日に拡大しつつある。これらは、政府が、日本医師会の圧力に屈し、国民の立場からの正しい医療政策を確立しなかったことによるものであって、われわれは、国民のために大きな憤りを感じ、その責任を追求するものである。

しかしながら、今回の日本医師会で指令した健康保険医総辞退は、その現由がきわめて薄弱である。我々は、地域住民の医療を確保するという自治体病院の本来の使命にかんがみ、日本医師会と行動を共にしない。われわれは、あくまでも地域住民の福祉に奉仕するものである。

そして、われわれは、総辞退による国民医療の混乱の回避を期待するとともに、この事態に対処する政府が真に国民のため従来の惰性を一《いっ》てき（筆者注：すべて投げ捨て）し、福祉国家にふさわしい公明な医療制度の改革を行うよう国民と共に監視するものである。

諸橋も一九七三（昭和四八）年から厚生省医療審議会委員を務めるなどしているものの、武見が日本医師会会長を退く一九八二（昭和五七）年頃まで、厚生省の政策は武見の政治力に影響され、公的病院の病床規制や開業医に手厚い診療報酬など、私的医療機関に有利な医療政策が続けられた。

諸橋自治体病院協議会も、武見日本医師会の政治力に対抗するために、一九七〇（昭和四五）年一二月には自治体病院の開設者（都道府県知事、市町村長）で構成される全国自治体病院開設者協議会、一九七八（昭和五三）年には自治体病院議員連盟（結成時二一七名の議員が参加）を結成するなど、政治力を強化していった。[52]

Ⅶ　自治省との関係強化への反発

自治体病院協議会の自治省との関係強化、地方公営企業法の財務適用に対して反対する自治体病院関係者も存在した。例えば、長野県の国民健康保険直診施設のリーダーであった佐久市立国保浅間総合病院の吉澤國雄は、一九七二（昭和四七）年三月に公表した「地方公営企業病院論」[53]で、自治体病院に対する地方公営企業法の財務規定適用を廃止し、自治省が公立病院の運営に関与することをやめ、厚生省に医療行政の一切をまかせることを主張する。論文では、自治省が自治体病院に地方公営企業法の財務規定を適用するにあたり、厚生省医務局が、自治体病院が独立採算制を強要されることを恐れて反対したことや一九七〇（昭和四五）年一〇月に千葉県で開催された第一〇回国保医学会学術総会で、司会をしていた諸橋と吉澤が地方公営企業法の適用について激しく議論をしたことを紹介。医療法には「経営」という言葉は一カ所も見当たらないこと。医療法の第七条四項の「営利を目的として、病院、診療所又は助産所を開設しようとする者に対しては、その許可を与えないことができる」、同第五四条「医療法人は剰余金の分配をしてはならない」など医業が公益事業であるという観点に立つことを指摘し、自治省は自治体病院に経営主義、採算主義を強要し、結局、医療法の精神を否定どころか破壊したと批判をした。吉澤の主張は、廃止や譲渡が続出するなど厳しい経営環境の中で独立採算を求められる地方の病院・診療所の現状を代弁するものであり、理解できる部分もあった。

自治体病院協議会自体は、財源確保のみならず全国の自治体病院の意見を代表する形で、国に対し救急やへき地医療、結核や伝染病対策、高齢者医療、精神科医療、医師養成などの医療政策や毎回の診療報酬改定などについて提言・要望活動を展開する。また、自治体病院に勤務する職員の研究発表の場として、全国都道府県立病院協議会時代の一九六〇（昭和三五）年から、毎年自治体病院学会を開催している。管理者を対象とした幹部職員セミナーをはじめとして職員向けの各種研修会の開催も行われ、自治体病院のシンクタンク的な役割を果たしている。諸外国の医療機関との交流も行われ、特に中華人民共和国とは数回の訪中団の派遣のほか、一九八〇（昭和五五）年以降、黒竜江省、遼寧省、吉林省の三省から研修医の受け入れを行っている。(54)

四　国保直診医療施設の危機と地域包括ケア

I　危機を迎える国保直診医療施設

昭和二〇年代に急激に増えた国民健康保険直診の病院・診療所は、昭和三〇年代に入り、地方の医療施設を中心に廃止や譲渡が続出するなど危機を迎える。図表4―4は、戦後の国保直診病院・診療所の数の推移であるが、診療所は一九四六（昭和二一）年度の八八〇から一九五五（昭和三〇）年度の三、一五六まで急激に増えたのち、一九六九（昭和四四）年には一、四六二まで減っている。病院も一九四六（昭和二一）年度の九三から一九六三（昭和三八）年度の五五八をピークに、一九六九（昭和四四）年の四六五に減少している。

国保直診病院・診療所が減少した大きな原因として、国民皆保険の達成の過程で国民の医療の需要が増え、条件の悪い地方の診療所・病院に勤務する医師が減ったことがあった。医師にとって地方の国保直診施設は、技術習得や研究が難しく給料も開業医との格差があり、子どもの教育にも不安があった。施設も終戦直後に建設されたものが多く老朽化が進んでいた。また、昭和の大合併により、市町村数が一九五三

（昭和二八）年一〇月の九、八六八から一九六一（昭和三六）年の三、四七二に減少する中で、複数の診療所をもつ自治体が診療所の統廃合を行った。特に、診療所は病院より廃止や委託がしやすかった。吉澤國雄は、国保直診医療施設の減少の根本的な理由として、診療所・病院の経営赤字や経営の困難さによって自治体の国保直診施設運営の情熱がなくなってきたと指摘する。[56]

国民健康保険の普及のため国保直診施設の設置を推進していた厚生省も、国保直診施設の担当課が保険局国民健康保険課から医務局に替わり、以前ほどの積極性はみられなくなった。国保直診の施設整備費も一〇年以上一億九、六〇〇万円に固定化され、その後徐々に減らされることとなった。[57]一九六九（昭和四四）年から一九七〇（昭和四五）年頃には、厚生省内部で国民皆保険の達成で直診施設の役割は終わったという議論が言われるようになった。過疎化が進む一方で、道路・交通網が改善され、各地域に直診以外の施設もあるのではないか。保健活動は保健所の機能ではないか。直診は医師雇用も困難で保健活動まで手が伸びていないのではないかということが論拠であった。[58]

一九七八（昭和五三）年には、国保直診の車の両輪であった国保保健婦が廃止となり、市町村保健婦に移管になる。国保保健婦の廃止は、国保直診施設の住民の公衆衛生知識の向上と健

図表４－４　国保直診施設の推移

年度	診療所	病院
1946（昭和21）	880	93
1950（昭和25）	1622	191
1955（昭和30）	3156	291
1960（昭和35）	2367	538
1963（昭和38）	2041	558
1965（昭和40）	1822	511
1969（昭和44）	1462	465

吉澤國雄『検証地域医療　国民健康保険と保健予防活動の成果』30頁

康の保持増進のための健康管理を行うという理念そのものを揺るがすものであった[59]。国保直診病院・診療所に対する逆風に苦しみながら、国保直診の関係者は、今日の地域医療のあり方のモデルとなる試みを生み出していく。

Ⅱ　岩手県沢内村の生命尊重行政[60]

岩手県沢内村[61]は、岩手県の内陸中部、秋田県との県境に所在していた村である。一九五七（昭和三二）年、村長に深沢晟雄《まさお》が就任。全国的に有名になった「生命尊重の行政」を展開する。深沢村長就任前の深沢村は、半年近く雪に閉ざされる中で、村民は貧しく、健康意識も低い状況にあった。一九五六（昭和三一）年の乳児死亡率は出生千人に対して六九・六、小学生の寄生虫検査では陽性率五七％、眼の病気であるトラコーマは二二％に達した[62]。

深沢は、就任後、国保保健婦二名を採用し（後に四名に増員）、家庭や地域への訪問による健康管理活動を通じて、住民の健康意識の変革をすることに取り組んだ。村ぐるみの活動とするために、村の保健医療関係者を集めて「保健委員会」を設置し、住民の生活に即した活動とするために活発な議論を行った。また、地区に保健連絡員を設置して、保健活動の政策面を住民に徹底させると同時に、保健婦の活動を住民に浸透させることとした[63]。教育委員会も「蚊とはえ撲滅」「回虫駆除」「トラコーマ追放」の三モデル地区を設定して住民の衛生教育運動に取り組んだ[64]。深沢の政策の根底には、住民の健康教育、言い換えれば社会教育が一般行政と一体になって住民の意識を変えていくことがあった。

就任当時の深沢の悩みに国保病院の医師の雇用の問題があった。沢内病院は、一九五〇（昭和二五）年に国保直営診療所として開設し、一九五三（昭和二八）年に病院となっていた。しかし、それまで医師を派遣していた大学からは、高齢の医師や麻薬患者、アルコール中毒の医師など、深沢の理想を実現するにはほど遠い医師しか派遣されなかった。深沢は、自分の母校である東北大学の医学部（深沢は法文学部卒業）に再三足を運び、新たに医師派遣を受けることとなり、一九六〇（昭和三五）年には、院長として加藤邦夫医師が赴任する。さらに、岩手医大の若生小児科教室に保健活動の助言指導を受けることとなる。また、秋田県厚生連平鹿《ひらか》病院を親病院として、支援をすることの約束を取りつけ平野昴医師が着任する。また、日本医師会会長の武見太郎も、深沢のブレーンとして様々な支援を行っている。(65) 一九六三（昭和三八）年には、東北大学医学部から増田進副院長（後に院長）が着任することで、沢内病院は安定期に入ることになる。

深沢は、沢内病院の医療が安定することで、一九六〇（昭和三五）年一二月から村の六五歳以上の年齢に達した人たちに対して、国保の十割給付を開始する（沢内病院で受診する者のみ、ほかの医療機関に受診する者は五割給付、給食などの実費は徴収）。一九六一（昭和三六）年四月からは年齢が六〇歳に引き下げられ、さらに乳児の無料診療が実施される。当時、高齢者や乳児への十割給付は、一律五割給付を定める国民健康保険法に抵触する可能性の高い政策であった。しかし、深沢は、村民の健康を守るために、「あえて」十割給付を実施した。よい人材や設備を整えても、医療費が払えないことで患者が利用できなければ意味がない。「誰でも、どこでも医療のめぐみを受け、〝医療〟と早期診断、予防なる〝保健〟とむすびつかねばならぬという国保の精神」があらわれた政策であった。[66][67] さらに患者の受診の利便性を向上させるために、出張診療所四カ所、救急車、雪上車、マイクロバスを備えていった。

保健活動を徹底させるために、一九六三（昭和三八）年には健康管理課が設置され、課長は病院の副院長が兼務した。医師である課長のもとに保健婦、事務職員などが配置され、指導を受ける体制が確立した（後には栄養士、歯科衛生士、助産婦も置かれる）。また、全住民を対象に健康台帳が整備され、世帯ごとに住民の一生の検診と治療が記録された。婦人学級や若妻学級での学習の大半を保健学習に取り組むなど社会教育も充実された。「包括医療体制」[68]という沢内村方式の地域医療は確実に成果を上げ、一九五六（昭和三一）年に出生千人に対して六九・六であった乳児死亡率は、一九五九（昭和三四）年には二七・二、一九六二（昭和三七）年にはゼロとなった。[69] 一九六三（昭和三八）年には沢内村は保健文化賞を受賞する。[70] 沢内村の乳児死亡率ゼロは県内市町村にも大きな影響を与え、沢内村にならって乳児に対する国保の十割給付を実施する自治体が次第に増える。一九六四（昭和三九）年四月から、岩手県が単独で所要経費の四分の一を助成することとなり、県内市町村のうち一市を除いて十割給付が実施される。[71] 高齢者の十割給付も全国に広がり、一九七三（昭和四八）年の国の高齢者医療費無料政策につながっていく。

一九六五（昭和四〇）年に、深沢は食道ガンで五九歳の若さで逝去した。療養を行っていた福島県立医科大学附属病院から、沢内村に帰ってきた深沢の遺体を二千人を超す村民が道路を埋め尽くし迎えたという。[72] 深沢の理念は、後任の村長に引き継がれた。

国保財政的に深沢村長の政策はどのように評価をすべきか。**図表4―5**は、深沢村政の末期、一九六四（昭和三九）年の一人当たりの国保会計関連費用の周辺町村との比較である。保険料一、三一八円自体は、県平均の一、二〇一円と比べても絶対的に高くはない。問題は、一般会計からの繰入額一、三二四円である。県平均の一七九円に比べ圧倒的に多い金額は、保健活動費二、二六六円（県平均一七五円）の多さに基づく。高齢者の十割給付を行っても入院費は一、六五一円と県平均一、九四三円よりも低いことが特徴的である。深沢の死後、後任の久保俊郎村長の時代は、沢内病院に患者が押し寄せるとともに国保税の徴収に苦しむなど厳しい時代もあったが、**図表4―6**のとおり、一九七〇年頃から村の医療費の伸び率は県平均に対して明らかに抑制の傾向をみせ、国保税も県平均に比べて抑えられたものとなっていた。沢内病院を含めた医療関係予算の支出の多さは、財政力の弱い沢内村を苦しめたが、深沢村政の象徴である高齢者への十割給付は、一九八三（昭和五八）年の老人保健法により高齢者の外来（月四〇〇円）、入院（一日三〇〇円、二カ月）が実施されても継続された。一九八〇（昭和五五）年の沢内村の老人医療費は一人当たり一七万六千円で全国平均の四七万五千円、岩手県平均の四九万六千円に比べて圧倒的に低いものであった[73]。

岩手県の国保や沢内村の医療費の無料政策をどのように評価すべきか。医療費の無料化政策の根本にある「人間尊重の理念」はすばらしい考え方であると考える。しかし、高い住民の意識がなければ（適切な国民健康保険料・保険税の納入、適切な受診）成り立たない政策であったと考える。沢内村のような小規模の町村であれば、住民の間の医療や健康づくりなどについての学習と地域の人間関係を通じた適正な受診

図表４－５　国保会計・他町村との比較－国保加入者１人当調べ

1964（昭和39）年度

	保険料	繰入額	保健活動費	入院費	外来診療費	年間受診率
沢内村	1,318円	1,324円	2,266円	1,651円	3,808円	306円
和賀町	1,225	―	259	2,149	2,243	214
湯田町	1,100	749	373	1,622	3,905	345
雫石町	1,537	119	185	2,016	2,755	279
松尾村	811	463	335	1,745	2,281	198
安代町	867	22	261	1,382	1,848	195
浄法寺町	954	181	87	1,480	1,849	188
県平均	1,201	179	175	1,943	2,683	247

奥羽山脈に沿って沢内村に接続する６町村の比較

出典：菊地武雄『自分たちで生命を守った村』203頁

図表４－６　岩手県および沢内村の医療費、国保税の伸び率

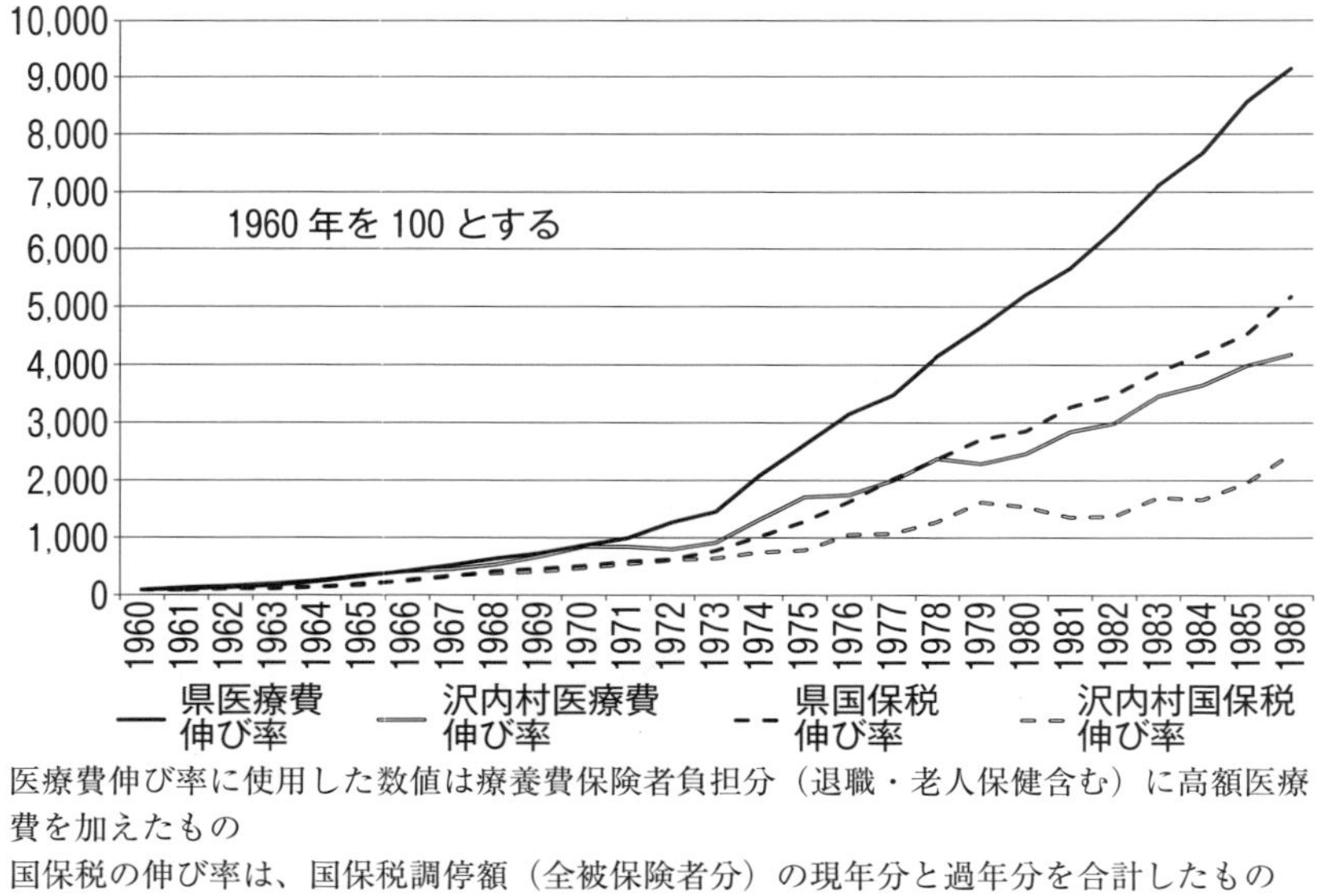

医療費伸び率に使用した数値は療養費保険者負担分（退職・老人保健含む）に高額医療費を加えたもの

国保税の伸び率は、国保税調停額（全被保険者分）の現年分と過年分を合計したもの

岩手県国保連合会『岩手の国保50年史』232頁のデータを加工

も期待できるが、広域になれば学習は難しくなり、「自分だけよければ」という住民の意識は強くなる。また、無料であることや住民（高齢者）の健康に関する不安を自らの収入に結びつけようとした医療機関の存在[74]も医療費の無料化政策の存続を困難にさせる要因であると考える。住民自ら学習することを前提とせず、「要求型」で医療費の無料化を求めることは、地域の医療・保険制度を破壊しかねないことに注意すべきである。

Ⅲ　長野県の国保直診病院・診療所による地域医療の試み

ア　国保直診医師会の活動

長野県においても、戦後、国民健康保険の再建に合わせて次々と国保直診施設が設立された。一九四六（昭和二一）年に病院三、診療所九の合わせて一二施設が、一九五五（昭和三〇）年には病院一七、診療所一五六の一七三施設となる。しかし、一九六九（昭和四四）年には、病院一四、診療所五五の六九施設まで減少する。[75]

そのような中で、国保直診施設関係者は、「長野モデル」とよばれる地域医療の試みを行っていく。長野県の国保直診活動のリーダーとなったのは、佐久市立浅間総合病院院長の吉澤國雄である。吉澤は、一九四一（昭和一六）年一二月東京帝国大学医学部を卒業後、中国に出征、終戦時中国共産党軍に捕らえられ、一九五四（昭和二九）年に国外追放処分で帰国する。長野県厚生連安曇《あずみ》病院（現厚生連安曇総合病院）に勤務後、一九五八（昭和三三）年に新しく新設される国保組合立浅間《あさま》病院（現在、佐久市立国保浅間総合病院）の病院長として赴任する。地元医師会の反対で一般病床二〇床、伝染病床三〇床に抑える協定が結ばれ、病床のやりくりに苦労するものの、医師の充実とともに増床が行われるなど、次第に病院運営は安定していく。

吉澤が地域医療活動に取り組む契機となったのが、佐久市の隣の南佐久郡臼田《うすだ》町〈二〇〇五（平成一七）年に合併し、新佐久市となる〉に立地する厚生連佐久総合病院の院長である若月俊一の存在であった。吉澤は若月の大学の五年後輩であり、安曇病院に勤務中、若月に指導を受けたこともあった。浅間総合病院に赴任するに当たり、佐久の現状と農村医療の実践につき会談を行った。会談で二人は意見が合い、盟を結ぶことになる(76)。吉澤は、実際に佐久総合病院の病院祭を見学するなど、病院の「農民の健康を守る」という理念と系統的、組織的な予防衛生活動について学ぶことになる(77)。

一九六一（昭和三六）年四月、病院のある旧浅間町ほか二町の合併で佐久市が発足する。合併により九名の保健婦が佐久市保健課に勤務する。佐久市では上水道も普及され、感染症疾患の対策が一段落する中、成人病の死亡者の増加が著しかった。保健課では、検討のうえ、吉澤に指導協力を依頼することになった。以来、保健婦を中心に保健課と浅間病院の連携による保健予防活動が始まる(78)。

吉澤と保健課は佐久市東地区（人口約五、〇〇〇人、一、二〇〇世帯）をモデルに地区診断をはじめとして、ＷＨＯ脳卒中要因調査や三五歳以上の全市民を対象とした成人病検診、吉澤が専門とする糖尿病検診を実施する。検診によって、佐久市民の健康上の問題点が次々に明らかにされる。佐久市東地区の調査では、高血圧者が潜在的に多いこと。食生活がタンパク質不足で塩分過多なこと。コレステロール値はかえって日本人の平均値以下であること。冬期の室温がコタツのみに依存して著しく低いことがわかった。そして、当面の保健婦の活動として、高血圧者の早期発見と事後管理の徹底のほかに、栄養、塩分摂取量、家屋構造および暖房設備などの日常生活改善の指導が重点的に行われることになった。吉澤も、積極的に地域に出て、健康教育を行った。同時に、地域住民が受け身でない自発的な健康づくりの意識をもつ必要性を感じ、一九六八（昭和四三）年に「佐久市東地区成人病予防の会」、一九七一（昭和四六）年に全市的な健康予防活動の推進団体である「保健補導委員会」を結成する。このような佐久市の取り組みは着実に成果を上げ、人口一〇万人対の脳血管疾患死亡率が、一九六〇（昭和三五）年の三三六・三から一九七八（昭和五三）年には一四七・一まで減少していく。[79]

一九六二（昭和三七）年八月、吉澤は長野県国保直診医師会の第四代会長に就任する。国保直診医師会は一九五四（昭和二九）年に発足した団体で、吉澤会長の時代は、事務局は長野県国民健康保険団体連合会に置かれていた。吉澤は、県内の国保直診施設と連携し、一九六一（昭和三六）年に一斉高血圧集団検診、一九六四（昭和三九）年から消化器検診車によるがん検診、一九六五（昭和四〇）年から一九六七（昭和四二）年における糖尿病集団検診を行う。[80]

一九七一（昭和四六）年、国が基幹病院制度を打ち出したのを契機に、国保直診医師会みずから、国保直診施設について市町村セクショナリズムの壁を破り、基幹病院制度を導入する。県内を五ブロックに分け（後に八ブロック）、基幹病院を指定する。基幹病院は、ブロック内の直診施設勤務医師の協力体制を一層強化し、医学の研修を行うため、定期的にカンファレンスや研究会を行う。ブロック内の直診施設勤務医師が、病気または出張などで不在の場合、基幹病院から積極的に勤務医師を派遣して応援を行う。基幹病院は、ブロック内の地域的ニーズに応じ、直診施設が協同して集団検診などの保健予防活動を行い得るよう計画し、援助するとともに、ブロック内国保保健婦とも密接な協力関係を結び、医学的指導も行うというものであった。国保直診医師会の基幹病院制度の試みに対して、県および国保連合会は賛意を示し、県は一九七一（昭和四六）年から国保保健施設の地域医療活動の試みに対し補助金二五〇万円の支出を認める。同年、連合会は直診医師会と一体となって地域医療活動を実践するために、県国保地域医療推進協議会（国保地域医療協）を結成し、初年度予算五三二万九千円の支出を決定する。[81] 協議会の会長には国保連の会長、副会長に吉澤が就任した。協議会は一九七七（昭和五二）年に社団法人化されている。

国保地域医療協の特徴は、国保直診医師に加え、国保保健婦と保健補導員の活動が活発なことである。国保保健婦は、地域医療の実践の第一線として、ブロック内の基幹病院を中心とする直診施設と密接に連絡をとり、必要な時は支援を受けながら所属する市町村の保健予防活動にあたった。国保医療協は、ブロック内における国保保健施設の横の連携を基礎とするので、ブロック内は、直診施設のない市町村の国保保健婦に対しても必要な場合は、技術的な援助、指導を行った。実際に基幹病院を中心に定期的にブロック内の直診医師と国保保健婦の連絡会や研修会を開き、県段階でも国保地域医療協の主催で国保地域医療学会や研修会が開催され、互いの向上と連絡に努めた。一九七七（昭和五二）年からは、ブロックごとに保健婦幹事が選出され、県段階の保健婦幹事会が構成され、この正副幹事長二名が国保地域医療協の理事として推薦され、保険者（市町村長）、直診医師、保健婦の三者で協議会の運営がされることになった。[82]筆者も以前、長野県の国保地域医療学会に参加させていただいたことがあったが、医師や保健師など関係者が、健康に関するプロフェッショナルとして尊重し合いながら活動していることが印象的であった。

イ　保健補導員の活動

保健補導員は、長野県特有の健康に関する住民組織である。長野県における保健補導員の始まりは、戦争中の一九四五（昭和二〇）年四月に高甫村《たかほ》（現在は須坂市）で「保健補導員会」が設立されたのが始まりとされる。村の国保組合に赴任してきた大峡美代志《おおばみよし》保健婦が仕事に一生懸命取り組む姿を見て、婦人会の代表から村長に対し「保健婦が毎日夜おそくまで病人の看護をしてくれることに感謝する。保健婦が過労で病気になれば一大事です。私たちにできることがあれば手伝いをしたい」と申し入れたのが始まりであるという。[83]一五名の保健補導員が委嘱され、集団での回虫駆除、手のひら皿廃止運動（食物に直接手を触れず回虫を防止する）、ふとん干し運動、もらい風呂廃止運動（眼病防止）、かまどの改善など、その時代の生活習慣で健康に悪いものを取り上げて、村ぐるみの申し合わせとして実践活動を行ったという。[84]その後、一九四八（昭和二三）年に野沢温泉村、一九五四（昭和二九）年に飯山市に保健補導員会が結成されたが、一部の地域にとどまっていた。

国保地域医療協は、地域の医療を推進するためには、地域の医療関係者を含む地域住民が一致協力して立ち上がり、住民を組織化することが必要と、各市町村における保健補導員制度の設立を推進した。一九七二（昭和四七）年には「保健補導員必携」が国保地域医療協から発行され、一九七三（昭和四八）年には、長野市で第一回長野県保健補導員等研究大会が開催された。国保関係者の働きかけもあり、一九七一（昭和四六）年に二一組織であったが、一九七三（昭和四八）年には五七市町村、一九八〇（昭和五五）年には九九市町村（県内市町村の八一・一％）に保健補導員が設置されることとなった。保健補導員（地域によっては健康推進会などの名称を使っている）が設置されている市町村は、二〇〇六（平成一八）年現在で全県八一団体中八〇団体（九八・八％）に及んでいる。(85) 長野県内に広がっていった保健補導員を通じて、住民が自ら血圧を自己測定する「草の根検診」、高血圧、脳卒中予防のための「一部屋温室運動」、塩分濃度計や簡易塩分計を利用して減塩意識を高める「塩分濃度測定」などが展開された。(86) その後、長野県の健康づくり運動は、国保諏訪《すわ》中央病院の今井澄《きよし》院長（後に参議院議員）、後任の鎌田実院長（第一一代国保直診医師会長）など「第二世代」とよばれる人たちに引き継がれていく。

このような取り組みの結果、長野県民の平均寿命は全国で有数に長い反面、老人医療費は日本で一番低い県となり、全国から「長野モデル」という呼び名で評価されるようになった。今井澄は「長野モデル」の特徴は何かについて、「点でも線でもなく、面で地域医療活動を実践してきた」ことと、その全県的活動が、「国保の地域医療」と「厚生連の農村医療」というよい競争関係の中で行われてきたことではないかと指摘する。(87) 筆者も医師、保健師、住民、行政、そしてそれを縁の下の力持ちとなって支えた国保連職員が一体となって面的に地域医療を推進してきたことが、今日の長野県の地域医療をつくってきたと考える。

Ⅳ　全国国民健康保険診療施設協議会の設立と「地域包括医療・ケア」の誕生(88)

国保直診施設の関係者が連帯する動きは、昭和二〇年代の末から起きていた。岩手県では、国保を普及させるために直診医師の集まりが必要との意見が出され、国保連合会が中心となって、一九五四（昭和二九）年一月に最初の直診医師懇談会が開かれた。一九五八（昭和三三）年から青森、岩手、宮城、秋田、山形、福島、新潟の七県の国保連合会が、国保直診の医師や国保関係者による「社会医療東北学会」を開催する。一九六一（昭和三六）年には「国民健康保険診療施設医学会（国保医学会）」が設立される(89)。

「地域医療」という言葉は、アメリカでcommunity medicineとよばれた医療概念の日本語訳として生まれた用語といわれるが、いつ生まれたか確定した見解はない。国保の分野で「地域医療」の用語が公的に使用されたのは、一九五八（昭和三三）年六月に岩手県の国保直診医師研究会が開催された折に、病院事業管理研究所の吉田幸雄次長が「直診と地域の健康について」の特別講演を行い、その助言で研究会の名前を「岩手県地域医療研究会」と改めた時ではないかとされている。国保医学会では、一九六三（昭和三八）年から機関紙「地域医療」が定期的に発行され現在にいたっている(90)。国保医学会は、毎年一回学術総会（現在は全国国保地域医療学会）を開き、医師だけでなく、保健師、看護師、薬剤師、栄養士、そのほかの医療職、事務職などが参加し、活発な研究発表を行ってきた。

国保直診施設が廃止や譲渡されるなど危機を迎える中で転機を迎えたのは、国保直診施設における「地域包括医療・ケアシステム」の構築と厚生省との関係の深まり、そして、全国国民健康保険診療施設協議会（国診協）の設立であった。

「地域包括医療・ケアシステム」の構築と厚生省との関係の深まりの中心となったのは、広島県にある公立みつぎ病院の院長山口昇であった。一九六六（昭和四一）年、山口は院長として、広島県御調《みつぎ》町（二〇〇五年に尾道市に合併）の御調国保病院（現公立みつぎ総合病院）に赴任する。外科医の山口は、一生懸命治療をしても治療の後は高齢の患者が家庭で放置され、寝たきりになってしまう状況をみて、昭和五〇年頃から「出前医療」として訪問看護や訪問リハビリテーションを行う。まだ、在宅ケアに対しての関心が低い時期で、全国的にも初めてに近い試みであった。「出前診療」が成果を上げていく中で、御調国保病院は新しい壁に突き当たる。当時、福祉制度は措置制度[91]の時代で行政が権限を独占し、医師が高齢者のヘルパーの派遣など介護の視点で関与することが難しかった。この問題を解決するため、御調町長の協力を得て、一九八四（昭和五九）年に町の機構改革が行われ、国保病院の中に役場の福祉部門が移されることとなる。病院内に新設された健康管理センターに厚生課の保健担当部門、住民課の福祉担当部門、社会福祉協議会のホームヘルパーが移管し（後に住民課に残っていた国民健康保険部門も移管された）、山口がセンター長を兼ねることとなった。同年、病院は総合病院化とともに公立みつぎ総合病院に改称される。みつぎ総合病院の進める「寝たきり老人ゼロ作戦」は大きな成果を上げ、一九八〇（昭和五五）年に五六人だった御調町の寝たきり者数が、一九八五（昭和六〇）年には一七人と大幅に減少する。国保医療費における老人医療費の伸び率も鈍化していく[92]。

一九八一（昭和五六）年には、町に建設された県立「ふれあいの里」の特別養護老人ホーム、老人リハビリセンターの運営の委託を受け（後にみつぎ総合病院の施設に移管）、一九八九（平成元）年に老人保健施設「みつぎの苑」、一九九〇（平成二）年に在宅介護支援センター、一九九二（平成四）年に訪問看護ステーションを開設する。また、住民ぐるみの保健、医療、福祉のネットワークづくりを進めるため、一九八四（昭和五九）年に「健康づくり座談会」、一九八五（昭和六〇）年に「保健福祉推進員制度」、一九九〇（平成二）年に「福祉バンク」を開始する[93]。

現場における実践を通じて、みつぎ総合病院は、保健・医療・介護・福祉が一体となった「地域包括医療・ケアシステム[94]」をつくり上げていく[95]。ほかの国保直診施設においても、諏訪中央病院（長野県）や涌《わく》谷《や》町町民医療福祉センター（宮城県）、三豊《みとよ》総合病院（香川県）などが、みつぎ総合病院の試みを学びながら、共に「地域包括医療・ケアシステム」を築き上げていった。

山口や国保直診施設関係者は、「地域包括医療・ケアシステム」を構築していく中で、厚生省関係者との関係を深めることになる。特に、厚生省事務次官を務めた吉村仁《ひとし》は[96]、山口と同じ広島県関係者ということで強いつながりができた。山口は、吉村を通じて、古川貞二郎《ていじろう》（後に内閣官房副長官）、阿部正俊（後に参議院議員）、大塚義治《よしはる》（後に厚生省事務次官）、辻哲夫（後に厚生省事務次官）など厚生省の有力官僚との関係を深めていく[97]。厚生省関係者も山口や国保直診施設関係者の進める「地域包括医療・ケアシステム」

に関心をもち、支援を行うことになる。一九八三（昭和五八）年一月の機関紙『地域医療』で阿部正俊国民健康保険課長は「健康行政と国保と直診」というテーマで、次のような発言をしている。「従来、市町村国保は〝治療費の事後的調達の仕組み〟という性格が強かった。これからは保健事業（活動）の推進―予防、健康管理、健康教育、リハビリなどに力を注ぐべきである。そのために国の補助制度を見直す。また、保健事業を推進するためには、そのバックに医療機関がなければならない。直診の重要な役割もそこにある。直診に併設する健康管理センターの補助制度をつくった意図もここにある」[98]。そして同年、「ヘルスパイオニアタウン事業」が予算化される。みつぎ総合病院の健康管理センターも、全国で五カ所の補助対象の一つとなった。

さらに、山口ら国保施設関係者は組織の強化のため社団法人化を目指すこととなる。それまでの組織は「仲良しクラブ」の色彩が強く、組織に加入していない国保関係者も存在した。組織が法人格をもっていないために、国への発言力も弱かった[99]。一九八九（平成元）年三月、それまでの全国国保医学会を改編して、社団法人全国国民健康保険診療施設協議会（国診協）が設立される。初代の会長は大分県の東国東地域広域国保総合病院（現在国東市民病院）の病院長である籾井《もみい》真美《まさみ》が務めた。山口は一九九二（平成四）年に二代目会長に就任する。法人化により、各都道府県の支部との関係も緊密化し、各直診施設の声について支部を通じて国に届けることが可能となった。厚生省との関係もさらに緊密化し、厚生省の中で「地域包括ケアシステム」を学ぶなら御調町に行けという言葉が交わされたという[100]。

一九八九（平成元）年一二月、厚生省は高齢化社会に備えて、「高齢者保健福祉推進十か年戦略（ゴールドプラン）」を策定する。同年七月に行われた第一五回参議院議員通常選挙で政権を担当する自民党が消費税導入やリクルート事件などの影響で敗北したことやバブル景気もあり、計画は積極的なものとなった。計画では、「市町村における在宅福祉対策の緊急整備」「『ねたきり老人ゼロ作戦』の展開」「施設の緊急整備」「高齢者の生きがい対策の推進」などを柱に、「ホームヘルパー一〇万人（計画当時三万一四〇五人）」「特別養護老人ホーム二四万床（計画当時一六万二〇一九床）」「老人保健施設二八万床（計画当時二万七八一一床）」の整備など具体的な数値目標が設定された。

計画の目玉である「ねたきり老人ゼロ作戦」は、一〇年以上前から国保直診施設で報酬なしで行われてきたことが、国の計画に位置づけられたともいえた。[101] その後、山口は数多くの国の審議会の委員を務めるほか、全国老人保健施設協会の会長（一九九五年から二〇〇三年）に就任。介護保険制度の創設など、現場からの意見を国の政策に反映させた。山口ら国保直診関係者がつくり上げてきた「地域包括ケアシステム」という言葉も、厚生労働省の重要政策として使われるようになった。

五　全国自治体病院協議会と全国国民健康保険診療施設協議会の関係

自治体病院に関係する二つの団体、全国自治体病院協議会（全自病）と全国国民健康保険診療施設協議会（国診協）は、自治体病院の参加した全自病（準会員として診療所が加入することは可能）と国保病院と診療所の参加した国診協と違いがあるが、会員の範囲が重なる部分も多い。二つの団体の関係をどのように考えるべきか。

かつて、自治体病院協議会と旧国保医学会の関係者により、地域医療の担い手に関して論争が行われたことがある。論争は、ある大学教授が、一九七四（昭和四九）年一二月二〇日付けの国保新聞の「論評」に、「地域医療の殿堂また一つ生まれる」というタイトルで寄稿したのがきっかけであった。寄稿は、栃木県田沼町と葛生町が一部事務組合をつくって運営する国保直診県南総合病院[102]（現佐野市民病院）が充実した地域医療を推進している姿を見学し、「自治体病院では地域医療は実践しにくい」「国保病院こそ真の地域医療の担い手である」としたものであった。これに対し、一九七五（昭和五〇）年二月一日付けの同紙に、青森県の国保連合会の事務局長が「（青森県の国保連合会は、）国保直診と自治体病院のみならず、すべての医療機関を巻き込んだ医療体制を志向している。国保病院のみを考えるのは直診賛歌だ。現代の地域医療はこれを乗り越えて進まなければならない」と反論を行った。さらに、同年三月二〇日付けで、当時の自治体病院協議会の尾口平吉事務局長が、「国保の名称は開設時に補助金を受けるためのものに過ぎない。（国保直診施設ではない）県立病院にもきわめて積極的に地域に密着した包括医療を展開している病院もある。国保保険者という一部の住民のための病院と誤解されるような『国保』の名称は返上し、すっきりと名実ともに市町村全住民の病院として割り切ることが地方公共団体の責任を明確化し、地域住民との密着度を高めることにつながるのではないか」と主張した[103]。

論争に対し、後に初代国診協会長になる籾井真美は、同年五月一日付けの寄稿で、「地域医療は地域に包括医療を実践すること。その実践者は行政、医療関係者、地域住民であり、地域住民と密着しない医療は地域医療といい難いこと。地域医療を実践する病院は経営主体の如何《いかん》にはよらない。ただその中でも国保直診が比較的行いやすかった。行わなければならなかった。国保直診こそ地域医療の担い手であるとして、プライドをもって全国各地で多くの先輩が地域医療の火を守ってこられた。病院ごとに地域医療システムの中での位置づけを明確にして、その機能を十分果たすことが求められる。（これまで出された意見は）大病院でも地域住民に密着した地域医療を実践してほしい気持ちにほかならないと思う。セクショナリズムから脱却して、地域医療のシステム化が真剣に議論されなければならない」と主張した。

さらに、籾井は、後の遺稿「院長回顧録」で、この地域医療の担い手の論争について再び触れ、二つの団体のあり方、国保直診施設の存在意義について議論を行っている。長文になるが、字数を割いて紹介したい。

「（略）戦後、医療費と医療供給体制に恵まれないので、国保制度とその普及のために病院が必要になったわけで、国保の補助金をもらったから『国保病院』の名称が付いただけで実質的には市町村立となんら変わることはなかった。設立目的に『予防と治療の一体的運営をめざす』とされている点と、最初から地域住民の中に溶け込んだ存在であった点に特徴があるのではなかろうか。（略）自治体病院の中にも地域医療に熱心な病院があり、地域医療に取り組むか否かは国保の名称にあるのではなく、地域ぐるみの意欲の差にあると考えられる。自治体診療施設のうち、病院だけを組織化したのが全国自治体病院協議会で、国保の病院と診療所を組織化したのが国保医学会である。それで国保病院は両方に加入している。そこで合併論が出てくるわけだが、それぞれの特色を活かすためには合併しないほうがよいと考えている。国保医学会は早くから地域医療を提唱し、最近強調されているプライマリ・ケアのパイオニアであり、これからの『地域ケア』のリーダーを務めなければならないのである。それが可能な理由は全国津々浦々にある診療所が仲間におるからである。全国自治体病院協議会は公営企業法の一部適用を認め、大病院中心主義で、地域医療には無関心であると非難する人があるがそれはあたらない。『人の命は地球より重い』『医療が採算性に左右されてはならない』と言われるが、経済に無関係なものがこの世にあるわけがない。独立採算への努力が要求されることは当然のことで、公営企業法の一部適用は一定の尺度で計るだけで、非難するにはあたらない。赤字を出さないように努力することも、地域医療の一環である。赤字に見えても総体的に地域に還元されているので赤字とはいえないという理論もあるが、一般的には赤字は一般会計を圧迫することになり、その分だけ他の住民サービスが低下するだろう。そこで、地域医療をめざすためにはまず病院の経営基盤を確立する必要がある。全自病協による交付税制度がどれだけ病院経営を支えておるか分からない。全自病協には、診療所が含まれておらず、大病院が多くなるため二次、三次あるいは特殊医療を担当することになり、プライマリ・ケアを担当する国保医学会とは守備範囲が異なるだけで、地域医療の一端を担っていることには変わりがない。この両者の協力関係を密にして、診療所から大病院までの地域医療のシステム化を進めることが重要である。（略）二一世紀の医療は『地域ケア』にあると考えられるが保険、医療、公衆衛生がばらばらではどうにもならないだろう。（略）つまり縦割り行政が第一線では総合化される必要がある。国保医学会は国保中央会のみならず、兄弟分の全自病協とも密接な連携をとらねばならない。一九八〇年代半ばには医療費の急増で『地域ケア』の必要性が叫ばれるようになるだろうが、その時こそ国保医学会の出番がきたといえるようになるだろう」[104]

筆者も籾井の意見に基本的に賛同する。二つの団体は、自治体の設置する病院・診療所の組織団体として地域に医療を提供するが、歴史的な経緯からウエートを置く目標が違っていた。組織の定款でも全自病は「第三条：本会は、自治体病院の一致協力により、自治体病院事業の発展とその使命の完遂とを図り、もって国民福祉の向上を寄与することを目的とする」と組織の一致協力と自治体病院事業の発展、使命の遂行を組織目的とする。一方、国診協は「第三条：本会は，治療と予防の一体的運営を地域医療の分野に実現し，社会保障及び国民保健の向上に寄与しようとする国民健康保険の理念に立脚し，国民健康保険診療施設の機能の充実強化と地域医療に関する医学の向上，並びに施設の運営管理の合理化を図り，もって地域社会における包括医療体制の確立に寄与することを目的とする」と治療と予防の一体的運営という国民健康保険の理念に立ち、包括医療体制の確立に寄与することを組織目的とする。

同一の目的を二つの団体が争って掲げるのではなく、構成員も一部異なり、異なった視点の目的が存在する団体が切磋琢磨《せっさたくま》することで、全体として地方自治体の医療施設が向上する効果を生じていると考える。実際、国の縦割り行政の中で、全自病は総務省（旧自治省）、国診協は厚生労働省（旧厚生省）という、それぞれの目標達成のための支援者を得たのは、現実的な対応であった。昭和三〇～四〇年代の武見日本医師会の自治体病院への圧力に対して、自治体病院が大同団結し、旧自治省に働きかけ、地方交付税の交付を受けることがなければ、自治体病院のかなりの数が経営破たんしていたと考える。一方、国保直診病院・診療所が、産業組合運動からの流れを汲む国民健康保険事業の予防と治療の一体的運営を追求し、やがて介護・福祉と結びつき、旧厚生省の協力を得て「地域包括ケア」を作り上げていった。

これまで二つの団体は、関係者が議論をすることはあったが、組織として対立することなく、協調してそれぞれの組織の目的を推進してきた。そもそも、長く全自病の会長を務めた諸橋芳夫が院長をする旭中央病院は国保直診病院であり、千葉県は全国でも国保直診施設の活動が最も盛んな地域であった。諸橋も医療と福祉の一体化が持論で、一九七一（昭和四六）年に養護老人ホーム、一九八二（昭和五七）年に特別養護老人ホーム、一九八九（平成元）年に老人保健施設を開設してきた。国診協会長であった山口も公立みつぎ病院の立ちあげ時期に病院の赤字に苦しんだこともあって、徹底した健全経営を行ってきた。諸橋と山口の間でも、諸橋（全自病）は旧自治省に、山口（国診協）は旧厚生省に働きかけるという合意がなされていたという。[105]「経営の安定と質の高い医療の実現」と「地域包括医療による国保制度の理念の実現」という自治体の運営する病院・診療所の理念の多元性が二つの団体の存在を生んだともいえる。

六　疾病構造の変化と自治体結核病院の一般病院化

I　戦後の結核対策の推進

第二次世界大戦が長期にわたり、国内の耐乏生活も深刻であったことから、戦中・戦後の結核の蔓延は著しいものがあった。一九四三（昭和一八）年の結核死亡率は、昭和の時代を通じて最も高く人口一〇万に対して二三五・三に及んだ。戦後、GHQも結核対策の必要性を認め、一九四七（昭和二二）年三月に「結核対策強化に関する覚書」を出す。一九四八（昭和二三）年には「予防接種法」が公布され、従来行政指導であったBCG接種が同法に基づいて接種されることになる。一九五〇（昭和二五）年には結核に対する化学療法剤であるストレプトマイシンとパスカルシュウムが社会保険の給付対象となり、広く使用されるようになる。一九五一（昭和二六）年四月には「新結核予防法」が施行される。新法は、健康診断の対象者の範囲を拡大することや医師の保健所への結核患者の届け出に基づく台帳作成と保健婦の家庭訪問の実施、患者の医療費の公費負担、厚生大臣の地方自治体への結核療養所の設置および拡充の勧告、公立・非営利立療養所の設置、拡張、運営に関する国庫補助などが盛り込まれた。(106)

一九五七（昭和三二）年には結核予防法が改正され、健康診断の費用が全額公費負担となる。一九六一（昭和三六）年の国民皆保険の達成により、結核予防法による公費負担と合わせて国民の結核医療費の負担は著しく軽減する。国の進める結核対策の結果、人口一〇万人対の結核死亡率は一九六五（昭和四〇）年には二二・八と一九四三（昭和一八）年の一〇分の一に激減する。(107) 結核に代わり悪性新生物（がん）、心疾患、脳血管疾患などの成人病の対策が課題となっていく。(108)

Ⅱ　結核病院の拡充と総合病院への転換

終戦直後は、重症結核患者の多くは過労と栄養失調で死亡し、結核検診機関の壊滅により新患者は発見されないような状況にあったため、結核病床の不足ということはなかった。しかし、検診機関の活動再開による新患者の発見、病院給食の普及、外科的療法の進歩、化学療法剤の普及により、結核病床が不足するようになる。このため、各自治体は国の進める結核政策に合わせて結核病床の充実に努める。例えば東京都は、一九四八（昭和二三）年の都結核対策委員会で、①都立の一般病院に結核病床を設ける（三病院で二五〇床）、②急性伝染病院の空床利用（四病院で三〇〇床）、③小児結核保養所の設立（定員一〇〇名）、④都立結核病院の設立などが計画された。このうち都立結核病院は、一九四七（昭和二七）年、旧都立府中保養所（六〇床）に二〇〇床を増床し、都立府中病院として新発足する。その後、病院は年々増床し一九五六（昭和三一）年には七一〇床となる。(109)

公立昭和病院は、一九二九（昭和四）年、北多摩郡昭和病院組合の伝染病院として設置された。一九四九（昭和二四）年には、伝染病棟の一部六九床を結核病床に転換する（伝染病床四二床、一般六床、合計一一七床）。施設整備は補助金四〇四万八千円と起債五〇〇万円（厚生年金保険積立金還元融資）、構成市町村から三〇〇万円の特別分担金）によってまかなっている。一九五二（昭和二七）年には新たに結核病床一〇二床を開設し結核一七一床、伝染病四二床、一般六床、合計二一九床となる。(110)

一般病床の拡大とともに結核病床を拡大させた自治体病院もある。一九五〇（昭和二五）年に、磐城共立病院組合によって一般病床五〇床の病院として設置された磐城共立病院（現いわき市立総合磐城共立病院）は、一九五三（昭和二八）年に結核病床四三床を増床後（一般一一九床）、病床を急拡大させ、一九六〇（昭和三五）年には、総病床七一三床（一般三三四床、結核三七九床）の大病院となる（医師は五名から二一名に増加）。(111)

私的病院なども結核病床を拡大し、一九四七（昭和二二）年には五万三、三九九床であった結核病床は、一九五八（昭和三三）年には二六万三、二三五床まで増加する。しかし、その後、結核対策の充実による患者の減少に合わせ結核患者は急減する。結核病床も減少し、一九七五（昭和五〇）年には一二万九、〇五五床まで減少する。(112)

国の結核対策に合わせて結核病床を増やしてきた自治体病院も、結核患者の減少により病院の経営が圧迫されることになる。前述の公立昭和病院も、経営改善のため、一九六一（昭和三六）年に普通病院化を図り、結核一〇二床、伝染四八床、一般六三床、合計二一三床となる。一九六三（昭和三八）年には結核六四床を一般病床に転換している。一九七二（昭和四七）年には新病棟を建設、結核病棟を廃止し一般二六六床、伝染一〇〇床、合計三六六床となる。(113)『公立昭和病院五〇年のあゆみ』は、公立昭和病院の総合病院化について「それは、結核患者の減少と激変した病院環境に対処するためであった。結核患者の減少は、必然的に病院の経営を圧迫した。その対策として、結核病棟であった第六病棟と第二病棟を普通病棟に転用して一般患者を収容する方策もとられたが、それは焼け石に水で、病院の赤字を埋めることはできなかった。病院の赤字を解消するには、いわゆる拡大均衡策によるほかはなかったのである」と記している。(114)

一九四〇（昭和一五）年教員保養所として設置され、一九五二（昭和二七）年に県立保養所として運営されていた群馬県立前橋保養所も、結核患者の減少から、一九六二（昭和三七）年には結核六〇床廃止、成人病病棟八〇床を新設し、病院名を県立前橋病院（現県立心臓血管センター）に改称する。病院に成人病研究所が置かれ、一般病院化したことで病院は黒字転換した。一九七二（昭和四七）年には一般二三六床、結核九〇床となる。(115)

七　経営難に苦しむ公立医科大学（国立大学への移管運動）

I　財源不足に悩む公立医科大学

戦時中に設立された医学専門学校が、戦後、医科大学に昇格する中で新しく起きた動きに公立医科大学をもつ自治体の国立大学への移管運動があった。(116) 戦後、官立の五医専（青森、前橋、松本、米子、徳島）はすべて新制国立大学の医学部となったが、存続が決まった一二の公立医専は公立医科大学として存続することとなった。

しかし、医科大学の運営には教育施設や教員の充足などに多額の経費がかかる一方、多くの大学で定員は一学年四〇名に制限され、(117) 授業料や寄附金などの学生の負担にも限界のある公立大学の性格から、附属病院の収益があっても自治体本体からの多額の財政支援が必要であり運営は苦しかった。例えば、一九五五（昭和三〇）年の奈良県立医科大学の収支は、医大費の支出九、五二六万円・収入二三五万円で九、二九一万円の支出過多、病院費は支出四、五九二万円・収入九、一七六万で四、五八二万円の収入増となり、四、七〇八万円の県費支出がなされていた。(118)

私立大学には、一九五二（昭和二七）年に私立学校振興会法が制定され、一九五七（昭和三二）年三月には私立大学の研究設備に対する国の補助に関する法律が制定されるが、公立大学に対する国庫補助制度はなかった。さらに公立大学の教育施設への起債（借金）も認められておらず、医科大学の場合、病院には起債が認められるが、大学施設には起債が認められず一般財源（現金）を支出しなければならなかった。(119) 特別地方交付税は措置されていたが、その金額は一九六四（昭和三九）年で五、〇〇〇万円（大学三、八八〇万円、短大一、一二〇万円）と少額であった。(120)

公立大学に対する財政支援が弱かった原因として自治省（庁）の「大学教育は国が行うべきで、地方自治体が行う場合は、財政に余裕がある場合に限るべき」という考えがあった。例えば、公立大学協会は一九五六（昭和三一）年の総会に当時の自治庁財政課長補佐を招いたが、課長補佐は、公立大学への財政支援への見解について「現在地方自治体の中には赤字財政に陥っている県が三四ある。これを救うため、政府は地方財政再建法を設定し、これに基づいて調整交付金が与えられることになっている。しかしながら、この交付金は道路橋梁《きょうりょう》住宅等が優先で、大学経費は含まれていない。また地方債もその枠《わく》を漸次《ぜんじ》縮小していく予定で大学運営のための地方債は無論考えられない」という旨の発言をしている。(121) さらに、一九六五（昭和四〇）年六月、自治省財政課の石原信雄は「公立大学と地方財政」という題の論文を発表するが、論文で石原は「大学については、その性格及び設置に要する経費からして国が設置することを建前としていると考えるべきである」「市町村はまず義務教育に専念し、都道府県は高等学校教育に全力を尽し、国は大学教育に責任を持つべきである」「小、中学校の校舎の整備も十分できない市町村が高等学校や大学を設置したり、また、高等学校の施設、設備も十分整備できず、或《あ》るいはその経費の一部を市町村に負担させているような都道府県が大学を設置することは、決してのぞましい姿とはいえない」とし、当該地方自治体が大学の維持できる財政的な余裕がある場合のみ、大学を運営すべきという見解を示している。[122] 特に自治省（庁）は、規模の小さい自治体が公立大学（文系が中心であった）をもつことを問題視していたが、公立医科大学も公立大学の例外としていなかった。前述の自治省（庁）と自治体病院との支援関係とは大きく異なっていた。

一九五五（昭和三〇）年には、地方自治体の財政悪化により「地方財政再建促進特別措置法」が制定される。財政再建団体に指定された一八府県のうち、公立大学を有するのは福島、京都、兵庫、山口、愛媛、熊本、鹿児島の七府県で、うち五県が医科大学を有していた。京都、兵庫、山口は赤字の原因の一つとして大学の経費を挙げている。[123] 財政難に苦しむ多くの自治体が公立医科大学の国立大学への移管を希望した。

Ⅱ　国立大学移管運動

ア　初期の公立医科大学の国立移管

公立大学から最初に国立大学への移管を果たしたのは、一九五三（昭和二八）年八月に、国立広島大学医学部になった広島県立医科大学であった。広島県は、戦時中、官立での医専設置を目指し運動を行っていた。しかし、官立での設置が難しいことから県立での医専設置に切り替え、一九四五（昭和二〇）年二月に文部省の設立認可を受ける。同校は、同年八月の米軍の原爆投下により校舎および附属医院が全焼するなどの被害を受けるが、一九四七（昭和二二）年六月、校舎と附属病院を呉市に移転することでA級校の指定を受け、県立広島医科大学に昇格する。一九四九（昭和二四）年五月、国立広島大学が、広島文理科大学、広島高等学校、広島工業専門学校、広島高等師範学校などを母体に設置される。国立広島大学の設立に当たって、県立広島医科大学も移管を予定していたが、総合大学設置計画において「できる学部」から開設するという方針から結局見送られる。[124]このため、広島県は国立広島大学と一緒に、文部省に対して県立広島医科大学の国立広島大学への移管を目指し運動を行う。文部省からの広島医科大学の広島市への移転とメディカル・センターの建設という移管の条件を広島県は受け入れ、一九五三（昭和二八）年八月に県立広島医科大学は、国立広島大学医学部に移管される。[125]広島県は移管を実現するため、旧県庁舎跡地の譲渡と大学整備費二億四千万円の支出を行った。[126][127]

鹿児島県立大学工・医学部も、鹿児島県関係者がかねてから国立鹿児島大学への移管の強い意向をもっていた。国立鹿児島大学も創設時期の「国立鹿児島総合大学基本構想案」では、県立鹿児島医大（医専を含む）が含められており、県立大学工・医学部を国立に移管することは将来の課題となっていた。さらに、国立鹿児島大学の施設拡充のため大学敷地に隣接していた県立医大・県農事試験場の土地を入手したい意向があり、県立大学医学部も一九五二（昭和二七）年に附属病院が火災により焼失し、その再建が課題となっていた。一九五三（昭和二八）年八月、鹿児島県は、文部省大学学術局長に鹿児島県立大学工・医学部の国立移管の依頼文書を提出する。その後、国立鹿児島大学および鹿児島県関係者の文部省・大蔵省への働きかけにより、一九五四（昭和二九）年度予算に移管調査費一〇万円が計上され、一九五五（昭和三〇）年七月に国立鹿児島大学工・医学部となった。[128]

イ　高い国立移管へのハードル

当時、文部省は、旧制医科大学から新制医科大学への移行が行われた際に、岐阜や山口など施設の整っていた一部の県立医大に国立への移管を勧めていたが、研究環境が悪くなるなどの理由で断っていた。[129]〜[131]その後、国立大学の教育条件が向上し、県立医科大学との教育条件に大きな差が出てくる。そのため、教員も国立大学への移管を希望するようになる。ところが、一九五三（昭和二八）年に、国はこれまでの考えを一転し、国立大学への移管事務を進めていた大学を除き、「爾後《じご》公立大学の国立大学移管は行わない」という文部次官通達を出す。[132]

当時、国立大学への移管に失敗した公立医科大学として奈良県立医科大学がある。奈良県の県立医大の国への移管運動は、一九五二（昭和二七）年二月県議会の質問や一九五三（昭和二八）年三月の医大後援会の国立移管の決議をきっかけに始まった。同年五月には、県、県議会、医大、医大後援会を構成員とする「国立移管期成同盟会準備委員会」が設置される。同年八月には、奈良県知事は国立移管の嘆願書を文部・大蔵両大臣に提出する。一九五四（昭和二九）年一月には「国立移管期成同盟会」が設立され、文部・

大蔵両省に本格的な陳情活動が行われる。(133)当時の文部省大学課長の見解は、現在の国立大学の施設整備の予算も制約があり（当時国立大学七二校に対する予算は一九億円で一校平均二、六〇〇万円であった）、公立大学を国立大学に移管して施設を整備することは不可能である。国立大学への移管を希望する場合、大学の施設設備を一定程度充実（病床数二五二床にプラスして最低限二〇〇床の増床、病院建物の改築、基礎教室の新築）しなければ受け入れをすることはできないというものであった。施設整備は、文部省大学課の見積もりで五億円に近い費用が必要であった。(134)奈良県も約三億円の整備計画をつくり国立移管の陳情を行ったが、移管は進まなかった。一九五七（昭和三二）年二月の県議会では、一部の議員から大学の廃止が提言されるなど、大学の存続問題に発展する。最終的に、奈良県は、国立移管をあきらめ、一九五七（昭和三二）年に県立医大の特別会計を設置することになる。(135)

一九五三（昭和二八）年の文部省通達以降、新しく国立移管が決定された公立大学はなかったが、一九六三（昭和三八）年一二月、文部省は、岐阜・兵庫(136)・山口の三つの県立医科大学を国立大学に移管することを決定する。三つの県は、国立大学移管に向け、建物や医療機器、図書などの整備を進めてきた。一九六〇（昭和三五）年には、国立大学移管のための調査費が計上されていたが、移管はなかなか実現しなかった。そこで、三県が連携して移管運動を進めることになった。移管は、施設などの整備に加え、岐阜の大野伴睦《ばんぼく》、山口の岸信介《のぶすけ》という大物代議士を中心とした国会議員の政治力が大きく影響した。(137)一九六四（昭和三九）年四月、兵庫県立神戸医科大学が国立神戸大学医学部、山口県立医科大学が国立山口大学医学部、岐阜県立医科大学が国立岐阜大学医学部に移管される。(138)また、一九七二（昭和四七）年には、三重県立大学医学部が国立三重大学医学部に移管される。移管に際しては、各自治体は巨額の整備費を支出している。兵庫県が約一七億円（別に兵庫農科大学の移管に約一〇億円）、山口県が約一〇億円、岐阜県が約一〇億円で、三重県の場合は医学部・附属病院の移転新築を含め約七五億円（別に水産学部・本部の整備に約一〇億円）に達している。(139)

このように、公立医科大学の国立大学への移管には、巨額の整備費の支出が必要であった。各自治体としては、後年度の財政負担がなくなるため、一時的に支出を行うというのが論拠であった。例えば三重県の場合、当時の田中覚《さとる》知事は、一九七〇（昭和四五）年の第一回県議会で、国立大学移管のための約八五億円の支出について、「今後少なくとも毎年これを県立で運営する限り九億ないし一〇億の一般財源の持ち出しをしていかなければならず」「国立に移管してしまえば、あと毎年の経常持ち出しは不要になりますから、したがって大体八年から九年の繰り出し金で回収される」(140)と発言している。

しかし、昭和二〇年代に移管運動に失敗した奈良県をはじめ、福島県、和歌山県など財政力の弱い県では、大学の整備費が巨額になることから、国立大学への移管の要望はするものの、整備費の投入を含めた本格的な移管運動は展開できなかった。高橋寛人は『二〇世紀日本の公立大学』において「財政的余裕があるほど、国立移管の実現性が高かった」と指摘する。(141)

自治省（庁）が、「大学教育は国の責務である」として公立大学への国費の投入や起債を拒む一方、文部省は公立大学の国立大学への移管は受けない状況の下で、公立医科大学は財源の不足に苦しむ。全国から学生の集まる医学部の性格から、財政力の弱い自治体ほど、医科大学の運営に国費が投入されるべきとも考えられる。(142) しかし、現実は省庁間の縦割り行政の犠牲になったのが当時の公立医科大学であった。

八　病院の経営改善に対する労働組合の反対運動

I　北九州市立病院の合理化反対闘争

ア　谷伍平《ごへい》保守市政による北九州市病院事業の再建

一九六六（昭和四一）年の地方公営企業法の改正により、すべての自治体病院に法律を適用し経営を効率化する動きに対して、労働組合は反対の姿勢を強める。当時、労働組合が最も熾烈《しれつ》な活動を展開したのが、北九州市立病院の合理化反対闘争であった。北九州市は一九六三（昭和三八）年に旧五市が合併した政令指定都市であるが、鉄鋼業の不況、石炭産業の斜陽化による経済力の低下、失業者・生活保護者の増加、合併を見越した公共施設の設置などにより、市の財政状況は急激に悪化していた。(143)

一九六七（昭和四二）年二月社会党・共産党に支援された革新市長を破り、保守陣営の谷伍平(144)が市長に当選する。谷は市長就任直後から、自治省から松浦功《いさお》（後に自治事務次官・参議院議員・法務大臣）を助役として迎え入れ、労働組合と厳しく対立しながら行政組織の合理化を目指す。谷市長と労働組合の最初の対立は、同年六月議会における「ながら条例」の制定であった。一九六五（昭和四〇）年の地方公務員法の改正は、職員が給与を受け「ながら」組合活動に従事できる事例を各自治体が条例で定めることを義務づけた。しかし、北九州市は条例が制定されておらず、勝手に職場を離れて組合活動をする「ヤミ専従者」が数百人存在した。当時の人事課長上田一寿（後に助役）は、「『交渉』『陳情』と管理職がつるしあげられた。昼は仕事にならず、夜しか本来の業務ができなかった」と発言している。[145]

条例案は、職員の組合会議出張などを無給と定め、ヤミ専従者に対する賃金カットを厳しく行うものであった。反発した労働組合員は、清掃業務を放棄するなどの行動に出る。七月三〇日の市議会本会議においてデモ隊約二千人が抵抗する中、六〇〇〇人の警官隊を導入して「ながら条例」は議決される。[146]

谷市政の行政効率化の重要課題の一つが病院事業であった。北九州市病院事業は、旧市時代からあった門司、小倉、若松、八幡、戸畑の五つの総合病院と旧五市共立結核療養所の第一松寿園（門司）、第二松寿園（若松）の計七病院（合計二、四一〇床）を引き継ぎ、医療を提供していた。合併直後、一九六四（昭和三九）年度末の北九州市病院事業の不良債務額は三億六〇〇〇万円であったが、一九六六（昭和四一）年度末には一〇億三、七〇〇〇万円に増加する。一九六四（昭和三九）年度から一九六六（昭和四一）年度までの三年間に一〇億九、〇〇〇万円が繰り出されており、このままでは、今後、毎年七億円から一〇億円程度の繰り出しをしなければ病院財政の再建が難しいという試算がなされていた。[147]

病院財政の悪化の大きな原因は給与費の急増であった。合併に伴う給与調整などにより職員一人当たり平均給与が一九六四（昭和三九）年度の月収六万四五九円が一九六六（昭和四一）年度は七万六、九五五円に増加していた。これは全国自治体病院の平均と比較しても二万円程度高いものであった。特に単純労務職の給与の平均は看護婦の給与平均より高額となっていた。医業収益に対する人件費比率は、一九六四（昭和三九）年度七九％が一九六六（昭和四一）年度八三％に上昇しており、ほかの政令市（大阪六八％、京都六七％、横浜六二％、神戸六〇％、名古屋五六％）や全国平均五四％に比較しても非常に高かった。[148]職員の給与費は高い一方、非組合員である医師の給与は安く、北九州市内のどの病院の勤務医より給与が低かった。さらに、建物・医療施設が劣悪で、労働運動が激しく医局から派遣される医師にとって居心地が悪く、若い医師に嫌われた。多くの病院が医師不足に苦しみ、収益を悪化させる悪循環を生んだ。[149]

一九六七（昭和四二）年一〇月一四日、北九州市議会において、病院事業と水道事業の自治大臣への財政再建の申し出[150]および病院事業に地方公営企業法の全部を適用し、組織を市長部局から独立させ、事業管理者を置くことに関しての議決が行われる。議決は警察を導入して行われた。[151]

同年一一月一日、北九州市病院事業・水道事業は自治大臣の財政再建企業の指定を受ける。同日、北九州市病院事業に地方公営企業法の全部適用が行われ、北九州市病院局が設置される。病院局長は新たに自治省の官僚である柴田啓次《ひろつぐ》が赴任する。一一月九日には市議会に病院事業の財政再建計画が示され、一二月一四日、市議会において再建計画の議決が行われる。翌年一月三〇日には、計画が自治大臣の承認を受ける。計画は、一九七六（昭和五一）年度までの一〇年間を計画期間とし、期間内に一〇億三、七七九億円の不良債務を解消することを目標とする。具体的措置として検査・X線部門の充実、入院外来患者の増、未稼働病床の活用などの収入増加策、結核療養所の合理化、人件費の適正化、物件費の削減などの支出節減が掲げられた。計画に基づく具体的な合理化策として、①勤務時間の延長（拘束四三時間・実働三八時間を拘束四八時間・実働四二時間に延長）、②六八歳以上の高齢者（当時は公務員の定年はなかった）の退職勧告と勤務成績不良者の分限解雇、③給料表を国家公務員と同等に切りかえ、職務職階による取り扱いの完全実施と初任給引き下げ、④特殊勤務手当二四種類のうち一五種類を削減、⑤病院職員二六六人・水道職員一〇五人の削減を目指すものであった。(152)

最も労働組合の抵抗が激しかったのが、給食、清掃、警備などの病院職員二六六人の削減であった。一九六八（昭和四三）年四月に、収益増が見込める医師や歯科医師、看護婦などの定数を五六人、衛生検査技師や診療X線技師など技術職員の定数を二六人増加させる一方、調理士、炊事員、病棟婦、看護助手、営繕員、監視員、連絡員、院内清掃員、洗濯員、寝具消毒員、下足取扱員、寮用務員、外掃用務員、リネン交換員、びん洗い作業員、食器消毒員、配膳婦の一七職種を廃止、これらの業務を外部委託するとともに職員の解雇を行うことを決定する。(153)これは職員の生活を守るという労働組合の使命からも絶対に受け入れることはできなかった。

イ　自治労による合理化反対闘争

自治労本部では、ほかの都市に及ぼす影響が大きいこと、現地組合単独では対抗できないという分析から「北九州合理化反対現地闘争本部」を設置し、組織をあげて闘うこととなった。これまで病院には労働組合の組織がなかったが、組織化がなされ一一月二一日には、二八〇名の病院労働組合が結成される。病院労組の委員長は北九州市市職委員長が就任し、ほかの役員は病院の活動家が自らの首をかけて就任した。二二日からは病院前で北九州労連による無期限の座り込みに突入する。二四日には門司病院の医事係が超勤拒否に入り、三〇日には八幡病院にも拡大し診療費の請求がストップし始める。

一二月の市議会では、支援組合員八千人が議場前に座り込みを行い、一二月一四日には市役所全職場で早朝一時間スト、翌一五日には八幡、門司の両市民病院が二四時間のストに入る。(154) 自治労結成以来、初めての病院二四時間ストであった。スト自体は患者に影響を与えない形で行われ、怒号もシュプレヒコールもない静かなものであったという。(155)

翌年一月一〇日、市当局は新しい給与表の制定、諸手当の大幅削減、労働時間延長などの一連の合理化案に関する条例などを二月定例市議会に提案することを表明する。二月八日には、学校給食部門への配置転換の対象となった八人を除く病院職員二五八人の解雇予告を通知する。翌二月九日には前年一二月の病院ストなどを理由に北九州市労連の委員長に懲戒免職、一五人の幹部に停職、多数の組合員に文書戒告が行われる。(156)

一月三〇日以降、北九州市労連と自治労は市当局と四回延べ八時間にわたる団体交渉を行い、二月二二日には自治労本部長と谷市長がトップ交渉をもったが、市当局は基本線を変えず交渉は決裂した。二月二三日、市労連は第一派の実力行使に突入し、現業職員は一日、一般職は早朝三〇分のストを実施、清掃や学校給食は完全にストップする。三月六日には総評の第三五回臨時大会が行われ、北九州の闘争を全国の拠点とすることを決議し、現地に「北九州市合理化粉砕支援共闘会議」が結成される。二月二九日の市議会開会後は市庁舎前にテントを張って抗議の座り込みが行われる。三月一五日には清掃・学校給食などの現業部門一日、一般職早朝一時間のストが行われ、翌一六日には八幡、門司病院、若松の各病院と第一松寿園が一日ストを行う。[157]三月一七日、支援共闘会議のよびかけで北九州市内において五万人大集会が開かれる。[158]

三月一九日には、谷が、組合員が大勢で管理職を包み込む示威行為である「洗濯デモ」でろっ骨を骨折する負傷を負い、一カ月の安静加療を要する事態が発生する。[159]三月二〇日夕方、ヘルメットにヤッケ姿の組合員約二五〇人が布団・毛布をもち込んで泊まり込む。二一日は請願行動として組合員が議場を囲み、その人数は八千人にふくれあがる。このような行動は二五日まで続き、北九州市の業務はまひ状態となる。清掃業務はストップし、ごみとし尿の滞貨が増大、市民の苦情が殺到する。滞貨の整理は四月半ばまでかかった。[160]

会期切れの二五日、警察機動隊が導入され、請願の座り込みを強制的に排除し、合理化関連の条例は採決される。組合員を排除した後の議場は、窓ガラスが割れ、壁にはベタベタとビラが貼られていた。議員の名札はなくなり、じゅうたんも水浸しになっていた。さらに、首に「谷市政打倒」「首切り反対」などの紙をぶら下げた約四〇羽のニワトリが飛び回っていたという。[161]

三月三一日、就職決定・退職勧奨で依願退職した八六人、学校給食調理員に配置転換された八人を除く一七二人の職員が地方公務員法第四八条一項四号の規定により分限処分が行われる。[162][163]四月一日からは給食の民間委託が行われる[164]。北九州市労連は抗議のため、四月一日に八幡病院における被解雇調理員による給食（強行就労）闘争を実施する。解雇された調理員が前夜から泊まり込み、病院当局の退去命令、警察隊の出動、一名逮捕という混乱もあったが、九名の調理員は県内外から駆け付けた二〇〇人の自治労組合員に見守られ、組合の提供する食材で最後の給食に従事した。その後、北九州市合理化反対闘争は、分限免職処分の取消請求、懲戒免職処分取消の法廷闘争に引き継がれる[165]。

ウ　分限免職処分取消訴訟

北九州市立病院の経営再建・労働組合の合理化反対闘争は、自治体病院の労働争議の歴史の中でも最も熾烈なものであった。整理対象者に対しては病院局内に相談室を設け、就職先のあっせんをするほか、退職者には通常の一・五～二倍の退職金を出して救済するとされた[166]。しかし、長年働いていた職場を追われる職員にとっては納得できるものではなかった。当時、八幡病院事務局に勤め、解雇通知を行ったある職員は「解雇辞令を拒否する職員の自宅を訪ねたが、玄関をあけてくれない人もあり、仕方なく戸外から解雇辞令を読み上げたりした。生活のために働いている給食婦が多かったので、個人的には気の毒で、いつまでもショックが消えなかった」と語っている[167]。

一九六八（昭和四三）年四月一三日分限免職処分を受けた一七二人の解雇者のうち炊事員、食器消毒員、看護助手、病棟婦、清掃員、作業員など八五人が、管理者の病院局長を被告人として分限免職処分の取消およびその執行停止を求め福岡地方裁判所へ訴訟を起こした。原告提訴から一四年経過した、一九八二

（昭和五七）年一月二七日福岡地裁は判決を下す。判決は採用期間が短く、低給与の五人の免職処分については裁量権の濫用として市側が敗訴（もともと五人は、提訴から間もない一九六八（昭和四三）年一二月二六日に、同地裁により処分の執行停止がなされていた）、そのほかの八〇人の処分は原告側の敗訴になった。(168) 判決に対し、原告・被告は共に控訴を行う。一九八七（昭和六二）年一月二九日、福岡高裁は、「公務員の過員整理は、運営合理化のため必要があるという立法上、行政上の決断が下されてはじめて開始され、その決断の全責任は議会、行政当局が負うものであり、違法な点がない限り、裁判所が容喙《ようかい》する余地はない」などを理由として、分限免職を取り消した五人への判決を破棄、残りの八〇人を含め八五人の分限免職処分を正当とする判決を行う。原告は判決を不服として最高裁判所に上告したが、一九八八（昭和六三）年三月三一日、提訴当時の市・病院局幹部はすでにその職を去り、長期裁判は物心両面で得るものより失うことのほうが多いことから、上告をとり下げる。(169)(170)

北九州市立病院の合理化闘争は、イデオロギーを背景に労使が激しく対立した時代において、市・病院局、労働組合それぞれの立場があり、譲ることが難しいものであった。両者とも相手の立場を考える余裕はなかった。福岡地裁判決も、「市当局が団体交渉においてとつた態度は、二六六名の人員整理をはじめ本件再建計画中の労働条件変更に関する部分の重大性に比しやや性急であり、また、本件再建計画の基本線について譲歩しようとせず、労働組合側の資料提出等の要求に対してもこれを拒否するなどいささか硬直であつたとの批判を免れない」「労働組合側は、団体交渉よりもむしろ団体交渉外の実力行使に再建計画反対行動の重点をおき、既に本件再建計画案発表後から、病院構内に設けられたテント、団結小屋における坐り込み、病院内のビラ貼り、病院局長その他の管理職に対する抗議等の行動がとられた」「再建計画の必要性を認めず、殊に二六六名の整理の絶対反対、全面撤回を主張する労働組合側とが基本的に対立し、手続問題や抗議に時間を費すことも少なくなく、全体的な観点からの掘り下げた交渉はなされなかつた。もとより労働組合側からの具体的な反対提案はなかつた」と両者の問題点を指摘している。

Ⅱ　新潟県立病院の看護婦夜勤制限闘争

一九六七（昭和四二）年一〇月、新潟県職員労働組合医療部会定期総会は、当時の看護婦の悲願であった夜勤制限を実力行動で確立させる方針を決定する。新潟県立病院（当時一七病院）は、一九五五（昭和三〇）年一〇月に県財政の再建策の一環[171]として全国に先駆け地方公営企業法の全部適用を行っていた。一九五九（昭和三四）年、経営改善のため新潟県病院局は職員数について、収支のバランスから逆算して算出した職員数である「基準職員算定要領」という基準を設定する。[172]基準により、各病棟に配置される看護職員の数が抑えられ、看護婦一人だけの夜勤や夜勤回数が最高月二二日、月一五～一六日は当たり前という過酷な勤務環境を生んでいた。過酷な労働が原因で亡くなったり、流産をするなど健康を害する看護婦が続出し、看護婦の数の少なさは患者の療養環境にも悪影響を及ぼしていた。

医療部会は、①職場討議を経て二人夜勤の必要性を確認できる職場では、職場で自主的に現行の一人夜勤を二人夜勤として勤務表（「組合ダイヤ」とよばれた）をつくって実施する、②現行勤務体制での月八日以上の夜勤を行わないという実力行動を行うことを決める。実力行動は、一人夜勤では労働基準法で決められた休憩がとれず、労働基準法違反となること、月八日の夜勤制限は、一九六五（昭和四〇）年五月に人事院が「夜勤日数は月八日以内を目標とする」（173）という判定を出している（二・八＝ニッパチ体制とよばれる）ことが根拠であった。

実力行動は一九六八（昭和四三）年三月一日から行われることになり、全一七病院七〇病棟のうち、これまで一人夜勤であった二六病棟が自主的に二人夜勤に、二人夜勤の六病棟が三人夜勤の勤務体制を組むことになった。三月の後半には夜勤回数八日を超えることにより勤務する職員がいなくなる病棟が出ることになるが、ほかの医療労働組合の応援者を連絡員として配置し、県立病院の組合員を保安要員として別室に待機させ、緊急の場合の処置は保安要員が行うことを原則とした（174）。

実力行動前の病院局との団体交渉や実力行動のマスコミ報道を通じて、看護現場の過酷な労働の状況が明らかになり、運動への患者・県民の理解が進む。病院責任者である各病院長も現場の要求に理解を示す。実力行動三日目の副知事・病院局長交渉により、看護婦の夜間勤務を月八日（初年度一〇日、二年目九日、三年目八日）とすること、二人・三人夜勤体制の要求をした三二病棟すべての必要な数の看護婦配置を行うことの回答が出される。組合側の全面勝利であった（175）。

一九六八（昭和四三）年五月、新潟で「夜勤制限・増員・医療を守る全国活動者会議」が開かれ、全国の国公私立病院の看護婦が集まる。新潟県立病院の実力行動が報告され、活動を全国に広げていくことが確認される。その結果、看護婦夜勤制限闘争は、全国で一、〇〇〇に達する病院で展開されることになる（176）。

自治労本部も積極的に全国の自治体病院の労働組合の活動の支援を行う。一九七〇（昭和四五）年三月末までに全国で夜勤制限の協定を結んだ自治体病院は二二五に上った。[177][178]

新潟県立病院の看護婦夜勤制限闘争を契機に看護婦不足が社会問題として強く認識されることとなり、一九六九（昭和四四）年六月には参議院社会労働委員会において「看護職員の不足対策に関する決議」がなされた。同年度から地方自治体立の看護婦養成所整備に対して特別地方債に対する厚生年金還元融資が行われ、翌年六月には、病院に附属していない医師会立などの民間看護婦等養成施設も医療金融公庫の貸付対象とされた。また、一九七〇（昭和四五）年度からは、民間看護婦養成所に対する運営費補助、一九七二（昭和四七）年度からは看護婦共同利用保育施設に対する補助が行われる。[179] 診療報酬についても、物価・人件費の上昇を踏まえ、一九七〇（昭和四五）年二月に医科八・七％の診療報酬引き上げが行われている（同年七月から〇・九七％上積み）。[180]

新潟県立病院の看護婦夜勤制限闘争は、全国の医療機関に広がりわが国の医療の質の向上に貢献した。その一方、二・八体制の実施による急激な人員増加により収益を悪化させる財政力の弱い自治体病院もあった。例えば、青森県の黒石市国保黒石病院は、一九六九（昭和四四）年三月四日より「組合ダイヤ」に切りかえられ、事実上のストライキに突入する前の三月八日に、初年度増員一六人、一九七一（昭和四六）年度までに夜勤を月八日とし、三病棟以上を複数にすることで妥結した。当時、黒石病院は二七〇床の病床で、看護婦六〇名、看護助手一〇名、一人夜勤体制という看護婦にとって非常に過酷な勤務状況であり、ストライキは当然というべきものであった。しかし、黒石病院にとって看護婦増員による人件費増は、弘前大学医学部の学園紛争を契機とした医師不足、[181] 病院新築の起債の償還、市本体からの繰入金の少なさ（ルールに基づく最小限の金額も繰り出されなかったという）と相まって病院の経営を直撃する。一九七二（昭和四七）年、黒石病院は財政再建準用団体の指定を受けることとなる。黒石病院は、当初の五年計画を二年間延長し、一九七八（昭和五三）年に再建計画を完了する。[182][183] 大分県の安岐町立病院（東国東広域国保総合病院を経て現在国東市民病院）も、一九六九（昭和四四）年五月の二・八夜勤体制実施要求闘争により、病院の収益を悪化させ、病院の老朽化と相まって病院の存続の危機に直面した。[184]

Ⅲ　二つの闘争の評価

当時、自治労は、一九六六（昭和四一）年の地方公営企業法の改正を契機にした病院の独立採算制、営利化、合理化推進に対する反対闘争の二大拠点として、新潟県立病院、北九州市立病院の闘争を展開した。[185] 二つの闘争の結果は、新潟県立病院は労働組合側の全面的な勝利、北九州市立病院は全面的な敗北という対照的な結果となった。二つの闘争をどのように評価すべきか。

筆者は、闘争の目的が、真の意味で医療の質の向上や患者・住民の利便につながったのかが、住民や地方議会の意見に反映し、最終的に新潟県・北九州市当局の対応に影響したと考える。新潟県立病院の夜勤制限闘争は、当時の一人夜勤体制が、看護婦にとって健康被害を生むような過酷な勤務体制であり、患者・住民にとっても安全が守られない、質の低いものであった。現場の看護婦の訴えはマスコミを通じて県民・患者に伝わり、広く組合支援の世論が広まった。病院の責任者である各病院の院長の支持も得た。当時の知事与党の自民党も世論を踏まえ、病院局側の味方はできなかった。実力行動前の一九六八（昭和四三）年二月二六日には、社会、共産、公明、民社、自民、県政会の県議会議員が集まり、県職員労働組合の要求を聞く会が開かれ、「県職労の要求はよくわかった。現状では労使の問題だが、社会問題としてみつめ、議員の立場で解決のため努力しよう」ということになり、「県会医療問題懇談会（仮称）」をつくることが申し合わされた。(186) 労働組合を支援する世論の広まりに新潟県当局も財政支出を前提とした職員増の政策を決定せざるを得なかった。

一方、北九州市立病院の場合は、市財政・病院財政が厳しい状況に置かれる中で、医師や歯科医師、看護婦などの定数を増加させる一方で、給食、清掃、警備などの職員二六六人の削減を行った。支出節減策も行うが、若松病院の改築等建物施設の整備、医療器械の充実、検査機能の拡充、がんセンター建設による高度医療の実施など、投資により医療の向上、医師が勤務する病院を目指し、患者増による収益改善を図った。初代の病院局長である柴田啓次は、「各病院の管理体制は荒廃、医師や看護婦さんはともかく、単純労務に携わる人たちは要求ばかりで勤労意欲に欠けていた。思い切った改革以外に再建はなかった」と発言しているように組織は荒廃していた。(187) 医師が勤務し、安定的に医療を提供できるようにするためには、組織の変革が必要であった。当時の市民感情については、谷は「財政赤字こそ血の通った市民サービスの象徴」「黒字などはもってのほか。市民不在の効率主義のあらわれである」という考えがあったとし、市政において悪役の役割を演じていたことを認める。(188) そのような中で、市・病院局の職員は、病院事業の経営再建ができなければ、病院事業の継続はもとより、市財政の立て直しもあり得ないと覚悟を決め、労働組合の激しい抵抗の中で経営再建計画に取り組んだ。病院局次長で実質的に現場責任者となった河野益武も、「デモにもみくちゃにされ、ゲバ学生に壁に押しつけられる毎日」であったと当時の仕事の厳しさについて述懐している。[189]

さらに、北九州市内でも市労連の支援一色ではなかった。八幡製鉄所をはじめ市内に事業所を有する企業職員が組織する八幡製鉄労働組合などは、北九州病院事業の再建計画を含む合理化はやむを得ない措置として是認する態度をとった。[190] 北九州市議会の保守会派も一貫して市当局を支援する立場に立った。お互いが自らの「正義」を主張する中で、経営改善に関する具体的提案のない労働組合に対して、経営改善の覚悟を決めた市・病院当局が労働組合を押し切ったのが北九州市立病院の経営再建であったと考える。

筆者は、労働組合の意義は否定しない。病院職員の労働環境を守ることは、質の高い医療につながる。しかし、公務員の労働運動は、組織が倒産する可能性のある民間会社と違って、やる気になれば運動を無制限にエスカレートさせることが可能となる。その損失は住民が不便や税金の補てんという形で行われる。さらに言えば、当時は、資本家と労働者、政府と労働者の対立を顕在化させたイデオロギーを背景に、過激な労働運動が行われた時代であった。過激な労働運動自体は、一部の住民の共感を生む一方、反発する住民も生む。すべての住民の共感を生むには、医療現場における職員の努力と医療の質を高くしようとする理念と具体的な方策が必要となる。新潟県立病院の夜勤制限闘争は、「看護婦の雇用環境の向上が医療の向上につながり、住民・患者の安心が高まる」というメッセージが住民・議会全体に伝わり、共感を広げたケースであると考える。

北九州市立病院の経営再建を含めた谷市政の行財政改革について言えば、一九六八（昭和四三）年度、病院会計を含めた市政全体の合理化が軌道にのり、一般会計・普通特別会計を合わせた実質収支が合併以降初めて黒字となり、財政調整基金一五億円の積立が行われる。その後、経済の高度成長に支えられた税収増加と合理化の効果が相まって、一般会計における投資的経費の割合は一九六八（昭和四三）年度の二六・二％から一九七二（昭和四七）年度の四〇・一％に飛躍的に増加し、社会資本の整備は急速に進む。[191]市民の生活環境に着目すれば、あいつぐ異常渇水に対応するための水源の確保（油木《あぶらぎ》ダム・鱒渕《ますぶち》ダムの整備[192]）、下水道の整備による市内河川の水質改善（一九六九年度の下水道普及率一六％→一九七七年度の普及率五〇％→一九九〇年代には九〇％超[193]）、「灰色の街」とよばれた工場のばい煙の規制（一九七〇年度の二酸化硫黄濃度〇・〇三八ｐｐｍ→一九八〇年度〇・〇〇四ｐｐｍ[194]）、「死の海」と呼ばれた洞海《どうかい》湾を官民共同で工場排水の規制・ヘドロの浚渫《しゅんせつ》により一九八三（昭和五八）年にクルマエビ漁が復活するまでに回復するなど[195]の成果を上げている。

医療に関しても、一九六八（昭和四三）年、市立小倉病院に九州で初めてのがんセンターを開設（建物建設費三億七、二三一万円、ライナック装置六、〇〇〇万円）し、九州・山口県内の病院や患者からの問い合わせが殺到する。同センターは、一九七一（昭和四六）年に一億三、〇六一万円かけて一〇〇床の増床が行われる。一九六九（昭和四四）年には市立若松病院、一九七一（昭和四六）年には市立門司病院の増改築が行われる。各市立病院においても医療器機の積極的な整備が進んだ。また、一九七四（昭和四九）年には市立高等看護学院、門司医師公舎、一九七六（昭和五一）年に若松・八幡の医師公舎の改築が行われている。[196]

市の救急医療体制については一九七四（昭和四九）年一二月に小倉北区に「市立休日急患診療センター」が開設され、一九七五（昭和五〇）年から一九七七（昭和五二）年にかけて八幡、戸畑、若松、門司、小倉に「市立休日夜間診療所（サブセンター）」が開設される。一九七八（昭和五三）年八月には、市立八幡病院の改築に合わせて「救急救命センター（四〇床）」を開設、市内の二一病院の協力を得て第二次・第三次医療体制が実現する。同時に「市立休日急患診療センター」の名称を「市立夜間・休日急患センター」とし、当時では珍しい平日夜間の診療を行った。[197]

さらに、当時の政令指定都市の中で唯一医科大学がなかったことから、一九七四（昭和四九）年、労働省の進める産業医科大学設立構想に対して積極的に誘致活動を行い、茨城県水戸市、神奈川県川崎市、静岡県静岡市、大阪府和泉市・堺市など二〇の候補地から北九州市への設置が決定する。選定に当たっては、産業医科大学設立に尽力した武見太郎日本医師会会長への働きかけと区画整理によって生み出された広大な土地を提供できたことが大きな要因となった。一九七八（昭和五三）年四月、産業医科大学は開学し、同年七月から附属病院において診療が開始される。[198]

また、一九七八（昭和五三）年には、心身障害の発生予防と早期発見、ゼロ歳児からの早期療育を目的に、外来診療と通園機能（後に病棟が整備される）を備えたわが国最初の施設として北九州市立総合療育センターが開設されている。[199]

北九州市立病院に関しては、財政再建計画は余裕をもった形で計画を達成するため、計画を一年延長し、一九七八（昭和五三）年三月に計画期間が終了する。当初の不良債務一〇億三、七七九万三、〇〇〇円は予定どおり解消し、各病院の建物・医療器機はめざましく整備充実された(200)。

谷は、一九八七（昭和六二）年二月まで五期二〇年市長を務め、退任する。成果をみれば、谷市政は、炭鉱や製鉄など市の主力産業が衰退していく中で、医療を含めた市の生活基盤を整備し、市勢の下支えを行ったといえる。

註

（1）総務省統計局日本の長期統計系列第三章国民経済計算「国内総支出（名目・実質・デフレーター）一九九〇年基準（68SNA）」より算出
（2）総務省統計局日本の長期統計系列第二〇章家計「一世帯当たり年平均一か月間の消費支出（全世帯）―全都市」
（3）結核病院・精神科病院などを含む。全国自治体病院協議会（一九八八）『自治体病院協議会創立三十五年のあゆみ』一一頁
（4）『日本医療保険制度史（増補改訂版）』一五八〜一五九頁
（5）水野　肇（二〇〇三）『誰も書かなかった日本医師会』草思社四九〜五〇頁は、武見が反官僚の姿勢を貫いた理由の一つとして、厚生省内に「医療国営」を夢見ていた人が存在していたことを挙げる。武見は医師をあくまでプロフェッション（天職）と考え、〝名誉ある自由人〟をモットーとした。名誉ある自由人は、何者にも邪魔されずに自己の思うところを進むが、その代わりに常時研鑽に励むというものであった。武見の考えでは、医療国営という考えは認められる

ものではなかった。

（6）武見太郎（一九六八）『武見太郎回想録』日本経済新聞社二一一〜二二〇頁

（7）『武見太郎回想録』二四〇〜二四五頁

（8）武見太郎が、自らの地域医療の理念に基づき整備を進めた病院群に「医師会病院」がある。個人開業医が難しい検査や治療を医師会員が共同利用できるオープンな病院を目指し、一九五三（昭和二八）年九月、栃木県栃木市に下都賀郡市医師会病院が第一号病院として設置されている。下都賀郡市医師会（二〇〇〇）『下都賀郡市医師会史』七一〜一二七頁。

（9）三輪和雄（一九九〇）『猛医の時代　武見太郎の生涯』文藝春秋一五五頁は、医師会病院と国公立病院の関係について、「（下都賀郡市医師会病院開設後）それ以後は資金などの点から、なかなか医師会病院はできなかった。政府はかなり冷淡で、病院は官公立でやればよいという単純な考えのもとに、ペーパープランでどんどん国立や公立の病院を建てるばかりであった。武見流にいえば、『政府や厚生省は、地域医療をいかなるものか、全くわかっていない』のであった。病院と開業医との密接な関係が、地域医療の核心であることに行政当局は気づかず、それとは無関係に国公立の病院新設を行い、一方、開業医は国公立病院を目の敵にして、その新設増反対運動をくり返すことになる」と記述している。武見の国公立病院に対する批判も理念のあるものであった。

（10）『戦後の社会保障　資料』六二八頁

（11）日本医師会は、「最終報告は、全体を貫く基本的考えが、国営・公営を最終目標としている。絶対に承認することはできない」という見解を示した。日本医師会（一九九七）『日本医師会創立記念誌—戦後五十年のあゆみ』六四頁

（12）『戦後の社会保障　資料』五三二頁

（13）『戦後の社会保障　資料』六五〇頁

（14）不良債務は、貸借対照表（三月三一日現在）において、一時借入金や未払い金など流動負債の額が流動資産（翌年度へ繰り越される支出の財源充当額を除く）の額を超える額をいう。不良債務は手持ちの資金が枯渇している状況を意味する。

（15）尾口平吉（一九七〇）「自治体病院の経営」『診療と保健』（一二巻一二号）、同（一九七二）「自治体病院当面の諸課題」

(16) 『地方議会人』第三巻第五号
会議は、一九二六（大正一五）年、岐阜県で第二回会議が開催され、一六病院が参加した。一九二九（昭和四）年、北海道で第五回会議が開催され、二九病院が参加した。青森縣下市立病院二十五年史編纂委員会編（一九八二）『青森縣下市立病院二十五年史』二二九、二六三頁、『岐阜大学医学部三十年史及び附属病院百年史』四六頁、市立札幌病院（一九六〇）『市立札幌病院九十年史』二一五頁
(17) 全国公立病院連盟は、一九六四（昭和三九）年には自治体病院協会と共に「全国公私病院連盟」に参加している。全国公私病院連盟（一九九四）『公私病連―三〇年の歩み』七六～七七頁
(18) 当時、全国の都道府県立の数は二四五病院であったが、協議会加盟病院は一〇六病院しかなかった。加入が進まなかった要因の一つに、都道府県立病院を管理する都道府県の衛生部長が、協議会の性格に危惧をもっていたことがある。このため、当時、厚生省医務局医務課から「都道府県立病院自らがお互いに研究し合うことは歓迎すべきことであり積極的に支援したい」旨の意向が示されたこともあった。全国自治体病院協議会（一九八八）『全国自治体病院協議会創立三十五年のあゆみ』八～九頁
(19) 『全国自治体病院協議会創立三十五年のあゆみ』七～九頁、『青森縣下市立病院二十五年史』二二九、二六三頁
(20) 「第八章医療機関の整備と医薬品 一医療機関の適正配置」『戦後の社会保障　資料編』二三一～二三二頁
(21) 『厚生省五十年史』一〇四五頁
(22) 一九五九（昭和三四）年三月二五日衆議院社会労働委員会の坂田道太厚生大臣の法律案提案理由
(23) 同提案理由
(24) 『厚生省五十年史』一〇四六頁
(25) 二〇〇〇（平成一二）年の地方公営企業年鑑を使って、一九五〇（昭和二五）年から一九六〇（昭和三五）年まで都市部の自治体病院の開設状況を調べたが、都市部の病院は医療の社会化が課題となった大正・昭和の戦前期に設置されたものも多く、一九五五（昭和三〇）年一月に旧元難波病院を総合病院として活用して設置された大阪府立病院（現急性期・総合医療センター）、一九五九（昭和三四）年に開設された大阪府立成人病センター、一九六〇（昭和三五）年一〇月に開設された横浜市立市民病院、一九六一（昭和三六）年四月に旧本所病院と旧墨田病院を合併して開設さ

(26) 全国知事会「府県政白書」神戸都市問題研究所（一九八三）『戦後地方行政資料第三巻』二五八頁

れた東京都立墨東病院などで決して多くはない。あてはまるとすれば結核病院（病床）の普通病院（病床）への転換が考えられる。また、日本赤十字社の病院としては大森赤十字病院（一九五三）、神戸赤十字病院（一九五五）が開設されている。自治体立・公的だけでなく、労働省所管の労災病院を含め、各種共済組合、健康保険組合など、各省庁の関係する公的な性格をもつ病院が都市部に設置されたことが問題になったものと考える。

(27) 『自治体病院協議会創立三十五年のあゆみ』一三一頁

(28) 内務省の解体から自治省となるまでは、鈴木俊一（一九九七）『回想・地方自治五十年』ぎょうせい一〇〇～一一八頁が詳しい。

(29) 『自治体病院協議会創立三十五年のあゆみ』一二頁

(30) 鈴木久仁直（一九九九）『すべては患者のために—諸橋芳夫と旭中央病院』二九三頁は、自治体病院への地方交付税を交付する考え方として、厚生省や自治省から直接病院に補助金を出すと武見医師会長が、何で自治体病院だけに補助金を出すのかと暴れるのが明らかだったので、奥野財政局長が「交付税として地方自治体へやれば武見も文句を言えない」との決断によるものであったとする。

(31) 『自治体病院協議会創立三十五年のあゆみ』二九二～二九六頁

(32) 報告書全文は、『自治体病院協議会創立三十五年のあゆみ』二九七～三〇五頁

(33) 『自治体病院協議会創立三十五年のあゆみ』二九六頁

(34) 自治省（一九六五）『地方公営企業制度調査会資料』一～一一頁

(35) 『自治体病院協議会創立三十五年のあゆみ』三〇七～三〇九頁

(36) 自治労運動史編集委員会（一九七九）『自治労運動史 第二巻』地方財政協会三三八～三四四頁

(37) 『自治労運動史 第二巻』三三八～三三九頁

(38) 関根則之（一九九八）『改訂地方公営企業法逐条解説　改訂九版』三八九～三九一頁

(39) 『改訂地方公営企業法逐条解説改訂九版』三九一頁

(40) 『自治労運動史 第二巻』三三九頁

(41)『自治労運動史 第二巻』三四〇〜三四一頁
(42)『自治労運動史 第二巻』三四三頁
(43)『自治労運動史 第二巻』三四四頁
(44)市川喜崇『日本の中央―地方関係』法律文化社七九〜八二頁
(45)『日本の中央―地方関係』一八四〜一八六頁
(46)『日本の中央―地方関係』一九〇〜一九一頁。元の理論は、田辺国昭（一九九一）「一九五〇年代における地方財政調整制度の構造と変容」『年報政治学一九九一戦後国家の形成と経済発展―占領以後』一一五〜一三八頁であり、田辺は大蔵省との交渉と地方自治体への統制を「自治庁の決定環境の二面性」と評している。
(47)自治省（一九九一）『地方交付税制度沿革史』六頁
(48)『自治体病院協議会創立三十五年のあゆみ』三一二〜三三六頁
(49)『自治体病院協議会創立三十五年のあゆみ』三四五〜三四六頁
(50)『すべては患者のために―諸橋芳夫と旭中央病院』二七六〜二七七頁
(51)『自治体病院協議会創立三十五年のあゆみ』一七四頁
(52)『自治体病院協議会創立三十五年のあゆみ』二九頁
(53)吉澤國雄（一九七二）「地方公営企業病院論」国民健康保険診療施設医学会『地域医療』（九）一四
(54)全国自治体病院協議会（二〇〇三）『全国自治体病院協議会創立五十年のあゆみ』一二五〜一〇二頁
(55)総務省ＨＰ「市町村数の変遷と明治・昭和の大合併の特徴」
(56)吉澤國雄（一九八七）『検証地域医療　国民健康保険と保健予防活動の成果』社会保健新報社三〇頁
(57)籾井真美「地域医療推進の担い手論争」国診協（二〇一〇）『国診協五十年の歩み』一〇一〜一〇三頁
(58)『国診協五十年の歩み』一九五頁
(59)国保保健婦の廃止については小栗史朗・木下安子・内堀千代子（一九九一）『保健婦の歩みと公衆衛生の歴史』医学書院二〇八〜二一〇頁
(60)沢内村の生命尊重行政については、太田祖電《そでん》・増田　進・田中トシ・上坪　陽（一九八三）『沢内村奮戦記』あけび書房、前田信雄(一九八三)『岩手県沢内村の医療』日本評論社、及川和男(二〇〇八)『村長ありき—沢内村 深沢晟雄の生涯』などがある。
(61) 二〇〇五(平成一七)年に合併により西和賀町となった。
(62) 『岩手の国保四十年史』九五頁
(63) 菊地武雄(一九六八)『自分たちで生命を守った村』岩波書店九二~一〇六頁
(64) 『岩手の国保四十年史』二四六頁
(65) 『武見太郎回想録』二四三~二四四頁
(66) 『岩手の国保四十年史』九六頁
(67) 深沢は、村の夏期大学で「病気になった時だけ病院が必要なんではなく、病気にならないようにするのが病院の本当の役割なんだ、もう病院の必要がないようにするんだ、というところに一切の焦点をしぼらなくちゃいかん、つまり一切を保健活動にしぼってやる、その努力にもかかわらず病気になった場合には保険—つまり健康を保たせるために病気をなおしてやるんだ」とも発言している。『自分たちで生命を守った村』一三五頁
(68) 『岩手の国保四十年史』二四六頁
(69) 『岩手の国保四十年史』九五~九六頁
(70) 『岩手の国保五十年史』二二九頁
(71) 『岩手の国保四十年史』九六頁
(72) 『岩手の国保四十年史』九八頁
(73) 『岩手の国保五十年史』四七~四九頁
(74) 『岩手の国保五十年史』五〇頁
(75) 『検証地域医療 国民健康保険と保健予防活動の成果』三〇頁
(76) 長野県国保直診医師会(二〇〇五)『生老病死を支えて 創立五〇年記念誌』一九頁
(77) 長野県国保直診医師会(一九六八)『地域医療 長野県国保直診医師会の活動を中心にして』二一二頁
(78) 『検証地域医療 国民健康保険と保健予防活動の成果』八七~八八頁

(79)『検証地域医療　国民健康保険と保健予防活動の成果』巻頭グラフ（一）
(80)長野県国民健康保険連合会（一九八八）『信濃の国保五十年史』一〇六～一〇八頁
(81)『信濃の国保五十年史』一〇八～一一二頁
(82)『信濃の国保五十年史』一〇八～一一二頁
(83)大峡美代志（一九九三）「長野県須坂市での活動―保健補導員との連携」厚生省健康政策局『ふみしめて五十年　保健婦活動の歴史』日本公衆衛生協会二一六～二一七頁
(84)長野県国民健康保険連合会（一九六八）『信濃の国保三十年史』三三〇～三三二頁
(85)長野県保健補導員会等連絡協議会調べ
(86)今村晴彦・園田紫乃・金子郁容（二〇一〇）『コミュニティのちから―〝遠慮がちな〟ソーシャル・キャピタルの発見』九五～九九頁
(87)『生老病死を支えて　創立五〇年記念誌』七一頁
(88)国診協の「地域包括医療・ケア」は、一九七五（昭和五〇）年頃からの動きであるが、国診協の活動をまとまりとして記述するため、本章で議論を行う。
(89)『国診協五十年の歩み』一九四頁
(90)『検証地域医療　国民健康保険と保健予防活動の成果』四五頁
(91)措置制度は、行政が福祉サービスを受ける要件を満たしているかを判断し、法律に基づく行政の権限に基づきサービスの開始・廃止を行う制度。契約制度は、利用者が福祉サービスの提供者（事業者）との契約に基づきサービスを利用する制度。二〇〇〇（平成一二）年の介護保険制度の導入により、高齢者の介護が措置制度から契約制度に移行した。
(92)山口　昇（一九九二）『寝たきり老人ゼロ作戦』家の光協会一二～一三、六〇～六一、一一二～一一一頁
(93)『寝たきり老人ゼロ作戦』一四四～二〇五頁
(94)山口の定義では、「一．地域に包括医療を、社会的要因を配慮しつつ継続して実践し、住民が住みなれた場所で安心して生活できるようにそのＱＯＬの向上をめざすもの」であり、「二．包括医療・ケアとは、治療（キュア）のみならず保健サービス（健康づくり）、在宅ケア、リハビリテーション、福祉・介護サービスの

すべてを包含するもので、施設ケアと在宅ケアとの連携および住民参加のもとに、地域ぐるみの生活・ノーマライゼーションを視野に入れた全人的医療・ケア」、「三　地域は単なるAreaではなく、Communityをさす」とされる（二〇〇八〈平成二〇〉年最新版）。

(95)『寝たきり老人ゼロ作戦』七九頁

(96)吉村仁は、一九八三（昭和五八）年三月に「医療費をめぐる情勢と対応に関する私の考え方」という論文を『社会保険旬報』（社会保険研究所一四二四号一二頁―一四頁）に掲載する。同論文は、「このまま医療費が増え続ければ、国家がつぶれるという発想さえ出てきている。これは仮に医療費亡国論と称しておこう」と「医療費亡国論」という言葉が述べられている。吉村の「医療費亡国論」は、厚生労働省の医療費抑制策の始まりとして批判が多いが、吉村論文には「医療費の総枠の伸びは、国民所得の伸び程度にとどめながら、治療から予防へ、大病院からプライマリーケアの開業医外来へ、医師へのハシゴからホームドクターとの信頼関係へ、CUREからCAREへ、材料費から技術料へ、非効率部門から効率部門へ、など各種の効率的な配分換えを進め、質の良い医療こそが真に伸びてゆく方法を探っていくことなど、今日においても先進的とよべる議論が行われている。また、「私も予防、健康管理、生活指導などによって健康水準を向上させつつ、医療費を節減した市町村の例を知っている」と山口や国保直診施設関係者とのかかわりをうかがわせる記述もある。

(97)『国診協五十年の歩み』二一一〜二一八頁

(98)阿部正俊（一九八三）「健康行政と国保と直診」『地域医療（第二一巻第一号）』三頁、『国診協五十年の歩み』二〇三〜二〇四頁

(99)『国診協五十年の歩み』一二〇頁

(100)『国診協五十年の歩み』一二三頁

(101)『国診協五十年の歩み』一二四頁

(102)県南総合病院は、一九七二（昭和四七）年四月に田沼町立病院と葛生町立病院が合併して開設された病院である。

(103)尾口平吉（二〇〇〇）『医道無限』ぎょうせい二一七〜二一九頁

(104)『国診協五十年の歩み』一〇七〜一〇八頁

(105)『国診協五十年の歩み』一二三頁
(106)『厚生省五十年史』七〇四～七〇六頁
(107)『厚生省五十年史資料編』六六八頁
(108)『厚生省五十年史』九四九～九五〇頁
(109)『東京都衛生行政史』四四三～四四六頁
(110)公立昭和病院組合（一九七七）『公立昭和病院五〇年のあゆみ』六八～七八、三七一～三七三頁
(111)いわき市立総合磐城共立病院（一九八〇）『いわき市立総合磐城共立病院三十年史』一五六、三四一～三四四頁
(112)『厚生省五十年史資料編』七六〇～七六四頁
(113)『公立昭和病院五〇年のあゆみ』七九～八八、三七四～三七七頁
(114)『公立昭和病院五〇年のあゆみ』八五～八六、三七四～三七七頁
(115)前橋病院五五年史策定委員会（一九九五）『群馬県立前橋病院五五年史』一一七～一二六、五三〇～五三三頁
(116)公立医科大学の移管運動については、公立大学協会『地域とともに歩む公立大学―公立大学協会五十年史』、高橋寛人（二〇一二）『二〇世紀日本の公立大学』などが詳しい。
(117)兵庫県立神戸医科大学は、終戦直後の一九四五（昭和二〇）年秋には大学昇格の動きを進め、二五〇万円の寄付を集めた。大学の施設がある程度整っていたこともあって、戦時中にできた医専でただ一つ一九四六（昭和二一）年に大学昇格する。早期に大学昇格できたため八〇名の定員が認められていた。神戸医科大学史編纂委員会『神戸医科大学史』一六八～一七一頁
(118)奈良県立医科大学二〇年史編さん委員会編（一九六九）『奈良県立医科大学二十年史』一六四頁
(119)例えば奈良県立医大は、大学の国立大学移管に向けて一九五四（昭和二九）年度から一九五七（昭和三二）年度まで、基礎教室（建設費一億三、〇〇〇万円）、附属病院（建設費一億四、四八〇万円）を計画するが、附属病院の財源は県債を予定しているのに対し、基礎教室は一般財源（一般会計剰余金および県有林売却代金）を予定している。『奈良県立医科大学二十年史』一五四～一五五頁
(120)『地域とともに歩む公立大学―公立大学協会五十年史』一〇二頁

(121) 中川　淳編（一九六六）『公立大学協会十五年の歩み』公立大学協会事務局六〇〜六二頁の岐阜薬科大学学長宮道悦男の回想。
(122) 石原信雄（一九六五）「公立大学と地方財政」『地方財政（一九六五年六月号）』四〜六頁
(123) 『地方財政再建の状況—記録編』一〇六、一一七、一二七頁
(124) 広島大学医学部五〇年史編纂委員会（二〇〇〇）『広島大学医学部五〇年史通史編』二〇三頁
(125) 『広島大学医学部五〇年史通史編』二一八〜二一九頁
(126) 『広島大学医学部五〇年史通史編』二七〇頁
(127) 呉市民は、県立広島医科大学の移転に反対したが、最終的には国立呉病院の誘致を図り、病院を残すことを条件に了解した。『広島医科大学五〇年史』二七八〜二九〇頁
(128) 鹿児島大学三十年史編集委員会編（一九八〇）『鹿児島大学三十年史』一三一〜一五頁
(129) 『二〇世紀日本の公立大学』一四三〜一四四頁
(130) 当時の岐阜県関係者は、国立になると敷居が高くなるため、県立を維持したいという考えがあった。岐阜県立医大関係者も当時の国立大学は新制大学を数多く抱えていたため整備が進んでおらず、県立のほうが整備の対応が早かったため、国立への移管を断った。その後、病院収入と授業料のみでは到底運営が成り立たないと、一九五六（昭和三一）年七月に国立大学への移管の申請を行う。『岐阜大学医学部三十年史附属病院百年史』一〇八〜一〇九、六三一〜六三三頁
(131) 山口県立医大も、一九五一（昭和二六）年頃、文部省の国立移管への誘いがあった。しかし、当時の県立医大教授会は、山口県が教育県としての誇りからかなり潤沢《じゅんたく》な予算措置を講じており、国立大学になると研究費が減るという理由から断っている。その後、山口県が一九五六（昭和三一）年六月に財政再建団体の指定を受け、県議会で医大廃校が議論されるようになって、国立大学移管に方針を転換したが、時期遅れとなった。山口大学三〇年史編集委員会編（一九八二）『山口大学三十年史』六二、一五四〜一五五頁
(132) 『公立大学協会十五年の歩み』一九四頁
(133) 『奈良県立医科大学二十年史』一四一〜一五二頁

(134)『奈良県立医科大学二十年史』一五一～一五二頁
(135)『奈良県立医科大学二十年史』一六二～一七八頁
(136)兵庫県は、一九五一（昭和二六）年当時、四大学（神戸医大、神戸商大、姫路工大、兵庫農大）と二短期大学（姫路短大、農業短大）を設置していたが、財政問題から見直しの議論が起きる。一九五四（昭和二九）年には「大学教育の基本的なあり方からみて県立大学は国立に移管」する意向が表明される。一九五五（昭和三〇）年、正式に文部省および神戸大学学長に対して県立大学の国立移管を要請する。また、一九五六（昭和三一）年三月、兵庫県は財政再建団体の指定を受ける。『神戸医科大学史』七〇～七二頁、神戸大学医学部五〇年史編纂委員会（一九九五）『神戸大学医学部五十年史』三六～三七頁、『二〇世紀日本の公立大学』一三九～一四三頁
(137)『神戸大学医学部五十年史』三七頁
(138)各県立大学において最終的に移管が完了し、大学が廃止されるまでには時間がかかっている。
(139)『二〇世紀日本の公立大学』一四八頁、『三重大学五十年史』一六四～一六六頁
(140)『三重大学五十年史』一六五～一六六頁
(141)『二〇世紀日本の公立大学』一三四頁
(142)一九六五（昭和四〇）年度の公立医科大学の地元出身率は、札幌医大九五％、福島医大五八％、岐阜県立医大三九％、三重県立大学医学部七二％、京都医大二〇％、奈良医大一七％、和歌山医大五一％、山口県立医大四五％、名古屋市大医学部六〇％、大阪市大医学部六〇％、横浜市大医学部九・三％（横浜市大のみ一九六九年度）。『地域とともに歩む公立大学―公立大学協会五十年史』一三二頁。自治体ごとに大きな差があったが、財政力の弱い県において半数近くの医学生が県外の学生という例も少なくなかった。
(143)北九州市編さん委員会（一九八三）『北九州市史 五市合併後』一一五～一一六頁
(144)谷伍平は、筑豊出身の鉄道省・国鉄の元官僚。国鉄東海道新幹線支社長を経て北九州市長に就任した。
(145)毎日新聞西部本社報道部（二〇一三）『北九州市 五〇年の物語』石風社二七頁
(146)生野秀樹（二〇〇一）『谷伍平聞書 焦らず休まず』西日本新聞社二七～二九頁
(147)福岡地裁一九八二（昭和五七）年一月二七日判決文

（148）福岡地裁一九八二（昭和五七）年一月二七日判決文

（149）北九州市病院局（一九九四）『北九州市立病院史』七～八、二七六頁

（150）病院事業と同時に水道事業についても財政再建の申し出が行われ、財政再建企業の指定がなされている。

（151）『自治労運動史第二巻』三四六頁

（152）『北九州市立病院史』九～三五頁、『自治労運動史第二巻』三四六～三四七頁

（153）『北九州市立病院史』三〇頁

（154）『北九州市史 五市合併後』八九八頁

（155）『自治労運動史第二巻』三四八～三五一頁

（156）『自治労運動史第二巻』三五一～三五二頁

（157）『北九州市史 五市合併以降』九〇一頁では、八幡・門司病院ではストにより外来患者が閉め出されたとする。

（158）『自治労運動史第二巻』三五一～三五三頁

（159）『北九州市史 五市合併以降』九〇一頁、『谷伍平聞書 焦らず休まず』一〇～一一頁

（160）『北九州市史 五市合併以降』九〇二頁

（161）『北九州市史 五市合併以降』九〇二～九〇三頁

（162）『北九州市立病院史』二九～三〇頁

（163）分限処分の通告には、「昭和四三年三月三一日限りで、あなたの職が廃止されるとともに、定数が減少されること、並びに四三年度病院事業予算における職員給与費が減少され、廃職及び過員が生ずることが処分の理由である」という説明文が添付された。『北九州市立病院史』三〇頁

（164）解雇問題と絡み病院局と労働組合の見解が大きく対立した問題として、給食の民間委託が医師法第一七条（医師でなければ医業をしてはならない）および医療法第二一条（病院は給食施設を有しなければならない）に違反しているのではないかというものであった。自治労は「病院の給食業務は、診療行為の一部で非医師が独自に危険なくよくするところではないから医業というべきものであり、したがって、医師又はその指揮監督の下にある栄養士等の医療補助者によってなされることを要すると解すべきである。医療法二一条が、病院は給食施設を有しなければならない旨定

めているのも、給食業務の医療性を考慮した結果にほかならず、給食業務は病院直営でなければならない」「（病院給食を請け負う場合）病院は給食業務につき請負人を通じて間接的な指揮監督を加えることができるだけで、医業の一部が第三者たる請負人の責任について遂行されることになるので、これを病院直営の給食業務ということはできず、医師法一七条、医療法二一条違反となることを免れない」と主張した（北九州市病院局職員分限免職事件における原告主張）。

一九六八（昭和四三）年三月二六日の衆議院社会労働委員会において園田直厚生大臣は、「医療法の趣旨からして、ただいま発言されましたとおりに、医療の一環としての給食でありまして、病院の直営がこれは当然でございます。しかしながら、万やむを得ず委託する場合といえども、その内容の適正を期するためにも、しかも給食が医療の一部であるという本質からも、その委託先が本来営利を目的とするものではなくて、公益法人であることが適当である」旨の発言を行っている。

福岡地裁一九八二（昭和五七）年一月二七日判決文は、「医師法一七条は、非医師が医業すなわち医行為を業として行うことを禁止しているところ、右医行為とは、同条の立法趣旨からして、免許を受けた医師の医学的知識、技能をもつてするのでなければ、人の生理上、健康上に危害の生ずるおそれのある行為を指すものと解するのが相当である。そして、病院における給食は、一般にいつて、必らずしも医師の医学的知識、技能によらなければ、患者の生理、健康を損うおそれがあるものということはできない。もつとも、患者の病状その他によつては、給食において特段の配慮を要し治療の一手段として医師の医学的見地からの指示、指導等が不可欠である場合もあろうが、しかし、給食業務自体は、医師の指示、指導等に基づきつつも、栄養配分、調理等について独自の専門的技術、経験を要するのであつて、医師による指示、指導等を医行為ということはできても、給食自体を医行為ということはできない」などとして、原告らの本件給食業務の委託が医師法一七条、医療法二一条に違反するとの主張は、失当であると判示した。

実際、当時、全国の公的な病院中、労災病院七、赤十字病院二、鉄道病院四〇（全部）、市立病院二（堺市および函館市）で給食業務の委託が実施されていた（福岡地裁判決文）。例えば、中央鉄道病院（現JR東京総合病院、国鉄民営化前は公社立の病院であった）では一九六七（昭和四二）年一〇月まで東京鉄道局購買部東京地方部国鉄共済組合物資部東京支部、一一月からは（株）鉄道医療サービスに業務委託を行っており、病院の直営ではなかった。中央鉄

(165) 道病院（一九八〇）『中央鉄道病院史』四八六～四八八頁
(166) 『自治労運動史第二巻』三五四頁
(167) 『北九州市立病院史』三〇頁
(168) 『北九州市立病院史』三五頁
(169) 『北九州市立病院史』五一頁
(170) 『北九州市立病院史』五一～五四頁
(171) なお、分限免職取消訴訟のほか、病院職員一一人に出された戒告処分取消請求訴訟がなされたが、一九八三（昭和五八）年三月一六日の最高裁判所判決で、原告の病院職員側の敗訴が確定している。
(172) 新潟県自体は、一九五六（昭和三一）年四月一日に財政再建団体の指定を受けている。
(173) 新潟県職員労働組合（一九六八）『夜明けがくる 立ち上がる看護婦たち』労働旬報社六八～七一頁
人事院の夜勤判定は、全日本国立医療労働組合が一九六三（昭和三八）年に「看護婦等の夜勤制限に関する行政措置」を提出、人事院が約二年の調査を経て判定を出したもの。夜勤日数は環境改善と併せて一カ月八日以内とすること、一人夜勤をこのまま放置することは適当でないので、計画的に一人夜勤廃止に向かって努力することが示された。全日本国立医療労働組合（一九七八）『全医労三十年の歩み』七二～七三頁
(174) 『夜明けがくる 立ち上がる看護婦たち』一四二～一四五頁
(175) 『自治労運動史第二巻』三八五～三九一頁。『夜明けがくる 立ち上がる看護婦たち』一五一～二四三頁
(176) 事典日本労働組合運動史編集委員会（一九八七）『事典日本労働組合運動史』大月書店二八六頁
(177) 『自治労運動史第二巻』三九三～三九四頁
(178) 協定を結んだ病院の例として、札幌市立札幌病院は、二・八体制のため一四二人の看護婦の大幅増員が実現している。自治労市立札幌病院職員組合（一九八二）『病職三十年史』一一三～一一四頁
(179) 『厚生省五十年史』一〇三〇頁
(180) 『日本医療保険制度史　増補改訂版』二五六頁
(181) 一九六八（昭和四三）年の弘前大学医学部卒業生は、卒後研修の問題を契機として非入局運動を行う。運動は医局の

医師派遣の力を弱め、地方の病院は医師不足に苦しんだ。『青森縣下市立病院二十五年史』二六六頁
(182) 『青森縣下市立病院二十五年史』六四〜六七、二六八〜二七一頁
(183) 黒石病院の当時の年間医業収益三億五、四〇〇万円に対して、再建整備負債は一億九、〇〇〇万円に及んだ。病院の存続の危機に対して組合も積極的に協力し、市も交付税分の繰入を行い、病院の危機を乗り切った。『青森縣下市立病院二十五年史』二七〇〜二七一頁
(184) 東国東広域国保病院（一九八二）『東国東広域国保病院 風雪二十五年』五五〜五七頁
(185) 『自治労運動史第二巻』三八五頁
(186) 『夜明けがくる　立ち上がる看護婦たち』二二八頁
(187) 『北九州市立病院史』二五頁
(188) 『谷伍平聞書 焦らず休まず』三一頁
(189) 『北九州市立病院史』三四〜三五頁
(190) 福岡地裁一九八二（昭和五七）年一月二七日判決文
(191) 『北九州市史 五市合併後』一一七〜一一八頁
(192) 『北九州市史 五市合併後』二七六〜二七七頁
(193) 『北九州市 五〇年の物語』一二六〜一三一頁
(194) 『北九州市史 五市合併後』三六七頁
(195) 『谷伍平聞書 焦らず休まず』八七〜九二頁
(196) 『北九州病院史』一〇六、一九九〜二七一頁
(197) 『北九州市史 五市合併後』五一一〜五一二頁
(198) 産業医科大学十年誌編さん委員会編（一九九〇）『産業医科大学開学十周年記念誌』五一〜五二、九二〜一二四頁、『谷伍平聞書 焦らず休まず』一二二〜一二四頁
(199) 『北九州市史 五市合併後』五七一頁
(200) 『北九州病院史』一〇〇〜一〇六頁

第五章

医大新設ブームと医療費抑制政策
（昭和安定成長期～平成バブル期前後）

一　高度経済成長の歪みへの対応と医療の動き

Ⅰ　高度経済成長の歪みの発生

「東洋の奇跡」とよばれたわが国の高度経済成長において、輸出・民間設備投資と並んで成長を支えたのが、行政の公共投資であった。当時、経済産業を支える道路や上下水道、港湾などの公共基盤は脆弱であった。一九五五（昭和三〇）年の一般国道の舗装率は一七％、都道府県道の舗装率は五％、水道普及率は三七％にしか過ぎなかった。(1)

一九六〇（昭和三五）年一二月、池田内閣は「国民所得倍増計画」を閣議決定し、一九六〇（昭和三五）年の国民総生産一三兆六千億円を一〇年後に二六兆円に倍増することを目標とする。(2)目標達成のため社会資本への投資が積極的に行われる。地方自治体も、国の政策に追従する形で積極的に社会資本投資を行う。

一九六二（昭和三七）年一〇月、「資源の開発、利用とその合理的かつ適切な地域配分を通じて、わが国経済の均衡ある安定的発展と民生の向上、福利の増進をはかり、もつて、全地域、全国民がひとしく豊かな生活に安住し、近代的便益を享受しうるような福祉国家を建設する」ことを目指し、全国総合開発計画（全総）が閣議決定される。全総の閣議決定に先立って、地域開発の法律として「新産業都市建設促進法」[3]と「低開発地域工業開発促進法」[4]が制定される。新産業都市の指定には、三九道県四四地域が名乗りを上げ、陳情合戦の結果、一九六六（昭和四一）年までに一五地区が指定を受けた。地方小都市を対象とした「低開発地域工業開発促進法」に対しては、一九六五（昭和四〇）年までに一〇五地区が指定を受けることになった。[5]積極的な開発の結果、一九五八（昭和三三）年には六、九三五億円であった公共投資額（国・地方）は、一九七二（昭和四七）年には九兆三、二〇七億円と一三・四倍に増加する。[6]地方自治体の普通会計における土木費の割合は一九五八（昭和三三）年の一四・八％から一九七二（昭和四七）年の二四・六％まで急増する。[7]

一九六八（昭和四八）年、日本のＧＮＰ（国民総生産）は西ドイツを抜いて世界二位となる。飛躍的な経済発展の反面、その歪みも顕在化する。都市部では人口増に対して社会基盤の整備が追いつかず、住宅問題（狭い住宅、住宅の不足）や交通問題（狭い道路と自動車の増大による交通事故の激増）、大気や水質の汚濁による公害の発生、大量生産・大量消費の結果としてのごみ処理問題が起きる。交通事故の負傷者の救急受け入れ不能の問題は、経済発展と都市過密の問題の一面であった。

一方、地方は若年層を中心とした人口流出による過疎化が進行する。外国材の輸入自由化による林業の衰退や若者や働き盛りの男性の都市流出による農業生産性の低下、人口減と産業の衰退による自治体財政の悪化、道路の未整備と利用者の減による公共交通であるバス路線の廃止、人口減による医療機関の閉鎖や医師の都会への転出による無医村の増加、国民健康保険財政の悪化などの問題が生じ、過疎地域の存続そのものが脅かされることとなった。一九六二（昭和三七）年四月には、へき地の公共施設の総合的かつ計画的な整備を促進するための必要な財政上の特別措置を定めた「辺地に係る公共的施設の総合整備のための財政上の特別措置等に関する法律」が公布される。同法に従って総合整備計画を出した市町村は、辺地対策事業債の許可とその元本と利息に関して地方交付税の基準財政需要額への参入という財政上の特別措置を受けることができることになった。[8]また、一九七〇（昭和四五）年四月には、議員立法により「過疎地域対策緊急措置法」が成立し、同年度から一九七九（昭和五四）年度までの一〇年間で七兆九千億円の過疎対策事業が行われる。[9]

Ⅱ　革新自治体の台頭と老人医療費無料化政策

ア　革新自治体旋風

一九六三（昭和三八）年の第五回統一地方選挙で横浜、京都、大阪、北九州の大都市に、社会党・共産党・公明党などのいわゆる革新勢力の応援を得た革新市長が誕生する。一九六四（昭和三九）年には、全国革新市長会が結成され、全国に「革新自治体」旋風が巻き起こる。一九六七（昭和四二）年には東京都で革新都政が誕生する。革新自治体旋風は一九七一（昭和四六）年の第七回統一地方選挙で最盛期を迎え、

革新自治体は全国の都市の二割に及び、三千万近くの人口を占めるにいたった。(10)

革新自治体は、「市民との対話」「対話から参加へ」「福祉優先」「生活優先」などのスローガンを掲げ、高度経済成長による歪みから発生する問題に積極的に取り組む。革新自治体の台頭は、国の開発・成長重視の政策を生活・福祉重視の政策に転換させる意義を有した。(11) 特に、公害の発生に対して、国に先駆け企業との公害防止協定や公害防止条例の制定に取り組み、その後、国が後追いした環境政策はその典型であった。革新自治体が積極的に取り組んだテーマの一つに福祉がある。老人医療費の無料化や児童手当の給付は、革新自治体以外の自治体に広がり、最終的に国の政策につながっていく。(12)

イ　革新自治体における老人医療費無料化政策

高度成長期以降、わが国の高齢者の人口は、戦後の急激な出生率の低下と公衆衛生・医療水準の向上などにより、絶対数においても総人口に占める割合においても増加の傾向をたどる。一九三〇（昭和五）年に三〇六万人だった六五歳以上の高齢者（全人口の四・八％）が、一九六〇（昭和三五）年五四〇万人（同五・七％）、一九七〇（昭和四五）年七三九万人（同七・一％）(13) に達し、将来的にも高齢者が増大することが予測された。高齢化問題に対応するため、一九六三（昭和三八）年に「老人福祉法」が制定されるが、高度経済成長による人口の都市移転、核家族化の進行により高齢者の介護が社会問題化していく。

一九六八（昭和四三）年九月一三日、全国社会福祉協議会が「全国寝たきり老人の実態調査」の結果を公表し、社会的な反響を呼ぶ。調査は、全国一三万人の民生委員の協力を得て実施された初の大規模調査で、七〇歳以上の高齢者約三九〇万人の中で、寝たきりの高齢者のいる家庭を訪問し、面接調査を行うというものであった。調査の結果、①日常ほとんど寝ている七〇歳以上の高齢者は一九万六千人と推計され、一部の調査漏れを加えると二〇万人を超えるとみられた。これは七〇歳以上の高齢者の五〜六％に当たる。②男女比は男性四一％、女性五九％で六割が女性である。③寝たきりの高齢者のうち人手を借りなければ排便《はいべん》のできない高齢者が五五％に達する。④看病しているのは嫁が四九％、配偶者（大部分が妻）二五・六％、娘一四・三％と九割が女性である。⑤家族以外の近所の人、民生委員、ホームヘルパーに世話してもらっている老人が約八、一〇〇人いることなどが判明する。(14) 身体も拭いてもらえず、汚れた寝具、汚物にまみれ、不衛生に放置されている高齢者の存在など、寝たきりの高齢者の生活実態の深刻さは社会の話題をよんだ。

一九六九（昭和四四）年九月には、行政管理庁が厚生省に対し、特別養護老人ホームが不足していることと、施設一般の不適切な運営を改善することを勧告する。厚生省も一九七一（昭和四六）年度を初年度とする「社会福祉施設緊急整備五カ年計画」を策定、年平均一〇〇施設を整備する。(15) 一九七〇（昭和四五）年の厚生白書は「総論―老齢者問題をとらえつつ」として、高齢者問題を取り上げた。

高齢者の医療については、一九六一（昭和三六）年の国民皆保険の達成により国民健康保険など医療保険によってカバーされていた。しかし、三割ないし五割の自己負担が必要で、収入が少なく、有病率の高い高齢者が受診を抑制することも多かった。図表5―1は、一九六八（昭和四三）年の年齢階級別有病率および受療率であるが、高齢層の受療率が有病率の高さに比べて低いことが読みとれる。厚生省も

図表５－１　1968（昭和43）年の年齢階級別有病率および受療率（100人当たり）

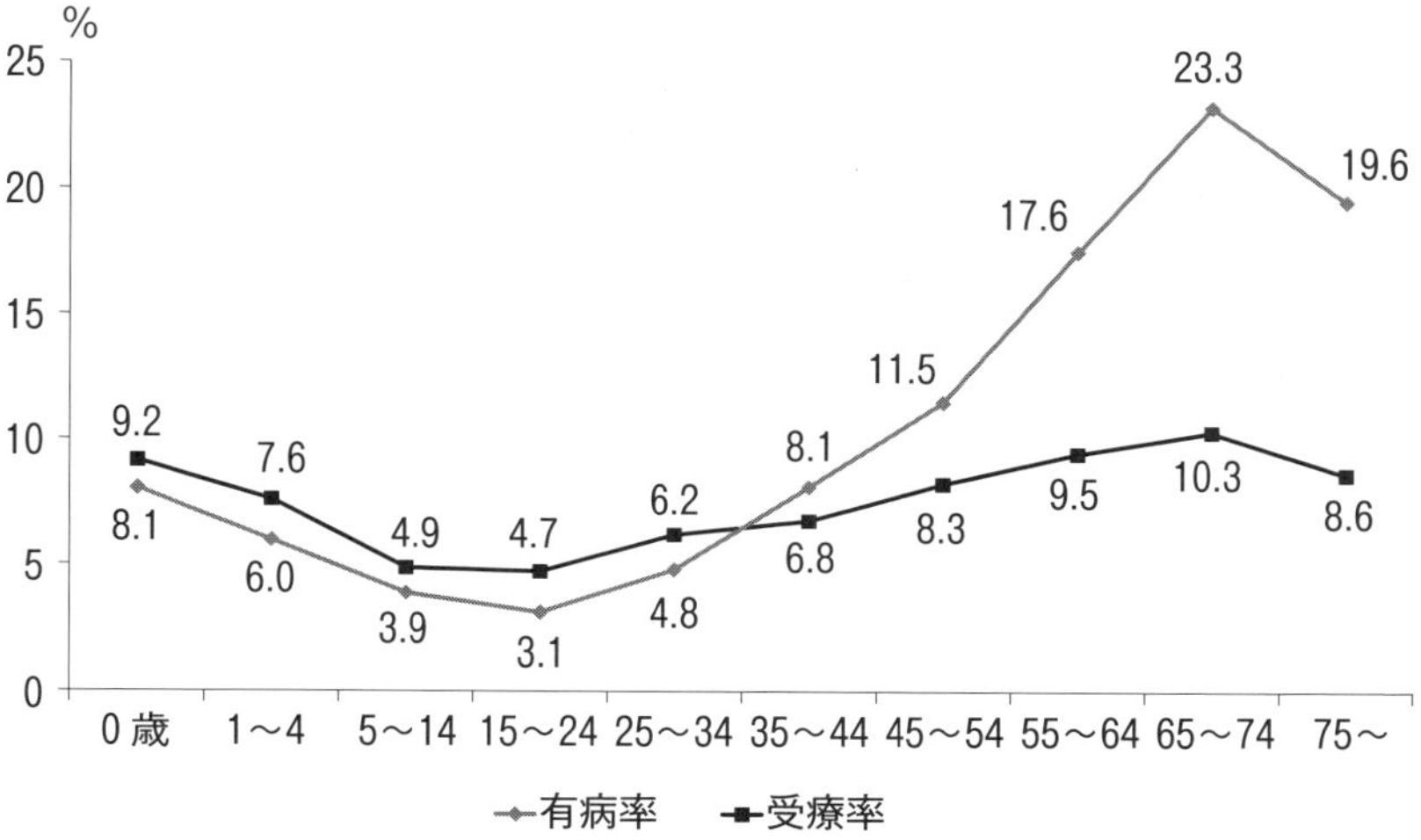

厚生省統計部「国民健康調査」「患者調査」1968年
元データは1970（昭和45）年厚生白書

一九六九（昭和四四）年度の概算要求に老人医療費負担軽減対策を盛り込んだ予算要求を行い（予算化は実現せず）、一九六九（昭和四四）年八月には七〇歳以上の国民（被用者保険の被保険者を除く）を対象に社会保険の方式により医療給付を行う「老齢保険制度」構想を発表する。

このような状況の中、革新自治体が国やほかの自治体をリードする形で、独自の高齢者の医療費負担軽減政策に取り組む。一九六八（昭和四三）年、全国革新市長会会長の飛鳥《あすか》田《た》一雄《いちを》が市長を務める横浜市が八〇歳以上の国民健康保険被保険者の給付率を引き上げる。一九六九（昭和四四）年には、革新首長の代表的人物である美濃部亮吉《りょうきち》東京都知事が、七〇歳以上で国民年金の老齢福祉年金を受けている高齢者の国民健康保険・健康保険の患者負担部分を東京都が支払うことで無料とする計画を立案する。

対象となったのは東京都の七〇歳以上の高齢者約三〇万人のうち経済的に恵まれない約一一万人を対象とするものであった。

高齢者の医療費を無料化する東京都の政策について、厚生省保険局は、当時通院一〇割・入院七割給付の老人医療制度の導入を検討しており、現行の保険制度からはみ出すことを地方自治体が行うことはおかしいこと。法律的にも、高齢者が一円も支払わずに都が立て替えることは「自己負担部分は患者が支払う」という国民健康保険法四二条違反の疑いがあること。入院を無料とすると公費にしても保険にしても大きな負担となり、入院患者が増えて病院の病床をふさいでしまうことなどを理由に難色を示す[16]。美濃部は、事態の打開のため、都内の町内会や老人会のルートで膨大な署名を集め、最終的には政治的に押し切る形で、一九六九（昭和四四）年一二月、老人医療費の無料化を実現する[17]。さらに、美濃部は、一九七三（昭和四八）年七月から、後述の国の老人医療費無料化の対象外であった六五歳以上七〇歳未満の医療費の無料化を実施する。

ウ　国における老人医療費無料化政策の実施

革新自治体が先鞭をつけた老人医療費の負担軽減政策を行う自治体は、革新保守を問わず全国に広がる。一九七一（昭和四六）年四月には一二都府県、同年一〇月には二八都府県、一九七二（昭和四七）年一月には未実施は二県のみという状況となる[18]。最終的に国も老人医療費の無料化を決断し、同年二月一八日、佐藤栄作内閣の最後の通常国会に七〇歳以上の高齢者の医療保険の自己負担分を全額、国と地方自治体の公費で支給する老人福祉法の一部を改正する法律案が提出される。法律案は、衆参両院とも全会一致で可決し、一九七三（昭和四八）年一月から老人医療費の無料化が実施される。[19]

田中角栄内閣発足後の一九七三（昭和四八）年の国家予算は、医療保険のみならず年金など社会保障制度全般にわたって給付の改善を行う。その結果、厚生省の予算は対前年度比三一・一％増という、国民皆保険が達成された一九六一（昭和三六）の三八・二％以来の大きな伸びとなり、「福祉元年」とよばれることとなる。[20] 老人医療費無料化政策の実施により、経済的理由から高齢者の医療受診が抑制されることがなくなった。七〇歳以上の高齢者の受診率は、一九七三（昭和四八）年一月に五九・四であったものが一九七七（昭和五二）年六月に九九・六と急増する。[21] 老人医療費の無料化で、高齢者が医療を受けやすくなるのはよいことであったが問題も起きた。

その第一は老人医療費の急増であった。老人医療費無料化の対象者は、制度発足時の一九七三（昭和四八）年の約四二三万人から一九八一（昭和五六）年の約六一五万人と約一・四五倍になったのに対して、老人医療費の総額は一九七三（昭和四八）年の約四、二〇〇億円から一九八一（昭和五六）年の約二兆四、二〇〇億円と約五・六六倍になった。老人医療費の急増は、医療保険制度にも影響を与える。一九八〇（昭和五五）年の高齢者の加入の割合が九・一％と各医療保険制度の中で一番高い国民健康保険における老人医療の割合は平均で三〇％を超え、市町村によっては五〇％を超えるところも出てきた。[22]

実際の医療の給付でも、必要以上に受診が増えて医療機関の待合室がサロン化したり、同じ病気でいくつもの医療機関を受ける「はしご受診」の現象がみられるようになった。極端なケースの場合、一カ月に

り、検査を行った五三回も医療機関に通うケースまで出てきた。[23] 医療機関の一部にも必要以上の投薬や点滴、検査を行ったり、長期間入院させる乱診乱療や営利本位の経営もみられた。[24]

また、老人医療無料化は、介護サービスの不足や福祉施設との費用負担の格差、手続きの容易さから入院を選択する「社会的入院」を生んだ。全国自治体病院協議会の調査によると、国の老人医療費無料化が行われる前の一九七二（昭和四七）年一一月と実施後の一九七三（昭和四八）年三月の七〇歳以上の入院患者数は一八・九％増加し、六九歳以下の二・四％増に比べて大幅に増えている。特に人口の少ない市町村・病床数の小さい病院ほど七〇歳以上の高齢者の割合が高くなり、人口五万人未満の市町村では入院患者の四人に一人、病床数一〇〇床未満の病院の三人に一人が七〇歳以上の高齢者が占めていた。病院側からも「一般患者の入院が難しくなり、入院待機患者が増えている」「老人は看護に手数がかかり、看護婦不足に拍車をかけている」という声が寄せられた。[25][26] 老人医療費無料化政策自体が、高齢者の治療に偏り、予防からリハビリテーションにいたる総合的な保健医療サービスの提供という視点が欠けているという問題も指摘された。[27] 高齢者の医療費無料化政策により、一定の老人医療費の増加は当然であるが、無制限の医療費の増大は、行政の財政支出にも限界があり、国民健康保険財政の圧迫を招いた。このため、国において医療費削減が重要な行政課題になっていく。

二　医大新設ブーム(28)

Ⅰ　国民皆保険達成後の医師・看護婦不足問題の発生

ア　医療需要の高まりと医師・看護婦不足の顕在化

昭和三〇年代頃までは、国内における医師の過剰感があったが、その後はわが国の経済の復興にあわせて医療の需要が高まり、一九六一（昭和三六）年の国民皆保険の達成で拍車をかけることになる。一九六〇（昭和三五）年頃から看護婦不足が問題化し、一九六四（昭和三九）年頃から全国的に医師、歯科医師の不足が問題となる。(29)一九六三（昭和三八）年三月の医療制度調査会の「医療制度全般についての改善の基本方策」の最終答申は、わが国の医師・歯科医師数について、「医療概念の拡大による活動分野の拡大」と「医療技術の革新による診療領域の細分化」が「疾病構造の変化」と「国民皆保険による医療需要の増加」とあいまって、「医師・歯科医師の需要を増加する要因」となっていること。その結果、「医師・歯科医師の取り扱い患者数の過重という実態」「へき地医療施設、結核、らい、精神病等の特殊疾患のための医療施設、保健所等の公衆衛生部門、基礎医学（研究）部門及び眼科や耳鼻咽喉《じびいんこう》科等々の診療科目」などの医師不足にあらわれていると指摘。「その数が不足すると予測されるときは、すみやかに必要な対策を講ずべきである」とした。[30]

イ　勤務医のあいつぐ開業と大学紛争（インターン闘争）

(ア)　勤務医のあいつぐ開業

また、地方の医師不足を加速させる要因となったものとして、勤務医のあいつぐ開業と大学紛争（インターン闘争）がある。一九六一（昭和三六）年の国民皆保険の達成を契機として国民の医療受診の機会は増大する。一九六〇（昭和三五）年には私的医療機関への融資を行う「医療金融公庫」が設立される。[31]これらの環境は、自治体病院・診療所に勤務する医師にとって開業が容易となることにつながり、実際、退職があいついだ。例えば、青森県内の市町村立病院において一九六二（昭和三七）年度から一九六七（昭和四二）年度の六年間で開業のため退職した医師は一七七名、年平均二九・五名に達している。一九六九（昭和四四）年の青森県医務薬務課の調べによる県内市町村病院の医療法に基づく必要医師数は四四〇人に対し現員数が二一五人に過ぎなかった。不足数は二二五人に達した。[32]また、同じ青森県内の国保診療所で一九六一（昭和三六）年に常勤医師が勤務していた施設は四二あったが、一九六九（昭和四四）年には一五施設に減少している。常勤医師のうち、台湾人の医師は五名に達していた。[33]

(イ) 大学紛争（インターン闘争）

戦後、一九四六（昭和二一）年に導入された医学生のインターン（実地修練）制度は、医師の資質向上を目的にアメリカの制度を導入したものであったが、実地修練生の地位・身分について明確な規定がなく、行うことのできる診療の範囲と限界が明らかでないうえに、生活基盤を保障する措置がないなど不安定な状況に置かれていた。実地修練病院も、病院への助成策が十分でないことから、指導できる医師が少なかったり、宿泊施設そのほかが整備されていないなどの問題が存在した。[34] 国立大学医学部長会議も、一九六二（昭和三七）年五月にインターン制度の廃止を決議する。一九六三（昭和三八）年八月、全国の医学生連盟は、インターン制度への国の給費、インターンの地位の明確化などの要望書を厚生大臣に提出。一九六四（昭和三九）年三月末にはインターン制度に反対する医科大学卒業生が医学部卒業者同盟を結成し、約二、〇〇〇名がインターン願書の提出を拒否する事件が起きる。[35] 一九六七（昭和四二）年三月には、医師国家試験受験拒否闘争が行われ、大量の不出願者が発生する。

大学や附属病院での若手医師・医学生の紛争がピークを迎える中、一九六八（昭和四三）年五月に医師法が改正され、インターン制度が廃止され、臨床研修制度が導入される。法改正により、大学卒業後ただちに医師国家試験を受験することが可能となった。臨床研修制度も変更され、医師免許取得後に研修病院で二年以上の臨床研修を行うよう努めるものとされた。一九六八（昭和四三）年度以降は、臨床研修の指導に要する経費などについて国庫補助が行われることとなった。臨床研修制度に対する理解も次第に深まり、医科大学卒業生に対する研修生の割合は一九六八（昭和四三）年の一九・五％から一九七二（昭和四七）年の八一・三％に増加した。[36] 制度の変更により、研修医は医師としての身分の保障はなされたものの、労働面や給与面での処遇は不十分で問題も多かった。

医科大学におけるインターン闘争は、それまで病院に医師を派遣していた大学医局の力を弱めた。所属する医師の減少した大学医局は、病院に派遣していた医師を引き揚げざるを得ない状況に追い込まれる。地方の自治体病院では、大学からの医師の引き揚げにより病院存続の危機に直面するところもあった。例えば、香川県の三豊総合病院では、一九六七（昭和四二）年八月にインターン闘争の影響で、京都大学医学部からの派遣医師九名が総引き揚げされるという事態に直面する。断続的に続く医師の引き揚げにより、約一四〇名の入院患者を四〇名以下に減らさざるを得ない状態に追い込まれ、病院廃止の噂がささやかれた。一九六八（昭和四三）年一月に、岡山大学が医師を派遣することとなり、医師五名の新体制で病院はかろうじて存続することになった。同年三月には、隣接する病院であった豊中町立三豊中央病院が医師不足による経営不振を理由に閉鎖されている。その後、病院の努力により医師が着実に増え、一九七七（昭和五二）年には一八名に増加、三豊総合病院は香川県西部地域の中核病院に発展している。[37]

ウ　既存医学部定員の引き上げ

医師不足に対応するために、一九六三（昭和三八）年度に鹿児島大学と東京医科歯科大学の二医学部、一九六四（昭和三九）年度には広島大学医学部が定員数四〇名から六〇名に引き上げられる。一九六五（昭和四〇）年には、北海道、東北、千葉、東京、新潟、金沢、名古屋、京都、大阪、岡山、九州、長崎、熊本の各大学の定員数が八〇名から一〇〇名に増加している。そのほかの国公立・私立大も順次定員数の増加が認められる。[38][39]

しかし、医学部定員数の拡大も、医療需要の増大のために効果は限定的で、特に医科大学のない自治体にとっては、医師不足解消の効果は薄かった。医科大学の立地しない自治体にとって医科大学を設置することが急務であると認知されるようになった。[40] 全国知事会は、一九六八（昭和四三）年、一九六九（昭和四四）年の両年度、「国の施策ならびに予算に関する重点要望事項」で国立大学医学部の増設と一九六二（昭和三七）年度に発足した工業高等専門学校制度にヒントを得た医学高等専門学校（医専）の制度化を要望した。医専は国立を想定したものであったが、後述の自治医科大学につながっていく。[41]

深刻な医師不足に対し、厚生省医務局長は文部省大学学術局長に対して、一九六六（昭和四一）・一九六七（昭和四二）・一九七〇（昭和四五）年度の三回にわたり、医科大学入学定員の増加するよう申し入れを行っている。特に一九七〇（昭和四五）年度については、医学部の定員を約六千名とする必要がある旨の申し入れを行った（昭和三〇年代末の医学部定員数は約三、五〇〇名）。[42]

Ⅱ　秋田大学医学部の新設

このような中、一九七〇（昭和四五）年度に、戦後初めて秋田大学など四大学の医学部新設が認められる。そもそも秋田県は、一九四五（昭和二〇）年四月、戦争の影響で県民の医療水準が極度に低下していたため、対策として県立女子医専を開校していた。しかし、一九四七（昭和二二）年に火災により校舎が全焼、県財政が極度に悪化した時期であったため再建のめどが立たず、当時の蓮池公咲《こうさく》秋田県知事（戦前、農林省官僚として医療利用組合運動に尽力している）の決断で廃校となっていた[43]。秋田県関係者にとって医師養成機関の復活は悲願であった。実際、県内に医師養成機関がないことで秋田県の人口一〇万人当たりの医師数は七九・五人で、埼玉県に次ぎ全国で二番目に低かった。その医師も都市に集中しており、医師の六五％が秋田市ほか七市に集まり、無医村・無医地区が県内いたる所に存在した。さらに脳卒中による死亡率が全国一で、心臓病、高血圧、がんなどの成人病のほか、乳幼児の死亡なども常に全国の上位を占めていた[44]。

一九六三（昭和三八）年一二月の定例県議会での「秋田県に県立の医科大学をつくるべき」という一般質問を契機に、秋田県は、厚生部と県立女子医専時代に附属病院であった県立中央病院が中心となり、県立医大の設立の検討を行う。三年をかけた検討の結果、県立医大の設立は財政などの理由で難しいと判断される。実際、前述のような公立大学への国庫補助制度がない状況で、自治体の負担で医科大学のような巨額の投資が必要な施設を開設することは不可能であった。このため、県は国立秋田大学へ医学部を誘致する方針に変更する。一九六七（昭和四二）年六月、小畑勇二郎県知事（秋田県職員として県立女子医専の設立・廃止に立ち会う）を会長、県議会議長、国立秋田大学長、県市長会長、県医師会長を副会長にして「秋田大学医学部設置期成同盟会」が設立される[45]。

戦後、新たな医科大学の設立が一切認められていないうえに、国の総定員法と予算の制約の中で、一九六八（昭和四三）年当時の試算で六〇億円の建設費と七億円の維持費、二〇〇人の医学者を必要とする国立大学医学部新設の要望は非常に困難な試みであった。(46)しかし、秋田県関係者は、政府与党の有力者や文部省・日本医師会をはじめとする関係機関への積極的な陳情活動を行う。陳情活動の結果、一九六九（昭和四四）年、文部省は翌年度当初予算に「秋田大学医学部創設準備費」七一〇万円を計上し、最終的に大蔵省の査定により四四四四万八千円が認められる。予算の計上には自民党文教族の政治的な後押しがあった。(47)

秋田大学医学部の開設に当たって、秋田県は、学校敷地の提供（約一六万㎡）と県立中央病院（国立病院からの移管を受けていた建物）の国への移管を行う。(48)一九七〇（昭和四五）年四月一三日には、秋田大学医学部の新設を認める国立大学設置法が改正され、一九七〇（昭和四五）年五月一五日秋田大学医学部の第一期生の入学式が行われる。(49)

秋田大学医学部の新設以降、私立医科大学の新設があいつぎ、一九七〇（昭和四五）年には、川崎医科大学（岡山県）、杏林大学医学部（東京都）、北里大学医学部（神奈川県）が開設される。北里大学医学部については、開設の際、山形県と長崎県が助成金を出し、依託《いたく》学生の派遣が行われている。(50)翌年の一九七一（昭和四六）年には、東洋医科大学（現聖マリアンナ医科大学、神奈川県）、帝京大学医学部（東京都）、愛知医科大学（愛知県）が新設され、一九七二（昭和四七）年には、後述の自治医科大学（栃木県）のほか、埼玉医科大学（埼玉県）、名古屋保健衛生大学（現藤田学園保健衛生大学、愛知県）、金沢医科大学（石川県）、兵庫医科大学（兵庫県）、福岡大学医学部（福岡県）が新設される。(51)

Ⅲ　田中角栄内閣の「一県一医大」計画

秋田大学医学部が新設されたものの、医学部の新設は都市部の私立大学が中心で、地方の医学部新設は進まなかった。また、私立医科大学の正規の納付金以外の不透明な「入学寄付金」[52]の存在は社会的な批判を受けた（多額の経費がかかる医科大学の経費を授業料やその寄付金などでまかなわなければならなかったので、高額な学生負担とならざるを得なかった面があった）。

一九七二（昭和四七）年七月、『日本列島改造論』を掲げて田中角栄が内閣総理大臣に就任する。同年一一月、田中総理の指示を受けた自民党文教部会医学教育チームは、「無医大県」を一九七六（昭和五一）年度までになくすこと（一県一医大）を盛り込んだ医師養成長期計画をまとめる。計画では当時五、六〇〇〇人であった医大入学定員をさらに二、四二〇〇人増やす。うち四二〇〇人は既設医大の定員増を行い、残り二、〇〇〇人は二〇の医大の新設を計画的に行う。一医大あたり約一七〇億円の経費を予定する（敷地は設置県の提供を受ける）というものであった。[53]『日本列島改造論』自体には、無医大解消政策そのものは書かれていなかったが、大都市の過度の集中を解消する有力な手段として「大学の地方分散」が提案されていた。[54]優秀な人材が集まる医学部を地方に設立することは田中総理の目指す「均衡のとれた住みよい日本の実現」[55]にかなう政策であった。医学部の新設については、一九七三（昭和四八）年二月一三日に閣議決定された「経済社会基本計画」においても「ヘルスマンパワーについては、医科大学（医学部等）の新設、教育病院の整備を進め」ることが盛り込まれた。[56]

自民党の文教部会は、巨額の財政支出を嫌う大蔵省や急な医学部設置に懸念を示す文部省の反対を押し切って、国立医学部の新設を進める。一九七三（昭和四八）年には、無医大県解消政策に先立って医学部設立に動いていた山形県（山形大学医学部）、愛媛県（愛媛大学医学部）、北海道（旭川医科大学）に医学部が設置され、また茨城県に、新構想大学として東京教育大学を母体に発足した筑波大学に医学専門学群（現医学群）が開設される。それ以降、一九七四（昭和四九）年に静岡県（浜松医科大学）、宮崎県（宮崎医科大学、現宮崎大学医学部）、滋賀県（滋賀医科大学）、一九七五（昭和五〇）年に富山県（富山医科薬科大学、現富山大学医学部）、島根県（島根医科大学、現島根大学医学部）、一九七六（昭和五一）年に高知県（高知医科大学、現高知大学医学部）、佐賀県（佐賀医科大学、現佐賀大学医学部）、大分県（大分医科大学、現大分大学医学部）、一九七八（昭和五三）年に山梨県（山梨医科大学、現山梨大学医学部）、福井県（福井医科大学、現福井大学医学部）、香川県（香川医科大学、現香川大学医学部）、一九七九（昭和五四）年に沖縄県（琉球大学医学部）[57]に医学部が設置される。当時の総合大学の学生運動の激しさから、ほとんどの大学が学生運動対策として単独の医科大学として設立された。[58]医学部の誘致にあたって、各県は激しい誘致活動を展開した。[59]その結果、一九七〇（昭和四五）年から一九七九（昭和五四）年までに、国立医科大学一七校、[60]私立医科大学一六校、合計三三校が新設される。全国の医科大学の数は一九七〇年の五〇校から、一九八一（昭和五六）年の七九校に増加。入学定員は一九七〇（昭和四五）年の四、三八〇名から、一九八一（昭和五六）年の八、二八〇名まで急増する。

Ⅳ　自治医科大学の創設

深刻化するへき地の医師不足に対し、一九七〇（昭和四五）年七月四日高知市で行われた「一日自治省」で、秋田大助自治大臣は、へき地などに勤務する医師養成機関を都道府県が共同して設立する医学専門学校（医専）構想を表明する。その骨子は①各都道府県を設立者とする学校法人を東西日本の両地区に二校設置する。②入学資格は中卒、就学年限は六年とする。③入学金・修学資金は都道府県負担による貸与を行う。④卒業後引き続き九年以上公立病院に勤務する。その半分以上の期間へき地病院に勤務という条件を充足した者は貸与金の返還を免除するというものであった。[61][62]

秋田自治大臣が医専構想を表明するにいたった原動力になったのが、全国知事会、全国自治体病院協議会（全自病）と自治省公営企業第二課の存在であった。当時、全国知事会や全国自治体病院協議会関係者は、地方の医師不足に対応するため医科大学の設置を模索していた。全国知事会は、前述のように、一九六八（昭和四三）年・一九六九（昭和四四）年の両年度、地域医療に従事する医師の養成を図るための医学高等専門学校（医専）の制度化を要望していた。[63] 全自病は、一九七〇（昭和四五）年二月に諸橋芳夫が会長に就任した時期であった。全自病は、一九六九（昭和四四）年一二月学識経験者など一二人の委員で構成する「自治体病院医師対策特別委員会」を設置。毎月一回のペースで委員会を開催し、議論を行っていた。

翌年一一月には答申が取りまとめられ会長に報告されたが、報告書において「自治体病院勤務医養成のための医科大学の設置」が提唱された。同時に全自病は、水面下で厚生省（医療を所管）、文部省（大学教育を所管）、自治省（自治体病院の経営を所管）などの関係省庁に働きかけをしていた。しかし、厚生省や文部省の対応は冷淡であったため、諸橋ら全自病関係者は自治省（窓口は公営企業第二課）との連携を強めていく。自治省でも、自治省単独で医学専門学校（医専）を設置することに関しての内部決定が行われる。医専構想となったのは、医科大学では文部省の所管に抵触するためであった。(64)

秋田自治大臣の医専構想は、へき地に勤務する医師をつくるための方法について共通の討論の場をつくり、国が積極的な施策を打ち出すことを狙ったものであった。(65) 実際、秋田自治大臣の医専構想に対して、各方面から賛否が寄せられ、特に医学界からは医療の質的低下、医師に格差を設けることになるなどの批判が強かった。このため医専構想は、医科大学構想に転換することになり、同年一〇月一七日に自治大臣、厚生大臣、文部大臣の間で辺地医療専門の医師養成機関として、(66) 都道府県を設立者とする学校法人（私立）による医科大学の設立が決定される。(67) 自治省は、構想のもとに一九七二（昭和四七）年度開学を目標とした国庫補助の予算要求を行う。国庫補助の予算化に際して、一九七〇（昭和四五）年一二月二五日、全国知事会が「へき地勤務医師養成のための医科大学設置に関する申し入れ」を行う。最終的に、福田赳夫大蔵大臣と秋田自治大臣の折衝で①定員一〇〇人の医科大学一校を一九七二（昭和四七）年に開校する。②建設費六五億円について一〇億円の国庫補助を行う（初年度二億円）。③すべての都道府県を出資者とし、独立した学校法人をつくり、医大の管理者とすることが決まる。(68) 全自病の諸橋と自治省公営企業第二課長の神崎治一郎（後に島根県益田市長となる）らは全国知事会関係者とともに、政府与党の有力者への積極的な陳情活動を行った。[69]

大学の設置場所については、当初一三県一四地区の候補があったが、最終的に栃木県南河内町（現下野市）に決定され、大学の名称は「自治医科大学」とすることとなった。一九七二（昭和四七）年四月一三日には開学式が行われた。[70] 自治医科大学は、一九七八（昭和五三）年三月に第一期生一〇五名が卒業して以来、二〇一二（平成二四）年三月までに三、五〇〇名を超える学生が医師免許を取得し、地域医療の第一線で活躍している。

Ⅴ　公立医科大学への国庫助成制度の実現

前章で議論したように、国庫助成制度がなく、厳しい財政状況の続く公立大学であったが、第一次ベビーブーム世代が大学に進学し始める昭和三〇年代末から流れが変わってくる。高度経済成長の波に乗って高校進学率は増加し、それとともに大学進学希望者も一九六四（昭和三九）年の二九万人から一九六九（昭和四四）年には五〇万人を超える。文部省も大学入学定員の増加の対応が求められる。これまで公立大学に対する起債に消極的であった自治省も起債を認めざるを得なくなり、一九六五（昭和四〇）年度には学生急増対策としての施設整備補助事業で公立大学一二校に一一億九、六〇〇万円の起債が許可される。[71]

一九七一（昭和四六）年には、医師不足問題もあいまって、公立医・歯学系大学の経費を普通交付税の基本財政需要額への算入が認められる。さらに、一九七二（昭和四七）年一二月、福島県立医大、横浜市立大、名古屋市大、京都府立医大、大阪市大、和歌山県立医大の学長・事務局長は、医科大学への経常費国庫補助の獲得のために自民党本部・文部省に陳情を行う。その結果、一九七三（昭和四八）年度に公立医科歯科大学経常費補助一二億四、九〇〇万円が計上される。また、一九七五（昭和五〇）年度には公立看護大学短期大学の経常費補助も実現する。(72) 一定の国庫助成の実現により、公立医科大学の国立移管への動きは沈静化する。

Ⅵ　「一県一医大」政策の評価

「一県一医大」政策は、地域で勤務する医師の養成の単位を都道府県レベルとし、都道府県レベルで医師を育てることにより、医療水準の地域格差を是正し、医療の過疎地域をなくそうという考えに基づくものであった。設置の主体は国立大学であるが、非常に地域性の高い政策であった。京都府立医科大学学長であった佐野豊は、「全国に医大が建設されたことによって既存の国立大学医学部もまた地域化」したと評する。(73)

「一県一医大」政策による国立の医科大学の設置は、各地域における医師数の増加には一定の成果を上げてきた。しかし、へき地にも勤務する、地域に密着した医師を養成するという視点をより強調するならば、国として公立医科大へ国立大学と同じ程度の財政支援措置を充実させ、地域に必要な医師を養成するという方法もあった。しかし、一九七〇年以降の医大新設ブームの時代、医科大学の設立は国立と私学によって行われ、公立（自治体立）の医科大学は一つも設置されていない。

実は、当時、文部省も公立医科大設置について、国立よりも自治体による設置のほうが行政的な制約が少ないこと。国費を使わずにすむこと。へき地に医師を派遣する場合も地域的な選抜と配分が容易であることから、都道府県による医科大設置を願い、自治省に働きかけていたという。(74) しかし、自治省や都道府県は財政支出の視点から、自治医科大学以外の地方自治体が主体になった医科大の設置については消極的であった。公立医科大の創設のための補助制度も存在しなかった。「一県一医大」政策を進めた自民党文教族も、重要な支援者である地方の負担を考えれば、一番負担の少ない国立の医科大学設置を進めることは合理的な選択であった。医科大学の新設が短い期間で急激に行われたため、各自治体も「バスに乗り遅れるな」と国立の医科大学の誘致にはしった。

地方自治体が公立医科大学の設置をためらうもう一つの要因があるならば、当時、大学紛争が激化しており、医学部はインターン闘争の影響で最も激しい闘争が行われた学部であった。当時の公立の医科大学も大学紛争に苦しんでいた。大学運営のノウハウのない自治体も多く、あえて大学紛争のリスクを負うには負担が大きかった。

さらに「一県一医大」政策を評価するならば、図表5―2のように、医大が設置された県は、人口一〇万人当たりの医師数が全国でも下位の県が多い一方、高知（一七位）、香川（一八位）、大分（二〇位）、佐賀（二二位）と中位以上の県にも設置されている。「一県一医大」政策は、西日本に有力医科大学が多く、人口当たり医師数について西日本が多く東日本が少ないという現実を踏まえ、日本全体の医師の養成の地域偏在の是正を図ることを目指した政策ではなかった（戦時中の官立医専の設置の場合、医師養成機関の地域バランスを考え医師養成機関が少ない地域に設置されていた）。都道府県における医師数の西高東低の傾向は今日においても継続している。(75) 一九七〇年代の急激な医科大学の設置は、その後、へき地での医師不足が解消しない中での医師養成過剰の議論と医科大学の定員抑制につながっていく。

なお、現在、各都道府県では、全国的な医師不足を背景に、自治医科大学のシステムを参考に、地域医療に従事する意欲のある学生を対象とした入学者選抜枠（地域枠）を設けている。地域枠の医学生の一部は各都道府県から奨学金を受けることにより、一定年度その自治体で勤務することが義務付けられている。地域枠の医学生数は二〇一〇（平成二二年）で六七大学一、一七一人に及んでいる。(76) これは、地方自治体が地域に必要な医師の養成について、奨学金などを通じて積極的に関わるという動きであるといえる。特に、国立医大との関係についていうならば、国立大学のより「地域化」を目指す動き

図表５－２　無医大県の医師数

	人口10万対医師数	順位
高知	119.7	17
香川	118	18
大分	112.5	20
佐賀	109.9	22
島根	106.1	27
富山	103.4	30
愛媛	98.3	34
福井	97.7	35
滋賀	94.9	36
山梨	94.6	37
静岡	90.5	38
山形	88.7	39
宮崎	86.4	43
茨城	78	45
全国	114.7	

1970（昭和45）年厚生省「医師・歯科医師・薬剤師調査」

ともいえる。各自治体は単なる奨学金の貸与だけでなく、医科大学と地域の交流の橋渡しなど、地域で働く医師の養成に積極的に関わっていくことが重要と考える。

三　救急医療・へき地医療問題の発生と対応

Ⅰ　交通事故の増加と救急医療問題の発生

一九六〇年代の高度成長期は、社会資本の整備が伴わず、また自動車が急速に普及したことによって、交通事故、産業災害、都市災害が多発するようになった。死亡原因のうち「不慮の事故」によるものの順位は一九五一（昭和二六）年の第九位から、一九六〇（昭和三五）年には第六位、一九七〇（昭和四五）年には第四位となる。しかし、救急患者に対応すべき救急医療体制の整備が進まなかったため、交通事故患者の受け入れ不能のケースが起き社会問題となった。[77]そのため、一九六三（昭和三八）年に、自治省所管の消防法が改正され、それまで法律に規定されていなかった救急業務を位置づけ、人口一〇万以上の都市の消防機関において救急隊が患者の搬送を受け持つことを義務づけた。[78]さらに一九六四（昭和三九）年二月には厚生省の「救急病院等を定める省令」が出され、救急病院の指定が行われる。[79]一九六七（昭和四二）年度からは、頭部外傷など高度の診療機能を担当する「救急医療センター」が、国公立・公的病院を中心に、人口一〇〇万人に一カ所を目標として整備が進められる。

国民の期待を受けて救急病院の制度が導入されたものの、制度開始当初、救急告示を申し出る病院が少ないという問題が生じる。救急病院の指定には、救急医療に対する知識と経験を有する医師、手術や麻酔、X線、輸血などの設備、救急患者用のベッドを確保するなどの要件が厳しいうえに、空きベッドの経費、待機するスタッフの人件費、治療費の未払いによる医療機関の損失に対する財政的な支援がないというのが救急告示を申し出る病院が少ない原因であった。一九六四（昭和三九）年七月一一日現在で、救急告示病院の指定を行うことができた自治体は一四道県しかないという状況であった(80)。

救急を行う医療機関の財政支援のため、一九六六（昭和四一）年度からは自治体立の救急病院・診療所について特別地方交付税が交付されることになり、一九六八（昭和四三）年度からは私立の救急病院に医療金融公庫の特別枠の貸付制度が設けられる。一九七四（昭和四九）年度からは、自治体立、日赤、済生会など公的医療機関で地域医療救急に中心的役割を果たしているものに運営費が補助されることになった(81)。

さらに、都市化の進展に伴い、救急患者以外にも休日夜間の急病患者が医療を受けられないという問題が生じ、休日夜間の急病患者に対する医療を提供するため、一九七二（昭和四七）年度から地域の医療関係者の協議による当番医制度が、一九七四（昭和四九）年度から休日夜間専門の診療所の整備・運営費の助成を行う制度が開始される。一九七六（昭和五一）年には、人口の高齢化に伴う脳卒中・心筋梗塞などの重症患者に対応するために二四時間診療体制を備えた「救命救急センター」の整備が開始される。

同年七月には地域医療懇談会から、総合的な救急医療対策についての提言が行われる。一九七七（昭和五二）年七月、厚生省は提言を受けて「救急医療対策実施要綱」を作成する。要綱は同年度を初年度として三年間をめどに体系的な救急医療体系を整備することとした。具体的には、①初期医療体制として人口五万以上の市に休日夜間急患センターを整備する。②第二次救急医療体制として広域市町村圏を単位に、病院輪番制、共同利用型病院、当直医の診療料のいずれかによる体制を整備する。③第三次救急医療体制として救命救急センターの整備促進を図る。④県域を対象とした広域救急医療情報センターの整備を図るとされた(82)。休日夜間急患センターの多くは市区町村が地元医師会の協力を得て開設するものが多く、第二の自治体病院とよぶべきものとなっている。

さらに、救急搬送の対象として内科系の救急患者が過半数を占めるようになったことにより、一九八三（昭和五八）年の消防法の一部改正、一九八六（昭和六一）年には消防法施行令の一部改正により、内科系の患者の搬送体制の強化が図られる。併せて一九八七（昭和六二）年一月に「救急病院等を定める省令」が改正され、従来救急病院・救急診療所は外科系の医療機関しか告示されなかったが、内科系の救急患者にも対応できる告示要件の見直しが行われた(83)。

Ⅱ　自治体病院の救急医療への対応

一九七六（昭和五一）年、自治体病院協議会は救急医療に対しての調査を行う。自治体病院数八七二病院のうち、救急告示病院数は四四四病院で全病院の五一％であった（一〇〇床以上病院では六四％、一〇〇床未満病院では二七％）。救急告示を受けない病院の主な原因は医師不足（当時の自治体病院の常勤医師の充足率は六七％であった）で、告示を受けることにより患者がさらに集中することが予想され、対応できない可能性があること（住民も救急告示をすれば全診療科目に対しての完全診療を期待する傾向があった）。少ない医師数で深夜の救急を対応する場合、翌日の外来の勤務体制が組めないこと。熟練した外科医の常時待機という救急告示の要件が満たせないことが、不採算な救急医療に対する財政支出の困難とあいまって救急告示をためらわせていた。しかし、実際は、自治体病院という性格から、救急告示を受けていない病院のうち九五％は夜間（全夜）・休日診療を行っていた。救急告示病院と非告示病院の時間外・休日の患者数は一〇〇～一九九床（告示五・六人・非告示五・一人）、二〇〇～二九九床（告示七・六人・非告示六・〇人）で大きな差はなかった(84)。

一九九一（平成三）年にも同様の調査が行われており、回答五一八病院のうち救急告示を受けている病院は七五％（三八六病院）と高くなっているが、二五％（一三二病院）が告示を受けていなかった。告示を受けない理由は、病院財政の立場から「時間外患者が急増するので医師、看護婦などの増員が必要となるので」が五四％で一番多く、次いで医師関係として「医師が不足しており、時間外の診療まで手が廻らないから」の四五％、施設関係として「建物の構造から救急専用の搬入口、手術室、処置室などを設けることが難しいから」の三七％となった。(85)

同調査では救急部門の収支の調査をしており、収入一五九・三（社会保険診療報酬一〇〇、国県補助金二五・一、一般会計繰入金三三・二）に対して、支出一六三・六（給与費一〇四・三、材料費三八・七、経費二〇・六）となっており、診療報酬や国県補助金でまかなえず、一般会計からの繰入金に頼っている現実が浮き彫りになった。(86) 多くの自治体病院が医師不足、不採算による収益悪化に苦しみながら救急医療を提供していた。

Ⅲ　へき地医療対策

戦前から社会問題となっていた無医地区の存在について、戦後の一時期、国保直診医療施設の開設ブームで解消に向かっていたものの、国民皆保険制度が確立していく昭和三〇年代頃から、医師の都市回帰が始まり、地方の医師不足が深刻化していく。一九七〇（昭和四五）年末の人口一〇万人当たりの医師数は一一四・七人であったが、七大都市で一五四・二人、そのほかの市一二八・五人に対し、町村は六三・五人に過ぎなかった。(87) 特にへき地町村で医師不足が深刻で全国の無医地区は一九六六（昭和四一）年で二、九二〇に達した。(88) へき地の医療機関の中には、戦前に日本の医師免許を有していた台湾や韓国の医師を招き、医療を行ってもらうという地域もあった。[89]

国も一九五六（昭和三一）年を初年度とするへき地医療保健計画を策定、医療施設に恵まれない人口三〇〇～二、〇〇〇人の地区に診療所を計画的に設置することを進めたが、人口の都市流出とともに医師の都市集中の傾向が強くなり、医師雇用が困難な場合が多かった。一九六三（昭和三八）年度からの二次計画からは、診療所の設置のほか、患者輸送車、巡回診療車、巡回診療船などの整備と、運営費の赤字について二分の一の国庫補助などが行われる。一九六八（昭和四三）年度からの三次計画には、へき地診療所に医師を派遣する親元病院への助成、地域内の保健所、医療機関、市町村などの有機的連携を図る「へき地医療地域連携対策事業」が始まる。[90]

また、へき地全体の財政支援策として、一九六二（昭和三七）年四月に「辺地に係る公共的施設の総合整備のための財政上の特別措置等に関する法律」が公布され、辺地対策事業債の許可と元利償還について地方交付税の措置がとられることとなり、住民の健康保持のための診療所、巡回診療車（船）が整備対象施設となった。[91]また、一九七〇（昭和四五）年四月には、議員立法により「過疎地域対策緊急措置法」が成立し、同年度から一九七九（昭和五四）年度までの一〇年間で七兆九千億円の過疎対策事業が行われる。[92]一九七二（昭和四七）年には、前述のとおり、将来のへき地医療に従事する医師を養成する自治医科大学が創設され、一九七四（昭和四九）年には、医師向け修学奨学金の貸与事業も開始される。[93]

一九七五（昭和五〇）年度からの第四次へき地医療五か年計画では、①無医地区を有する広域市町村圏単位に「へき地中核病院」を整備し、当該病院に「へき地医療センター」を併設して医師・看護婦を配置し、圏域内の無医地区などに対する巡回診療およびへき地診療所への診療支援の業務を行うこと。②比較的人口が多く交通が不便な無医地区に「へき地保健指導所」を設け、保健婦による保健指導を行うこととした。

一九八〇（昭和五五）年度には、一九八五（昭和六〇）年までの六年を期限とする第五次計画が策定される。計画ではへき地中核病院などの整備を充実するとともに、第一線のへき地診療所と中核病院の間のファクシミリによる医療情報システム体制の整備を図ること。医師など医療従事者の雇用対策として、就職の紹介斡旋《あっせん》などを行うことが盛り込まれた。

さらに、一九八六（昭和六一）年度には第六次「へき地保健医療計画」が策定される。第六次計画は、第五次計画までが厚生省の内部計画であったのに対して、初めて計画を公表し、各都道府県に対しても計画を踏まえ、地域の実情に応じた体系的かつ計画的なへき地保健医療対策の推進を図るよう指導を行うとされた。計画では、より広域な見地からの施策の展開と医療の質の向上に重点が置かれ、①へき地診療所の後方支援病院としてのへき地中核病院の研修機能強化、②へき地勤務医師の研修中の代診医の派遣、③へき地診療所の医療機器の整備、④診療支援のための静止画像伝達システムの導入が図られることとされた。[94]このような取り組みにより、一九八四（昭和五九）年の無医地区は、ピーク時の三分の一の一、二七六地区に減少する。[95]

Ⅳ　広域市町村圏

経済発展とともに住民の生活水準が向上し、生活スタイルが都市化していく中で、大都市から農山漁村まで、いかに生活の都市化に対応した公共施設を整備していくかが重要な課題となった。しかし、昭和四〇年代に入り、地方の過疎・都市の過密の問題が深刻化し、広域道路、ごみ焼却場、斎場、消防、救急、病院など市町村単独では公共施設を十分に整備できない問題が生じてきた。特に地方の中小の自治体では、整備の財源が不足するうえに、施設の整備・維持に対応した人口をもたないことから非効率となり、施設整備が進まないという問題があった。

一九六六（昭和四一）年の第一一次地方制度調査会の答申「地方税財政に関する当面の措置についての答申」は、「地方経費の効率化」の項目に「上下水道、清掃施設、病院、火葬場等の施設については、その広域的経営を支援する」ことが示される。(96)

一九六八（昭和四三）年の第一二次地方制度調査会の中間答申は、都市および周辺農山村を含む広域的な生活圏を単位とし、中心都市と周辺農山漁村との有機的な機能分担と協力関係に着目した地域経営の推進およびその担い手となるべき広域行政体制の整備が必要であるとした。(97) 答申を受け、一九六九（昭和四四）年に自治省は「広域市町村圏振興整備措置要領」を定め、同年度に五五のモデル圏域で広域市町村圏計画が策定される。(98) その後、一九七二（昭和四七）年度までに、全国のほとんどの圏域で圏域の設定を完了し、その数は圏域三二九、関係道府県四四、関係市町村二、九二〇に及んだ[99]。広域市町村圏を構成する市町村は、事業推進のための広域行政機構を設置することとされ、実態に応じて協議会か一部事務組合の制度によるものとされた。一部事務組合は、新たに総合化・複合化が図られ、構成する市町村がすべて同じ種類の事務を共同処理しなくてもよい（それまでは構成市町村が違えば複数の一部事務組合を設立する必要があった）とされた[100]。

一九七〇（昭和四五）年から一九八一（昭和五六）年における振興整備事業の実施状況は、道路関連事業が五割、環境衛生施設が二割を占め、道路を中心とする広域ネットワークの整備のほか、ごみ処理や常備消防の事務の共同処理が進み、広域市町村圏は広域行政システムとして定着していく[101]。

数は少ないが、広域市町村圏で病院の運営を図る地域も存在した。一九七六（昭和五一）年には、安岐町立病院[102]を母体に全国初の広域行政圏立の病院である東国東広域国保総合病院（一二二床：現国東市民病院）が開設される。東国東広域国保総合病院の前身の安岐町国民健康保険病院は、一九五七（昭和三二）年五月に開設された。初代院長の籾井真美は、一九六一（昭和三六）年に全町内住民健康診断を行うなど、包括的な医療を実践し、地域の医療を支える。しかし、木造平屋建ての病棟は老朽化し、一九六九（昭和四四）年五月に起きた労働組合の二人八日夜勤体制実施要求闘争は病院の収益を悪化させる。病院の存続のためにも病院建物の建て替えが必要であったが、安岐町単独では財政上厳しかった。一九七一（昭和四六）年八月東国東郡が広域市町村圏の指定を受けることになったことを契機に関係五町村が協議し、全国初の広域市町村圏立病院により新病院を建築することで合意する。新病院開設後、患者も増加し、一九八二（昭和五七）年三月には病棟（一二四床）・診療棟（リハビリ施設、透析室）の増築が行われた。[103]

一九七八（昭和五三）年には、群馬県の吾妻広域町村圏振興整備組合（群馬県北西部の六町村で構成）が、吾妻郡医師会立中之条病院の経営を引き受け、医師会に運営委託をする形で病院を運営している。

一九八一（昭和五六）年、滋賀県の高島町国民健康保険高島病院が郡立高島病院（現在高島市民病院）として湖西地域広域市町村事務組合へ移管。一九八八（昭和六三）年には、千葉県の長生《ちょうせい》病院組合長生病院が、長生郡市広域市町村圏組合へ移管されている。

四　第二臨調と医療費抑制政策

I　第二次臨時行政調査会

一九七一（昭和四六）年の円の変動相場制導入（ドルショック）、一九七三（昭和四八）年の石油危機により、わが国の高度経済成長時代は終わりを迎え低成長の時代となる。税収の落ち込みに対して、歳出の削減は進まず、一九七二（昭和四七）年度の国の公債発行額一兆九、五〇〇億円（公債依存度一七％）累積公債残高五兆八、一八六億円が、一九八〇（昭和五五）年度には公債発行額一四兆二、七〇〇億円（公債依存度三二・六％）累積公債残高七〇兆五、〇九八億円にまで増大する。[104]財政再建が、政府において重要な政治課題となる。特に国の特別会計・政府関係機関などのうち赤字額の大きい、国鉄、米（食糧管理特別会計）、健康保険（政府管掌健康保険および国民健康保険への国庫負担）は「三Ｋ赤字」とよばれ、改革の必要性が叫ばれた。

一九八一（昭和五六）年三月、鈴木善幸《ぜんこう》内閣は「増税なき財政再建[105]」を旗印に、中曽根康弘行政管理庁長官のもとで、元経団連会長土光敏夫を委員長とする第二次臨時行政調査会（第二臨調）を発足させる。第二臨調は、行政改革の基本理念として「活力のある福祉社会の実現」と「国際社会に対する貢献の増大」の二つを掲げ、同年七月から一九八三（昭和五八）三月まで五次にわたる答申を行った。答申では、徹底した支出の削減、社会保障・農業・文教などの行政施策の改革、各省内部部局・附属機関の再編・整理、公務員の削減、特殊法人の整理合理化、国と地方の機能分担の合理化、地方行政の減量化・効率化、補助金の整理合理化、許認可などの合理化、規制緩和、情報公開など、広い範囲にわたって具体的な提言が行われた。第二臨調の考え方は一九八三（昭和五八）年七月に設置された「臨時行政改革推進審議会（行革審）」に引き継がれる。行革審は一九八六（昭和六一）年六月に最終答申を提出し解散する。

第二臨調の委員長の土光は、一九八二（昭和五七）年七月、ＮＨＫの特番「八五歳の執念〜行革の顔・土光敏夫」で、メザシと梅干しの質素な夕食を食べる姿が放映されたように、質素・清廉な人物であった。水ぶくれした行政の改革者として、土光への国民の期待は高まった。土光の行革の基本的な考え方は、石川島造船所（のちに石川島播磨重工業、現ＩＨＩ）、東京芝浦電気（現東芝）の再建を通じて築いてきた「無駄の排除と徹底した合理化」であり、その根底にあるのは、「小さい政府」「民間主導」「政府の介入に対する反対」という経営観であった[106]。世界的にも、レーガンやサッチャーが、いわゆる新自由主義的改革（国家の管理をできるだけ小さなものにし、様々な問題の調整を「市場にできることは市場に任せる」ことを基調に、できるだけ自由競争と市場活動に委ねるという考え方）[107]を進めている時代であり、第二臨調の議論にも新自由主義的考え方が反映されていた[108]。

第二臨調において、国鉄の分割・民営化のように、委員会と省庁（運輸省）が激しく対立した問題もあったが、医療費抑制の問題については、第二臨調は提言の主要な項目としたが、基本的に吉村仁官房長ら厚生省の官僚による改革を見守る姿勢をとった。厚生官僚も、後述の老人保健法の導入など医療保険政策の転換への反対を牽制することもあり、第二臨調の存在を利用した面があった[109]。

第二臨調は、社会保障に関して、租税および社会保障負担の対国民所得比である「国民負担率」の考えを提示し、ヨーロッパの水準（五〇％程度）よりかなり低位にとどめる必要があるという提言を行った[110]。そして、医療・医療保険制度については、医療費の適正化、医療保険の国庫負担の削減、老人保健法案の早期成立、地方自治体の老人医療無料化ないし軽減措置の廃止、医療供給の合理化、医師の過剰を招かないよう合理的な医師養成計画の樹立・公私医療機関の位置づけを明確にするなど総合的かつ効率的な医療供給体制の整備、国立病院・療養所の整理統合、病床数の削減合理化、一部業務の民間委託推進、三公社・四現業の職域病院の合理化などを提言する[111]。その多くは、基本的に厚生省の考え方に沿うものであった。

第二臨調の三公社の民営化の提言は、大きな成功を収め、国民の中において「行政組織のお役所体質を変革するのは民営化が一番」という意識を生んだ。このような意識は、小泉内閣時の郵政民営化に対する国民の支持につながっている。最近でも、二〇一二（平成二四）年五月八日に、民主党政権が第二臨調をモデルとした「行政改革懇談会（平成版土光臨調）」や、二〇一二（平成二四）年三月に黒岩祐治《ゆうじ》神奈川県知事が設置した、県の外部会議「県緊急財政対策本部調査会」（神奈川臨調＝座長：増田寛也元総務相）などにつながっている。神奈川臨調では、すべての県有施設について「三年間で原則廃止する」し、(1)受益者負担、(2)独立採算、(3)指定管理者導入、(4)民間への売却などの視点で検討する方向性を打ち出す方針が出されている（神奈川新聞カナロコ、同年五月二六日付け記事）。

Ⅱ　老人保健法の制定

一九七三（昭和四八）年一月から実施された老人医療費無料化政策により、高齢者の受診率が急速に高まるとともに老人医療費も急激に増加する。一方、高度経済成長の終焉《えん》による安定成長への移行は、欧米諸国の二〜三倍の速度で進行する人口の高齢化とあいまって社会保障費用負担の増大の懸念を生み、国民の負担を適正な範囲にとどめる必要性が認識されるようになる。

厚生省は一九七五（昭和五〇）年暮れの予算編成の際に、財政当局が老人医療費一部負担の導入を求めたのを退ける一方、一九七六（昭和五一）年三月、老齢化社会に対応した老人保健医療の確立を図るため、厚生大臣の私的諮問機関として「老人保健医療問題懇談会」を設置する。[112] 一九七七（昭和五二）年一〇月、懇談会は意見書「今後の老人の保健医療対策のあり方」を提出する。意見書では、わが国の老人保健対策は、医療費の保障に偏重し、保健サービスの一貫性に欠け、医療費負担に不均衡が生じているなどの問題点を指摘したうえで、今後の老人に対する保健医療対策の基本的方向について「老人の健康状態に応じて、健康教育、健康診査、保健指導、機能回復訓練、家庭看護指導が一貫して行われる総合的、包括的制度として確立」すべきこと。今後の老人保健対策は、原則的には「老人の生活に密着した地域を単位として推進することが適当」であること。老人保健医療対策の実施主体は市町村が主体となるべきであることが提言される。さらに、老人医療費無料化制度については、「現行制度になんらかの改善を加えずに一部の費用を負担させることとするのは現実的でない」が、「実質的な患者負担になっている付添看護の問題の改善」や退院した者に対する「在宅サービスの充実など」の諸条件の整備が図られた場合、「負担の公平と老人の適正な医療需要の確保という観点から、適正な費用負担が当然考えられるべきである」とされた。[113]

提言を受けて一九七七（昭和五二）年一二月に小沢辰男厚生大臣の私案、一九七九（昭和五四）年一〇月に橋本龍太郎厚生大臣の私案が出される。一九七九（昭和五四）年一二月、新年度予算編成に際して、自民党三役と厚生大臣、大蔵大臣など関係閣僚の間で、老人保健医療制度については、財政調整、受益者負担の導入、保健事業の拡充などを含め基本的見直しを進め、一九八一（昭和五六）年度に制度改正を行うことが合意される。一九八〇（昭和五五）年六月、厚生省は事務次官を本部長とする「老人保健医療対策本部」を設置し、同年九月に第一次試案を公表する。厚生省は、試案をもとに財政当局や関係団体と調整を行い、一九八一（昭和五六）年三月に「老人保健法要綱案」をとりまとめる。要綱案は、社会保険審議会および社会保障制度審議会の修正意見を受け、一九八一（昭和五六）年五月、政府は「老人保健法案」を国会に提出する。一九八一（昭和五六）年七月に出された第二臨調の第一次答申では、「老人保健法の早期成立」を図ることが明記され、緊急に取り組むべき改革方策とされた[114]。法案は、一年三カ月の国会審議を経て衆参両議院の議決を受け、一九八二（昭和五七）年八月に公布される[115]。

老人保健法は、国民の老後における健康の保持と適切な医療の確保を図るため、疾病の予防、治療、機能訓練等の保健事業を総合的に実施し、国民保健の向上と老人福祉の増進を図ることを目的とする（第一条）。国民は、自助と連帯の精神に基づき、自ら加齢に伴って生ずる心身の変化を自覚して常に健康の保持増進に努めるとともに、老人の医療に要する費用を公平に負担するものとされ（第二条第一項）、年齢、心身の状況等に応じ、職域又は地域において、老後における健康の保持を図るための適切な保健サービスを受ける機会を与えられるものとした（同条第二項）。さらに、保健事業について、健康手帳の交付、健康教育、健康相談、健康診査、医療（医療費の支給を含む）、機能訓練、訪問指導などとし、市町村（特別区を含む）は、四〇歳以上の住民に対して医療以外の保健事業を行うこととされた。

医療については七〇歳以上（障害者認定を受けた寝たきりの場合六五歳以上）を対象とする。外来一月四〇〇円、入院は二カ月を限度として一日三〇〇円の一部負担を払う。医療以外の保健事業は、国、都道府県、市町村が各三分の一を負担する。医療に要する費用は、国が二〇％、都道府県・市町村が五％を負担し、医療保険の各保険者が七〇％を共同で拠出する。保険者の拠出金の額は、各保険者間の高齢者の加入率の格差から生じる負担の不公平を是正するために、全保険者が同じ割合で高齢者を抱えたものとして算定するものとされた[116]。拠出金の分担制度は、これまで若い時期に会社の健康保険組合などに加入していた人が、退職すると国民健康保険に加入し、国保の高齢者医療費の負担が重くなり、国保財政が破綻しかねない状況にあったものを、保険者全体で支えることを目指したものであった。

さらに、高齢者独自の診療報酬は、高齢者を数多く入院させている一部の病院で、著しく長期間の入院、過剰な投薬、検査、点滴が行われていたことから、一九八二（昭和五七）年一二月の中医協答申において、出来高払いを維持しつつも、簡単な処置、検査、点滴などは点数の大幅な包括化を行い、適切な療養の指導や介護を評価したほか、新たに老人病院という概念を導入し、医療機関の性格と機能に着目した特別の診療報酬を設定した[117]。その一方、急な老人病院の概念の導入は、老人を多数収容していた病院で、老人病院化を防ぐために「患者追い出し」にはしるという問題を生じさせることになった[118]。

老人保健法については、様々な見方があるが、高齢者の医療費が急増する中での対応策としては、一定の評価をすべきと考える（ただし、後述のようにその後の過剰な医療費抑制政策を生み、日本の医療に歪みを与えた点は問題と考える[119]）。単に医療費を無料にし、医療を提供すればよいという考えに立たず、病気の予防、治療、リハビリなどを含めた総合的な保健・医療政策を展開することにしたこと。拠出金の分担制度の導入により、保険者間の財源調整が行われ、医療保険制度の安定が図られたこと。医療費無料政策で起きた歪みである、一部の高齢者の不適切な受診や一部の医療機関の乱診乱療に歯止めをかけようとしたことは評価すべき点と考える。

医療費の一部負担については、「弱者切り捨て」という批判があったが、医療費の無料化政策を行う場合、岩手県沢内村のように、徹底的な住民教育による高い意識と行政の予防医療政策の充実がなければ、不適切な受診を生みやすい。不適切な受診に一定の歯止めをかけるために、最低限の費用負担をすることはやむを得ないものと考える。その一方、安易に一部負担を増やすことは、低所得者の必要な受診の抑制を生じさせる可能性がある。受診の抑制は、その人の健康をさらに悪化させる可能性が高く、ひいては病状悪化による医療費の増加を招きかねない。一部負担の増加は慎重に行うことが必要と考える。一部負担の増加を考える前に、住民に医療制度や医療保険制度の意味を考えてもらい、適切な受診を行う意識啓発を行うべきと考える。安い費用で医療を受けられるにこしたことはない。しかし、それは地域住民と行政の不断の努力によってもたらされるものである。

Ⅲ　低医療費政策がもたらしたもの

第二臨調で医療費の抑制が提言された一九八一（昭和五六）年、老人保健法制定の一九八二（昭和五七）年頃から、急激に増加していたわが国の医療費は抑制傾向となる。図表5—3はＯＥＣＤの医療費支出のＧＤＰ比率のグラフである。一九八三（昭和五八）年の六・九％をピークに減少し、一九九一（平成三）年にはバブル期のＧＤＰの増加もあって六・〇％まで下がる。その後も経済の停滞、高齢者の急増にもかか

図表５－３　GDP当たりの医療費支出の比率

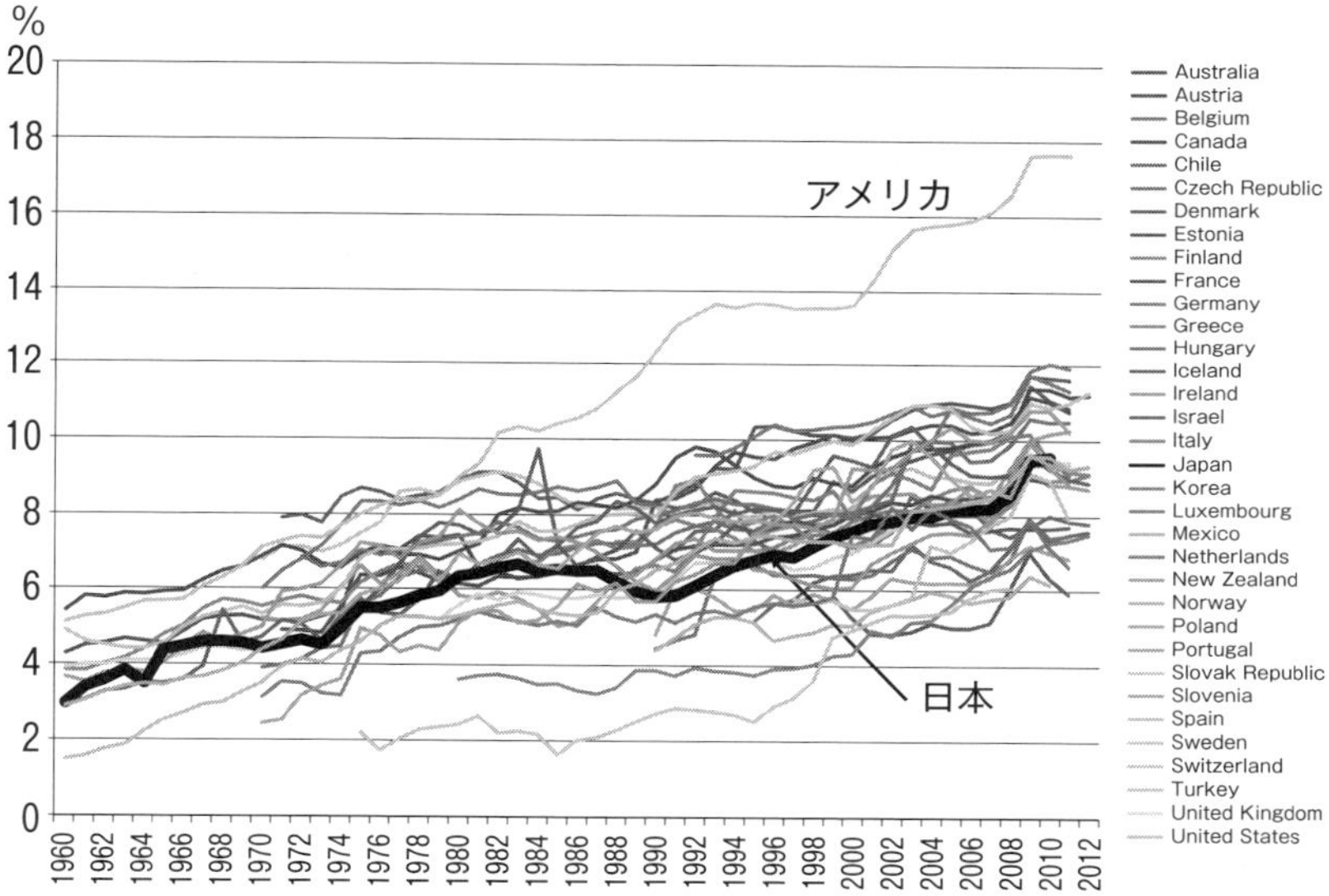

OECD Health Data 2013：Total expenditure on health, % gross domestic product より作成

わらず、現在においても世界的にみればGDP比における医療費の支出が比較的低い国になっている。[120] 一方、アメリカはGDP当たりの医療費支出の抑制をすることができず、二〇一〇（平成二二）年で日本の約二倍の医療費となっている（日本九・六％、アメリカ一七・七％）。

　診療報酬の抑制の達成は、国や地方自治体の医療への財政支出の縮減や医療保険の負担軽減を実現した。しかし、過度の診療報酬の抑制は、医療現場への投資の余力を奪うことにつながる。前述のとおり、一九六一（昭和三六）年の国民皆保険の達成、一九七三（昭和四八）年の老人医療費無料化、一九八五（昭和六〇）年の医療法改正後の駆け込み増床などを通じて、私的病院を中心に、わが国の病院の病床数は急

図表５－４　Ｇ７諸国の病床当たり病院職員数、平均在院日数、外来診察日数の比較

2004年	100床当たり医師数	100床当たり看護職員数	100床当たり病院職員数（常勤換算）	人口1,000人当たり病床数（2005年）	急性期１病床当たりの年間退院数	平均在院日数（急性期）	人口１人当たり外来診察回数
アメリカ	73.3	237.9	491.3	3.2	43.2	5.6	3.8
イギリス	57.5	227.7	—	3.9	74.1	6.6	5.3
イタリア	103.9	166.4	306.7	—	46.5	6.8	—
カナダ	62.0	286.6	379.3	—	30.2	7.3	6.0
ドイツ	39.5	113.0	127.0	8.5	31.5	8.7	7.0
フランス	44.9	100.1	—	7.5	70.5	5.5	6.6
日本	14.3	63.2	91.6	14.1	12.6	20.2	13.8

出典：OECD Health Data 2007
注１：アメリカ合衆国の看護職員数は、2002年の数字を用いている
注２：日本の年間退院数は、2005年の数字を用いている
社会保障国民会議最終報告参考資料27

増し、人口当たり病床数は世界一になっていた。また、民間の開業医を中心に医療が提供されてきた歴史的な経緯もあり、世界的にみて、わが国の人口一人当たり外来診察回数も非常に多い状況にある。診療報酬の抑制は、医療スタッフの増員の余裕を奪い、わが国の医療を限られた医療スタッフで大量の入院患者や外来患者の対応をしなければならないままの状況に置くことになった。[121] **図表５―４**は、二〇〇四（平成一六）年のＧ７諸国の病床当たり病院職員数、平均在院日数、退院数の国際比較である。わが国の人口千人当たりの病床数が多いこと。医師や看護師、病院職員が少ないこと。長期間の入院が多いこと（スタッフの早期退院に向けたケアができないのが大きな要因）がわかる。それでもわが国の医師や看護師は、少ないスタッフ数で献身的な仕事をしてきた。しかし、仕事の限界

を超えて医療現場から離職が続出したのが、二〇〇四（平成一六）年の新医師臨床研修制度の導入を契機に起きた「医療崩壊」の一要因である。(122)

Ⅳ　医科大学の定員抑制政策への転換

一九七〇年代に始まった医科大学の新設政策も、一九七九（昭和五四）年に沖縄県に琉球大学医学部が設置されて一段落する。医科大学の数は一九七〇（昭和四五）年の五〇校から、一九八一（昭和五六）年の七九校に、入学定員は一九七〇（昭和四五）年の四、三八〇名から、一九八一（昭和五六）年の八、二八〇名まで一・八九倍に増加していた。急激な医科大学の入学定員増加は、日本医師会をはじめ医療関係者の医師過剰への懸念を招いた。実際、都市部においては、新卒医師の勤務難が起き始めていた。(123)

一九八〇（昭和五五）年一二月、厚生省は「医師・歯科医・薬剤師調査」の概況発表の際、当面の目標としていた人口一〇万人当たり一五〇人の医師数が目標の一九八五（昭和六〇）年よりも二年早く達成されることが確実になっており、「現状では、まだまだ医師不足」としながらも、「長期的な養成計画からみると、今後目標数は『これ以上増やすべきではない』とする抑制値とする必要がある」という見解を示し、関係審議会に諮問を行う方針を示す。(124)

そのような中、一九八二（昭和五七）年七月の「臨時行政調査会第三次答申」において、「医療供給の合理化」として、「地域の実情に応じ、公私医療機関の位置づけを明確にするなど総合的かつ効率的な医療供給体制を計画的に進める」「国立医療機関については、全国的な視野に立った高度先駆的医療や地域の医療計画における中核的施設としての機能を明確化し、併せてその整理合理化を行う」と並んで、「医療従事者について、将来の需給バランスを見通しつつ、適切な養成に努める。特に、医師については過剰を招かないよう合理的な医師養成計画を樹立する」ことが明記される。(125) 同年九月、政府は「今後における行政改革の具体化方策について」を閣議決定し、医師については、全体として過剰を招かないように配意し、適正な水準となるよう合理的な養成計画の確立について政府部内において検討を進めるとされた。(126)

当時の厚生省は、医師数の増加を医療費の増大と結びつけて考えていた。例えば、厚生省保険局長時代の吉村仁が、一九八三（昭和五八）年二月に発表した「医療費をめぐる情勢と対応に関する私の考え方（本文中にある『医療費亡国論』の文言が有名）(127)」では、「医療費需給過剰論」として、現在の医療費の増大は、医療の供給と需要との間にプライスメカニズムが働かないため、需給ともに過剰気味なために生じていることを指摘し、供給について「一県一医大政策のせいもあって近い将来医師過剰が憂いられている」として医師数の増加を医療費増大の要因としている。

一九八四（昭和五九）年四月二七日、厚生省は長期ビジョン「今後の医療政策の基本的方向（厚生省試案）：二一世紀をめざして」を発表する。ビジョンでは医師数に関し、「今後の人口高齢化に伴う医療需要の伸びなどを考慮してもかなり多く、抑制が必要である」とし、将来を見通した適正な医師数を検討する委員会を設置することを示した。そして、同年五月、厚生省は医務局長の私的諮問機関として「将来の医師需給に関する検討委員会」を設置する。検討会の議論では、医学部定員の大幅な削減を主張する日本医師会の委員に対し、地方における医師不足は解消していないとする地方自治体や全国自治体病院協議会、定員減に懸念を示す医科大学の委員の意見が対立した。

検討会には、自治体病院協議会会長の諸橋芳夫が委員として参加した。諸橋は、同年七月四日の会議で報告を行う。報告では、一九六五（昭和四〇）年と一九八二（昭和五七）年の比較において、人口一〇万人対市郡別医師数で一一大都市では四六・一％伸びているにもかかわらず、郡部では二一・四％しか伸びていないこと。自治体病院の一〇〇床当たり医師数でも、ほとんどが郡部に存在する五〇床未満の病院は七・一人から六・九人に減少しているのに対して、都市に存在する五〇〇床以上の病院は五・五人から一〇・一人に増加するなど、医師の地域偏在という実態は一向に是正されておらず、都会と過疎地域の医療格差は拡大してきていること。一九八三（昭和五八）年九月の自治体病院アンケートで、回答に応じた一般病院六三一病院で、常勤の医師の不足が内科四五四人、外科一七四人、整形外科一六八人、脳神経外科六三人、産婦人科一六七人、眼科一五五人、小児科一七一人、耳鼻咽喉科一六五人、放射線科七九人、麻酔科七三人、その他四一〇人、総数で二、〇七九人に達していること。一〇〇床未満で必要とする医師（一二三一人）の多くはプライマリ・ケアの実践を必要とする医師であること。自治体立の診療所でも調査に応じた七五二の診療所のうち一一三の診療所で医師不足を訴えるなど、医師不足はあいかわらず深刻であることが報告された。

その上で、将来の適正医師数は人口一〇万人対何人というマクロ的数値でみるのではなく、過疎地域における医師の雇用や休日夜間診療の確保などの地域住民の要望、医師の研究の時間や休みの時間の確保の期待、医学の進歩や高齢化による医療需要の増大などの動向をみて各県ごとに積み上げ、五年ごとに見直すこと。医学部の入学定員の削減は一律に行うのではなく、地域の事情、医大の勢力圏も考慮し調整すること。定員を減らす場合も医学部における教育および研究のための基礎経費は原則として減らさないこと。定員の抑制と併行して、プライマリ・ケアの実践を念頭に置いた卒前・卒後の医学教育の改革を行うこと。卒後研修を例にとれば、救急医療・初期診療などの研修も行われるよう関連各科にわたるローテーション方式による研修が必要なことなどを提案した。(128)

諸橋の提言は、現時点からみても妥当な意見であると考える。検討会は、一九八六（昭和六一）年六月に、二〇二五（昭和一〇〇）年に全医師の一割程度が過剰になるとの将来推計を踏まえ、当面一九九五（昭和七〇）年を目途として医師の新規参入を最小限一〇％削減すべきという最終意見をまとめる。(129)

また、文部省においては、一九八五（昭和六〇）年に「医学教育の改善に関する調査研究協力者会議」を設置し、一九八七（昭和六二）年九月に最終まとめが提出された。まとめでは、新たに医師になる者を一九八四（昭和五九）年に比べて一〇％程度抑制することを目標として、国公私立を通じ、入学者の削減などの措置を講ずべきとされた。(130)

一九九三（平成五）年八月には「医師需給の見直し等に関する検討委員会」が設置され、翌年一一月に意見が公表される。意見は、将来の医師需給について複数の推計を行い、いずれの推計も将来医師が過剰になるとの試算が出され、「若干の期間をおいて推計値を検証して、必要であるとすればその適正化のための対策を立て、できるだけ速やかに実行することが望ましい」とされた。(131)

しかし、実際の削減は進まず、私立医科大学では経営の問題もあり、一九八四（昭和五九）年から一九九五（平成七）年までに総定員三、〇四〇名から二、八八五名に一五五名、五・一％の削減にとどまった。[132] 公立医科大学八校も、へき地で医師不足が起きているのに定員を減らすことは住民の理解を得ることが難しく、学生数の減少は授業料のみならず地方交付税（一定の基準に基づき算出される単位費用に学生数を乗じて算定される）の減額につながるため、六六〇名の定員を削減することなく維持する（一九九七（平成九）年に奈良県立医科大学が五名を削減して定員九五五名となる）。

結局、医科大学の定員削減は、国立大学を中心に行われることになる。国立大学は、一九八五（昭和六〇）年の愛媛大学をはじまりに、一二〇名の定員をもつ二〇大学が二〇〜四〇名削減して八〇〜一〇〇名となる。さらに、一九九〇（平成二）年に、人口当たりの医師数の多い西日本地域を中心に定員一〇〇名の七大学が五〜一〇名削減し九〇〜九五名となった。[133] 一九八四（昭和五九）年から一九九五（平成七）年までに総定員四、六六〇名から四、一六五名に四九五名、一〇・六％の縮減を達成する。[134] しかし、医科大学全体でみれば、一九八四（昭和五九）年の八、三六〇名が一九九五（平成七）年の七、七一〇名に六五〇名の縮減（縮減率七・八％）にとどまった。[135] その後、一九九七（平成九）年六月に閣議決定された「財政構造改革の推進について」においても、「大学医学部の整理・合理化も視野に入れつつ引き続き医学部定員の削減に取り組む」こととされ、医科大学の定員抑制政策は、医師不足問題が深刻となる二〇〇七（平成一九）年まで継続される。

Ⅴ　国立病院の経営移譲

国立病院・療養所は、昭和二〇年代末の一〇病院の地方自治体への移譲以降、大きな変化なく運営されてきた。しかし、一九八一（昭和五六）年七月の第二臨調第一次答申において、国の行政部門の合理化、効率化方策の対象となり、「地域の医療供給体制を踏まえた施設の整理統合及びその病床数の削減合理化」が提示される。一九八二（昭和五七）年七月の第三次答申、一九八三（昭和五八）年三月の第五次答申（最終答申）においては、国立医療機関について、全国的な視野に立った高度先駆的医療や地域の医療計画における中核施設としての機能を明確化し、その整理合理化を行うことが答申された[136]。

先に述べたように、国立病院・療養所は、暫定的な措置として、戦前の陸海軍病院・傷痍軍人の陸海軍病院、傷痍軍人療養所などの引き受け先として設立された。一九四八（昭和二三）年医療制度審議会答申において、公的医療機関の経営の主体は地方自治体で、国立病院は代表的な公的医療機関、医療関係者再教育の最高機関として適当数の国立病院を整備することとされたまま、大きな変更はなかった。そのため、国立病院の果たすべき役割や今後の方向性が不明確なままであった。

財政再建が至上命題の第二臨調で、国立病院の存在意義を全国的な高度先駆的医療や地域の中核施設としての機能に特化し、整理合理化を行う方針が示されることは、当然の流れであった。一九八三（昭和五八）年五月、政府は答申を受け「行政改革の具体化方策について」を閣議決定し、国立病院・療養所の再編成、合理化の方針を決定する。一九八五（昭和六〇）年三月、厚生省は「国立病院・療養所の再編成・合理化の基本指針」が示し、一九八六（昭和六一）年度を初年度として概ね一〇年間で二三九施設を統廃合、移譲により一六五施設にすることとした[137]。一九八七（昭和六二）年九月には「国立病院の再編成等に伴う特別措置に関する法律」が成立する。法律は、国立病院の移譲に関して資産を割り引いて引き受けることを認め、特に、地方自治体が引き受ける場合、引き継ぎ職員が二分の一以上の場合は無償となるなど優遇措置がとられていた。しかし、国立の病院がなくなることへの地元住民や自治体の不安、労働組合の反対により、病院の譲渡は進まなかった。一九八九（平成元）年に、国立療養所阿久根《あくね》病院を出水《いずみ》郡医師会が引き継ぎ、医師会立阿久根市民病院となったのを最初に、一九九二（平成四）年七月に国立柏病院を千葉県柏市が引き継ぎ柏市立病院に、一九九三（平成五）年一〇月に国立松戸病院を千葉県松戸市が引き継ぎ福祉医療センター東松戸病院に、国立福知山病院を京都府福知山市が引き継ぎ市立福知山市民病院になる程度で、譲渡はなかなか進まなかった。国立病院改革が本格的に進むのは、バブル経済崩壊後の橋本行革以降になる。

Ⅵ　三公社・四現業の職域病院・診療所の経営見直し

大蔵省印刷局、大蔵省造幣局、林野庁、郵政省、国鉄、電電公社、専売公社のアルコール専売を除く三公社・四現業は、職員や家族に医療を提供するために戦前から職域病院（造幣病院、印刷病院、営林病院、郵政逓信病院、専売病院、鉄道病院、電電逓信病院）や診療所を有していた。これらの職域病院は、一九七九（昭和五四）年末で七九病院（八、九一五床）に及んだが、職員・家族の福利厚生施設として設置されたため経営が甘かった。病院の経理は印刷病院と専売病院を除き地方機関の決算に含まれて処理されており、病院の収支状況が明確になる仕組みとなっていなかった。[138] 職員・家族の利用も減少の傾向にあり、行政管理庁行政監察局の調査では、経営のよい電電逓信の一病院を除いた一九病院の平均の病床利用率は四六・一％に過ぎなかった。[139] 一九七九（昭和五四）年度の各病院の収支率は一二・一〜四四・七％と低く、直営病院全体の赤字額は五五二億円に達していた。当時、国立病院・労災病院の収支はほぼ均衡し、結核、進行性筋萎縮症、重症心身障害などの特殊医療を担当する国立療養所でも収支率八四・一％、赤字額二九一億円であったため、職域病院の経営の悪さは際立っていた。[140]

第二臨調も職域病院の経営問題を指摘し、一九八三（昭和五八）年三月に出された、「行政改革に関する第五次答申—最終答申」では、「現行の職域病院・診療所については、部外の一般医療機関の整備充実に伴う必要性の低下、利用の実態等を考慮し、整理統合化を行うとともに、病院の共済組合への移管等を検討する」とした。[141] その後、国鉄、電電公社、専売公社、郵政事業の民営化、造幣局、印刷局の独立行政法人化、病院の診療所化や廃止・譲渡により、国が職域病院として保有する施設はなくなっている。各職域病院の歴史とその後は次のとおりである。

大蔵省造幣局が所管していた造幣病院は、第一回の製造貨幣大試験の行われた一八七二（明治五）年に、大阪の工場内に寮医診療所を設置したのを発祥とし、一九二七（昭和二）年には病院となる。[142][143] 一時期は大阪、東京、広島の三カ所に病院が設置されていたが、現在は職員向け診療所となっている。

大蔵省印刷局における診療制度は、工場を建設し、外国の技術者を招いて製造事業を行った一八七七（明治一〇）年には医員を置いたことを始まりとする。一九三六（昭和一一）年には、東京病院が設置された。一九四二（昭和一七）年には、新しく工場を建設した神奈川県小田原市酒匂《さかわ》に酒匂病院（後に小田原病院）を開設している。(144)東京病院は、その後、独立行政法人国立印刷局東京病院として運営がなされていたが、二〇一三（平成二五）年四月に民間医療法人に譲渡された。小田原病院は廃止されている。

旧逓信省（後に郵政省）は、一九三八（昭和一三）年に職員とその家族のための職域病院として東京逓信《ていしん》病院を開設する。その後全国に逓信病院が開設されたが、一九四九年（昭和二四）年六月の郵政省と電気通信省（後に電電公社）の分離で当時一六あった逓信病院は半数の八病院ずつを両省の管轄として引き継がれた。(145)旧郵政省の所管病院は、その後郵政事業の民営化により日本郵政株式会社に引き継がれている。(146)一方、旧電電公社の運営病院は、(147)一九八五（昭和六〇）年の電電公社の民営化および一九九九（平成一一）年の再編成により、東日本電信電話株式会社（ＮＴＴ東日本）および西日本電信電話株式会社（ＮＴＴ西日本）に引き継がれている。(148)

旧国鉄の鉄道病院は、一九〇八（明治四一）年に鉄道院初代総裁に就任した後藤新平が、親愛主義・大家族主義を唱えて保健事業に力を入れ、一九一一（明治四四）年に常盤病院（後に中央鉄道病院、現在のＪＲ東京総合病院）を開設したことを起源とする。(149)戦前は、鉄道院の職員・家族に医療を提供し、戦後は国鉄の病院として運営された。一九八七（昭和六二）年の国鉄分割民営化により一般に開放された。鉄道病

院は全国に設置されていたが多くは廃止された。(150)

旧専売公社も東京と京都に総合病院を設置するほか、本社と地方に地方病院八カ所、診療所四二カ所を置いて診療に当たっていた。(151) 日本専売公社東京病院は、一九三三（昭和八）年、東京地方専売局所轄病院として開設され、一九四〇（昭和一五）年に専売局直轄病院となった。一九四九（昭和二四）年の日本専売公社の移行により、病院も公社に移った。(152) 専売公社民営化後、二つの病院は譲渡されている。(153)

林野庁の旧秋田営林病院は、振動障害認定者の温熱療法を病院運営の中心としていたが、認定患者の減少などにより、一九九七（平成九）年三月に廃止された。(154)

五　盛り上がる地方行革の機運と自治体病院

I　革新自治体の退潮と「バラマキ福祉」批判

ア　革新自治体の退潮

一九七一（昭和四六）年の統一地方選挙で最高潮を迎えた革新自治体も、「保革痛み分け」と評された一九七五（昭和五〇）年の統一地方選挙で陰りをみせ、一九七八（昭和五三）年四月の京都知事選・横浜市長選挙での革新候補の敗北を契機に退潮の傾向をたどることになる。一九七九（昭和五四）年の統一地方選挙では、東京都・大阪府の知事選挙において保守陣営の候補が勝利をする。一九七二（昭和四七）年には一三二人在籍した革新市長会の会員も一九九一（平成三）年には三六人まで減少する。(155)

『地方自治百年史第三巻』は革新自治体の退潮の原因を、①高度経済成長の終焉と安定成長への移行（経済不況のもとで都市公害などの歪み現象が沈静化をみせ始め、革新でなければならない情勢ではなくなった）、②革新勢力の足並みの乱れ（社会党の退潮により、保守・中道連合や保革連合が選挙の共闘パターンの主力となる、③革新自治体内部の欠陥の露呈（都市問題に対して賛否両論がわかれるため手をつけないまま放置する、支持母体である労働組合偏重により高給与・過剰人員などの問題を発生させる、福祉の充実も安定成長による財政窮乏で維持が困難となる、災害時の自衛隊支援拒否などイデオロギー優先の姿勢が行政遂行の支障となる）、④有権者の政党離れ（そもそも地方行政においては各政党の主張も大きな差を生みにくい）と分析する。(156)

イ　「バラマキ福祉」批判

保守陣営からの革新自治体への有力な批判一つに「バラマキ福祉」批判があった。(157)石油危機を契機に経済が高度成長から低成長に変わっていく中で、地方自治体の税収は低迷し財政危機に直面する。このような中で富裕革新自治体が積極的に行った福祉関係支出は、地方自治体の財政圧迫要因として見直し論の対象となった。

図表5－5　東京都における先取り福祉の状況

1968（昭和43）年	無認可保育所の助成
1969（昭和44）年	児童手当支給（1972年国も制度化）、老人医療費無料化（1973年同上）
1970（昭和45）年	婦人福祉資金創設、生活保護世帯に入浴券支給、在宅障害児指導事業
1972（昭和47）年	一人暮らし老人への介護人派遣、老人相談員新設、身障福祉工場の設置、寝たきり老人に福祉手当
1973（昭和48）年	老人無料パス、老人相談コーナー、訪問電話、一人暮らし老人への友愛訪問員制度
1974（昭和49）年	障害者医療費助成、同福祉手当制度、盲人生活介補員、老人無料パスの民営バスへの拡大
1975（昭和50）年	障害者福祉会館の設立
1976（昭和51）年	ボランティア活動モデル5地区指定
1977（昭和52）年	婦人相談センター（かけこみ寺）設置

『地方自治百年史第3巻』308頁

革新自治体における「バラマキ福祉」批判の象徴的存在となったのが、美濃部革新都政であった。一九六九（昭和四四）年に老人医療費無料化・児童手当の実施を行った東京都は、**図表5―5**のように毎年のように新規の福祉事業を実施する。さらに、全国一律の基準で公費負担することとしている措置費について、人件費などにまで上乗せやかさ上げを広範囲に行い、保育所や各種福祉施設の利用料を著しく低廉化し、さらに在宅家庭にも現金支給を行った。[158] このような結果、東京都の民生労働費（普通会計決算）は一九六八（昭和四三）年の二九八億円（構成比五・一％）から一九七八（昭和五三）年の二、一九九億円（構成比八・四％）に急拡大する。

一九六七（昭和四二）年に知事に就任以降、高度成長による潤沢な税収を背景に先取り福祉を展開した美濃部都政も、三期目以降、低成長による税収低迷により、起債制限団体・財政再建団体転落寸前の深刻な財政危機に直面する。退任前の一九七八（昭和五三）年度当初予算における東京都の財政収支見通しは約二、七〇〇億円の財源不足が見込まれ、骨格予算[159]も、都職員給与の新年度ベースアップ分のうち約一千億円を未計上のまま作成するなどのやりくりをして作成したものであった。[160]

革新自治体が主導した給付中心の福祉行政は、革新自治体内部でも見直しの機運が起きる。一九七五（昭和五〇）年七月七日、横浜市長の飛鳥田一雄は、記者会見で一三日から行われる革新市長会総会において、福祉行政に関し見直しの提案をする意向であることを明らかにする。会見で飛鳥田は、「富裕革新自治体が国に先駆けて老人医療費無料化の対象年齢を引き下げた結果、財政難の革新自治体が住民から『なぜ同様のことができないのか』と批判されたり、福祉サービス競争が地方財政硬直化の一因になっているいると指摘し、『市民の協力要請強化、国と地方の事務分担明確化を含めて、従来の福祉政策のあり方を反省し、福祉を唱えれば進歩的、といった考え方を再検討したい』と発言した。[161]

また、長洲《ながす》一二《かずじ》神奈川県知事は、同年七月一〇日に行われた日本生産性本部主催の軽井沢トップマネージメントセミナーで「変革期の自治体と企業―新しい福祉政策のあり方を考える」という講演を行う。講演で長洲は、「従来、自治体は高度成長のもたらすひずみと戦いながら、かなり福祉中心の行政をやってきました。それは革新自治体が先鞭をつけ、保守の自治体もその後を追いました。そして、ようやく福祉が全国民的コンセンサスになってきた」ことを評価しつつ、「これからは、まさに低成長時代の福祉行政のあり方を探究しなければなりません。今後は、ひずみを解決すべきパイのシェアが増えるというわけに

はいかないからです」とこれまでの福祉行政の見直しの必要性を指摘した。(162)

ウ　「バラマキ福祉」批判についてどのように考えるべきか

「バラマキ福祉」批判は、昭和五〇年代の地方自治体の財政危機の到来により、地方自治体全体の福祉見直しの動きにつながっていく。革新自治体が主導した福祉行政政策はどのように評価すべきか。

津村喬《たかし》は『革新自治体』で、六〇年代から七〇年代の革新自治体は、善政主義・親切行政の範囲にとどまっており、「市民に金をまくことが福祉だという行政の頽廃《たいはい》は、市民意識をむしろ衰弱させ、また市民も行政を軽蔑するような結果になる」と指摘する。(163)

高寄昇三は『地方自治の経営』で、一九七六（昭和五一）年度の地方財政支出構成比で、土木費五兆五、二二八億円（一九・一％）に対して、民生費が三兆二、六九六億円（一一・三％）と約半分強であり、福祉行政の水準そのものは決して高くはないこと。バラマキ福祉と批判されている福祉サービスは全国で一〇〇億円程度にしか過ぎず、それも一人暮らし高齢者の給食サービスや寝たきり老人への入浴車サービスなど、ささやかな福祉サービスであること。それにもかかわらず地方自治体が福祉見直しの動きに浮き足立ち、一斉に福祉離れしようとしたのは、地方自治体こそ「福祉の心」が欠けていること。問題は、福祉体系・福祉計画などの政策的対応策をもっていないことで、福祉を含めた行政サービスについて、その責任範囲、選別基準、執行方法について適切な方針を示せず、サービスの導入がほかの自治体の模倣《もほう》やムードで採用された主体性のなさが、財政危機の到来により自治体の動揺を招いた。自治体の福祉行政はパイ（行政サービス）の質、配分比率、配分方法について完全ではなかった。例えば「障害者福祉、寝たきり老人対策といった地域福祉よりも老人医療費公費負担をより早く採用したのは政策選択の誤りであった」と指摘している。(164)

長洲神奈川県知事は前述の講演会で、医療の問題について「率直にものを言うべき時代だと思いますので、あえて申し上げるのですが、老人医療の無料化、これはむろんけっこうです。ただ、その場合には医療の供給体制がかっちりできあがっていないかぎり、三時間待って三分の治療という問題が出てまいります。あるいは赤ちゃんの医療を無料化することが先進国のあり方だというのは、そうでしょうが。しかし、医療供給体制をこのままの状況で、赤ちゃんの医療が無料ということになれば、おそらく全国の小児科はパンクするでしょう。私はこういう点でも、福祉行政というのは、全体のシステムを既存のままにして、何でもただにすればするほどよいという考え方をとることは正しくないと思います。それは高度経済成長時代の考え方でしょう。これからは違った発想、全体の体系をととのえるという考え方が必要」と発言する。(165)

医療・福祉政策は、その財源上の制約に加え、医療・福祉サービスを提供する人的・物的体制の制約（人の養成・施設の整備にお金や時間がかかる）が存在する。住民が、医療・福祉資源の制約を理解して、適切な負担と利用を行っていかなければ、安定・持続的な運営は困難となる。医療・福祉政策に予算が投入されることは重要と考えるが、その使われ方は住民・行政が一緒になって、医療・福祉システム全体を考えて政策が立案されることが必要と考える。美濃部都政の老人医療費無料化政策についていえば、当時、六五歳からの上乗せ給付を行わず、高齢者の医療・福祉施設を数多く建設するという選択肢はあったのではないかとも考える。結果として、その後の東京都内の地価高騰により、高齢者の医療・福祉施設の用地は不足し、東京都以外の病院・福祉施設で受け入れることも少なくない状況にある。

Ⅱ　地方自治体の財政危機と行政改革

ア　地方自治体の財政危機と盛り上がる地方行革の機運

高度経済成長の終焉とともに、地方自治体は深刻な財政危機に直面する。インフレによる物価高騰や道路、学校、住宅、上下水道などの社会基盤の整備の遅れの対応、福祉の充実などの行政需要の拡大により財政支出が増大する一方、税収は伸び悩む。普通会計決算において、一九六八（昭和四三）年度、歳入総額七兆二、八三一億円の三五・四％（二兆五、八〇一億円）を占めていた地方税収入が、一九七八（昭和五三）年度には二九・七％（歳入総額四一兆一、四一九億円うち地方税収入一二兆二、三七〇億円）に落ち込む。財源不足を補うため、地方債の発行額は増加し、一九六八（昭和四三）年度の歳入総額の五・三％（三、八五七億円）が一九七八（昭和五三）年度には一二・三％（五兆七〇〇〇億円）まで増加する。同年の地方債の累積額は三五兆五、八五六億円に達する。[166]

財政が厳しい中で、一部の自治体において「わたり・通し号俸」「一斉昇給短縮」による職員の高額給与・退職金、著しく高額・支出の根拠が薄い特殊勤務手当などが社会的な批判を受ける。「わたり・通し号俸」とは、**図表5―6**のように、公務員の給料は職位に応じて上がり、下位の職位は一定の給与水準で頭打ちとなる。「わたり」は役職に就かなくても年数が経つと上級の等級に「わたって」いくものである。そして極端な場合、職位や責任の度合いに関係なく「同一勤続年数同一給与」で、年功序列で給料が決まることになる（通し号俸）[167]。

図表5－6　わたりの例

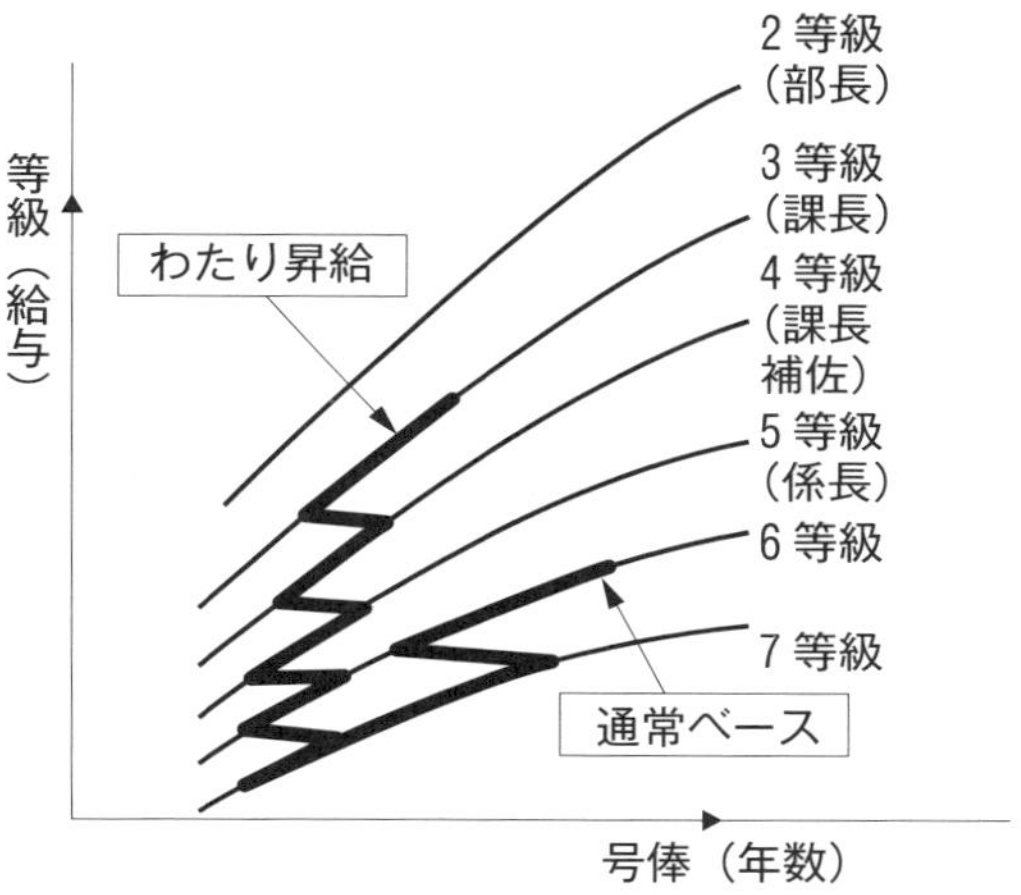

坂田期雄（1985）『実践・地方行革』216頁

一九八三（昭和五八）年三月、東京都武蔵野市が、職員に対して高額退職金を支出していたことがマスコミに報道され、大きな社会問題となる[168]。市議会の要求により、市役所が一九八二（昭和五七）年度の勧奨退職者の退職金の状況を示す資料を提出したことによるもので、退職者二四人の退職金の平均が三、八二八万円、四、〇〇〇万円を超えた受給者は一五人に及んだ。勤続三一年の運転手（五五歳）に四、二〇六万円、同じ勤続三一年の給食係（六〇歳）に四、一八三万円が支給されていた[169]。当時五〇〇人以上の民間企業の退職金（日経連のモデル試算）が大卒二、〇二三万円・高卒一、九一四万円、五〇〇人未満の民間企業の退職金が大卒一、四八七万円・高卒一、四九八万円に比べて、武蔵野市の退職金は説明できない金額であった。武蔵野市は、退職金の基礎となる給与月額が「わたり・通し号俸」により、どの職種でも同じであり、管理職、一般職、現業職を問わず、勤続年数により同じ給与・退職金が支給されていた。

また、当時、国・地方公務員に定年制が導入されていなかったため、五五歳以上六三歳未満の職員は勧奨退職扱いとなり、大幅な勧奨退職加算が行われていた。[170] 武蔵野市は、一九六三（昭和三八）年に革新市政となってから、全国初の児童手当、老人給食、老人福祉公社、ごみ処理場の用地選定からの住民参加など、「地方自治の実験都市」として全国的に評価される行政を展開してきた。[171] しかし、高額退職金問題が大きな要因となり、四月二五日に行われた市長選挙で保守陣営の土屋正忠が勝利する。土屋は、労働組合がストや抗議集会（全国から応援の組合員が集結した）などの反対闘争を展開する中で、粘り強く団体交渉を続け五月二八日未明に新しい退職金の支給基準について労働組合の合意を得る。五月三〇日から六月二日まで市議会で「武蔵野市職員退職手当支給条例等の一部を改正する条例案」の審議が行われ、条例案は原案どおり議決され、七月一日から施行された。[172] 武蔵野市の高額退職金是正問題は（当時「武蔵野ショック」とよばれた）国民の大きな関心事となり、地方自治体における行政改革が全国的な課題となっていく。

イ　第二臨調の提言と地方行革大綱の策定

一九八一（昭和五六）年三月に発足した第二次臨時行政調査会において「国と地方自治体の関係等は、地方制度調査会の所管事項である」という意見も主張されたが、地方自治体の問題も含めて行政改革の議論を行うこととされた。[173] 地方自治体に関しては、一九八二（昭和五七）年七月の第三次答申第二部第四章「国と地方の機能分担及び地方行財政に関する改革方策」で提言が行われた。答申は、機関委任事務の合理化、国の関与および必置規制の整理合理化など「国と地方の機能分担の合理化」のほか、「地方財政の制度・運営の合理化、効率化」について積極的な提言が行われた。[174]

「地方財政の制度・運営の合理化、効率化」については、その基本的考え方について「地方公共団体の標準的な行政サービスについては、全国的にみてほぼ同程度の水準に達した」「地方の独自性に基づく行政サービスについては、基本的には、受益者である地域住民の『選択と負担』によって行われるべき」としたうえで、今後の地方行財政については、「国、地方公共団体を通ずる行財政の減量化、受益と負担の関係の明確化および地方公共団体の自主性、自立性の強化の観点から、そのあり方を検討」すべきとされた。[175] 提言では、特に「地方行政の減量化、効率化」について、民間委託などの推進を含めた「事務・事業の合理化」「組織・機構の整理合理化」「定数の合理化・適正化」「給与（退職手当を含む。）の適正化」と具体的な項目を示して地方自治体の合理化を求めた。[176]

一九八五（昭和六〇）年一月、自治省は「地方公共団体における行政改革の推進方針（地方行革大綱）」を策定、閣議決定が行われた。大綱は重点事項として①事務事業の見直し、②組織・機構の簡素合理化、③給与の適正化、④定員管理の適正化、⑤民間委託、ＯＡ化など事務改革の推進、⑥会館等公共施設の設置および管理運営の合理化、⑦地方議会の合理化の七項目を掲げた。各自治体は、行政改革本部において行政改革大綱を自主的に策定し、公表するとともに計画的推進を図ることとされた。

一九八八（昭和六三）年一一月の調査では、行政改革大綱は、都道府県のすべて、市区町村の九八・二％に当たる三、二〇九団体で策定されていた。事務事業の新規民間委託は、都道府県二〇団体、市区町村一、六二一団体、定員管理の適正化については、二五都道府県で条例定数の削減、三九都道府県で定員削減が行われ、七〇三市区町村で条例定数の削減、二、八九七市区町村で定員の削減が行われた。[177]実際、一九七五（昭和五〇）年に二九四万人、一九八三（昭和五八）年に三二三万と増加傾向にあった地方自治体の総職員数が、一九八四（昭和五九）年以降減少傾向をみせ、一九八八（昭和六三）年には三二一万人となっている。[178]その後、多くの自治体において行政改革大綱を改訂・更新し、行政改革に取り組むというスタイルが一般化する。[179]

ウ　行政事務の民間委託

昭和四〇～五〇年代の地方自治体の行政改革の中心となったのが、行政事務の民間委託と職員定数・給与の抑制など行政の内部コスト（人件費）の縮減であった。行政事務の民間委託は、昭和二〇年代から行われてきたが、一九六六（昭和四一）年一二月の第一一次地方制度調査会答申において、「地方経費の効率化」として民間委託の積極的推進が盛り込まれて以降、急激に増加する。一九七六（昭和五一）年には、国の進める定員削減に準じて、自治省行政局長から「地方公共団体における定員管理について」が通知され、計画的定員削減の一環として事務事業の民間委託があげられた。[180]

委託される業務については、当初は庁舎清掃・税および給与計算、設計などの委託が進みその後、し尿やごみ収集の委託、衛生施設、集会施設、体育施設、公園、遊園などの施設の運営委託などに広がった。[181] 昭和四〇年代以降に行政事務の民間委託が増大した背景には、地方自治体の行政領域が広がったことがある。事務量の増加に加えて、一部の業務は高度・専門化し（コンピューターによる事務処理、建築建設設計業務の高度化など）、地方自治体の業務運営のやり方も多様化する。これらの業務についてすべて公務員を雇用（直営）して行うのは非効率であり、現実的とはいえない。地方自治体において、単純業務や臨時的な業務、短期間に処理しなければならない業務や高度専門的な業務などは、民間の団体や企業に委託するやり方が広まっていった。[182]

自治体病院においても、前述の北九州市立病院の給食、清掃、警備職員などの分限免職は、病院の収益改善のために業務委託を推進する流れの一環であった。病院そのものの運営委託は、医師や看護婦の雇用を確保して運営委託を受けることのできる医療機関が少なかったこともあって進まなかったが、診療報酬請求事務や血液などの検体検査業務、給食業務などで民間委託が進むこととなった。

エ　直営・委託論争

自治体の積極的な民間委託は労働組合の反対を生むことになり、民間委託を進めるべきかの「直営・委託論争[183]」が起きる。特に論争が激しく戦わされたのが、ごみ収集業務であった。議論は、今日の自治体病院の業務委託についても参考となるので字数を割いて紹介する。

一九六三（昭和三八）年、全国に先駆けて長野県長野市が清掃業務の民間委託を実施する。当時、市の清掃職員によるごみの収集は、繁華街の特別収集区域で一〇日に一回、ほかの地域で月二回行われていたが、日中は交通渋滞で作業が遅れてごみが収集されず、住民からの苦情があいついでいた。長野市は、ごみ収集の効率化のため早朝の収集を職員組合に申し入れたが、労働強化につながると拒否されたため民間委託が検討される。初年度は全体の一割を委託し、年々その比率を高め、一九六八（昭和四三）年までに八〇人の職員を学校用務員などに配置転換し、全面的な民間委託を行う。民間業者とはごみ収集の量によって委託料を支払う形をとったために、ごみの収集量は著しく向上した。労働組合は「ごみ収集のような公的な仕事は、市で責任をもってやらないと市民サービスは低下する」などとして反対したが、民間業務委託について住民の評判もよく、コスト削減の試算額が一九八三（昭和五八）年で年約九億四千万円に達するなど、民間委託の成功は明白になる。[184] 長野市では清掃業務を契機に各種業務の民間委託を進め、人件費比率を一九六八（昭和四三）年の三二・四％から、一九八三（昭和五八）年には一九・二％へと低下させている。[185] その後、都市部を中心にごみ収集に関して民間委託を行う自治体があいつぎ、一九八〇（昭和五五）年三月末の全国の市におけるごみ収集の委託率は四七％に達する。[186]

行政事務の民間委託に対して、直営論者から①責任体制が明確であり、業務処理においても連絡が密で即時的な対応が可能である。②職員の定着性があるので仕事の熟度が高く、市民に直結した行政の推進が図れる。③民間委託は営利本位になりやすく、市民サービスに欠ける心配がある。④民間委託は、行政から委託企業の社員に直接指示が行き届かない場合があり、自治体として業務把握が十分でなく、市民からの苦情が多い。⑤民間委託は、緊急時・臨時的なものの迅速な処理が難しい。⑥民間委託は秘密事項がもれやすいなどの主張がなされた。

一方、民間委託推進論者からは、①人件費・設備費の経費節減によりコストが安い。②企業採算を考えるので民間のほうが生産性は高い。③公休日なども業務が行われ、時間や天候にこだわらないという融通性が高い。④直営は、公務員の賃金が高く、高コストとなる。⑤公務員の勤務体制では勤務時間にロスが出る。⑥職員の新陳代謝がなく職員の作業意欲が年々低下するという主張がなされた。(187)

江口清三郎《せいざぶろう》は論文「直営・委託論争の新展開」で、「直営・委託論争」について、直営論者においても行政の一定の業務は民間委託を認めており、論争はごみ収集や学校給食など具体的な業務についてのものであることを指摘したうえで、直営論・委託論それぞれが自らの主張を行うだけで主張がかみあっていない「水かけ論争」であることを指摘する。「水かけ論争」について江口は、「それぞれが自己があたかも完全であるとの立場に立っているので、ますますエスカレートする。例えば、学校給食の場合、直営論者は直営の場合は絶対安全であるが委託の場合は安全が保たれないと主張し、委託論者は委託の場合安くつくが直営の場合高くつくと主張する。しかし実態は、直営の場合でも事故や食中毒は発生するし、委託がかならずしも安いとはかぎらない」とし、不毛な論争を新たな視点から発展的かつ現実的な議論に組み替える必要があるとする。(188)

そのうえで江口は、「直営論の敗北」として、民間委託論が盛んに唱えられ、実行に移された最も大きな原因として、直営に欠点が存在していることを指摘する。直営の具体的な問題点として、①直営のプログラム・アピールがなかったこと（直営ならこうする、直営でなければできないことはこれだという、直営の理念・哲学・実践がなかった。ごみ収集であれば有価物の収集方法の改善、保育であれば地域住民に対する保育知識の提供、学校給食であれば保護者に対する栄養知識や献立の提供など住民との接点を求めながら仕事を行うことは可能であったが、実態は民間委託とまったく同じか、それ以下の仕事しか行われなかった）。②住民の支持が得られなかった（ごみ収集の労働時間の実態が住民から告発されたり、学校給食の労働時間の実態が指摘されるなど直営の欠点が大きすぎた。直営論者が民間委託のデメリットとして指摘した、営利主義、苦情の多さ、緊急時、臨時的なものへの迅速な対応、責任の所在の不明確、秘密が漏れやすいという主張が住民に信用されなかったばかりか、むしろ直営のほうがこれらの欠点があるのではないかとの指摘も存在した）。③直営のコストが高すぎるという指摘に対して有効な反論がなかった（直営のコストが高くとも住民の支持が得られるのは、民間委託が行う以上の仕事をしている場合。「直営はコストが高くてあたりまえ」ということであれば、それを裏付ける何らかのメリットがなければならない）と指摘した[189]。

オ　寄本勝美の「職員参加論」

自治体現場における民間委託の動きが強まる一方で、寄本勝美《よりもとかつみ》はごみ収集の現場をフィールドワークとしながら、現業職員が住民との対話・研究を重ねながらゴミの減量化・分別化を進めた静岡県沼津市の取り組み[190]や、現業職員が多数参加した職員参加のプロジェクトチームによる計画づくりで「リサイクル文化都市」を築くための理念や方法を提言した東京都町田市の取り組み[191]など全国の事例を通じて、直営の意義を再確認する議論を行う。

寄本は、ごみ収集の民間委託のコストが低いという主張に対し、ごみ収集は従来の可燃物・不燃物という分別のほか、再利用可能物や乾電池などの有害物、危険物などの分別収集が行われており、どの業務をするかでコストは異なること。特に、資源化可能物（資源ごみ）の分別収集を担当する場合、収集の際の注意や地域住民の接触などから、要する時間はほかの種類に比べて多くなるなど、コストの単純比較は難しいこと。民間委託のコスト安は、民間従業者の劣悪な労働環境によって生み出されることも少なくないこと。ごみ収集を一〇〇％民間委託した都市においては、業者サイドが毎年の委託費決定に大きな力を握ってしまうことやほかの業者に委託先を替えることができないことから、ほかの直営収集の類似都市と比べて割高となる場合もあることなどを指摘した(192)。

そのうえで、寄本は、職員参加の意義について「職員は、自治体の政策形成や実施の具体的方法の決定過程に積極的に参加することによってこそ、自らの能力やモラルあるいはモラール（士気）などの、期待されるべき自治体職員としての資質を自主的、主体的に高めることができる」こと。「職員参加は、行政庁の内部過程におけるそれに限られず、それぞれ自分の仕事に関して当該住民と話し合ったり」、協働していく過程に積極的に関わり合っていく問題認識や行為も含まれていること。参加によって「職員は自らの仕事の遂行や自治行政そのものの展開において、自らに対する有効感をもつことができる」こと。「できるだけ、その施策の〝現場〟で働く職員たちの参加を可能とする仕組みが築かれていてこそ、そうでない場合に比べてその施策遂行に対する関係職員の有能感、有効感を生み出し、彼らの働きがいや仕事に対する自負心と誇りを高め、そして、それが多くの場合、その施策の能率や効果の向上にもつながる」ことを指摘する。[193]

また、自治体労働組合が職員参加の議論に消極的であった理由として、「自治労の運動方針の中心は、いわゆる反合理化闘争と賃上げなどの経済闘争に置かれ、政策提起活動は、労働組合の運動方針としてはほとんど取り上げてこなかったか、あるいは取り上げられていたとしても重要性のうえで二次・三次の位置づけしかなされてこなかった」、単組によっては「政策論議や職員参加は職制側の職員管理の一手法にすぎないか、あるいは結果的には現『体制』の延命につながる改良主義的方策にならないものとして、それに敵対的ともいえる態度をとってきた」ことを指摘する。[194]

そして、寄本は、自治体職場における問題を認めつつ、「外部や市民の反応や批判に耐えるような仕事の内容や住民との関係を築き、ひいては経営効率ですら市民に説明しうるような水準の達成を目指す自己努力を不断に続ける必要がある。それを怠っていては、委託推進論者の批判に必ずしも真正面から立ち向かうことができず、自分たちのもつ〝弱み〟やある種の〝うしろめたさ〟から解放されることもない」と指摘する。[195]

高寄昇三は、寄本の議論を踏まえて、「行政サービスの処理体制がどうしても市民的共感をよばない状態であるならば、それは組合自身の反省の上において改善されなければならないし、また、より効率的な執行方法が可能であれば、組合自身の自覚において進められなければならない。そして、民間業者には期待できないような政策レベルの問題対応こそ、職員参加の真価を発揮すべき場といえ、そこに直営方式のコストを超えた存在価値がある」[196]と指摘する。今日の自治体病院の現場においても当てはまる議論である

と考える。(197)

Ⅲ　自治体病院伸張の時代

ア　高まる自治体病院への期待

第二臨調を契機とした行政改革や医療費抑制政策の中で、自治体病院はどのような状況に置かれたか。結果からいえば、自治体病院は、その内容について大きく充実していった時期であった。先に述べたように、一九六三（昭和三八）年三月の医療制度調査会最終答申は、日本医師会にかかわりの強い委員の人選がなされたことがあって、開業医を中心とした医療体系の方向性が強い答申がなされる。一九六二（昭和三七）年には、公的病院の病床規制を盛り込んだ医療改正法案が成立する。診療報酬も、開業医に有利な投薬や注射の評価が高い時代が続いた。

しかし、自治体病院関係者の粘り強い働きかけによって、一九七一（昭和四六）年一〇月の社会保障制度審議会答申、一九七三（昭和四八）年二月の国民生活審議会の答申、一九七五（昭和五〇）年の産業構造審議会の答申は、公的病院の病床規制を撤廃し、公的病院を整備拡充すべきであるとの意見が盛り込まれた。(198)

また、政治的にも、昭和五〇年代に入り、国民医療費の急増と経済成長の鈍化、開業医に対する医師優遇税制や私的医療法人の脱税、富士見産婦人科事件[199]など乱診乱療事件の発生など国民の医師に対する不信が盛り上がる。自由民主党内に、これまでの武見日本医師会一辺倒の政策を見直そうという動きが広がりつつあった。[200]一九七七（昭和五二）年、全国自治体病院協議会は「医療政策の転換についての提言」を行う。提言は、「病院経営費、特に医療供給機関の中核的役割を果たしている公的病院の負担区分を明確にし、病院建設費、医師、医療技術者養成費、救急医療、高度特殊技術、公衆衛生等医療の公共性の確保、医療資源の効率的運営の見地から必要であり、しかも出来高払い料金制度になじまない経費は診療報酬から除外し、直接公費負担する」ことや「社会保険報酬における薬品偏重、組織医療軽視料金体系、画一不公正料金体系を抜本的に改善するため薬価基準を大幅（二〇％程度）に引き下げ、これによって生ずる余裕財源を入院関連料金、手術料等の赤字経営部門の原価補償に充当する」こと、中核病院の育成、市町村立病院に養護・特殊老人ホームを併設するなど老人医療制度の抜本的改善、医師の地域、職域偏在の是正などを訴えるものであった。[201]

イ　自治体病院財政対策特別委員会

一九八二（昭和五七）年六月、自治体病院開設者協議会と自治体病院協議会は、自治体病院の経営健全化の諸対策について検討を依頼するための「自治体病院財政対策特別委員会」を設置する。一九八一（昭和五六）年の診療報酬の改定で薬価基準が引き下げられたことにより、減収となった病院が多く大幅な赤字が見込まれたこと。第二臨調で医療費の抑制が提示される可能性が高く、このまま推移すると自治体病院の経営に最悪の事態を招くことが予想されたからであった。自治省財政局準公営企業室長、厚生省医務局指導助成課長も委員として参加した特別委員会は八回における検討を行い、一九八三（昭和五八）年六月に報告が行われる。

報告書は、自治体病院の経営健全化の諸対策として、経営意欲の高揚などによる全職員の協力を冒頭に掲げ、経営健全化のための院内対策について「院内管理体制の確立」「給与費の適正化」「勤務医師の確保」「病床の有効利用（変則三交代制、夜勤専門看護婦の採用）」「病棟の勤務体制の検討」「業務の委託」「診療報酬請求漏れ防止」「薬品等医療材料購入の合理化」「光熱水費の節減」などの項目を掲げる。さらに、「地方公営企業法の全部適用の検討」「他の医療機関との連携の強化」「自治体病院の統廃合」など経営形態の変更に踏み込んだ内容となっていた。(202) 自治省も一九八三（昭和五八）・一九八四（昭和五九）年に研究会を設置し、「公立病院比較経営診断表」を開発して、毎年度その改定を行い、各自治体における活用を求める。診断表は、流動比率（流動資産÷流動費用）、医師一人当たり診療報酬、給与費指数、病床利用率などの「現況指標」、現況指標の変化率をとった「状況変動指標」、患者一〇〇人当たりの施設面積、患者一〇〇人当たりの医師数、研究研修費対医業収支比率などの「医療指標」から成り、三つの指標の合計点により当該病院が全国のどの水準にあるのかを把握することを目指すものであった。(203)

ウ　一般会計繰入金や職員定数の増加

第二臨調の行政改革、医療費抑制の動きが強まる中で、自治体病院にとっては、思いがけない追い風が

図表5－7　自治体病院への一般会計繰入金の推移

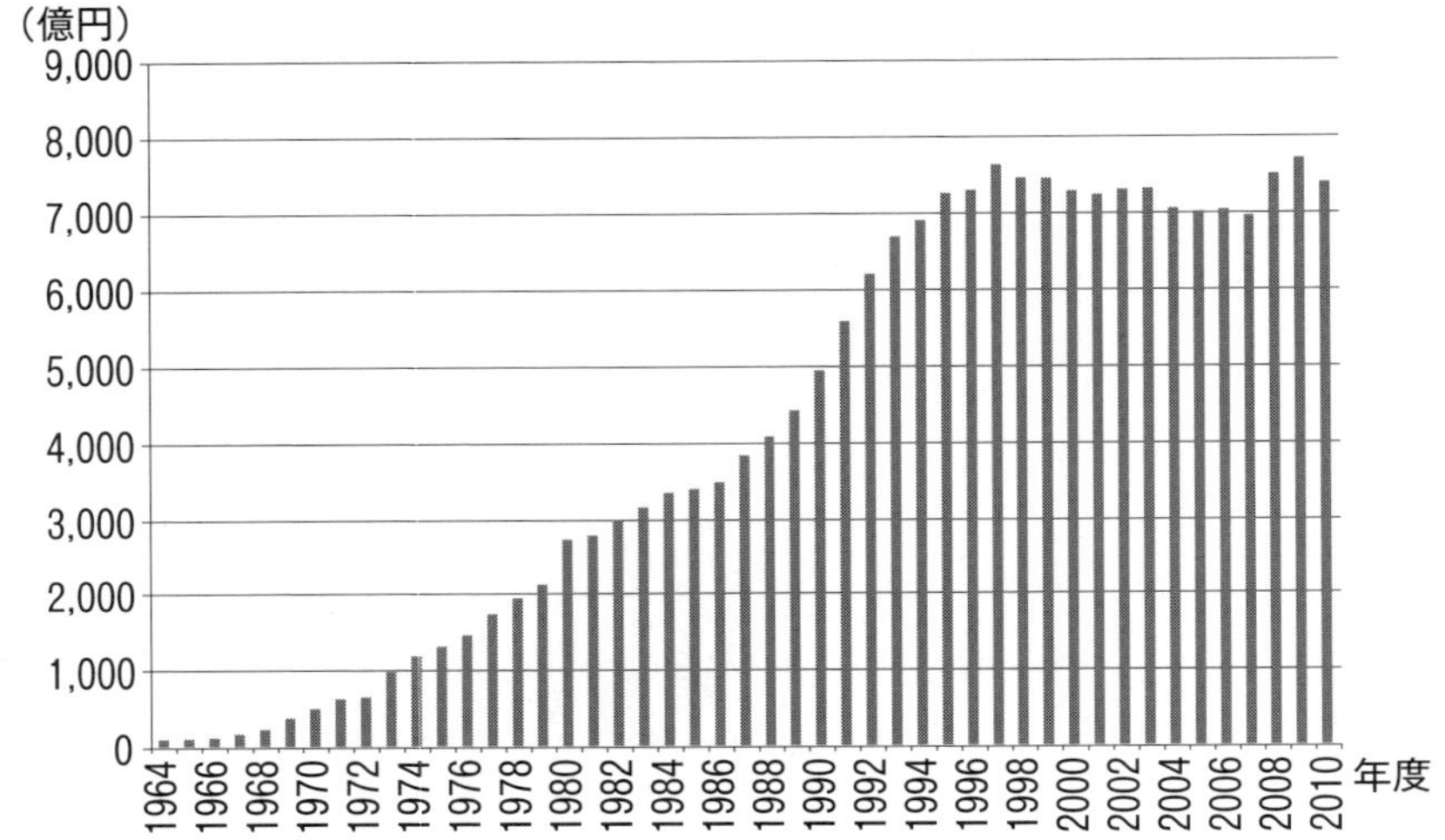

総務省「地方公営企業年鑑」より作成

吹くことになる。国の自治体病院に対する地方交付税の基準財政需要額の単価は、第二臨調やそれ以降行政改革の流れの中でも着実に増加した。例えば、市町村立病院に対する普通交付税は、一九八一（昭和五六）年には一床当たり一九万九千円から一九八三（昭和五八）年には二五万二千円に、バブル経済直前の一九八六（昭和六一）年には三〇万七千円に増加する。[204] 地方交付税の増加に合わせて、地方自治体からの一般会計繰入金も毎年増加し、**図表5―7**のように、一九八一（昭和五六）年の二、七八〇億円から、一九八六（昭和六一）年の三、四八二億円で一・二五倍、金額で七〇二億円増加する。医療費抑制政策の中で私的病院が収益を悪化させるのに対して、一般会計繰入金が増えていった自治体病院は、設備投資の面でも人材確保の面でも有利な立場が強まった。[205]

病院の職員数も、地方自治体の一般管理部門の地

図表5－8　部門別地方公務員数の増減（1974年＝100）

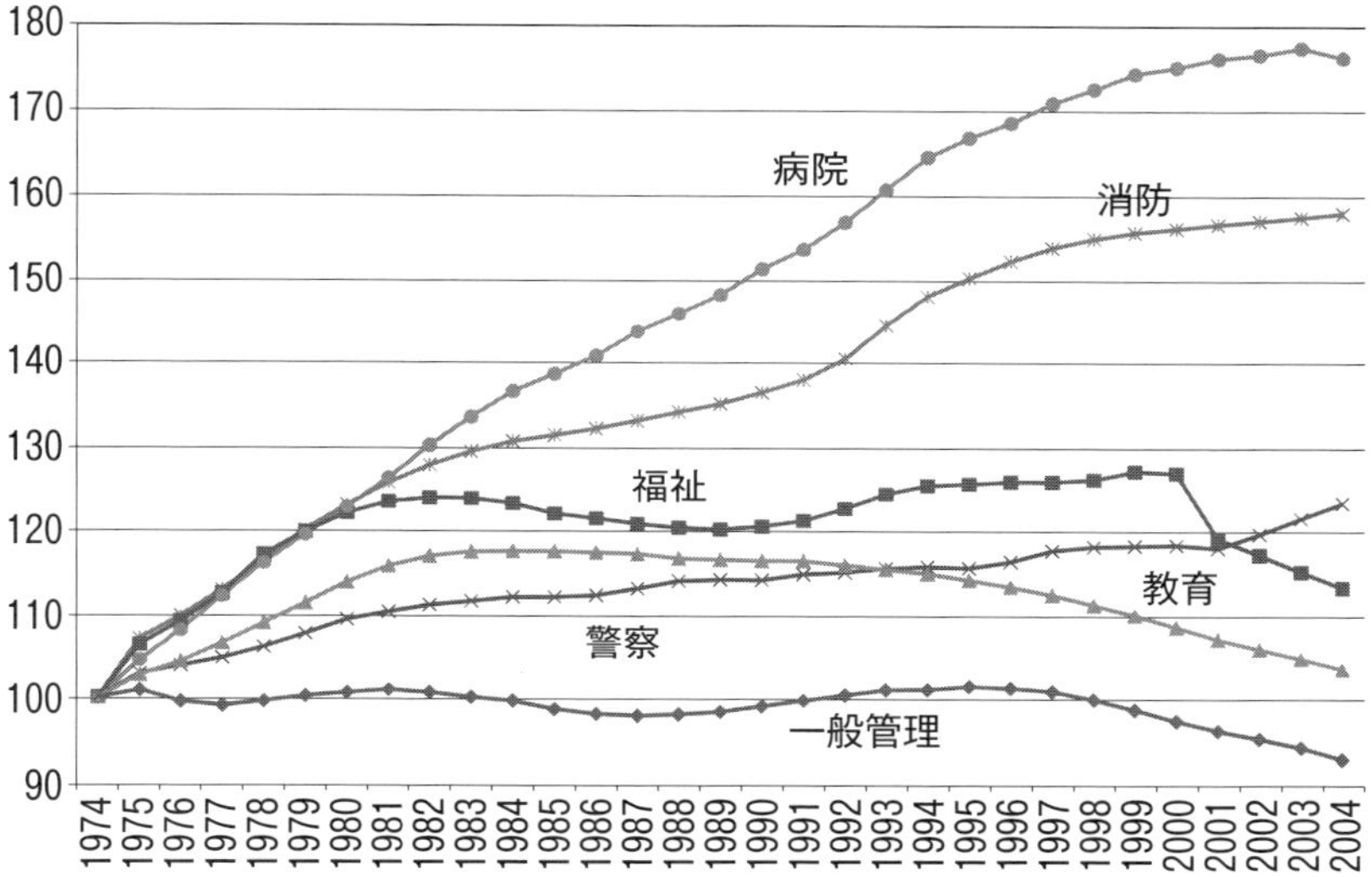

総務省2012年『地方公共団体定員管理調査結果』より作成

方自治体の職員定数が厳しく抑制されている中で、病院の職員数は一貫して増加傾向にあった。図表5―8のように、一九七四（昭和四九）年の職員数を一〇〇とすると一九八八（昭和六三）年が一四六となっている。教育、警察、消防などに比べても増加率は最も高い状況にあった。

地方自治体の行政改革が進む中でも、自治体病院の繰入金が減らなかったり、職員数が増加した原因はいくつか考えられる。当時、公的病院の病床規制が放置されたことにより、私的病院の数や病床が急激に増えており、一九八二（昭和五七）年の私的病院（医療法人・個人立）の病院数・病床数は五、三九七病院・四四・三万床に達していた。一方、自治体病院の病院数・病床数（一、〇〇五病院・約一七・九万床）であった。国としても、当時、乱診乱療で批判された一部の私的病院と異なり、過剰な診療行為を行う可能性が少なかった自治体病院・診療所まで積極的に改革の対象とする必要は薄かった。また、第二臨調の進める国立病院の一番の引き受け先として地方自治体が予定されており、自治体病院の経営環境が厳しくなれば、国立病院を引き受けようという自治体がますます少なくなることが危惧された。一九八二（昭和五七）年に、武見太郎が日本医師会長を引退し、その政治力が弱まる一方、一九八三（昭和五八）年に、諸橋芳夫が日本病院会会長に就任するなど政治力に変化が起きた。公立みつぎ病院の山口昇をはじめとする国保直診施設の関係者と厚生省関係者との結びつきが強くなったことも大きな要因と考えられる。自治体病院への繰り入れが減らなかったことは、それまでの自治体病院の医療の取り組みが評価された面があった。職員数の増加についても、病院の場合は診療報酬による収入が見込めることから、独自収入の少ないほかの部門より職員定数の増加が認められやすかった。

自治体病院への一般会計繰入金は、バブル期やその後の経済対策などにより毎年増加していく。特に一九九二（平成四）年には、バブル経済崩壊による経済対策として、自治体病院の建築の政府資金充当限度額の撤廃が、一九九三（平成五）年には、自治体病院の建築の標準面積・標準単価制度の撤廃が行われることになる。これらの措置は、病院経営の限度を超えた豪華な病院建築を招く原因となった。

一九九三（平成五）年には、不採算地区病院、救急医療施設、がん診療施設・小児医療施設などの病院に対しての厚生省の「公的病院等特殊診療部門運営費補助金」が廃止され、一般財源化されるが地方交付税によって措置される。(206) 一九九七（平成九）年には、一般会計繰入金の総額は七、六三四億円に達する。

その後、自治体病院に対する本格的な行政改革の動きが起きる。

六　高齢者福祉・介護政策の展開（ゴールドプランと介護保険制度導入）

Ⅰ　拡大する福祉・介護政策

第二臨調において、医療費については第二臨調の答申を反映して強い抑制政策が行われた。医療と関連の深い高齢者の福祉・介護政策は、どのような展開をたどったか。結論からいうならば、第二臨調後に抑制基調となった医療費に比べ、高齢者の福祉・介護政策は確実に拡大していった。先に述べたように、一九八二（昭和五七）年に老人保健法が成立し、予防から治療、リハビリテーション、在宅療養にいたる一貫した保健医療サービスを目指すこととされた。特に、在宅福祉施策は、地方自治体の動きを国が後追いする形で、一九八〇（昭和五五）年頃から充実が図られる。通所介護（デイサービス）、短期入所生活介護（ショートステイ）が制度化され、訪問介護（ホームヘルプサービス）については、これまでも行われていたが、一九八二（昭和五七）年に所得制限が引き上げられ、所得税課税世帯も利用料を負担すれば利用が可能となった。(207)

一九八六（昭和六一）年には、病状がほぼ安定していて、病院での入院治療よりも看護、介護、機能訓練に重点を置いたケアを必要とする高齢者に、必要な医療ケアと日常生活サービスを提供するための施設として老人保健施設が制度化される。前述の国保直診施設における地域包括医療・ケアの試みが形になったものであった。[208]

一九八九（平成元）年一二月には、「高齢者保健福祉推進十か年戦略（ゴールドプラン）」が策定される。ゴールドプランは、同年七月に行われた第一五回参議院議員通常選挙で、自民党が、同年四月の消費税導入、リクルート事件、牛肉・オレンジの輸入自由化問題などにより大敗したこともあり、当時の自民党政権の目玉政策となった。

計画は、一九九九（平成一一）年を目標年とし、「施設対策」として、特別養護老人ホームの定員が一九八九（平成元）年の一六万二、〇一九人から一九九九（平成一一）年の二四万人に、老人保健施設の定員（病床数）を二万七、八一一床から二八万床に増やすこととされた。プランで特に重視されたのは「在宅福祉対策」で、ホームヘルパーが三万一、四〇五人から一〇万人に、ショートステイが四、二七四床から五万床に、デイサービスが一、〇八〇カ所から一万カ所を目指すとされた。また、計画では、寝たきりは予防できることについての意識啓発を行うとともに、脳卒中などの寝たきりの原因となる「病気の予防」「適切なリハビリテーションの提供」「在宅の保健、医療、福祉サービスを円滑に提供する情報網（脳卒中情報システム）の整備」などを内容とする「寝たきり老人ゼロ作戦」が重要施策として展開される。[209]公立みつぎ病院をはじめとする国保直診施設の活動が国の施策とされたものであった。

計画を円滑に推進するため、一九九〇（平成二）年には老人福祉法関係八法などが改正される。それまでの市に加えて、町村についても都道府県から特別養護老人ホームなどの入所決定権が移譲される。また、全市町村および都道府県において老人保健福祉計画の作成が義務づけられ、住民に最も身近な市町村が、在宅福祉と施設福祉を一元的かつ計画的に提供できる体制が整備される。[210]

一九九三年（平成五年）七月の第四〇回衆議院議員総選挙で、自民党が分裂し過半数を割った結果、非自民八党派による連立政権が成立し、日本新党代表の細川護熙《もりひろ》が総理大臣になる。さらに、一九九四（平成六）年六月には、非自民八党派が分裂し、自由民主党、日本社会党（後に社会民主党に改称）、新党さきがけの三党による「自社さ連立政権」が成立し、日本社会党の村山富市《とみいち》が内閣総理大臣に就任する。一九九四（平成六）年三月には、大内啓伍厚生大臣が、国民一人ひとりが真に幸福を実感できる福祉社会の実現を図るため、総合的なビジョンを明らかにする必要があるとして設置した「高齢社会ビジョン懇談会」が報告書を提出する。

報告書では、目指すべき福祉社会像として、「公民の適切な組み合わせによる適正給付・適正負担という独自の福祉社会の実現」を目指すこととし、年金五、医療四、福祉一となっている給付構造について、介護や児童家庭対策などを含めた福祉の水準を思い切って引き上げることにより、そのバランスをおよそ年金五、医療三、福祉二程度とすることを目指してバランスのとれた社会保障へと転換していくことを提言した。また、高齢者の介護に関して、計画期間の半分を経過したゴールドプランの見直し（新ゴールドプランの策定）により、目標水準の思い切った引き上げを図るとともに、「二一世紀に向けた介護システムの構築」が提言された。

介護システムは、①医療・福祉などを通じて、介護に必要なサービスを総合的に提供できるシステム、②高齢者本人の意思に基づき、自立のために最適なサービスが選べる利用型システム、③多様なサービス提供機関の健全な競争により、質の高いサービスが提供されるシステム、④介護費用を国民全体の公平な負担によりまかなうシステム、⑤施設・在宅を通じて費用負担の公平化が図られるシステムであることとされた[211]。高齢者ビジョン懇談会の報告を受けて、村山政権下の一九九四（平成六）年一二月には、「新・高齢者保健福祉推進十か年戦略（新ゴールドプラン）」が策定される。

Ⅱ　介護保険制度の導入

一九九四（平成六）年四月、厚生省は高齢者介護対策本部を設置する。「高齢者介護・自立支援システム研究会」を設けて新介護システムの検討に着手する。同年一二月には、研究会の報告「新たな高齢者介護システムの構築を目指して」がまとめられた。報告では、介護の基本理念として高齢者の自立支援を掲げ、そのもとで介護に関連する既存制度を再編成し、社会保険方式に基礎を置いた新たな介護制度の創設を目指すべきことが提言された[212]。報告を踏まえて、一九九五（平成七年）二月から老人保健福祉審議会で集中的な審議が行われる。同時に自社さ三党の与党福祉プロジェクトチームにおける積極的な議論が行われる。国診協の会長である山口昇はシステム研究会と老人保健福祉審議会のメンバーとなった。

一九九五年七月には、内閣総理大臣の諮問機関である社会保障制度審議会が、二一世紀に向けた社会保障制度改革として、公的介護保険の創設を検討すべきと提言する。一九九六（平成八）年四月老人保健福祉審議会は、最終報告をまとめ、保険制度のあり方など意見がわかれているものも含めて論点整理を行う。厚生省は、同年六月に「介護保険制度案大綱」を同審議会に諮問し、答申を得る。

介護保険法案は、自民党の一部議員や利害が影響する団体などの反対も大きく、法案の国会提出や法案成立が危ぶまれたが、政府与党三党政策担当者の連携や介護保険に期待する市民の集まり、自治労など労働組合の運動などもあって、一九九六（平成八）年一二月第一三九回臨時国会に法案提出され、一九九七（平成九）年一二月の第一四一臨時国会で成立する。(213)

介護保険は、大正から昭和初期に主張された「医療の社会化」に引き続き、「介護の社会化」を目指すものであった。今後、確実に増える介護費用を安定的に確保するために、国民の連帯・相互扶助に基づく社会保険方式がとられ、市町村が保険者となった。行政処分であり選択の自由のない措置制度から高齢者自身がサービスの種類や内容を選択できるようになった。サービス提供には民間事業者や非営利団体の参入が認められた。また、医療制度との関係では、療養型病床群の一部について介護保険からの支出が認められることになった。

介護保険の導入に当たって特筆すべきものは、制度づくりに当たって、厚生省の官僚と高齢者福祉に先進的に取り組んでいた市町村を中心とした地方自治体職員が一緒に研究会をつくり、議論を行ったことである。研究会は、一九九九（平成一一）年八月から二〇〇五（平成一七）年四月まで七年間毎月一回第二水曜日に行われた。研究会の様子は、鏡論編・介護保険原点の会『総括・介護保険の一〇年』で報告されている。高齢者介護の第一線の現場の意見が報告された研究会の議論は、様々な形で介護保険の運用に反映された。第一線の現場の関係者が厚生省の職員と制度をつくっていく形は、戦後の「国保マニア」とよばれた全国の国民健康保険関係者の行動と相通じるものがあった。[214]

　制度導入後、介護保険の総費用は年々増大し、制度が実施された二〇〇〇（平成一二）年度の三・六兆円から二〇〇五（平成一七）年度には六・四兆円に、二〇〇九（平成二一年）には七・四兆円に達している。[215]このように、第二臨調後、平成期を通じ、高齢者の福祉・介護政策は確実に拡大していった。図表5―9は、一九八〇（昭和五五）年以降の厚生省（二〇〇一年より厚生労働省）所管一般会計歳出予算額（当初と予算における「医療保険関係経費（健康保険助成費、国民健康保険助成費、社会保険国庫負担金）」と「老人福祉・介護保険関係経費（老人福祉費、介護保険推進費、老人医療・介護保険給付諸費、介護保険助成費）」の割合の図である。厚生労働省の一般会計予算は、人口の高齢化もあって一九八〇（昭和五五）年度の八・六兆円から二〇〇五（平成一七）年度の二〇・八兆円に増加している。その中で、医療保険関係経費の支出の割合が一九八〇（昭和五五）年度の三八・〇％から二〇〇五（平成一七）年度の二一・八％に減少する一方、老人福祉・介護保険関係経費については、五・五％から二〇・七％に増加している。二つの経費を合わせた経費と厚生労働省所管一般会計歳出予算額の割合をみると、一九八〇（昭和五五）年度の四三・五％から一九八五（昭和六〇）年度の三六・九％に減少し、その後一九九〇（平成二）年度には四〇・六％まで戻し、二〇〇五（平成一七）年度の四三・四％になっている。二つの経費の総枠が大きく変

図表５－９　厚生労働省一般会計予算と老人福祉・介護保険関係経費と医療保険関係経費の割合の推移

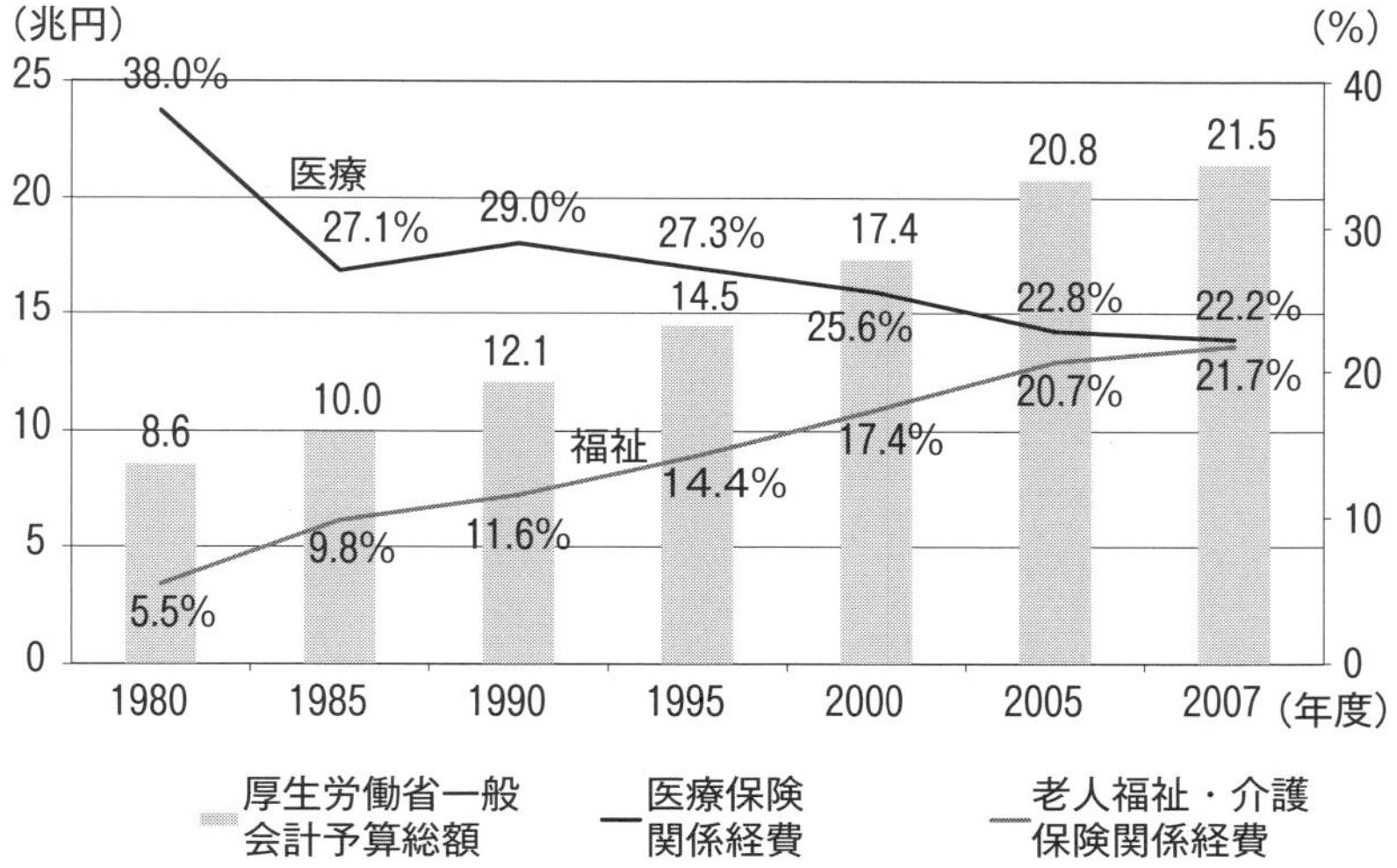

出典：2011年度厚生労働白書「厚生労働省所管一般会計主要経費別歳出予算額（当初）の推移」
医療保険関係経費は、健康保険組合助成費、国民健康保険助成費、社会保険国庫負担金
老人福祉・介護保険関係経費は、介護保険推進費、老人医療・介護保険給付諸費、介護保険助成費
2001年度以前の厚生労働省予算は、厚生省予算と労働省予算の合計である。

わらない中で、医療保険関係経費から老人福祉・介護保険関係経費に予算が移っていったのがわかる。

老人福祉・介護の経費が増えたことは評価できるが、医療保険関係経費を抑制し、医療費の対ＧＤＰ比の水準を世界でも低位に据え置いたことは、のちの「医療崩壊」につながる医療現場の荒廃を起こすことになる。また、老人福祉・介護保険経費も介護の現場で必要なサービスを行うには不十分なものであった。

註

（1）総務省統計局日本の長期統計系列「道路延長及び舗装道路」「上水道、簡易水道及び専用水道の現況」

（2）一九六〇（昭和三五）年一二月二七日閣議決定「国民所得倍増計画について」http://rnavi.ndl.go.jp/politics/entry/bib01354.php

（3）一九六二（昭和三七）年五月一〇日法律第一一七号

（4）一九六一（昭和三六）年一一月一三日法律第二一六号

（5）藤田武夫『現代地方財政史中巻』日本評論社一八八〜一八九頁

（6）自治大臣官房地域政策課（一九七四）『一九七二（昭和四七）年度行政投資実績』一二頁。同年五月に本土復帰した沖縄県の行政投資額を除いた金額は九兆二、七九四億円。

（7）一九五八（昭和三三）年の普通会計総予算一兆五、〇四〇億円・土木費二、二三一億円、一九七二（昭和四七）年の総予算一五兆三、八六一億円、土木費三兆七、八九一億円。『地方自治百年史第三巻』八六〜八七頁

（8）『地方自治百年史第三巻』二〇五頁

（9）『地方自治百年史第三巻』四〇一頁

（10）『地方自治百年史第三巻』三〇二頁

（11）『地方自治百年史第三巻』三〇四頁

（12）革新自治体に関する資料については『全面特集／革新自治体：地方選挙で問われる自治権（別冊経済評論第二号）一九七〇年八月』日本評論社、全国革新市長会・地方自治センター編（一九九〇―一九九八）『資料・革新自治体 正・続』日本評論社、美濃部亮吉（一九七九）『都知事一二年』朝日新聞社、津村喬（一九七八）『革新自治体』教育社、鳴海正泰（二〇〇三）『自治体改革のあゆみ』公人社など。

（13）国勢調査のデータ

（14）一九六八（昭和四三）年九月一三日朝日新聞

（15）『厚生省五十年史』一二五七頁

(16) 一九六九（昭和四四）年八月二七日朝日新聞
(17) 東京都と同じ一九六九（昭和四四）年、秋田県が八〇歳以上の高齢者（一定の所得制限あり）の医療費負担のうち一定額（外来月千円、入院月二千円）を超える部分について公費負担する制度を始めている。
(18) 『厚生省五十年史』一二六一～一二六三頁、厚生省監修（二〇〇〇）『平成一二年度厚生労働白書』ぎょうせい一一二頁
(19) 『厚生省五十年史』一二六三頁
(20) 『日本医療保険制度史（増補改訂版）』二一四～二一五頁
(21) 『厚生省五十年史』一六七一頁
(22) 『日本医療保険制度史（増補改訂版）』二九〇～二九一頁
(23) 『日本医療保険制度史（増補改訂版）』二九二頁
(24) 当時の乱診乱療を行っていて社会問題となった病院の例については、和田努（一九八二）『老人で儲ける悪徳病院』エール出版社が詳しい。
(25) 朝日新聞一九七三（昭和四八）年六月一〇日付け記事。結核・精神を除く一般三七二病院を対象とした調査。
(26) 高齢者の入院による一般患者の入院への支障は、朝日新聞社説一九七五（昭和五〇）年三月九日「老人医療対策を見直せ」でも指摘されている。
(27) 『平成一二年度厚生労働白書』一二三頁
(28) 医大新設ブームについては、橋本鉱市『専門職養成の政策過程』一九九～三三二頁が詳しい。
(29) 『医制百年史』五四〇頁
(30) 医療制度調査会一九六三年三月二三日『医療制度全般についての改善の基本方策に関する答申』第一章Ⅰ―一（七）
(31) 『厚生省五十年史』一〇四八～一〇四九頁
(32) 戦前に日本の医師免許を取得した医師
(33) 青森縣下市立病院編纂委員会（一九八二）『青森縣下市立病院二十五年史』二七一～二七三頁
(34) 『厚生省五十年史』一〇二一～一〇二二頁

(35)『厚生省五十年史』一〇二三頁、『週刊医学界新聞第二五六六号二〇〇四年一月五日』

(36)『厚生省五十年史』一〇二六頁

(37)三豊総合病院（一九七八）『三豊総合病院創立二五周年記念誌』二七～二八、六八頁
　富山県黒部市の黒部市民病院（当時は黒部厚生病院）も、開院以来医師派遣を受けてきた医科大学が、インターン闘争に加えて大学から遠距離にあったという理由で医師の引き揚げを行い、医師の充足が極度に困難な事態に直面する。一九七三（昭和四八）年一〇月には内科医が不在という事態に直面し、富山県立中央病院内科の応援を得て診療を継続する。昭和五〇年代になり、金沢大学との連携を深めて医師数も増加。一九七四（昭和四九）年の一三名が一九九三（平成五）年には四〇名となる。新川医療圏の中核病院として、経営も急改善する。一九八八（昭和六三）年五月には、優良病院として自治大臣表彰を受賞している。黒部市民病院（一九九八）『地域とともに五十年』五四～六〇、二六八頁
　また、一九三三（昭和八）年に有限責任購買利用組合立病院として設立された歴史をもつ長野県の昭和伊南総合病院も、大学紛争が原因で医師派遣先の大学医局から医師の引き揚げを受ける。自治体立病院となった一九六三（昭和三八）年に一一名いた常勤医師が一九六八（昭和四三）年には六名となり、一九七〇（昭和四五）年には内科外来が二カ月間の休診に追い込まれる。その後、開設者・病院は、医師招聘にあらゆる手段を尽くし、一九七三（昭和四八）年の七名から一九七八（昭和五三）年の二一名まで医師を急増させる。一九七四（昭和四九）年には救命救急センターを発足させ、一九八七（昭和六二）年には、救急医療の功績により厚生大臣表彰を受賞している。昭和伊南総合病院（一九八三）『昭和伊南病院総合病院史誌』六一～七一頁、病院ＨＰ（歴史と沿革）

(38)『専門職養成の政策過程』二一八～二一九頁

(39)一九六〇（昭和三五）年には東京女子医科大学が全国に先駆けて定員数を四〇名から六〇名に増員することが認められた。当時、一九五〇（昭和二五）年の医科大学開設に際して、それまで、毎年一五〇名を超えた入学者が四〇名に削減された。学生数の削減は学校経営に深刻な影響を与えた。その後、医学部定員数の拡大で一九六七（昭和四二）年に定員八〇名、一九七一（昭和四六）年に定員一〇〇名に増加している。東京女子医科大学（一九八〇）『東京女子医科大学八十年史』七六六頁

(40)『専門職養成の政策過程』二三五頁

(41)全国知事会（一九七七）『全国知事会三十年史』一七三頁

(42)『医制百年史』五四一頁

(43)秋田大学医学部創立二〇周年史編集委員会記念会（一九九一）『秋田大学医学部二十周年史』九頁、秋田県（一九八二）『秋田県立中央病院史』の小畑勇二郎前秋田県知事の序文。

(44)秋田大学医学部創設十周年記念会（一九八〇）『秋田大学医学部創設十周年記念誌』二九～三〇頁

(45)『秋田大学医学部二十周年史』一〇～一六頁

(46)『秋田大学医学部創設十周年記念誌』三四頁

(47)『秋田大学医学部創設十周年記念誌』一〇～三六頁

(48)学校敷地と病院建物の移管（総額約二三億円）は永久無償貸与として行われたが、これらの行為は、地方自治体の国への寄付を禁止した地方財政法四条五項、地方財政再建促進特別措置法二四条二項に抵触する行為であり問題となった。結局、国有財産との交換と差額約三億円の精算で決着がつけられる。『専門職養成の政策過程』二四六～二四七頁、『秋田大学医学部創設十周年記念誌』一〇頁

(49)『秋田大学医学部創設十周年記念誌』一五二頁

(50)北里学園（一九七三）『北里大学十年史』二五頁

(51)橋本鉱市『専門職養成の政策過程』三〇三頁は、私立医大のあいつぐ設立を「高等教育における私立セクターのあるセクションが一部の専門職集団の再生産のために利用されてきた」「これこそが明治以来私立医大（医学校）に課せられた役割であった」とする。

(52)文部省の調査で一九七一（昭和四六）年四月の私立医科大学の全入学者二、一三七人の六五％に当たる一、三九三人が正規の入学納付金以外の寄付金を払っていた。一人平均六〇〇万円で、総額八三億円に達した。朝日新聞一九七一（昭和四六）年九月五日付け記事

(53)朝日新聞一九七二（昭和四七）年一一月四日付け記事（「一県一医大」へ長期計画）。

(54)田中角栄（一九七二）『日本列島改造論』日刊工業新聞社一七〇～一七二頁

(55)『日本列島改造論』二一九頁
(56)計画では、医療・公衆衛生部門として「へき地、休日・夜間等、場所的、時間的な医療供給の偏在是正の施策を強力に進める」とされている。
(57)学生の受け入れは一九八一（昭和五六）年より開始。
(58)『専門職養成の政策過程』三二五頁
(59)当時の文部省内において医科大学の新設は八校程度で足りるという意見があり、大学創設が棚上げされる危険があった。また、あいつぐ医科大学の新設で、基礎医学部門を中心に教官に就任することのできる人材も不足しており、いつ医科大学の新設が棚上げされるかわからない危険性があった。大分県（一九七八）『大分医科大学創設のあゆみ』一一〜一三頁。このことが各県を誘致競争に駆り立てた。
(60)このほか、一九七三（昭和四八）年に開設された、防衛省所管の施設等機関である防衛医科大学校がある。
(61)『全国知事会三十年史』一七四頁
(62)地方自治体の修学資金の貸与制度については、前述の戦時下における高知県と岐阜県の例のほか、長崎県が一九七〇（昭和四五）年より「県医学修学資金貸与制度」を始めた例がある（長崎県ＨＰ「医学修学資金貸与制度」）。
(63)『全国知事会三十年史』一七三頁
(64)鈴木久仁直（一九九九）『すべては患者のために―諸橋芳夫と旭中央病院』二八四頁
(65)自治医科大学（一九八二）『自治医科大学創立十周年記念誌』二五頁
(66)大学の当初の仮称は「辺地医科大学」であった。創立二〇周年記念誌編纂小委員会編（一九九二）『自治医科大学創立二十周年記念誌』八一〜八三頁
(67)『自治医科大学創立十周年記念誌』一四頁
(68)『全国知事会三十年史』一七五頁
(69)『自治医科大学創立十周年記念誌』六五頁、『すべては患者のために―諸橋芳夫と旭中央病院』二八三〜二八六頁
(70)『全国知事会三十年史』一七七頁
(71)『地域とともに歩む公立大学―公立大学協会五〇年史』一〇〇〜一〇一頁

(72) 『地域とともに歩む公立大学―公立大学協会五〇年史』一〇六頁。なお、その後の行政改革の動きにより、公立医科歯科大学経常費補助は、一九九七(平成九)年に、公立看護大学短期大学経常費補助は、一九九九(平成一一)年に廃止となっている。

(73) 佐野豊(一九八三)「公立医科大学と地域医療」内田穰・佐野豊共編(一九八三)『公立大学その現状と展望』日本評論社一一〇～一一一頁

(74) 『専門職養成の政策過程』二七二～二七三頁

(75) 伊藤由樹子・八代尚宏(二〇〇三)「専門職大学院の経済分析」『教育改革の経済学』日本経済新聞社一四二頁は、一県一医大政策の評価において、二〇〇〇(平成一二)年の都道府県別人口一〇万対医師数が、最も多い徳島県と最も少ない県である埼玉県の倍率が二・二倍と一九七〇年代からほとんど改善していないことを指摘している。

(76) 文部科学省高等教育局医学教育課『これまでの医学部入学定員増等の取組について』(二〇一〇年一二月二二日「今後の医学部入学定員の在り方等に関する検討会」配付資料)

(77) 『厚生省五十年史』三五九頁

(78) わが国の救急業務は、一九三三(昭和八)年に横浜市の消防機関で実施したのが初めてであり、終戦時に名古屋・東京・京都など六団体が任意に実施していた。その後、交通事故をはじめとする各種災害の激増に対応するため全国各地で実施され、一九五五(昭和三〇)年に四七団体、一九六三(昭和三八)年には二一四団体に急増していた。『地方自治百年史第三巻』三一～三三頁

(79) 『医制百年史』六一二頁

(80) 朝日新聞一九六四(昭和三九)年七月一二日付け記事「進まぬ救急病院告示」

(81) 『厚生省五十年史』九五九頁

(82) 『厚生省五十年史』九五九～九六〇頁、一五九一～一五九二頁

(83) 『厚生省五十年史』一五九二頁

(84) 一九七七(昭和五二)年三月三日参議院社会労働委員会での諸橋自治体病院協議会会長の意見発表および資料、『自治体病院協議会創立三十五年のあゆみ』一四五～一四八頁

(85) 諸橋芳夫（一九九二）『厚生科学研究報告書 公的病院における救急医療の在り方についての研究』四頁
(86) 対象は資料提供のあった一四七病院。『厚生科学研究報告書 公的病院における救急医療の在り方についての研究』一五頁
(87) 『全国知事会三十年史』一七一頁
(88) 『地方自治百年史第三巻』四〇五頁
(89) 『すべては患者のために』二八三頁
(90) 『全国自治体病院協議会創立三十五周年の歩み』一五二頁
(91) 『地方自治百年史第三巻』二〇五～二〇六頁
(92) 『地方自治百年史第三巻』四〇一頁
(93) 『地方自治百年史第三巻』四〇五頁
(94) 『厚生省五十年史』一五九三頁
(95) 『地方自治百年史第三巻』四〇六頁
(96) 自治大臣官房企画室編『地方制度調査会答申集（第一次～第二一次）』二六三頁
(97) 『地方制度調査会答申集（第一次～第二一次）』二八三～二八四頁
(98) 『地方自治百年史第三巻』三四九～三五一頁
(99) 自治省財政局編（一九七五）『地方財政のしくみとその運営の実態』四三九頁
(100) 『地方自治百年史第三巻』三六二～三六八頁
(101) 『地方自治百年史第三巻』三五三頁
(102) 安岐町は一九五四（昭和二九）年三月、旧朝来村、西武蔵村、南安岐村、西安岐町、安岐町および杵築市の一部が合併して生まれた町であった。
(103) 『東国東広域国保総合病院風雪二十五年』五五～五七頁
(104) 財務省『四〇年度以降の一般会計予算の姿』http://www.mof.go.jp/budget/fiscal_condition/basic_data/201204/sy2404e.htm

(105) 深刻な財政危機に対して、鈴木内閣の前任の大平正芳内閣は一般消費税の導入を目指して選挙を行ったが敗北する。その後、政府は、財政再建は行政改革と歳出削減、既存税制の見直しにより実現する方針を示すこととなった。
(106) 大嶽秀夫(一九九七)『「行革」の発想』TBSブリタニカ三四~三六頁
(107) 坂井素思・岩永雅也(二〇一一)『格差社会と新自由主義』放送大学教育振興会一五頁
(108) 渡辺治は、デヴィット・ハーベイ著、渡辺治監訳『新自由主義 その歴史的展開と現在』(二〇〇七)作品社の付録論文「日本の新自由主義」において、中曽根政権の新自由主義的改革について、当時の日本が先進諸国の中でいち早く不況を克服し、石油危機を乗り越えていたため深刻な蓄積不足でなかったこと。中曽根首相もそれを十分承知していて、改革を予防的なものとしていたことなどから、「日本の新自由主義の始期ではなかった。せいぜいのところ、それは早熟的な新自由主義改革の試みであった」とする。

　坂井素思・岩永雅也『格差社会と新自由主義』一五頁も、中曽根内閣の新自由主義的改革について、企業組織や市場構造、行政機構など、社会の全般的なあり方がいまだ新自由主義に移行するまでには発展していなかったため、その改革の実行は完全なものといえなかった。日本において新自由主義的構造改革が本格的に展開するのは、中曽根退陣から一〇年以上経た小泉内閣においてであるとする。
(109) 『「行革」の発想』二六〇~二六五頁
(110) 第二臨調最終答申、序章総論三「行政の基本方向及び改革の主要点」臨調 行革審OB会(一九八七)『臨調行革審』行政管理研究センター二五九頁
(111) 『臨調行革審』一二九~四〇九頁における各答申
(112) 『厚生省五十年史』一五一九頁
(113) 老人保健医療問題懇談会「今後の老人の保健医療対策のあり方」一九七七(昭和五二)年一〇月二六日
(114) 『臨調行革審』一三八頁
(115) 『厚生省五十年史』一六七四~一六七五頁
(116) 『厚生省五十年史』一六七五~一六七六頁
(117) 『日本医療保険制度史(増補改訂版)』三一三頁

(118) 二木　立（一九九四）『世界一の医療費抑制政策を見直す時期』勁草書房九頁
(119) 池上直己・JCキャンベル（一九九六）『日本の医療　統制とバランス感覚』（中公新書）中央公論社一一〇〜一一二頁は、老人保健法をはじめとする一連の制度改革を、制度としてより平等になったと評価している。
(120) しかし二〇〇七（平成一九）年から二〇〇九（平成二一）年にかけて数値が急激に上がっており、二〇一〇（平成二二）年の割合は九・六％で、三三カ国中一三位まで上昇している。
(121) 『世界一」の医療費抑制政策を見直す時期』一一〜一九頁
(122) 「財政当局優位」の医療費抑制政策は、医療現場の限界を超えて診療報酬を削減してしまう危険性がある。小泉純一郎内閣時代の政治が主導した過剰な診療報酬削減政策は、医療現場の荒廃を招き、医療崩壊につながったのは記憶に新しい。
(123) 中野　進・山脇敬子（一九九四）『日本の医師―その考現学』勁草書房六頁
(124) 一九八〇（昭和五五）年一二月二五日朝日新聞記事
(125) 『臨調行革審』一七八〜一七九頁
(126) 中央教育審議会大学分科会（第六四回）議事録・配付資料［資料九―一］
(127) 吉村仁「医療費をめぐる情勢と対応に関する私の考え方」『社会保険旬報一四二四号』一二〜一四頁
(128) 『自治体病院協議会創立三五年のあゆみ』八六〜九七頁
(129) 厚生省（一九八六）『厚生白書（昭和六一年度版）』第一編第二章第四節七医療従事者の養成（一）医師
(130) 中央教育審議会大学分科会（第六四回）議事録・配付資料［資料九―一］
(131) 『医師需給に関する検討会報告書（一九九八（平成一〇）年）』二頁
(132) 医師の需給に関する検討会一九九八（平成一〇）年資料六全国医科大学（医学部）入学定員の推移データ
(133) 『専門職養成の政策過程』三五九〜三六四頁
(134) 防衛医科大学校を含む。
(135) 医師の需給に関する検討会一九九八（平成一〇）年資料六全国医科大学（医学部）入学定員の推移データ
(136) 『臨調行革審』一七九頁、二八八頁

(137) 厚生省一九八五（昭和六〇）年三月二八日策定「国立病院・療養所の再編成・合理化の基本指針」

(138) 『国立医療機関等の業務運営に関する調査結果報告書』八頁

(139) 『国立医療機関等の業務運営に関する調査結果報告書』八五頁

(140) 『国立医療機関等の業務運営に関する調査結果報告書』八頁

(141) 『臨調行革審』二八八頁

(142) 一八七一（明治四）年に大阪に設立された造幣寮は、洋式設備による時代の最先端工場であった。工場は世界最大の規模をもち、ほかの工業が起こっていない中で、鉄道馬車、蒸気船、電信、硫酸や炭酸ソーダなどの工業薬品・ガス・コークスなどを自給自営によってまかなった。技術はお雇い外国人の指導を受けた。貨幣を創業直前に定められた「造幣寮定則」は、わが国初の近代的服務規程であり、日曜休日制、九時から四時までの一日七時間労働制を定めた時代の最先端をいくものであった。造幣局あゆみ編集委員会（二〇一〇）『造幣局のあゆみ』二一～三三頁

(143) 大蔵省造幣局（一九七六）『造幣局百年史』二二二～二二四頁

(144) 大蔵省印刷局（一九六四）『大蔵省印刷局東京病院史』二～三六頁

(145) 「逓信病院の歴史」http://www.hospital.japanpost.jp/about/history.html

(146) 現在は、日本郵政株式会社は、札幌、仙台、東京、横浜、新潟、富山、名古屋、京都、大阪北、神戸・広島、徳島、福岡、鹿児島の一四の逓信病院を運営している。

(147) 一九四二（昭和一七）年に開設された大阪逓信病院は、現在、NTT西日本大阪病院となっている。

(148) 現在、NTT東日本は札幌、東北、関東、伊豆の四病院をNTT西日本は東海、京都、大阪、松山、長崎の五病院を運営している。

(149) 中央鉄道病院（一九八〇）『中央鉄道病院史』三三～四七頁

(150) 現在はJR札幌病院（JR北海道）、JR仙台病院（JR東日本）、JR東京総合病院（JR東日本）、名古屋セントラル病院（JR東海）、大阪鉄道病院（JR西日本）、広島鉄道病院（JR西日本）、JR九州病院（JR九州）が運営されている。

(151) 日本専売公社（一九五九）『十年の歩み』四一五～四一七頁

(152) 日本専売公社東京病院（一九七八）『日本専売公社東京病院記念誌』二頁
(153) 東京専売病院は、二〇〇五（平成一七）年三月に学校法人に譲渡された。京都専売病院は、同年九月に民間医療法人に譲渡された。
(154) 行政管理庁行政監察局（一九八一）『国立医療機関等の業務運営に関する調査結果報告書』九五頁
(155) 『自治体改革のあゆみ』一二三頁
(156) 『地方自治百年史第三巻』三〇五〜三〇七頁。
(157) 革新自治体への批判については、自由民主党広報委員会（一九七五）『革新自治体の終焉』永田書房、新しい地方自治を考える会（一九七九）『「革新自治体」とは何だったのか』永田書房など。
(158) 『地方自治百年史第三巻』三〇八〜三〇九頁
(159) 骨格予算は、近く首長選挙があるなど政策的な判断がしにくいなどの理由で、建設事業費などの政策的経費の予算計上を避けて、人件費など必要最小限度の経費を計上した予算。
(160) 朝日新聞一九七八（昭和五三）年一二月六日記事、自由民主党広報委員会『革新自治体の終焉』六〜九頁
(161) 朝日新聞一九七五（昭和五〇）年七月八日記事
(162) 長洲一二（一九七五）「変革期の自治体と企業―新しい福祉政策のあり方を考える」『週刊東洋経済一九七五年八月二日』三〇〜三一頁
(163) 津村喬（一九七八）『革新自治体』教育社一三三頁
(164) 高寄昇三（一九七八）『地方自治の経営』学陽書房六〜七頁
(165) 長洲一二「変革期の自治体と企業―新しい福祉政策のあり方を考える」『週刊東洋経済一九七五年八月二日』三三頁
(166) 『地方自治百年史第三巻』八一、九五頁
(167) 坂田期雄（一九八五）『実践・地方行革』時事通信社二一五〜二一六頁
(168) 武蔵野市の高額退職金支給問題については、武蔵野百年史編さん室（一九九二）『武蔵野ショック 高額退職金是正に燃えた三〇日』ぎょうせいにおいて詳しく整理されている。
(169) 『武蔵野ショック』一四〜五一頁

(170) 退職時の本俸を二号給（約一万五千円）上げ、調整手当九％（国や東京都にはない）、割増加算（五割増）、職務加算（主任で一五％、部長で三〇％）などが行われていた。一九八三（昭和五八）年四月七日サンケイ新聞朝刊、『武蔵野ショック』三九～四〇頁

(171) 一九八三（昭和五八）年四月二九日朝日新聞朝刊武蔵野版、『武蔵野ショック』五一頁

(172) 『武蔵野ショック』一六二～一七三頁

(173) 『地方自治百年史第三巻』六四四～六四五頁

(174) 『臨調 行革審』二一二～二二七頁

(175) 『臨調 行革審』二一七～二一八頁

(176) 『臨調 行革審』二三四～二二六頁

(177) 『地方自治百年史第三巻』六五八～六六一頁

(178) 総務省『二〇一二年地方公共団体定員管理調査結果』一〇頁

(179) 田中　啓（二〇一〇）「日本の自治体の行政改革」（財）自治体国際化協会『分野別自治制度及びその運用に関する説明資料』三頁

(180) 藤田武夫（一九八四）『現代日本地方財政史下巻』日本評論社二四二～二四五頁

(181) 『現代日本地方財政史下巻』二四三頁、二四五～二四八頁。自治省調査による一九七〇（昭和五〇）年一〇月の全国市町村の事務委託調では、庁舎清掃（三三・二％）、税及び給与計算（五五・〇％）、設計（四八・五％）、し尿収集（四七・七％）、ごみ収集（四一・〇％）、衛生施設（六・二％）、集会施設（八・九％）、体育施設（四・四％）。

(182) 『現代日本地方財政史下巻』二四三頁

(183) 吉田民雄「事務事業・民間委託への点検と方法①②③」全国自治研修協会（一九七九）『地方自治職員研修四・五・六月号』

(184) 『実践・地方行革』七七～八七頁

(185) 『実践・地方行革』三八～四〇頁

(186) 自治省振興課『都市における外部委託の実施状況（一九八〇年三月末）』

(187) 江口清三郎「直営・委託論争の新展開」松下圭一編（一九八六）『自治体の先端行政 現場からの政策開発』学陽書房一一九頁
(188) 江口「直営・委託論争の新展開」『自治体の先端行政 現場からの政策開発』一二〇～一二三頁
(189) 江口「直営・委託論争の新展開」『自治体の先端行政 現場からの政策開発』一二七～一二八頁。西尾　勝（二〇〇〇）『行政の活動』有斐閣一一五～一一七頁も江口論文を紹介し、直営論の敗北を支持する。
(190) 沼津市の事例は、寄本勝美（一九八一）『「現場の思想」と地方自治―清掃労働から考える』学陽書房一一六～一四六頁
(191) 町田市の事例は、寄本勝美（一九八九）『自治の現場と「参加」』学陽書房一〇三～一三五頁
(192) 『自治の現場と「参加」』一七二～一七九頁
(193) 寄本勝美（一九七七）「職員参加と自治体職員労働組合」『自治研修一九七七年九月号』三七～四一頁
(194) 寄本勝美『自治研修一九七七年九月号』三九～四一頁
(195) 『自治の現場と「参加」』一八九頁
(196) 高寄昇三（一九七八）『地方自治の経営』学陽書房一九九頁
(197) さらに東日本大震災を踏まえて考えれば、ある程度の直営職員を雇用しておくことは、危機管理の視点から必要と考える。
(198) 『自治体病院協議会創立三五年のあゆみ』一三〇頁
(199) 一九八〇（昭和五五）年に埼玉県で発覚した、乱診乱療とされた事件。記録としては、富士見産婦人科病院被害者同盟（一九八二）『乱診乱療』晩声社など。
(200) 『自治体病院協議会創立三五年のあゆみ』八四頁
(201) 『自治体病院協議会創立三五年のあゆみ』八五～八六頁
(202) 『自治体病院協議会創立三五年のあゆみ』三六四～三七〇頁
(203) 自治体病院経営研究会（一九八九）『自治体病院経営ハンドブック』ぎょうせい四九～六八頁
(204) 『自治体病院協議会創立三五年のあゆみ』三三五頁

(205) 『日本の医療　統制とバランス感覚』五九頁

(206) 自治体病院経営研究会（二〇〇〇）『自治体病院経営ハンドブック第七次改訂版』ぎょうせい一〇一～一〇二頁

(207) 『平成一二年度厚生労働白書』一二四頁

(208) 『平成一二年度厚生労働白書』一二五頁

(209) 『平成二年度厚生白書』第一編第一部第二章第一節「地域に密着した老人保健福祉サービスの展開」http://www.hakusyo.mhlw.go.jp/wpdocs/hpaz199001/b0025.html

(210) 『平成一二年度厚生労働白書』一二七頁

(211) 高齢社会福祉ビジョン懇談会『二一世紀福祉ビジョン～少子・高齢社会に向けて～』一九九四（平成六）年三月二八日

(212) 厚生省編『平成九年度版厚生白書』http://wwwhakusyo.mhlw.go.jp/wpdocs/hpaz199701/b0101.html

(213) 『日本医療保険制度史』五七五～五九六頁。なお、介護保険の成立過程は、大熊由紀子（二〇一〇）『物語介護保険（上）・（下）』岩波書店が詳しい。

(214) 鏡諭編・介護保険原点の会（二〇一〇）『総括・介護保険の一〇年』公人の友社二三～二五頁では、介護保険と後期高齢者医療制度の施行の両方に携わった厚生労働省官僚の神田裕二が、後期高齢者医療制度の失敗の要因として、財政の論理で手直ししたので、高齢者にとってよさが非常にわかりにくかったことと、制度の運営が広域連合となり、市町村が前面に立たず、無責任になってしまったことを挙げている。

(215) 厚生労働省『介護保険事業状況報告（年報）』

第六章

新自由主義的行政改革の時代

（平成期・橋本行革以降）

第二臨調の行政改革以降も順調に規模を拡大してきた自治体病院であったが、平成に入り新自由主義的行政改革の流れが強まる中で、一般会計繰入金の多さなどから改革を迫られる。本章においては、最初に自治体病院をめぐる環境を確認するため、橋本内閣以降の行政改革や地方分権・市町村合併の流れ、次いで国立病院や社会保険など公的な性格の強い病院の改革について整理する。そのうえで、現在にいたる自治体病院の経営改革や地域医療再生の動きについて議論を行う。

一　橋本・小渕・森内閣の行政改革(1)

I　橋本行革と中央省庁の再編

一九八六（昭和六一）年から一九九〇（平成二）年にかけて起きたバブル景気も、一九九一（平成三）年に入ると土地・株式の価格下落、円高、ストック調整などの影響もあって、日本の経済は深刻な不況に直面する。景気対策として、一九九二（平成四）年八月の「総合経済対策」以降、一九九五（平成七）年にかけて総額六〇兆円の経済対策がとられ、日銀の公定歩合も一九九〇（平成二）年八月の六%から一九九五（平成七）年九月の〇・五%まで引き下げられる。一連の対策の効果もあり、一九九五（平成七）

年度は三・〇％、一九九六（平成八）年には四・四％という高い実質経済成長率を記録する。[2]

その一方、度重なる財政出動などにより、一九九七（平成九）年度の国の累積公債残高は約二五八兆円、国および地方の長期債務残高は約四九二兆円に達する。国際的にみても、わが国の財政は主要先進諸国の中でも最悪の水準となっていた。[3] さらに、住専処理や薬害エイズ問題、中央省庁の幹部職員の不祥事が続出するなど、国民の行政への信頼は大きく損なわれる。[4]

一九九六（平成八）年一月、「行政改革の断行」と「財政改革」を最重要課題に掲げ、内閣総理大臣に橋本龍太郎が就任する。橋本内閣以降、行政改革が歴代の内閣の最重要課題となる。社会保障制度も改革が求められ、自治体病院など公的な病院も改革の波にさらされることになる。

一九九七（平成九）年一〇月、第四一回衆議院総選挙が行われ、多くの政党が行政改革を公約に掲げて選挙を戦う。[5] 選挙は、中央省庁を四分野一一省庁に再編することを公約とした自民党が改選五〇〇議席中二三六議席を獲得し、閣外協力に転じた社会民主党、新党さきがけの協力を受けて過半数を確保する。同年一一月、第二次橋本内閣は、「行政改革」「財政構造改革」「社会保障構造改革」「経済構造改革」「金融システム改革」「教育改革」の六大改革を提唱する。[6] 大嶽秀夫は、橋本の改革を貫く理念は、第二臨調・行革審の考えを引き継ぎ、「小さい政府」「規制緩和」「民営化」「福祉における個人の自律」「教育における個性化」という考え方に基づいていたと指摘する。[7]

一一月二一日には内閣総理大臣の直属の機関として「行政改革会議」が発足。橋本は会議の会長となり会議を自ら主導した。一九九七（平成九）年一二月三日、会議は最終報告をとりまとめる。[8] 最終報告は、行政改革の要諦を「肥大化・硬直化し、制度疲労のおびただしい戦後型行政システムを根本的に改め、自由かつ公正な社会を形成し、そのための重要な国家機能を有効かつ適切に遂行するにふさわしい、簡素にして効率的かつ透明な政府を実現する」こととする。そのうえで内閣総理大臣および内閣官房の強化をすること。内閣府に重要政策に関する会議として「経済財政諮問会議」を置くこと。行政目的別に一府二二省庁を一府一二省庁に再編すること。透明な行政の実現のため情報公開法を制定し、政策評価・パブリックコメントを導入すること。行政を簡素・効率化するため「独立行政法人制度」を創設することなどの改革案が提案された。最終報告を受け、一九九八（平成一〇）年六月、国会で中央省庁等改革基本法が成立する。

一九九七（平成九）年一二月には、二〇〇三（平成一五）年度までに国・地方の財政赤字を国内総生産（GDP）比で三％以下にすることや特例（赤字）国債の発行額をゼロにすることを目標にする「財政構造改革の推進に関する特別措置法（財政構造改革法）[9]」が制定される。しかし、同年一一月に北海道拓殖銀行の経営破たん、山一証券の自主廃業が起きるなど金融不安が増大し、景気が悪化。一九九八（平成一〇）年七月の参議院選挙で自民党は大敗し、橋本総理は退陣する。

新しく総理大臣なった小渕恵三は、景気刺激のため、一九九九（平成一一）年度に約三七兆円の国債を発行するなど積極財政を展開する。財政構造改革法については、一九九八（平成一〇）年一二月「財政構造改革の推進に関する特別措置法の停止に関する法律[10]」が成立し、別に法律で定める日までの間、その施行を停止されることとなった。その一方、小渕内閣は橋本内閣の方針を受け継ぎ中央省庁再編は推進する。

二〇〇〇（平成一二）年四月、小渕の病気による退任を受けて森喜朗が内閣総理大臣に就任する。森内閣は、中央省庁再編の直前の二〇〇〇（平成一二）年一二月一日、「行政改革大綱」を閣議決定する。大綱は、特殊法人と公務員制度の改革を柱とするもので、二〇〇五（平成一七）年までに事業意義の低下や目標達成などの基準にそって特殊法人の見直しをすること。公務員について年功序列的昇進や処遇を改め、成果主義・能力主義に基づく信賞必罰の人事制度とすること。省庁関与の「天下り」を主任大臣が直接承認することとし、公表を義務づけた。さらに規制改革の推進や電子政府を実現すること。地方分権の推進として市町村の合併の促進を図るとともに、国と地方の役割分担のあり方を見直すこと。地方税財源の充実確保・国庫補助金の整理合理化を図ること。第三セクター、地方公社、地方公営企業の改革を行うことが示された。また、国の独立行政法人の地方への導入が検討されることとなった（後に地方独立行政法人制度の創設につながる）[11]。

二〇〇一年（平成一三）年一月、中央省庁は再編され、新たなスタートを切る。中央省庁再編に伴い内閣府に設置された「経済財政諮問会議」は、後の小泉内閣時代に最も重要な政策会議と位置づけられ「小泉構造改革」のエンジンとなる。

Ⅱ　橋本内閣の社会保障制度改革

橋本行革において社会保障は改革の主要な対象となる。一九九七（平成九）年六月三日、「財政構造改革の推進について」[12]が閣議決定される。決定において「社会保障」は改革の筆頭項目に挙げられた。具体的には、「社会保障関係費は、高齢化等に伴う当然増が見込まれる経費であるが、集中改革期間中は、当然増に相当する額を大幅に削減することとする。具体的には賃金、物価の上昇に伴う単価の増等による影響分について制度改革等により吸収し、効率化を図ることとし、対前年度伸率を高齢者数の増によるやむを得ない影響分（全体の二％程度）以下に抑制する」とされた。

医療は、社会保障改革の筆頭項目として「国民医療費の伸びを国民所得の伸びの範囲内とするとの基本方針を堅持し、今後、医療提供体制および医療保険制度の両面にわたる抜本的構造改革を総合的かつ段階的に実施する」こととされた。また、①薬価差の解消を図るほか、現行の薬価基準制度を廃止のうえ市場取引に委ねる原則に立った新たな方式の採用など薬価基準制度の抜本的見直しを行う。②診療報酬については、慢性疾患は定額払いとするなどその積極的な活用を図り、出来高払いと定額払いとの最善の組合せを確立する。③高齢者を巡る経済状況の向上を踏まえ、世代間の負担の公平および社会連帯（相互扶助）の観点から老人保健制度の抜本的改革を行う。④医療提供体制について、大学医学部の整理・合理化も視野に入れつつ、引き続き、医学部定員の削減に取り組む。医師国家試験の合格者数を抑制するなどの措置により医療提供体制の合理化を図る。⑤地域差を考慮しつつ全体として病床数の削減を推進し、もって療養環境の改善も図る。⑥医療機関の機能分担や連携を進め、患者が必要な場合にふさわしい医療機関にかかるという流れをつくる。⑦保険者機能の強化を図るとともに、制度運営の安定化を図る観点から、国民健康保険、政府管掌健康保険、組合健康保険等における保険集団のあり方を見直す。⑧患者負担については、給付と負担の公平などの観点から高齢者等には一定の配慮を行いつつ、定率負担での統一を極力実現する。在宅療養患者と入院患者の公平および年金制度との連携といった観点を踏まえ、低所得者には一定の考慮を行いつつ、患者負担のあり方を見直す。⑨国立病院・療養所のあり方については、廃止、民間への移譲を含めて見直しを行うことなどが示される。(13)

橋本行革は、新自由主義的な性格をもつ改革であったが、医療については、医療保険制度に対して本格的な市場原理の導入が検討されるまでにはいたらず、基本は、厚生省が歴史的に進めてきた国民皆保険・皆年金制度の大枠を維持し、公的な費用部分を抑制するとともに、公的な負担部分を超える部分については全額私費負担（自費または民間保険給付）とし、私費部分を公認・育成をする政策をとっていた（公的負担部分の金額からみれば、私費部分は絶対的に少ない金額であった）。二木立《にきりゅう》は、公的費用部分を一階部分、私費負担部分を二階部分する「公私二階建て制度」と表現する。(14)

二　地方分権改革、市町村合併と保健・医療・福祉政策への影響

橋本内閣以降の行革の流れに合わせて、地方分権を目指す動きが具体化していく。地方分権の受け皿としての市町村合併も推進される。これらの動きは、戦後の保健・医療・福祉政策を支えてきた体制に大きな変更を迫るものであった。

Ⅰ　第一次地方分権改革

ア　地方分権推進法の成立

一九九三（平成五）年六月、衆参両院において全会一致で「地方分権の推進に関する決議」が可決される。地方分権は、一九五〇（昭和二五）年のシャウプ勧告を受けた地方行政調査委員会会議（神戸委員会）以来、一九七九（昭和五四）年の第一七次地方制度調査会答申、一九八九（平成元）年の第二次行革審答申など数次において提言がなされていたが、各省庁が縦割り行政の中で権益を争い、地方への分権はなかなか進まなかった(15)。

西尾勝『地方分権改革』は、地方分権改革が進んだ要因として、一九八〇年代から続いてきた行政改革の流れとリクルート事件に端を発し一九九〇年代から始まった政治改革の流れが合流することにより可能となったと指摘する。[16] 利益誘導型の政治と密接に関連した、国への権限集中を変えていくことが必要という認識が社会に広がり、政治を動かすにいたったのが、地方分権に関する国会決議であったとしている。

一九九三（平成五）年八月には、非自民の連立八党による細川護熙内閣が誕生する。同年一〇月に細川内閣に提出された第三次行革審最終答申では、行政改革を一層強力に進めるためには、「規制緩和（官から民へ）」と「地方分権（国から地方へ）」をわが国の改革の柱とすることが提言され、地方分権がわが国における最重要の政策課題の一に位置づけられた。[17] 一九九四（平成六）年一二月、自民・社会・さきがけの三党連立政権である村山富市内閣において「地方分権大綱」が閣議決定される。一九九五（平成七）年五月には、国会において「地方分権推進法」[18]が成立する。地方分権推進法は、地方分権の推進に関する基本理念および基本方針、地方分権推進計画の作成、計画作成のための指針を内閣総理大臣に勧告する地方分権推進委員会の設置を定める。地方分権推進計画の策定に当たって、住民に身近な行政は地方自治体において処理するという観点から国と地方の役割分担を見直す。国は権限の委譲を推進するとともに、地方自治体に対する関与の見直しを行うこととされた。

イ　地方分権推進委員会の活動

同年七月には地方分権推進委員会が発足する。一九九六（平成八）年三月には、委員会の基本認識と方針を示した「中間報告―分権型社会の創造」がまとめられる。中間報告では、地方分権推進の目的・理念を「全国画一の統一性と公平性を過度に重視してきた旧来の『中央省庁主導の縦割りの画一行政システム』を、地域社会の多様な個性を尊重する『住民主導の個性的で総合的な行政システム』に変革する。そのうえで、「新たな地方分権型行政システムの骨格」として、①国と地方自治体の関係を現行の上下・主従の関係から新しい対等・協力の関係へと改める。法律制度の面で上下・主従の関係に立たせてきた機関委任事務制度を廃止に向けて抜本的に改革する。②これまで国の各省庁が包括的な指揮監督権を背景にして地方公共団体に対し行使してきた関与、中でも事前の権力的な関与を必要最小限度に縮小し、国と地方公共団体の間の調整ルールと手続きを公正・透明なものに改める。③法令に明文の根拠をもたない通達による不透明な関与を排除し、「法律による行政」の原理を徹底することが提示された[19]。委員会は一九九八（平成一〇）年までに五次にわたる勧告を行い、二〇〇一（平成一三）年六月に「最終報告」を提出して解散する。委員会の勧告に基づき、一九九八（平成一〇）年五月に「地方分権推進計画」が閣議決定され、一九九九（平成一一）年七月には国会において「地方分権の推進を図るための関係法律の整備等に関する法律（地方分権一括法）」が成立、二〇〇〇（平成十二）年四月に施行される。地方分権一括法の成立に向けた地方分権推進委員会の活動は、一般に「第一次分権改革」とよばれる。

地方分権一括法は、四五七の法律の一部改正および廃止を定めた法律であり、国および地方自治体が分担する役割を明確にすることを目的にしている。地方自治法第一条の二の改正により、国が担うべき事務を「国家としての存立にかかわる事務」「全国的に統一して定めることが望ましい国民の諸活動若しくは地方自治に関する基本的な準則に関する事務」「全国的な規模で若しくは全国的な視点に立つて行わなければならない施策及び事業の実施」と限定し、これらに該当しない事務は地方自治体に属することとされた。具体的には、地方自治体の事務を「自治事務」と「法定受託事務」[20]の二つに整理し、地方自治体の事務とした。地方自治体が国の下部機関として事務を行う「機関委任事務」はすべて廃止されることとなった。国の関与の仕方についても見直され、国の包括的な指揮監督権は廃止され、定型化・ルール化された。また、自治体の事務処理に関する国の立法的な関与である「必置規制」の見直しがなされた。国庫補助金負担金の整理合理化・地方税財源の充実については、委員会で検討を行ったが、各省庁の抵抗が大きく進まなかった。[21]

ウ　地方分権推進委員会第二次勧告と平成の大合併

当初、地方分権推進委員会は、連邦制・道州制や市町村合併など行政組織の再編成については、多党乱立の政治状況や自治体の間の結束を考えて扱わない方針であった。しかし、第一次勧告後、自民党行政改革推進本部への説明の際、自民党議員から機関委任事務廃止をする場合、受け皿としての市町村の力を強化する必要があるため、市町村合併を積極的に進めるべきという声が数多く出された。メンバーが各政党の意向を探ると、民主党・公明党・自由党などは市町村合併の推進に前向きであった。[22]このため委員会は方針を変更し、一九九七（平成九）年七月の「第二次勧告」の第六章「地方公共団体の行政体制の整備・確立」において「行政改革等の推進」とともに「市町村合併と広域行政の推進」を提言する。[23]一九九九

（平成一一）年七月に成立した地方分権一括法において「市町村の合併の特例に関する法律」が改正され、住民の直接請求による法定合併協議会の設置の発議や合併特例債[24]による財政支援措置の拡充などが盛り込まれた。また、二〇〇〇（平成一二）年には、当時の与党であった自民党、公明党、保守党の与党行財政改革推進協議会において「基礎的自治体の強化の視点で、市町村合併後の自治体数を一、〇〇〇を目標とする」との方針が示された。[25]

一九九九（平成一一）年の「市町村の合併の特例に関する法律」の改正以降、旧自治省（二〇〇〇年より総務省）は強力に市町村合併を推進する。後述の小泉内閣時代の「三位一体改革」による地方交付税の大幅な縮減もあり、財政的に不安を抱えた市町村を中心に、財政支援措置を受けることのできる二〇〇五（平成一七）年三月[26]末に向けて合併があいつぎ、一九九九（平成一一）年三月末に三、二三二あった市町村が二〇〇六（平成一八）年三月末には一、八二一に減少する。[27]

Ⅱ　第一次分権改革と保健・医療・福祉政策への影響

ア　機関委任事務の廃止と国・地方の機能と責任のあり方

第一次分権改革は、明治維新以来の国と地方自治体の関係を変えようとする挑戦的な試みであったが、地域の保健・医療・福祉体制に対して大きな影響を与えるものであった。第一次分権改革の最大の成果は、

「機関委任事務」が全面的に廃止されたことである。しかし、これは戦後の保健・医療・福祉政策を支えた、厚生省―都道府県―保健所―市町村という政策ネットワークの枠組みを解体することにつながるものであった。これまで述べてきたように、終戦直後、保健・医療・福祉政策は、ＧＨＱの占領下、ＰＨＷの強力な指導により、地方自治体が国（厚生省）の機関として機関委任事務を行い、その事務の実効性を高めるために国庫補助負担金の定率・定額の負担、保健所や福祉事務所、児童相談所などの設置義務や医師や保健師、社会福祉主事、児童福祉士などの配置義務が定められることにより、統一的な政策が実現した。ＧＨＱの統治が終わっても基本的な政策の体系は変わらなかった。全国あまねく保健・医療・福祉政策が実現するために、機関委任事務は機能した。保健・医療政策としてみても、保健所が市町村の国保保健婦や地区医師会と協力して結核や感染症予防、健康づくり事業を進め、世界一の平均寿命を誇る今日の日本をつくってきた。

そもそも、厚生省は地方自治体と一体となった政策ネットワークをもっていたため、いわゆる地方支分部局としては、国立病院・診療所を所掌していた地方医務局(29)と地区麻薬取締官事務所(30)の二つがあるだけであった(28)。二〇〇一（平成一三）年一月の中央省庁再編の際、二つの組織を統合し、新たに地方厚生局が設置され、厚生労働省から移管した医療監視、医薬品・毒劇物などの取締、法人の指導監督、指定医療機関、養成施設の指導監督などの事務、検疫所管理事務の一部および社会保険事務局から移管した事務を新たに所掌することになった(31)。地域の保健・医療政策について、地方厚生局と都道府県・保健所の二つの政策主体が存在することになった。また、保健所長は、機関委任事務として、国の法令で直接主務大臣（厚生大臣）から行政事務の処理権限を委任されている事務も数多く存在していた。機関委任事務の廃止で、その事務は自治事務、法定受託事務、厚生省自ら行う事務に整理されることとなった。

医療に関しては、戦前からの流れをくみ、現在も医療政策に詳しい厚生労働省の医系技官が相当数の都道府県・政令指定市の医療関係部局長・課長などに出向しており、政策における一体感は強いものがある。その一方、自治体側で医療政策に詳しい職員の養成が進んでおらず、国の人材派遣に頼っている面があるのも現実である。

「国と地方自治体の関係を上下・主従の関係から新しい対等・協力の関係へと改める」こと自体は意義がある。しかし、保健・医療・福祉政策について、政策機能と権限を完全に分離させることは現実的ではない。例えば、感染症に対する防疫制度、医療や医療保険制度、介護保険などの福祉制度については国が統一的な制度をつくり、地方自治体が地域の実情に合った一定の裁量をもちながらも基本は統一的に運営するのが効率的であり、制度からもれる人を最も減らすことができると考える。

市川喜崇『日本の中央―地方関係』は、「福祉国家における中央―地方関係は、国と自治体が関心と責任を共有する共管領域の拡大」と捉えることができるとし、「機能と責任が必要以上に錯綜するのは好ましくない」とする一方、原理的に「『共有』を認めず、責任の徹底的な分離を求める」場合、「福祉国家にとって逆行的な帰結をもたらす」と指摘する。(32)

原理的に国と地方自治体の役割を分けて国の地方自治体への責任と関与を認めない場合、国が保健・医療・福祉政策についての責任を放棄（その最も大きなものは財政責任の放棄）して地方自治体に丸投げすることや、反対に選挙で選ばれた首長が限界を超えて保健・医療・福祉政策予算の削減を行うことに関与できないという問題を生む。原理主義的な分離論は、市場原理主義的な考えと整合性をもちやすく、(33)保健・医療・福祉政策の縮減を生みやすいと考える。

国民の生命・生活を支える保健・医療・福祉政策に関しては、一定の割合、国・地方自治体は共同して責任を負う部分が重なる（国の関与が生じる）ことは必要であると考える。共同して責任を負う部分については、国と地方自治体が良好なコミュニケーションを保ち、政策議論を行うことが必要であろう。政策議論は、国と地方六団体(34)や各自治体の代表者だけでなく、保健所、市町村保健センター、自治体病院や診療所などの現場機関職員、介護保険制度創設時のような地方自治体の事務担当者など様々な次元の関係者が議論に参加することが必要と考える。(35)二〇一〇（平成二二）年一月、総務省と地方自治体関係者・有識者が参加し、地域主権の確立を目指した地方自治法の抜本的な見直しの案をとりまとめるため「地方行財政検討会議」が開催されたが、このような取り組みを保健・医療・福祉政策分野でも行うべきと考える。

イ　保健所の必置規制と保健所長の医師資格要件

第一次分権改革において、保健・医療分野における国の関与について最も問題となったのが「保健所の必置規制」と「保健所長の医師資格規制」の見直しであった。一九九四（平成六）年に「保健所法」が改正され「地域保健法」となる。市町村保健センターが健康問題に関する総合窓口とされる一方、保健所は問題解決に必要な専門的・技術的サービスを提供する機関として再出発を図っていた。

地方分権推進委員会は、一九九六（平成八）年三月の中間報告において、必置規制の例として、保健所、福祉事務所、児童事務所などを挙げ、「必置規制の問題は、地方公共団体の自主組織権の問題である。すなわち、どのような職員をいかなる組織編成の下でどのように配置するかということは、地方自治の本旨にかかわる問題であり、この自主組織権を国が制約することは、例えば、全国的に一定の水準を確保することなどが必要であり、ほかの代替手段をもってしては達成し得ない場合など、特別な場合に限られるべき」と指摘。「見直しにより、社会的弱者に対する福祉サービス等の行政水準の低下をもたらすことのないようにすること、既存の職に従事している人の見直し後の処遇に配慮することなどに留意」することを前提に、「国の縦割り行政の弊害を是正し、地方公共団体が地域の総合的な経営主体として、多様な資源（職員、組織、資金等）を柔軟に組み合わせることで、地域の実情に則した自主的かつ責任ある行政を展開できるようになれば、住民へのサービスが向上することになる。このためには、必置規制の思い切った見直しを行う必要がある」と提言した。また、「事務の遂行のために一定の資格・職名を義務づけているもののうち、例えば、保健所長の医師資格、図書館長の司書資格など、当該資格規制がなくても事務の遂行に支障がないと思われるものは見直しを図ることとする」とし、保健所長の医師資格についても見直しを提案する。(36)

「保健所の必置規制」と「保健所長の医師資格規制」の見直し提案に対して、一九九六（平成八）年四月一七日に、全国保健所長会会長が地方分権推進委員会委員長へ「保健所の諸問題に関する要望書」を提出、保健所長の医師資格要件が廃止されないよう要望を行う。(37)また、日本公衆衛生学会、衛生学・公衆衛生学教育協議会、日本医師会など数多くの団体が反対を表明する。

国際化が進む中でのＳＡＲＳや新型インフルエンザなどの新興感染症の発生、Ｏ―１５７などによる死亡の危険のある食中毒事件の頻発、有害食品の流通、さらには阪神淡路大震災・東日本大震災のような大規模災害の発生など、住民の生命と健康を脅かす問題が次々と起きている。住民の生活を守るため、保健所と市町村保健センターが厚生省や研究機関と連携し、全国的なネットワークによるサーベイランスシステムや感染症の発生に対する防疫体制を確立することは、国民の生活の安全を守る必須のものである。[38]さらに、高齢化が進む中で地域の医療・福祉機関の間の連携が求められ[39]、また、地方における医師不足が深刻化する状況において[40]、地域の医療政策の調整役としての保健所や医師資格をもつ保健所長が果たすことの役割は大きい。全国の保健所長で構成する「全国保健所長会」や保健所長や保健所関係者が多数参加する「日本公衆衛生学会」など、人的ネットワークの存在も軽視できない。全国保健所長会は、新保健所法が制定された一九四七（昭和二二）年に設立された団体である。会長を務めた澁谷いづみは、全国保健所長会の役割について①公衆衛生の最前線である現場の声を厚生労働省はじめ国の関係機関や組織に届けること。②全国ネットワークのメリットを活かした保健所活動の支援。③保健所長の資質向上があると指摘している。[41]

「保健所の必置規制」を廃止すれば、都道府県によっては財政上の理由から保健所の廃止を行い、全国的なネットワークがくずれる可能性もある。新型インフルエンザなどの感染症に対する対策において地域的な空白は許されず、空白地域の住民のみならず、他地域の住民の生命を脅かすことにつながる。

「保健所長の医師資格規制」に関しても、公衆衛生関係者は、単に医師の既得権を守るために反対したのではなく、「医師の資格規制」を廃止することによって「誰でも保健所長になれる」可能性を危惧して反対したとされる。[42] 医師に代わって仕事を行う保健所長が、どのような知識や経験・能力を備えていることが必要か決まっていないうちに、資格規制を廃止すれば公衆衛生の知識のない事務職員が保健所長になる可能性が存在した。[43] 実際、当時（現在もであるが）、保健所長を希望する医師は少なく、各都道府県は保健所長の雇用に苦労していた。一人の医師が複数の保健所長を兼ねることも少なくなかった。さらに、行政組織内での保健所・医師の保健所長が果たしている役割への不理解、医師を含めた専門職への評価の低さを考えれば、経費節減や事務職員のポストの確保の観点から、公衆衛生の知識のない事務職保健所長が誕生する可能性は否定できなかった。中間報告の「当該資格規制がなくても事務の遂行に支障がない」という表現は、保健所・保健所長の仕事や戦前から築き上げてきた保健・医療システムに対する理解を欠いた表現であり、それだけに公衆衛生関係者の抵抗は激しかった。

最終的に、地域保健法第五条の「保健所の必置規制」は存続される。「保健所長の医師資格規制」は、二〇〇四（平成一六）年三月に出された「保健所長の職務の在り方に関する検討会報告書」を踏まえ、厚生労働省は、同年四月二三日に「保健所長の医師資格要件に関する見直し方針」を示し、地域保健法施行令を改正。「公衆衛生医師の養成及び確保に積極的に取り組むが、そのような努力を行っても公衆衛生に精通した適切な医師が確保できない場合には、以下の条件のもと、例外的措置として、医師以外の者を保[44]健所長とすることを可能」とする方針を示した。

ウ　市町村合併と地域の保健・医療・福祉政策

市町村合併は、地域の保健・医療・福祉政策の観点からみてどのような影響を与えたのか。総務省が二〇一〇（平成二二）年三月に公表した「『平成の合併』について」では、合併の効果として、①専門職員の配置など住民サービス提供体制の充実強化、②少子高齢化への対応、③広域的なまちづくり、④適正な職員の配置や公共施設の統廃合など行財政の効率化を挙げる。(45)たしかに、小規模の市町村を合併することで効率化できる面は大きい。総務省は、平成の合併により、市町村の三役・議会議員約二一、〇〇〇人が削減され、約一、二〇〇億円の支出が抑制される見込みであり、人件費などの削減により年間一・八兆円の効率化が図ることができるとしている。(46)

保健・医療・福祉政策の視点からみると、①の「専門職員の配置など住民サービス提供体制の充実強化」については、合併自治体の約九割の四七四市町村が合併によって組織が専門化したり、人員が増加したりすることで体制が充実したとされる。充実した分野として「企画財政・総務分野（六六％）」に次いで「保健・福祉分野（四六％）」が挙げられた。また、ほとんどの専門職員（栄養士、保健師、建築技師、司書など）について、合併前より合併後の職員数が充実しているとされた。②の「少子高齢化への対応」は、強化された行財政基盤を活かして、少子化対策・高齢化対策の取り組みが行われ、大部分の合併市町村で福祉分野での行政サービスの拡充が行われたとされる。(47)

しかし、市町村合併は、地域に一定のプラスの効果をもたらす一方、マイナスの効果ももたらした。

二〇〇八（平成二〇）年一〇月、全国町村会は「『平成の合併』をめぐる実態と評価」を公表した。報告書は、合併した自治体（九団体）と合併しなかった自治体（八団体）の首長、職員、議会関係者地域のNPO・地域づくり関係者などにヒアリングを行い、合併の影響を評価している。報告書は、合併により①行政と住民相互の連帯の弱まり（役場が支所となり職員が削減され、行政と住民の距離感が拡大）。②財政計画との乖離《かいり》（合併したものの全国の自治体への交付税の縮減により財政の苦しさは変わらず、合併に対する失望を生む）。③財政規律の低下（合併すれば財源不足は解決すると考え、能力を超えた財政支出を行う。合併前の駆け込み事業で財政困窮した自治体も存在）。④周辺部になった農山村の衰退（役場がなくなることで経済波及効果を失う。役場の存在することの安心感の喪失）。⑤過大な面積をもつ市町（人口規模を重視したため過大な面積を持つ自治体が生まれた。行政の目が周辺部に届きにくくなった）が生まれたと指摘する。(48)

医療や健康づくり政策について議論するならば、人材不足の保健・医療専門職の雇用が可能であれば、顔のみえる小規模の自治体であるほうが住民にとってきめ細やかな事業を展開できるという面がある。実際、合併により自治体の規模が大きくなり、これまで質の高い優れた取り組みをしていた自治体が、質の低い自治体の水準に「平準化」される例も少なくなかった。(49)また、合併市町村がそれぞれ自治体病院をもっており、病院のこれからのあり方を議論しないまま合併し、病院の再編問題が地域の政治問題となった地域も少なくない。

全国町村会の報告書は、合併をしなかった町村が厳しい財政状況のもと、行政と住民が一体となった行財政改革を進めていること。「地域に対する『愛着』を尊重し、愛着と表裏一体をなす『責任感』を行政と住民が共有することで難局を乗り越えよう」としていること。行政と住民の間で地域ニーズが共有されることで、「地域の目標が明確になり、財政支出を抑制したうえで納得度の高い、身の丈に合った効率的な地域経営が可能」であること。このような自治は「手触り感のある地域単位であり、行政と住民、住民同士の顔のみえる関係」により実現が可能となることを指摘している。(50) 指摘は、保健・医療・福祉の分野でも当てはまると考える。

Ⅲ 「新自由主義的地方分権」と「民主主義的地方分権」

宮本憲一は「中央集権の二〇世紀の終焉《しゅうえん》―その歴史過程」で、分権には「新自由主義的分権」と「民主主義的分権」の二つの潮流があるとする。「新自由主義的分権」は、小さな政府―大きな自由市場のための分権、「民主主義的分権」は、民主主義の基礎としての地方の住民自治を推進する分権であり、この二つの流れがぶつかっているのが現在の分権の現実とする。そのうえで、分権推進委員会は、新自由主義的改革という大きな枠組みの中で、民主主義の前進としての分権が主張され、「両者を混合しよう」としていたと指摘する。また、市町村合併についても、「明らかに新自由主義的改革が求めている行財政の効率―『小さな政府』の路線である」と指摘する。(51)

地方分権推進委員会の中間報告は、地方分権推進の目的・理念を「全国画一の統一性と公平性を過度に重視してきた旧来の『中央省庁主導の縦割りの画一行政システム』を、地域社会の多様な個性を尊重する

『住民主導の個性的で総合的な行政システム』に変革することとする。そのために、「国と地方公共団体の関係を現行の上下・主従の関係から新しい対等・協力の関係に改め」るために、機関委任事務を廃止し、これまでの中央省庁の包括的な関与を必要最小限に縮小することにした。(52)「保健所の必置規制」「保健所長の医師資格規制」などの「必置規制」の見直しは、このような流れで提案された。

しかし、国と地方の新しい保健・医療・福祉の政策体制はどうあるべきかの議論なしに、戦後の保健・医療・福祉政策を支えてきた機関委任事務や国庫補助支出金の定率・定額の支出、施設・人員の必置規制などをすべて廃止すれば、保健・医療・福祉システムそのものが崩壊する危険性も存在する。国・地方共に財源が不足する中で、国から地方に財源が移譲されたとしても、その財源が保健・医療・福祉に使われるという保証はない。例えば、極端な市場原理主義的な思考をもつ首長が当選し、地域の保健・医療・福祉の基盤そのものを崩壊させる危険性も存在する。保健・医療・福祉は平等性の高い性格の政策で、全国あまねく一定の水準が確保されることが期待されている。選挙で選ばれる自治体の首長や議員に意思決定の多くを任せ、うまくいかなければ政治家を選んだ住民の自己責任ということが許されない性格をもつ。機関委任事務を廃止するとしても、国として保健・医療・福祉の最低水準を確保する観点から法律による「必置規制」は強化するという選択肢はある。法律において保健所や保健所長の医師の必置要件を定めるということは、国（厚生労働省）が自治体に関与を行う面もあるが、国民の代表である国会が地域での保健・医療の質と量を確保するという考え方も成り立つ。

さらにいえば、地方分権が実現して、地方自治体の力が強くなったとしても、現場の声が保健・医療制度に反映するとは限らない。自治体内部の力関係を考えれば、地方分権・市町村合併により、首長・企画財政人事などの管理セクション（財政の論理が優先しやすい）に権力が集中し、現場の保健・医療・福祉専門職（具体的な住民へのサービスを優先する）の意見をきかないという危険も存在する。自治体内の現場職員への分権という意味で保健所長の医師資格要件を捉えることもできる。

佐甲隆は、全国の保健所で福祉事務所の統合により責任者に事務職が就任する例があいついでおり、実質的に「所長医師規定」は有名無実化されていること。そのような施設では「『管理化』と『事務所化』に向かい、仕事がしにくいという声も聞かれる。医師のリーダーシップは保証されず、学問的なエビデンスに基づいた活動よりも、法的根拠と効率のみが優先され、発展性のない活動の沈滞がもたらされる傾向もある。そしていまだに、公衆衛生・地域保健軽視の人員・予算配置や集権的なマネジメントも横行している」ことを指摘している[53]。

そもそも、わが国には、明治政府の「文官任用令」以来の文官優位、技官軽視の文化が国・地方自治体に根強く残っている。文官優位・技官軽視の文化は、財政優先・現場軽視の組織文化にもつながっている。国・地方自治体のこのような文化が「保健所長の医師資格規制」の議論にも反映しているとも考える。保健・医療・福祉の現場を守る組織内分権の視点で必置規制を捉えることも必要と考える。さらに言えば、地方自治体の技官軽視・現場軽視の文化は、自治体病院の医療現場に対する自治体本体の無理解にもつながっている。

三　小泉政権の新自由主義的医療改革

Ⅰ　医療への新自由主義的改革導入と過度の診療報酬抑制政策

二〇世紀末頃から、財界や経済官庁、新自由主義な考えをもつ学者から、国民皆保険制度を解体し、医療制度そのものに市場原理・市場メカニズムを導入する政策が主張される。具体的な主張としては、①国民皆保険・皆年金を基本的に解体し、民間保険（マネージド・ケア）中心の制度に切りかえる。②社会保障費用の総枠を抑制したうえで、財源は保険料よりもむしろ消費税主体にして、大企業の負担を大幅に軽減する。③株式会社による医療・福祉施設経営の自由化の三つが中心的な主張であった。(54)

このような新自由主義的医療改革が公式に主張されたのは、一九九九（平成一一）年二月小渕総理直属の諮問機関である「経済戦略会議」の最終答申からであった。答申では、「持続可能で安心できる社会保障システムの構築」として、「少子高齢社会における政府の基本的役割は、すべての国民に対して、健康にして文化的な生活（ナショナル・ミニマム）を必要に応じていつでも保障できるセーフティ・ネットを整備すること」「ナショナル・ミニマムの算定は容易ではないが、このレベルを高くしすぎると、モラルハザードが生じるだけでなく、非効率な大きな政府をつくり上げることになる」と指摘。大きな方向性として、「公的関与を必要最小限に止め、民間活力を積極的に活用することによって、国民の自由で多様な選択が可能となる制度設計を行うこと」「公的関与の範囲を縮小すること自体は、現在政府において検討されている『小さな政府』へ向けての制度改革と基本的な方向性は変わらない」と公的関与の範囲の縮小を主張している。

「医療や介護」に関しては、「社会的な必要最低限のサービスをあまねく国民に保障する観点から、国もしくは地方自治体がセーフティ・ネットを用意する」とし、介護と高齢者医療については、「現役世代からの拠出金に依存する老人保健制度を廃止し、税で必要なサービスを保障する方向で検討する（筆者注：現役世代の拠出を廃止することは、使用者の被用者の医療保険への負担を廃止し、使用者の利益にもつながる）」「国民にシビルミニマムを保障する場合でも、公的部門による一律的な制度に依存しすぎることなく、可能な限り競争原理を導入し、公設民営化の発想を生かしながら、個人差に応じた多様なサービスが受けられる制度を再設計する」「医療に関しては、競争原理の導入などを通じて医療コストの抑制を実現」「保険者に対する規制の緩和（情報提供及び医療機関の自由な選択等を認める）」「社会保険診療報酬支払基金による独占的なレセプトの一次審査を廃止」「医療の効率化・コスト削減、質の向上、予防医療の充実などを目的とした専門機関として『日本版マネージド・ケア』を導入する」「医療に関する規制緩和を推進する（企業による病院経営の解禁、広告規制の緩和など）」「公設民営、民営化を推進するなどにより、国公立病院の運営を改革する」「医療行為の標準化・マニュアル化を進め、その上に立ってレセプトの標準化・電子化とコンピュータ・ネットワーク化を行う」ことが提案された。

新自由主義的な医療制度への改革の主張は、二〇〇一（平成一三）年四月に小泉純一郎が内閣総理大臣に就任し、六月に経済財政諮問会議の「今後の経済財政運営及び経済社会の構造改革に関する基本方針（骨太の方針）」が閣議決定されることにより盛り上がりをみせる。骨太の方針は、「医療費総額の伸びの抑制」という厚生労働省の従来の政策と整合する部分も多かったが、「株式会社による医療機関の経営」「保険者と医療機関の直接契約」「公的保険による診療と保険によらない診療（自由診療）との併用（混合診療）」など、厚生労働省や日本医師会の反対や抵抗を押し切って盛り込まれた項目も少なくなかった。(55)小泉政権の時代を通じて、小泉のブレーンである「財政諮問会議」や「総合規制改革会議」の委員と厚生労働省や日本医師会などとの対立が続くことになる。小泉の進める新自由主義的な医療制度の改革は、厚生労働省などの抵抗によりごく部分的にしか実現しなかった。(56)(57)しかし、医療費総額の伸びの抑制については厚生労働省も抵抗できず、強力に進められることになる。二〇〇二（平成一四）年には、診療報酬の史上初の引き下げと健康保険法改正による健康保険の本人の自己負担率引き上げ（二割→三割）が行われた。さらに、二〇〇五（平成一七）年九月に、郵政民営化を争点とした衆議院総選挙に小泉自民党が勝利した後の二〇〇六（平成一八）年四月には、過去最大のマイナス三・一六％の診療報酬引き下げや医療制度改革関連法案を成立させることになる。

同年九月二六日、小泉の後を引き継いで安倍晋三が内閣総理大臣となる。安倍内閣は、部分的な例外として二〇〇六（平成一四）年度の診療報酬改定で導入されたリハビリテーション算定日数制限などいきす

ぎた医療費・介護福祉費抑制政策を見直すが、大枠では小泉内閣の政策を継承する。(58)

Ⅱ　医療制度への過度の競争原理の導入

小泉政権時代の医療制度改革の問題点として、日本の医療の質向上のための政策について、その副作用を考えず、過度に競争原理をもち込み、改革を急いだことがある。その典型が、二〇〇四（平成一六）年度に導入された「新しい医師臨床研修制度」と二〇〇六（平成一八）年度の診療報酬改定で導入された「七対一看護の入院基本料」がある。

新しい医師臨床研修制度は、小泉内閣の経済対策閣僚会議が二〇〇一（平成一三）年一〇月二六日に決定した「改革先行プログラム」の規制改革別表の医療分野で、「医師の教育改革の検討（出身大学（医局）にとらわれない広域での医師と病院をマッチングさせることを可能とする方策の検討）」が契機の一つとなった。新制度は、新人医師が専門分野に進む前に、内科や小児科、地域医療など、臨床医としての基本を一通り身につけることを目的とするもので、一定の意味があるものであった。しかし、問題は、研修先について、新人医師が研修を受けたい病院を選び、病院側の希望とつき合わせる「マッチング」という制度が導入されたことである。その結果、研修医の相当数が都市部にある有力な病院で研修を行うことになり、大学医局に属さなくなった。大学医局は、所属する医師が減少したことから、これまで派遣していた病院から医師を引き揚げざるを得なくなった。(59) 研修制度の導入を契機に勤務医の雇用が流動化し、地方の病院や労働条件の悪い病院において医師の退職が続出することとなった。

二〇〇六（平成一八）年度の診療報酬改定における「七対一看護入院基本料」の創設も、看護師不足に拍車をかける結果となった。患者当たりの看護師の数は多いほうが手厚い看護を行うことが可能となり、医療の質も高くなる。病院の収入に大きく影響する入院基本料金は、看護師一人当たりの患者の数と平均在院日数で決まる。従来は「患者一〇人に対して看護師一人」が入院基本料の最高であったが、新たに「患者七人に対して看護師一人」という基本料金が設けられた。当時の七対一看護の入院基本料金は一、五五五点＝一万五、五五〇円で、従来の最高額に比べ一日三、四六〇円もアップした金額となった。約一、〇〇〇床規模の大病院では年間一〇億円近くの増収になるといわれた。このため大学病院や有力病院を中心に、新しい入院基本料の取得を行うために、若い看護師の争奪戦が起きた。結果として、若い看護師にとって魅力の少ない地方の病院、中小の病院で看護師を雇用できなくなった。[60]

「新しい医師臨床研修制度」や「七対一看護入院基本料」の制度導入は、日本の医療の質を上げるために考えられたものである。しかし、その導入が医科大学の学生定員の増加や入院基本料全体の底上げなど、十分な人員や予算の増加なく行われ、かつ制度導入が小泉改革の根底にある競争原理を導入したため、制度に対応できる病院とできない病院の「二極分化」を生んだ。制度に対応できない地方の病院や中小の病院において、医師・看護師の不足による診療機能の低下、収益の急激な悪化による閉鎖などに追い込まれる施設が続出することになる。[61]

四　国立病院や社会保険病院・厚生年金病院の改革

新自由主義的な考え方は、国民皆保険を基本としたわが国の医療保険制度そのものには部分的にしか導入されなかったが、公的な性格の強い病院の運営に対しては大きな影響を与えることになる。前述のとおり、第二臨調においては国立病院の改革が求められたものの、自治体病院などに対する改革は強く求められていなかった。しかし、橋本行革以降、特に小泉内閣の新自由主義的行政改革の考え方は国立病院に加え、社会保険病院・厚生年金病院、そして自治体病院にも及ぶことになった。

Ⅰ　国立病院の改革

ア　強行される国立病院の再編・移譲

国立病院の再編については、第二臨調の提案を受け、一九八七（昭和六二）年九月に「国立病院の再編成等に伴う特別措置に関する法律」が成立したものの、職員や地元自治体の反対でなかなか進まなかった。当時の国立病院の経営はお役所体質が非常に強かった。労働組合の力が強く、多くの国立病院での組合交渉は徹夜交渉で、一晩中交渉が行われた。組合の主な主張は人員増であった。交渉の責任者である病院長は、大学医局の派遣で、数年で異動してしまうため、結局、組合の主張に同意してしまうことも多かった。当時の国立病院は、定員法の枠の制約があり定員増は認められないため定員法の枠外で職員の採用を行い、職員給料を人件費で払えないことから、経費として支払うというようなことが行われていた。本省から地方の医療局に派遣されてくる事務職員に対して、労働組合の幹部が何もするなと圧力をかけるということもあったという。(62)

実際の病院運営にも問題があった。予算や組織について本省や地方医療局の力が強く、施設整備や医療機器の購入などについて、戦前の陸軍・海軍病院の格に応じて水準が決まるというようなことが行われていた。会計も歳入と歳出のみで経営を把握する官庁会計で運用されており、一九六〇年代に自治体病院が導入していた企業会計（損益計算書と貸借対照表などを作成）が、導入できていなかった。歳入と歳出の予算のしばりが強く、経営努力をして患者が増え収入が増えても歳出の枠は増えないので、患者増に対応した歳出予算の増ができず、支出ができないということも起きていた。

経営状況も悪く、国立病院は一九九二（平成四）年度において、国立病院・療養所の診療収入六、一八三億円に対する一般会計の繰入金は二、四〇六億円（一施設当たり約一〇億円）で繰入率二五・五％に達した。(63)一九九三（平成五）年度には、総務庁から一般会計からの繰り入れ基準の明確化を行い、経営改善に取り組むことが勧告されている。

一九九五（平成七）年には、「国立病院・療養所の政策医療、再編成に関する懇談会」の報告が出され、橋本内閣となった一九九六（平成八）年一一月には、一九八五（昭和六〇）年三月に出された「国立病院・療養所の再編成・合理化の基本指針」の見直しが閣議決定される。方針では、「統廃合および経営移譲の終了していない施設については、引き続き再編成計画の対象施設とし、二〇〇〇（平成一二）年度末までに施設の廃止を含む対処方策を決定したうえ、速やかに実施する」と厳しい表現で再編成・合理化を迫るものとなった。一九九九（平成一一）年三月には国立病院・診療所の再編成計画の見直しに伴う対象施設の増加が行われた。

当時の厚生省は、強い労働組合に対抗し、国立病院の統廃合計画を進めるため、定数増や施設整備の意識的に行わず、職員や地元自治体が再編成もやむを得ないという考えにさせようと、「立ち枯れ作戦」とよばれる政策を取った。一九九九（平成一一）年二月四日の衆議院予算委員会において日本共産党の瀬古由起子議員は、厚生省の課長補佐クラスで検討会を行った資料である「国立病院・療養所改革検討会中間報告（一九九〇（平成二）年三月）」が存在し、厚生省内において「立ち枯れ作戦」による、予算や人員の締めつけ政策が展開されていることを明らかにした。質疑の中で、宮下創平厚生大臣も厚生省内の任意の私的な勉強会の資料であるとしながらも文書の存在を認めた。

実際、一九九四（平成六）年度の一般会計繰入金二、五八八億円（繰入率二四・九％）が、一九九七（平成九）年度には一、八〇二億円（繰入率一六・六％）まで急減している。このような病院マネジメント力の向上を踏まえない一方的な繰入金の縮減は、医療現場を破壊することにつながり、決して望ましいものではない。

筆者は、労働組合の存在は重要であると考えている。労働組合の不存在や力の弱い組合が経営者の恣意的な経営を許してしまう場合も少なくない。今日の社会的な格差の拡大も労働組合が弱体化したことの影響が大きいと考える。一方、倒産の危険が低い公的組織の職員が、経営を考えずに自分たちの利益だけを追求する場合、国民の公的組織の信頼を損ない、公的組織の存在そのものを危険に追い込む危険が高いと考える。住民からみて理屈のつかない労働組合の行動に対して、行政本体は強い対応を図らざるを得なくなる。労働組合の硬直的な行動は行政の硬直的な行動を生むのである。行政と労働組合が互いに歩み寄らなければ、よい行政サービスの実現、ひいては公的組織の存続はできない。

地方自治体に対する厚生省（厚生労働省）の国立病院の経営譲渡の働きかけは、病院の廃止を示唆し、引き受けを迫る強硬なものとなった。(64) 厚生省（厚生労働省）の働きかけの結果、一九八九（平成一〇）年度から二〇〇五（平成一七）年度にかけて七三の国立病院が経営を譲渡され、うち地方自治体に三六病院が移管され、病院や福祉・健康施設などになった。(65)

イ　国立病院の独立行政法人化

第二臨調以来の国立病院・療養所の移譲に並行して新しい動きも起きる。一九九七（平成九）年一二月、橋本内閣の行政改革会議の最終報告で、高度かつ先進的な医療センターとハンセン病療養所などを除き、国立病院・診療所について「独立行政法人化」を図ることが盛り込まれる。独立行政法人は行政改革会議の目玉の一つで、英国のエージェンシー制度をモデルに考えられた組織である。独立行政法人は、国民のニーズに即応した効率的な行政サービスの提供を実現するという考えから、「政策の企画立案機能と実施機能とを分離」させ、事務・事業の実施主体を各省庁から独立させた法人格をもつ組織である。従来の行政活動は、予算の作成や執行を中心として事前のチェックに重きを置いていたが、現実に対し、的確かつ機動的、効率的に対応するため、決算状況などの事後的なチェックに重点を置き、所管大臣の監督や関与も一定限度に制限される(66)。

一九九九年（平成一一）年には、「独立行政法人通則法」が成立し、二〇〇二（平成一四）年には個別法である「国立病院機構法」が成立する。二〇〇四年（平成一六）年四月には、公務員型の独立行政法人である国立病院機構が発足する。国立病院の独立行政法人化は、国立病院のお役所体質の運営を打破する契機となった。企業会計が導入され、病院長の裁量が大幅に増え、予算のしばりも緩やかになり、医療機器も病院の裁量をもって購入できるようになった。労使関係も改善しつつある。筆者の知り合いのある病院長も「独立行政法人化して本当によかった」と発言している。

財務状況も、独立行政法人化で急激に改善した。二〇〇四（平成一六）年四月の独立行政法人化後、二〇一〇（平成二二）年度まで六期連続で経常収支はプラスとなり、二〇一〇年度の経常収益は八、七九五億円、経常費用八、二一二億円、経常利益は過去最大の五八三億円に達している。国からの運営交付金は四三二億円であるが、国勤務期間分の債務の処理である約三二七億円（退職手当一四七億円、整理資源一七九億円、恩給負担金五千万円）を除いた金額は約一〇五億円で、経常収益の約一・二％でしかない(67)。国立病院は独立行政法人の優等生ともいわれている。

Ⅱ　社会保険病院・厚生年金病院の改革

前述のとおり、社会保険病院は、戦時中、社会保険加入者による医療提供を確保するために設置され、戦後の復興とともに発展した。二〇一二（平成二四）年四月現在において、全国に五二カ所の社会保険病院が医療を行っていた。そのうち四八の病院が、全国社会保険協会連合会（全社連）に運営委託を行う形で運営が行われてきた。社会保険病院は国立病院と異なり、これまで経営改革の議論の対象となることは少なかった。しかし、小泉医療構造改革時代には、一転、社会保険加入者への医療提供という目的は達成されたとして、病院の存続を含めた厳しい改革を迫られることになる。

小泉総理就任後の二〇〇一（平成一三）年六月に閣議決定された「今後の経済財政運営及び経済社会の構造改革に関する基本方針（骨太の方針）」では、「公的な医療機関の役割に沿った運営」の文言が盛り込まれ、同年一一月の政府・与党社会保障改革協議会の「医療制度改革大綱」においては、診療報酬の改革の項目において「公私の医療機関の機能分担等について検討を急ぐ」とされ、公的な医療機関のあり方についての検討が行われることが示唆される。

二〇〇二（平成一四）年一二月一二日、政府・与党の「医療保険改革に関する合意」の中で、被用者保険および国保の給付率を七割（三割負担）、七〇歳以上の者の給付率が定率一割（現役並み所得者は定率二割）とする一方、社会保険の業務の効率化の視点より「社会保険病院のあり方を見直し、三年以内に三割をめどに縮減する方向で措置する」ことが盛り込まれることになった。さらに、合意を受けて同年七月に成立した健康保険法の一部を改正する法律の附則に社会保険病院の見直しの規定が盛り込まれた。

同年一一月二〇日、自民党の医療基本問題調査会・公的病院等の在り方に関する小委員会（津島雄二小委員長）は、社会保険病院、国立病院・療養所、労災病院、自治体病院などの改革方針を盛り込んだ「今後の公的病院等の在り方について」をまとめる。小委員会での議論は、小泉内閣の進める健康保険法や診療報酬のマイナス改定など、「三方一両損」の医療制度改革が議論される中で、国民、医療機関とともに、行政側も痛みをわかち合うべきだという発想から始まった。方針では、「民間にできることは、民間に」の考え方に沿って、機能役割を明確化し、地域医療の実情を考慮してあり方を見直す方向が示されている。(68) 小委員会で最も議論されたのは、社会保険病院のあり方であった。厳しい政管健保の財政事情を踏まえて抜本的に見直す方針を示し、原則として施設整備は保険料財源の投入でなく、病院収入でまかなうこととされた。小委員会の方針は同年一一月二八日の自民党医療問題調査会「医療制度改革についての中間報告」に反映された。

同年一二月二五日には、厚生労働省は「医療保険制度の運営効率化について」をとりまとめ、社会保険病院については、各病院の経営実績を評価し、①単独で経営自立ができる病院、②単独で経営自立は困難であるが地域医療にとって重要な病院、③そのほかの病院に分類したうえで、地域の事情を勘案しつつ、①と②は、それぞれの経営状況などに応じた新しい経営形態への移行などを、③については統合、移譲（売却）等を検討し、二〇〇六（平成一八）年度において、その検討結果を整理合理化計画としてとりまとめることとされた[69]。

厚生年金病院も、一九四五（昭和二〇）年に産業傷病者の職場復帰を目的とした整形外科療養所として開設され、全国一〇カ所でリハビリを中心とした医療を展開していたが、二〇〇四（平成一六）年の第一五九国会の年金制度改革に関する議論の中で、年金財政が厳しい中で厚生年金病院を含めた年金福祉施設の設置および整備に多額の費用が年金保険料財政から支出されていたことが問題となる。このため、政府与党年金制度改革協議会は、同年三月一〇日「年金福祉施設等の見直しについて（合意）」をとりまとめる。合意では、①今後年金保険料は福祉施設の整備費などには投入しないこと。②福祉施設の整理を行うための独立行政法人を設置し、五年をめどに整理合理化を進めることとなった。厚生年金病院については、二〇〇四（平成一六）年度中に各施設の経営状況を明確にし、二〇〇五（平成一七）年度に整理合理化計画を策定し、地方自治体や民間へ売却する方向が示された[70]。

二〇〇五（平成一七）年一〇月、年金および社会保険の福祉施設の譲渡の事務を行うために、独立行政法人年金・健康保険福祉施設整理機構（ＲＦＯ）が発足。二〇〇八（平成二〇）年一〇月には社会保険庁改革[71]に伴い、社会保険病院および厚生年金病院が、国（社会保険庁）からＲＦＯに出資されることとなる。出資された病院は、地域医療の確保を図る見地から、個別の病院または病院群として安定的な経営を図ることを基本に適切な譲渡先を検討し、その確保を図るとされた[72]。

二〇〇九（平成二一）年八月三〇日の衆議院選挙で民主党政権が誕生する。民主党政権は、全国的に医療崩壊が問題となる中、社会保険病院や厚生年金病院を売却することは地域医療の崩壊を加速させることにつながりかねないと二つの病院群を公的に存続させる方針を示す。二〇一一（平成二三）年六月、議員立法により、「独立行政法人年金・健康保険福祉施設整理機構法の一部を改正する法律」が成立。法律の公布日（二〇一一年六月二四日）から三年以内の政令で定める日にＲＦＯを二つの病院の運営機関である「独立行政法人地域医療機能推進機構」へ改組することとなった。

病院存続の危機の中、社会保険病院や厚生年金病院は存続のため経営の改善に努める。全国社会保険連合会（全社連）は、社会保険病院の現場に裁量を与えるとともに病院運営の効率化などを図り、保険料の投入を必要としない病院運営を目指した結果、二〇〇五（平成一七）年度から保険料財源による病院整備がとりやめられ、国からの運営費の補助も行われなくなった。

二〇一〇（平成二二）年の全社連の決算では、運営の委託を受けている社会保険病院四八施設、厚生年金病院三施設を合わせた総収益は二、九九六億円、総費用は二、九〇二億円、九四億円の純利益となっている(73)。また、厚生年金病院も、二〇〇四（平成一六）年度から保険料財源による病院整備が取りやめられ、国からの運営費補助も行われなくなった。

二〇一四（平成二六）年四月、全国約六〇の病院（社会保険病院・厚生年金病院・船員保険病院）を直接運営する独立行政法人地域医療機能推進機構（ＪＣＨＯ：ジェイコー）が発足した。機構は、救急医療などの五疾病五事業、リハビリなど地域医療を提供する機能の確保を図り、もって公衆衛生の向上、住民福祉の増進等に寄与することを目的とする。社会保険病院の地域医療機構への移行に伴い、全社協以外の運営委託が行われていた社会保険紀南病院、東京北社会保険病院は、委託主体に売却されることになった。地域医療機構の発足により、戦後からわが国の医療の一翼を担ってきた社会保険病院や厚生年金病院の名称は消えることになった。

五　改革を迫られる自治体病院

戦後、厳しい経営環境に置かれながらも発展を続けてきた自治体病院であるが、国・地方をあげての行政改革の流れの中で改革を迫られることになる。

Ⅰ　自治省「地方公営企業の経営基盤の強化について」

一九九七（平成九）年一一月、自治省（現総務省）は、橋本行革の一環として「地方自治・新時代に対応した地方公共団体の行政改革推進のための指針の策定について」を示す。一九九八（平成一〇）年一月には、自治省自治財政局長が、各自治体に「地方公営企業の経営基盤の強化について」を通知する。通知は上下水道、交通事業、病院などすべての公営企業を対象になされた。病院事業に関しては、経営を取り巻く環境が大きく変化していることから、「地域における当該病院の役割を明確にし、診療科目、病床規模などについて見直しを行うとともに、必要に応じ病院自体の再編についても検討する」「医療サービスの向上、医師の確保、経営健全化・効率化、経営基盤の強化の観点から、一部事務組合の活用など広域的な経営、広域的な連携を検討する」「医療資源の有効活用および効率的な地域医療体制の整備を図るため、民間病院を含めた病院相互の連携強化と機能分担を進める必要があることから、施設の共同利用、情報機器を活用した診療支援などを積極的に推進する」「患者数、病床数に対する職員数の割合などの経営指標を参考にして、職員配置の適正化に一層努める」「薬品等医療材料についても、使用薬品の見直し、共同購入の実施、在庫管理の適正化などにより、経費の節減に努める」「清掃、警備等附帯的業務について民間委託を一層推進するほか、給食などの業務についても、民間委託の推進を図る」「職員の経営意識の向上に努めるとともに、病院の運営に関する会議の設置、事務長をはじめとする企画・経営管理部門の役割の充実を図るなど、院内の組織・体制を見直す」ことなどを求めている。通知は、公営企業の経営基盤の強化を求めるもので、経営形態の変更や一般会計からの繰入金の抑制を求めるものではなかった。

Ⅱ　行政評価と地方公営企業法の全部適用ブーム

今日、自治体病院に対して求められている経営改革のための運営形態の変更や一般会計繰入金縮減の動きはいつ始まったか。筆者は一九九六（平成八）年以降、都道府県から始まった「行政評価」の導入が一つの契機になったと考える。(74)(75)一九九五（平成七）年四月、前知事の後継者を破って三重県知事に北川正恭《まさやす》が就任する。北川は、全国的にも有名となった組織改革を行った。その中心となったのが、庁内の大反対を押し切って始めた「事務事業評価システム」である。当時、地方自治体において、自らの行った仕事を評価するという習慣はなかった。北川知事は、三、〇〇〇を超える事務事業（予算要求の項目の単位）について評価を行い、一九九七（平成九）年には一般公開する。[76]三重県から始まった行政評価の動きは、たちまち、全国の自治体に広がる。一九九七（平成九）年七月には北海道が、時という基準によって工事が進んでいない公共事業を見直す「時のアセスメント」を実施する。「時のアセスメント」は、当時の流行語にもなった。同年には、静岡県が「業務棚卸し」を、岩手県と山形県が「事務事業評価」を開始する。二〇〇三（平成一五）年には、四六の都道府県（実施率九七・九％）、一三の政令指定都市（実施率一〇〇％）、五三の中核市・特例市（実施率七一・六％）、二二六の市区（実施率三六・九％）が行政評価を導入するにいたる。[77]

行政評価を通じて、自治体病院事業への一般会計繰出金の多さが問題として表面化してくる。自治体病院の運営形態を変え、経営能力を向上させて、一般会計からの繰出金を縮減しようという動きが起きる。一九九九（平成一一）年には、三重県の病院事業が地方公営企業法の全部を適用し、病院事業庁を設置する。前述のように、全国の自治体病院は、一九六〇年代、地方交付税の交付を受けることを目指して地方公営企業法の適用を受けることとなったが、適用されるのは「財務」に関する規定だけであり、「組織」に関する規定および「職員の身分取扱」に関する規定については、各自治体が条例により適用するかの判断に任されており、組織や職員の身分取り扱いなど全部について適用を行う自治体は、新潟県や岩手県などの少数の例外を除いて、多くの自治体が財務に関する一部の適用にとどまっていた。地方公営企業法の

図表６－１　地方公営企業法の全部適用

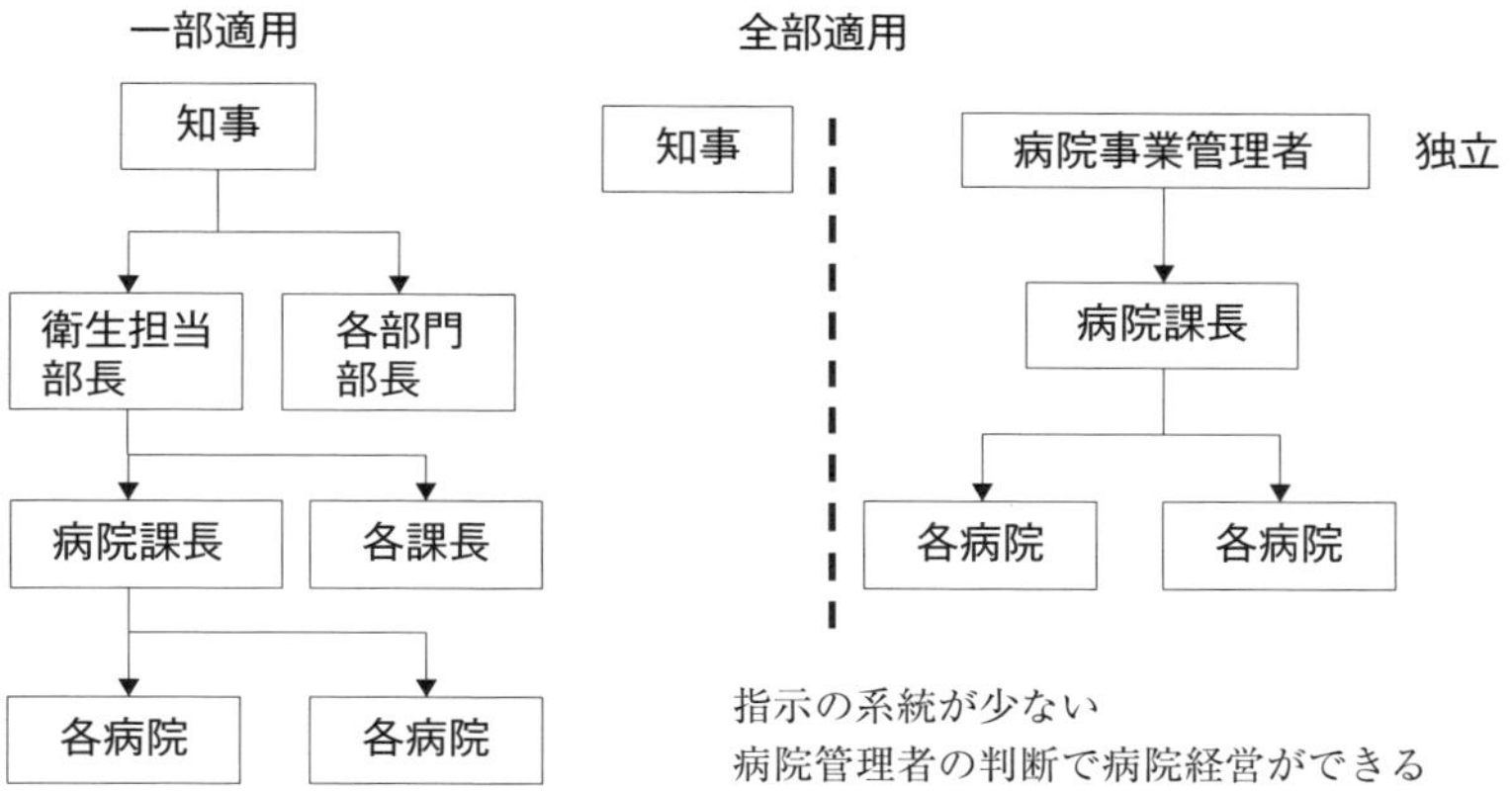

筆者作成

図表６－２　病院事業に地方公営企業法全部適用を行った都道府県

・新潟県	1955年10月	・山形県	2003年 4月
・愛媛県	1956年10月	・群馬県	2003年 4月
・高知県	1957年 4月	・福島県	2004年 4月
・岩手県	1960年 4月	・千葉県	2004年 4月
・鳥取県	1995年 4月	・長崎県	2004年 4月
・三重県	1999年 4月	・愛知県	2004年 4月
・宮城県	2000年 4月	・神奈川県	2005年 4月
・埼玉県	2002年 4月	・徳島県	2005年 4月
・兵庫県	2002年 4月		
・静岡県	2002年 9月		
（がんセンターのみ）			

筆者作成

全部適用を行うことによって、図表6―1のように、病院事業の組織が一般行政組織から独立し、新たに病院経営の責任者である「病院事業管理者」を置き、病院事業管理者の判断で病院の経営を行うことが可能となる。

三重県の地方公営企業法の全部適用を契機に、図表6―2のように、一九九九（平成一一）年以降、都道府県の病院事業で全部適用を行う自治体があいつぐ。(78) 全部適用を行った都道府県では、大幅な経営改善を実現したところもあった。例えば、二〇〇二（平成一四）年四月に、地方公営企業法の全部適用を行った埼玉県病院事業は、病院事業管理者に、自治体病院の経営改善で実績のあった武弘道（当時鹿児島市立病院事業管理者）を招き、繰入金の縮減に努めた結果、一九九七（平成九）年度に四つの病院（合計一、一三九床）で一三四億円あった一般会計繰入金（一床一、一七六万円で都道府県立病院の中でワースト一であった）を二〇〇四（平成一六）年度には八三・六億円（一床七三三万円）まで縮減する成果を上げる。(79) 全国の自治体病院への一般会計繰入金を縮減する流れは続き、一九九七（平成九）年度の七、六三四億円から、二〇〇七（平成一九）年度の六、九六〇億円まで、金額で六七四億円、約九％の削減が行われる。(80)

Ⅲ　自民党小委員会報告書「今後の公的病院等の在り方について」

小泉内閣の時代になり、自治体病院に対する圧力が一層強くなる。先述の二〇〇二（平成一四）年一一月の自民党の医療基本問題調査会・公的病院等の在り方に関する小委員会報告書「今後の公的病院等の在り方について」は、自治体病院も改革の対象となる。報告書では自治体病院について、「民間の病院と比較可能な財務分析・情報提供を推進するとともに、地域の実情に応じ、病院の機能・役割などを見直し、経営の効率化を図ることが重要」とし、「地方公営企業法の全部適用、民営化や独立行政法人化などの経営形態の変更により、経営の自主性を拡大し、高コスト体質を是正し、経営効率化を推進するとともに、交通手段の発達などの社会環境の変化に対応し、広域的な再編による効率的な医療供給体制の整備を促進することが必要」とした。自民党の報告を受けて、厚生労働省は、二〇〇三年八月「医療提供体制の改革のビジョン」を発表する。ビジョンでは、「公的病院等の在り方」として、「二次医療圏などに、公的病院など、民間医療機関、行政機関などの関係者の協議の場を設置したうえで、医療計画において、二次医療圏における公的病院等の特定の役割や医療機関相互の連携方策等を定め、地域の実情に則して公的病院等の在り方を根本的に見直し、必要に応じ病床数を削減する」と公的病院が病床削減の主目標となるという考えを示した(81)。

Ⅳ　指定管理者制度・地方独立行政法人制度の創設

小泉内閣の時代となり、自治体病院の運営に大きな影響を与える「指定管理者制度」と「地方独立行政法人制度」が導入される。二つの制度は、第七章で議論する新自由主義の考え方の影響を受けた「ニュー・パブリック・マネジメント（NPM：New Public Management）」の考えから生まれてきた。

ア　指定管理者制度の創設

二〇〇三（平成一五）年九月に施行された地方自治法の改正で「指定管理者制度」が導入される。指定管理者制度は、地方自治体の設置する「公の施設」について「施設の管理に民間の能力を活用しつつ、住民サービスの向上を図るとともに、経費の節減などを図ること」[82]を目的に創設された。指定管理者制度は、指定管理者の指定という行政行為により、指定管理者に公の施設の管理の代行を行わせるもので、それまで地方自治体やその外郭団体など公共的な団体に限定していた公の施設の管理・運営を、株式会社などの営利企業、財団法人、ＮＰＯ、市民団体などに包括的に代行させることが可能となった。

指定管理者制度は、施設の管理・運営コストを縮減したい地方自治体の考えに合い、急速に広まっていく。二〇一二（平成二四）年四月現在における地方自治体の指定管理者制度の導入状況は、都道府県七、一二三施設、政令指定都市七、六四一施設、市町村五八、七一二施設の合計七三、四七六施設に及ぶ。[83]うち、病院、特別養護老人ホーム、介護支援センター、福祉・保健センターなどの社会福祉施設は都道府県三〇六施設、政令指定都市二、二五六施設、市町村一〇、九九五施設の合計一三、五五七施設に達している。自治体病院についても、医師不足による経営不振や運営のリスク負担を嫌い指定管理者制度を導入する自治体があいつぎ、二〇一二（平成二四）年三月末現在で、六四病院に指定管理者制度が導入されている。[84]

イ　地方独立行政法人制度の創設

二〇〇四（平成一六）年四月、地方独立行政法人法が施行される。同法は、二〇〇〇（平成一二）年一二月一日に閣議決定された国の「行政改革大綱」において「国における独立行政法人化の実施状況等を踏まえて、独立行政法人制度についての地方への導入を検討する」とされたことが契機となって制度化された。地方独立行政法人は、「住民の生活、地域社会及び地域経済の安定等の公共上の見地からその地域において確実に実施される必要のある事務・事業のうち、地方公共団体自身が直接実施する必要はないものの、民間の主体に委ねては確実な実施が確保できないおそれがあるものを効率的・効果的に行わせるため、地方公共団体が設立する法人」をいう。目標による管理と適正な実績評価、業績主義に基づく人事管理と財務運営の弾力化、徹底した情報公開などが制度の柱とされる。(85) 法律の制定当時から、病院や水道、鉄道などの公営企業が法人の対象事業とされていた。法人には「非公務員型」の一般独立行政法人と「公務員型」の「特定地方独立行政法人」が存在する。現在、総務省は、小泉内閣時代の二〇〇六（平成一八）年六月に施行された「簡素で効率的な政府を実現するための行政改革の推進に関する法律」の第五五条五項で、「地方公共団体は、地方公営企業について組織形態の在り方を見直し、一般地方独立行政法人その他の法人への移行を推進する」ことを根拠として、「非公務員型」の地方独立行政法人を原則とすることとしている。

二〇〇五（平成一七）年四月に、長崎県江《え》迎《むかえ》町（現在は佐世保市に編入）が、北松浦郡医師会に委託していた北松《ほくしょう》中央病院について、医師会からの委託契約の解除の申し入れに伴い、新たに地方独立行政法人（非公務員型）を設立したのが第一号となった。二〇〇六（平成一八）年四月には、大阪府立病院事業が地方独立行政法人大阪府立病院機構（公務員型）に経営形態を変更。その後、都道府県や都市部の病院事業を中心に地方独立行政法人化する病院事業があいついでいる。二〇一二（平成二四）年四月現在で、三四の自治体病院を運営する地方独立法人が誕生している。

自治体病院が地方独立行政法人化を目指すのは、自治体病院の経営を縛っている職員定数の枠をはずし、経営の自由度を高めることが大きな目的になっている。実際に、地方独立行政法人化により、職員の採用を自由に行うことにより、成果を上げている地方独立行政法人も少なくない。今後も、職員採用で定数の制約の強い都道府県・大都市の自治体病院を中心に地方独立行政法人化する自治体病院は増えるものと考える。

Ｖ　有力私的病院の台頭と社会医療法人制度の創設

ア　有力私的病院の台頭

自治体病院におけるより本質的な危機として、病院マネジメントの力をつけた一部の私的病院が自治体病院の存在そのものを脅かすようになってきたことがある。前述のとおり、一九七五（昭和五〇）年頃までは、注射や投薬など開業医に手厚い診療報酬体系となっていた。その後、一九八五（昭和六〇）年頃は検査の診療報酬の評価が高くなり、一九九五（平成七）年頃から入院や手術の診療報酬の割合が大きくなっていく。入院や手術への評価は、二〇〇三（平成一五）年四月より全国八二の特定機能病院等において開始されたＤＰＣ（診断群分類包括評価：Diagnosis Procedure Combination：分類された病名とその症状・治療行為ごとに一日当たりの費用を定め医療費が支払われる方法）の拡大により、急性期の医療に対する診療報酬が高くなる傾向が強まった。救急医療や小児、周産期など不採算といわれた医療の診療報酬も充実の必要性から増額されている。これらの医療は自治体病院をはじめとする公的病院が中心的に担ってきた分野であった。急性期医療や救急医療などに対する診療報酬が手厚くなることにより、病院マネジメント力のある私的病院は、積極的にこれらの分野に進出し、自治体病院を凌駕《りょうが》するケースも出てきた。

イ　社会医療法人制度の創設

小泉政権の進める「官から民」への流れの中、私的病院について公益性を強める動きも強まった。二〇〇三（平成一五）年三月には「これからの医業経営の在り方に関する検討会」の最終報告書が出された。これは、経済財政諮問会議の「骨太の方針」において「株式会社による医療機関の経営」が求められる中、専門的視点から検討を行ったものであった。議論の中で、病院経営に株式会社が参入することについて「積極的に参入を認めるべきとの論拠（エビデンス）は論証・確認するにいたらず、病院経営に株式会社参入を認めるべきではないという意見がほとんど」となる中で、現行の医療法人制度について、「非営利性の原則を維持し、配当禁止の徹底等を図りつつ、株式会社参入論において議論されている論点、すなわち資金調達の多様化、徹底した顧客ニーズの把握による顧客サービスの向上等の顧客満足度の向上、消費者の選択肢の拡大、必要な人材の投入、経営マインドを発揮した効率的経営と優れた法人統治（ガバナンス）の確立、経営情報の開示などについて積極的にとり入れる」ことが提言された。二〇〇三（平成一五）年八月の厚生労働省の「医療提供体制の改革のビジョン」では、「医業経営の近代化・効率化」として「特定医療法人・特別医療法人について、要件を緩和して普及を促進する」とした。

さらに、二〇〇五（平成一七）年七月には、「医業経営の非営利性等に関する検討会」が報告書「医療法人制度改革の考え方」をまとめる。報告書では「医療提供体制の担い手としては民間非営利部門の医療法人のほか、いわゆる『政策医療』を行うために設置された国公立病院をはじめとした公的な医療機関も存在する。しかし、良質で効率的な医療サービスの提供とそのための効率的な医業経営の推進に関していえば、民間非営利部門の医療法人が設置する医療機関であっても国公立病院をはじめとした公的な医療機関であっても、地域で安定的に質の高い医療サービスを効率的に提供することについて違いがないことはいうまでもない」「安易に財政支援などに頼るのではなく、良質で効率的な医療サービスを地域で安定的・継続的に提供するために無駄のない医業経営を推進し、医療サービスの再生産のための収益を確保していくことは、設置主体にかかわらず同等なものであることを認識しなければならない」として、「『営利を目的としない』法人の考え方の整理」「公益性の高い医療サービスの明確化とそれを担う新たな医療法人制度の確立」「医療法人を監督する都道府県との関係の見直し」「公益性の高い医療サービスを安定的・継続的に提供するための新たな支援方策の検討」などを提言した。

これらの提言を受け、二〇〇六（平成一八）年の第五次医療法改正において「医療法人改革」の視点に立った項目が盛り込まれる。改正は「非営利性の徹底を通じた医療法人に関する国民の信頼の確立」「『官から民への流れ』、『官民のイコールフッティング』を踏まえ、従来、公立病院などが担っていた医療を民間の医療法人が積極的に担うよう推進」「効率的で透明性のある医業経営の実現による地域医療の安定的な提供」を基本的考え方とする。[86] 具体的には、「役員、社員等については、親族等が三分の一以下であること」「へき地医療、救急医療等公益性の高い医療を実施していること」「定款又は寄附行為において、解散時の残余財産を国等に帰属させる旨定めていること」など一定の公的要件を備えた医療法人として、新たに「社会医療法人」制度が創設される。社会医療法人は、非営利性と公益性を高める一方、経営の安定性を高めるため、二〇〇八（平成二〇）年度から本来業務の法人税非課税が認められ、二〇〇九（平成二一）年度には固定資産税、不動産取得税の非課税が実現する。このほか「社会医療法人債（公募債）」の発行や収益事業などの実施が認められている。また、医療法人全体の公益性を高めるため、法律改正後に新設される医療法人はすべて持ち分なしの「拠出型」とされることとなった（「持ち分ある社団医療法人」は「当分の間」存続することになる）。

このような動きの中、私的病院の経営者から、自治体病院にだけ多額の補助金が入っているのは、イコールフッティング（対等の条件）ではないという意見を生んでいる。(87) たしかに、ぎりぎりのお金で病院を切り盛りしている私的病院の経営者からみれば、一般会計の繰入金に頼る、自治体病院の経営は甘い面が存在する。病院のマネジメント力は、経営判断の早い私的病院のほうが優れている場合も多い。二〇一〇（平成二二）年度からは、私的二次救急医療機関への地方自治体の助成に関して特別交付税の交付が実現する。(88) 救急など地域において必要性の高い医療への自治体の財政支援は、当然、私的医療機関でも必要であり、このような流れは強まるものと考える。

Ⅵ　自治体病院の再編

ア　病院の規模拡大の必要性

自治体病院に対する外部からの圧力が強まる中、各地で自治体病院の再編が課題となってくる。これまで述べたように自治体病院の多くは、昭和二〇～三〇年代に、地域住民に医療を提供するために設置された。そのため地方にある病院を中心に中小の病院が多く存在する。図表6―3は、二〇〇〇（平成一二）年度の地方公営企業法の決算対象となった病院の数を経営主体・病床数別に整理したものである。町村立病院を中心に二九九床以下の中小病院が多いことがわかる（全病院の六八％）。多くの自治体病院が、自動車が普及していない時代に設置されているため、自動車の普及により、車で移動すれば短時間の距離に複数の自治体病院が並立する場合も少なくなかった。地方の中小病院が医療を継続するために医療機関の再編を行うことは、時代の流れであるといえる。医師を拠点病院に集めることで、勤務体制に余裕をもたすことができる。研修機能を充実しやすくなる。

その一方、自治体病院の機能再編は、自治体病院が地域の病院として設立された歴史があり、「地域の誇り」に直結するため、規模が縮小される病院の周辺の住民や議会関係者の合意を得ることは簡単ではない。地域の医療を残すためのぎりぎりの選択として、本気の議論を行わなければ機能再編は実現できな

図表６－３　2000年度の自治体病院の病床規模

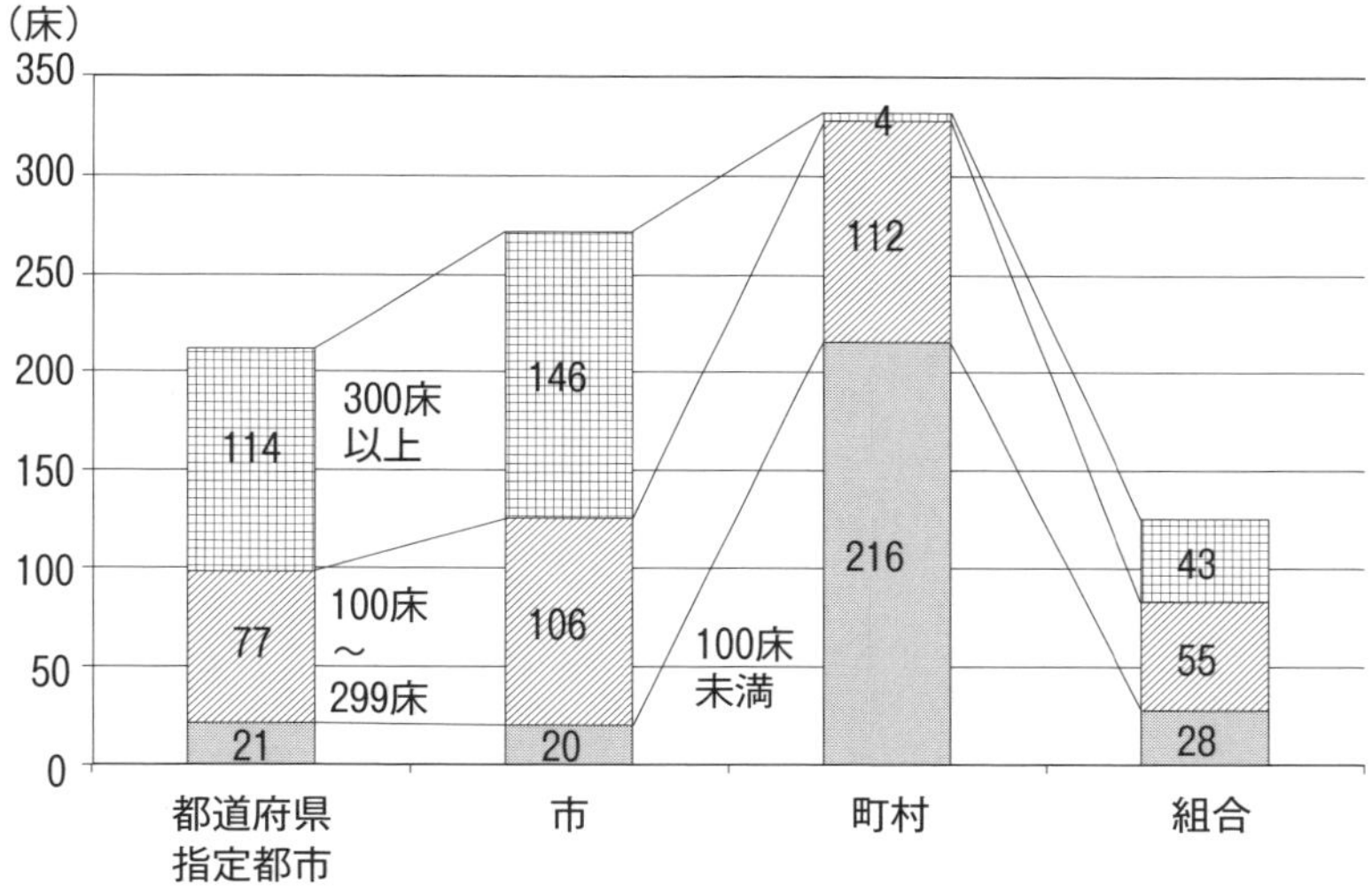

「地方公営企業年鑑」より作成

い。しかし、現実には、感情が先に立ち、落ちついた議論がなされないことが多い。医師などの医療スタッフの意見を聞くことなく、再編の議論がなされることも少なくない。病院の機能再編は、現場の医療スタッフにとって働く環境が大きく変わることにつながる。組織文化の違うほかの病院のスタッフと共に働かなければならない場合も多く、それまで行ってきた医療を否定することにつながりかねない。やる気を失った医療スタッフが大量に退職する危険性がある。一＋一＝二とならず〇・八となる可能性も存在するのが医療機能の再編である。現場で働く医療スタッフの意向をよく聞いて再編を進めるべきである。

イ　自治体病院の広域連携・病院再編

病院の広域連携については、自治省準公営企業室長が、一九九八（平成一〇）年四月に「広域連携等推進計画策定要領」を、翌一九九九（平成一一）年四月に、同要領を発展させた「広域的連携等推進要領について」の通知を行う。通知では、地方自治体が広域連携等推進計画を立案し、経営上の効果が十分発揮されたと認められる場合に、計画策定や施設整備の経費に対し、地方交付税の支援を行うこととされた。しかし、実際に広域連携に取り組んだのは青森県などわずかな自治体しかなかった。

二〇〇二（平成一四）年から二〇〇三（平成一五）年にかけて、北海道や東北地方の大学で、医師が医療機関に名前を貸し、勤務実態がないのに報酬を受けとる「名義貸し」が行われていることが報道され、社会問題となる。地方の公立・公的病院の医師不足が「名義貸し」を生む大きな原因となっていることから、二〇〇三（平成一五）年一一月に、厚生労働省、総務省、文部科学省の申し合わせにより、「地域医療に関する関係省庁連絡会議」が設置される。二〇〇四（平成一六）年二月に、連絡会議は、「へき地を含む地域における医師の確保等の推進について」を公表、地方における医師不足に対して、当面緊急の取り組む事項を明らかにした。緊急の取り組み事項の一つとして総務省が「自治体病院の再編・ネットワーク化などの改革の推進」のため、検討会を設置することとなった。

総務省は、二〇〇四（平成一六）年五月、厚生労働省、総務省、文部科学省の三省の職員も委員として参加した「地域医療の確保と自治体病院のあり方等に関する検討会」を設置し、一一月に報告書をまとめた。報告書では自治体病院の再編・ネットワーク化の必要性とその検討手順、計画策定とその実現について提言がなされた。提言を受けて総務省は二〇〇五（平成一七）年四月、各自治体に「自治体病院再編等推進要領」を通知した。通知では二次医療圏レベルで自治体病院が共同で再編等計画をつくることが望ましいとされ、計画の実施について、見直しにより不要となる病院の除却費の特別地方交付税措置、再編をする一部事務組合への出資への病院事業債の充当、病床削減後五年間は当該病床数を有するものとして普通交付税措置を講じるとされた。

ウ　総務省公立病院改革ガイドライン

二〇〇七（平成一九）年六月一九日、安倍内閣は「経済財政改革の基本方針二〇〇七」を閣議決定する。基本方針では、公立病院改革について、総務省は、二〇〇七（平成一九）年内に各自治体に対しガイドラインを示し、経営指標に関する数値目標を設定した改革プランを策定するよう促すことが盛り込まれた。基本方針は、小泉内閣時代の新自由主義的な考え方を引き継いだものであった。総務省は、同年七月に「公立病院改革懇談会」を設置し、ガイドライン案の作成を委ねた。懇談会は、同年一一月に「公立病院改革ガイドライン（案）」をまとめる。懇談会は、案の提出に際し、文書で「特に都道府県知事は、地域医療対策協議会等を積極的に活用して、公立病院の再編・ネットワーク化に主体的に取組むべきであること」を特記している。

同年一二月、総務省自治財政局長は全国の自治体病院関係者に「公立病院改革ガイドライン」を通知した。ガイドラインは、公立病院改革の究極の目的を改革を通じ公・民の適切な役割分担のもと地域において必要な医療提供体制の確保を図ることにあるとし、自治体病院の役割を地域に必要な医療のうち、例えば①過疎地、②救急等不採算部門、③高度・先進、④医師派遣拠点機能など採算性などの面から民間医療機関による提供が困難な医療を提供することなどと限定。自治体病院に対して、真に必要な自治体病院の持続可能な経営を目指して経営効率化を行うことを求めている。

そのうえで、各自治体に対して二〇〇八（平成二〇）年度内に、経営効率化で三年間、再編では五年間をめどとする「公立病院改革プラン」を策定することとし、経営改革に総合的にとり組むことを求めている。改革プランでは、病院の果たすべき役割および一般会計負担の考え方を明記するとともに、数値目標を掲げて「経営の効率化」を図ること。医師の配置や病床数の見直しを含めた「再編・ネットワーク化」、民営化を含めた「経営形態の見直し」の三つの視点に立った改革を一体的に推進することとされている。

「再編・ネットワーク化」については、地域全体で必要な医療サービスが提供される観点から、公立病院を①中核的医療を行い医師派遣の拠点機能を有する基幹病院、②基幹病院から医師派遣など様々な支援を受けつつ日常的な医療確保を行う病院・診療所へと再編成するとともに、これらのネットワーク化を進めていくこととしている。さらに、地域の医療事情に応じ、日本赤十字社などの公的病院などを再編・ネットワーク化の対象として検討することも望ましいとしている。

二〇〇八（平成二〇）年六月には、ガイドラインを踏まえ、総務省地域企業経営企画室長から「公立病院の再編等に係る財政措置の取り扱いについて」の通知が出され、再編に対する財政措置が行われた。総務省のガイドライン自体は、やや病院の財務の改善に関心がいき過ぎたものであったが、実際の運用は医師不足により地方の自治体病院で経営崩壊が続出したことから、緩やかに行われた。その中で、「再編・ネットワーク化」は、二〇〇九（平成二一）年度補正予算で地域医療再生基金が創設されたことも追い風

となり、地域の医療を残す手段として積極的に行う地域が出てきている。(89)

六　医師不足問題とあいつぐ自治体病院の経営崩壊

Ⅰ　あいつぐ自治体病院の経営崩壊

二〇〇四（平成一六）年の新しい医師研修制度の導入を契機として、全国的に医師不足問題が起きる。そして医師不足を契機にして経営崩壊する自治体病院が続出することになる。自治体病院の経営崩壊の先駆けとなったのが、京都府にある舞鶴市立舞鶴市民病院（二三六床）であった。かつて、外国から「大リーガー医」とよばれる有名指導医を招聘し、若い研修医が指導を受けるなど全国有数の一般内科医研修を行っていた病院であるが、二〇〇四（平成一六）年にその中心となった副病院長の退職を機に内科医が大量退職する。当時の市長の医師への感情に配慮しない発言もあって、二〇〇六（平成一八）年七月には、常勤の医師全員が退職する。病院は、常勤医不在の中で、一一人の入院患者、月に一〇数名の外来患者に九一人の病院スタッフが存在するという異常事態に追い込まれる。(90) 新たな医師の雇用も難しく、舞鶴市民病院は慢性的な医師不足と収益の悪化に苦しむことになる。舞鶴市の一般会計から病院会計への繰入金は

二〇〇六（平成一八）年から二〇〇九（平成二一）年までの四年間で約六九億五千万円に達した。(91)

二〇〇七（平成一九）年三月には、宮城県石巻市にある自治体病院である公立深谷病院が閉院となる。公立深谷病院は、一九五三（昭和二八）年、農村の疾病予防および医療の確保のため、広渕《ひろぶち》村ほか四カ村により国保直診病院として開設された。その後、旧河南《かなん》町（石巻市に合併）、旧矢本町（東松島市に合併）の二つの町による一部事務組合として長く運営されてきた。一九八八（昭和六三）年には自治体立優良病院表彰（両会長表彰）も受けた、経営のよい病院であった。公立深谷病院も医師派遣を受けていた大学医局による医師の引き揚げなどにより、一九九九（平成一一）年末に一八人いた常勤医師が、二〇〇四（平成一六）年一二月には七人まで減少。二〇〇三（平成一五）年七月の宮城県北部連続地震により病棟一棟（西館九七床）が損壊したことによる復旧費用もあり収益が急激に悪化、二〇〇六（平成一八）年度には一時借入金が約一七・五億円に達する。病院を経営する石巻・東松島の二市は公設公営を断念し、病院を閉院し、建物については民間医療法人に貸し付けることを決定した。(92)

二〇〇七（平成一九）年四月には、北海道夕張市の夕張市立総合病院（一七一床）が、夕張医療センターとして一九床の有床診療所と四〇床の老人保健施設に規模縮小し、医療法人財団夕張希望の杜が管理代行することになった。最盛期には一〇人近くいた医師が次々退職し五名になり、約三九億円の一時借入金を抱える中で、夕張市の財政破たんにより、病院の運営の維持が困難となったことが原因であった。(93)

このほかにも、栃木県の佐野市民病院（かつては栃木県旧田沼町、旧葛生町が運営する国保直診県南総合病院として、全国的にも有名な医療を展開していた）は、一九九七（平成九）年に二九人いた常勤の医師が次々と退職し、二〇〇七（平成一九）年三月末には全員が退職するという事態となった。佐野市は、二〇〇八（平成二〇）年一〇月に、指定管理者制度により、民間の医療法人に管理代行を行った。また、青森県平川市の国保平川病院では、四人いた医師があいついで退職、二〇〇七（平成一九）年五月には、常勤医師がなく、診療を停止した。平川市では、当初、民間医療法人への委託を模索していたが受け入れ先がなく、病院の廃止を決断。平川市では、同年六月一日から平川診療所として新たに出発した。大阪府阪南市の阪南市立病院も、二〇〇七（平成一九）年七月に内科医の派遣を受けていた医科大学が内科医を全員引き揚げ、入院・外来機能を停止せざるを得なくなった。二〇〇八（平成二〇）年四月には、さらなる医師の退職により消化器外科医一名と小児科医一名しか残らない状況になった。二〇一一（平成二三）年四月、病院は指定管理者制度により民間法人に管理代行されることになった。

Ⅱ　なぜ医師不足問題が起きたのか

なぜ医師不足が起きたのか。二〇〇六（平成一八）年七月に「医師の需給に関する検討会が公表した報告書によると、医師の需給に関する現状として「地域別・診療科別の医師の偏在が是正されていない」こと。勤務医の仕事が多忙な原因として、「患者の入院期間の短縮および患者の高齢化による診療密度の上昇」「インフォームドコンセント、医療安全に対する配慮の強化」「医療技術の向上と複雑化、多様化」「一年三六五日二四時間どんな時間でも専門医に診てもらいたいなど、患者側の要望の拡大」「医師が作成する文書量の増大」「医師の専門性の細分化による医師相互での診療依頼（コンサルテーション）の増加」「勤務に見合う処遇が与えられていない」「訴訟のリスクにさらされていることも含めた社会からの評価が低下しつつある」「女性医師について子育てなどが理由とされる就労人数の低下が一般女性と比べれば少ないものの認められる」ことなどを指摘している。

筆者は医師不足の重要な要因として「人口当たり医師数の少なさ」「医療の高度・専門化」「国民の高齢化」を指摘したい。

ア　人口当たり医師数の少なさ

前述のとおり、一九八六（昭和六一）年六月、「将来の医師需給に関する検討委員会」が「当面一九九五（平成七）年をめどとして医師の新規参入を最小限一〇％削減すべき」という最終意見をまとめる。国立大学を中心に医学部の定員削減が行われ、医科大学全体の総定員数は一九八四（昭和五九）年の八、三六〇名が一九九五（平成七）年の七、七〇五名に削減される（削減率七・八％）。

一九九七（平成九）年六月、橋本内閣において閣議決定された「財政構造改革の推進について」は、「大学医学部の整理・合理化も視野に入れつつ引き続き医学部定員の削減に取り組む」ことを明記する。閣議を踏まえ同年七月に「医師の需給に関する検討会」が設置され、翌一九九八（平成一〇）年に報告書をまとめる。報告書は、医科大学の入学定員の一〇％削減目標について「従来の目標の達成が当検討会の第一に要請するところ」として、定員削減の進んでいない一部の私立大学や大部分の公立大学の目標の達成を

図表6－4　G7および北欧諸国の人口千人当たりの医師数

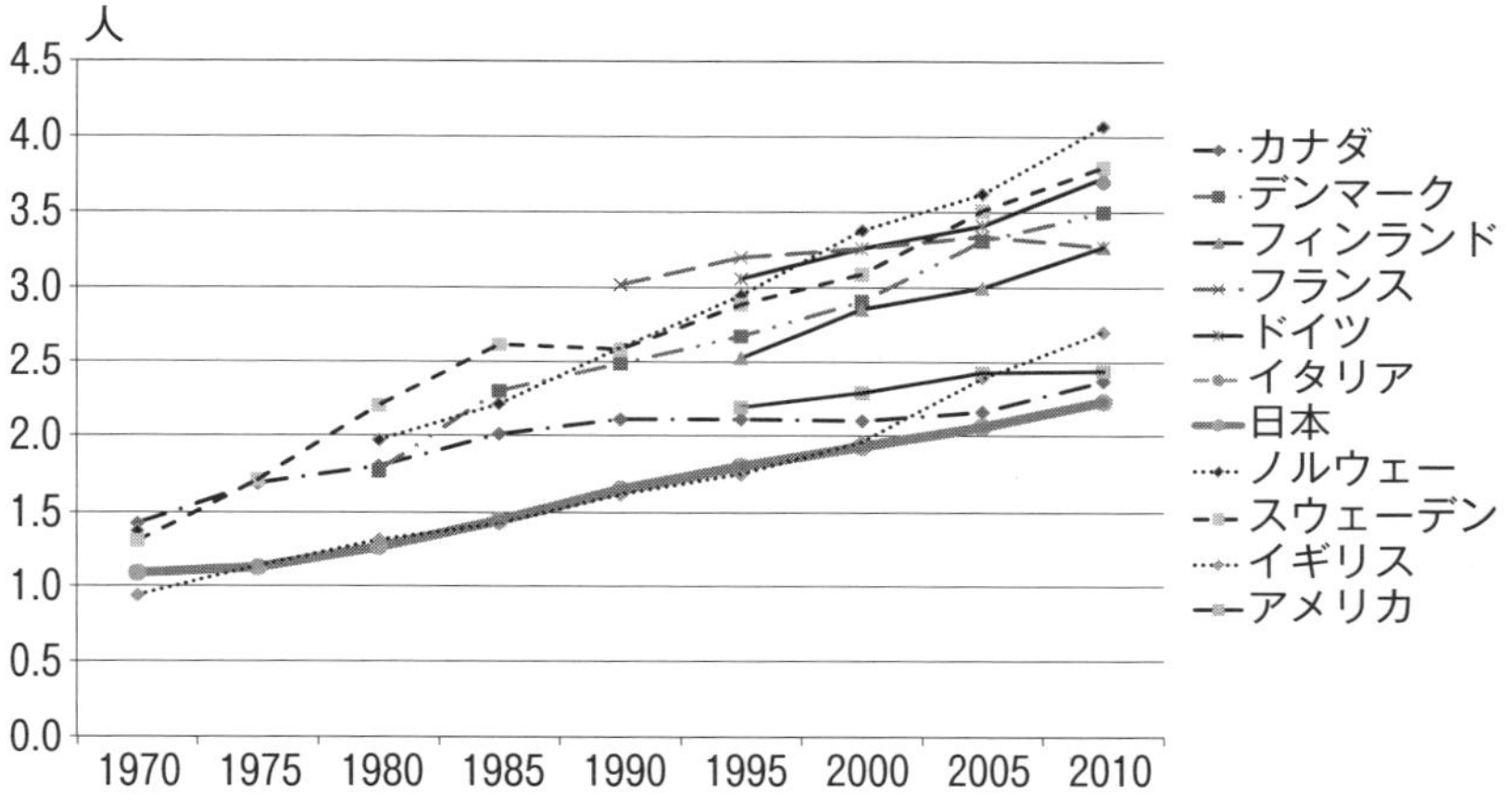

OECD Health Data 2012より作成
日本の1985、1995、2005年は前後の年の平均、デンマーク、イタリア、スウェーデンの2010年は2009年のデータを使用、ノルウェーの1990年は1991年のデータを使用

求めた。[94]橋本行革以降も行政改革の視点から医学部定員の抑制が継続されたが、これは悪化しつつあった医師の労働環境を一層悪化させるものとなった。そもそも数値的にみて、日本の人口当たり医師数は世界的にみて少なかった。図表6—4は、G7および北欧諸国の人口千人当たり医師数の推移である。日本は人口当たりの医師数を増やしていったが、ほかの国はそれ以上に増やしていた。二〇〇五（平成一七）年の人口千人当たりの医師数は、OECD平均の三・〇人に対して二・〇人と世界的にみても医師数の少ない国となっていた（OECDヘルスデータ）。

イ　医療の高度・専門化

医療は世界レベルで日々進歩している。最新の医療器機や技術によってこれまで救うことのできなかった命を救うことを可能にした。しかし、医療の高度・専門化は、必要な医師数の増加と医師の仕事量の増大という結果をもたらした。

診療科は臓器別・疾患別に専門分化の傾向にある。例えば、最も基本的な診療科である内科は、臓器別に循環器内科、消化器内科、呼吸器内科、内分泌内科、血液内科、腎臓内科、神経内科、腫瘍内科などに細分化され、状況に応じて、CTやMRIの検査の画像を診断したり、放射線治療を行う放射線科の専門医やリハビリを行うリハビリテーション科の専門医なども協力して診療に当たる。専門分化された医師が関わることにより、診療の質が上がり、患者にとっても恩恵が多い。

その一方、診療科の専門分化には多数の診療科の医師を必要とする。多数の診療科の医師を雇用するためには、病院（病床）の規模が大きいことが必要となる。また、診療科の専門分化は、例えば、循環器内科の医師が消化器内科の患者を診るなど、医師が専門外の患者を診ることができない（実際、専門的な治療はできない）、またはストレスを感じるという問題を生じさせる。その結果、専門科指向をもつ多くの若手・中堅の医師は、専門科の医師が集まる大きな病院に勤務する傾向が強くなっている。[95]図表6―5は、医療施設調査より作成した病床規模別一病院一〇〇床当たり常勤換算医師数の推移である。病床数の大きな病院への医師の集中の傾向は、新しい臨床研修制度の導入の前から起きており、制度導入後に加速していること。反面、地方の自治体病院に多い二九九床以下の中小規模の病院の医師数はあまり増えておらず、医師の集まる病院と集まらない病院の「二極化」が起きていることがわかる。

さらに、医師が規模の大きな病院に集まる要因の一つとして、「医師研修体制の格差」の問題がある。CTやMRIなどの検査技術が進歩しても、人間の体で起きていることはわからないことが多い。人の体

図表6－5　病床規模別1病院100床当たり常勤換算医師数の推移

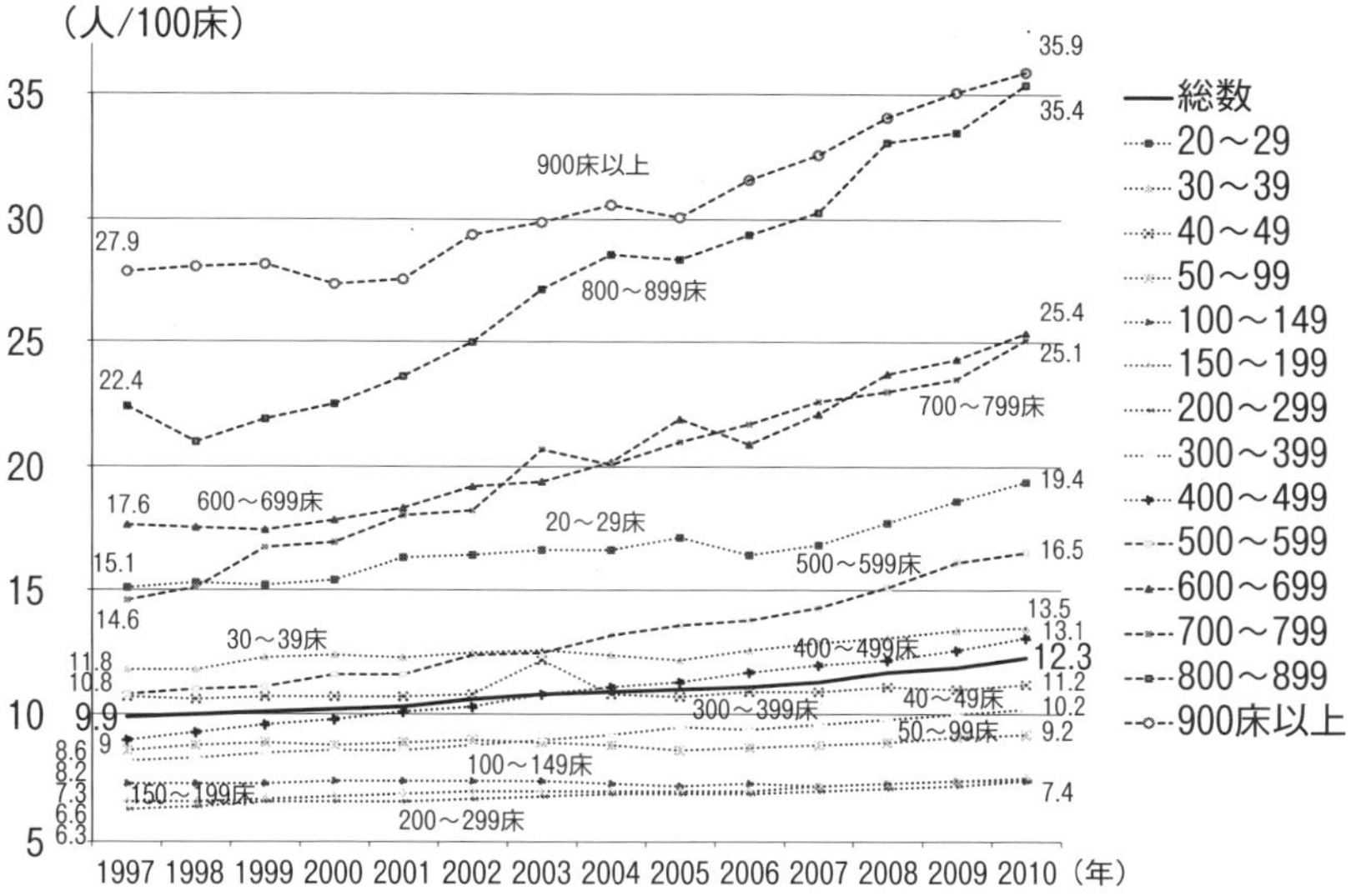

厚生労働省医政局指導課「近年行われた病院の合併・再編成等に係る調査研究」
医療施設調査「病院報告」より作成

で何が起きているかを診断する力は、時間をかけた診療経験とよい指導が必要となる。そのため、若い医師は、指導の優れた病院に勤務して経験を積みたい。また大病院は、研修体制を充実させる余裕があるが、中小規模の病院は、日常の診療に追われて余裕がないことが多い。また、専門医資格をとるためには、学会の認定する認定教育施設で研修することが必要となるが、小規模な病院では、施設認定を受けることが難しい。大学医局が力をもち医師派遣を行っていた時代は、大学医局が医師のキャリアパスを考え、教育施設の認定を受けていないような小規模病院に勤務した後は、施設認定を受けている大規模病院で勤務するなどの配慮を行っていた。しかし、新しい医師臨床研修制度の導入により医師の勤務先が流動化したことにより、若い医師は最短で専門医資格をとれるように認定施設での勤務を目指す傾向が強くなった。各病院の医師の研修体制の差が病院の格差を拡大させることにつながっている。

ウ　国民の高齢化

「国民の高齢化」も医師不足に影響を与えている。国民が高齢化し、その絶対数が増加している。高齢者は、がんや生活習慣病など、長い期間、医療を受ける病気にかかることが多い。また、体調をくずす高齢者が、救急外来に数多く集まり救急病床が高齢者で一杯という病院も少なくない。入院期間も長い。さらに、病院で亡くなる人の割合が増加している。病院での看取りの増加は、医療者の負担を増やすことになる。一九五一（昭和二六）年において医療機関（病院・診療所）で亡くなる人の割合は一一・七％（九万七、七一六人）であった。医療機関で亡くなることは贅沢であった。しかし、二〇一一（平成二三）年には七八・五％（九八万三、九四八人）に達し[96]、医療機関で亡くなることは当たり前になった。高齢者を中心とした医療需要は確実に増大している。

前述の「医療の高度・専門化」と関わってくるが、高齢者の増加に対する医師の専門科とのミスマッチの問題も存在する。人口が高齢化する中で、生活習慣病の患者が増大し、症状も複数の臓器にまたがるものが多くなっている。しかし、診療を行う医師は臓器別に専門分化している。この傾向は中堅・若手の医師になるほど強くなっている。本来、これらの患者については、特定の臓器だけを専門的に診るよりも、患者の生活習慣の指導も含めて、その人の体すべてを診ることのできる総合診療医（総合医・家庭医）が診療を行うことが効果的といえる。しかし、わが国において総合診療医の養成は、一部の医科大学や地域の病院・診療所で行われているが、まだ少数である。今後、第一次ベビーブーム世代が本格的に高齢化することにより、医療需要はさらに増大するものと考えられる。

エ　崩壊する医療現場

少ない医師数で多くの仕事をこなさなければならないことから、わが国の医師の勤務状況は非常に過酷な状況にある。(97) 図表6―6は、二〇〇六（平成一八）年二月の厚生労働省の第一一回医師の需給に関する検討会に提出された「医師需給に係る医師の勤務状況調査（病院分）中間集計結果（一月三一日までのデータ入力分）」である。調査によると、常勤医師一人一週間当たりの勤務時間の平均は六六・四時間。一週四〇時間が基本なので、一週間で二六・四時間、一月（三〇日で計算）で一一三時間以上、時間外勤務をしていることになる。調査では最も多い時間勤務している医師の一週間の勤務時間は一五二・五時間であり、一週間で一一二・五時間、一月（三〇日で計算）で四八二時間以上、時間外勤務をしていることになる。

過酷な勤務の結果、医師が過労死し、遺族が損害賠償訴訟や労災認定訴訟を行う例もあいついだ。(98) 一九九八（平成一〇）年に近畿地方の医科大学の研修医（当時二六歳）が過酷な勤務が原因となって急性心筋梗塞により死亡する。研修医の遺族が大学に対して損害賠償請求訴訟を行い、二〇〇四（平成一六）年七月一五日、大阪高等裁判所は大学側に八、四〇〇万円の支払いを命じる判決を行った（大学は上告せず判決は確定）。一九九九（平成一一）年八月一六日には、都内の病院に勤務していた小児科医の中原利郎医師

図表6－6　常勤医師1週間当たりの勤務時間

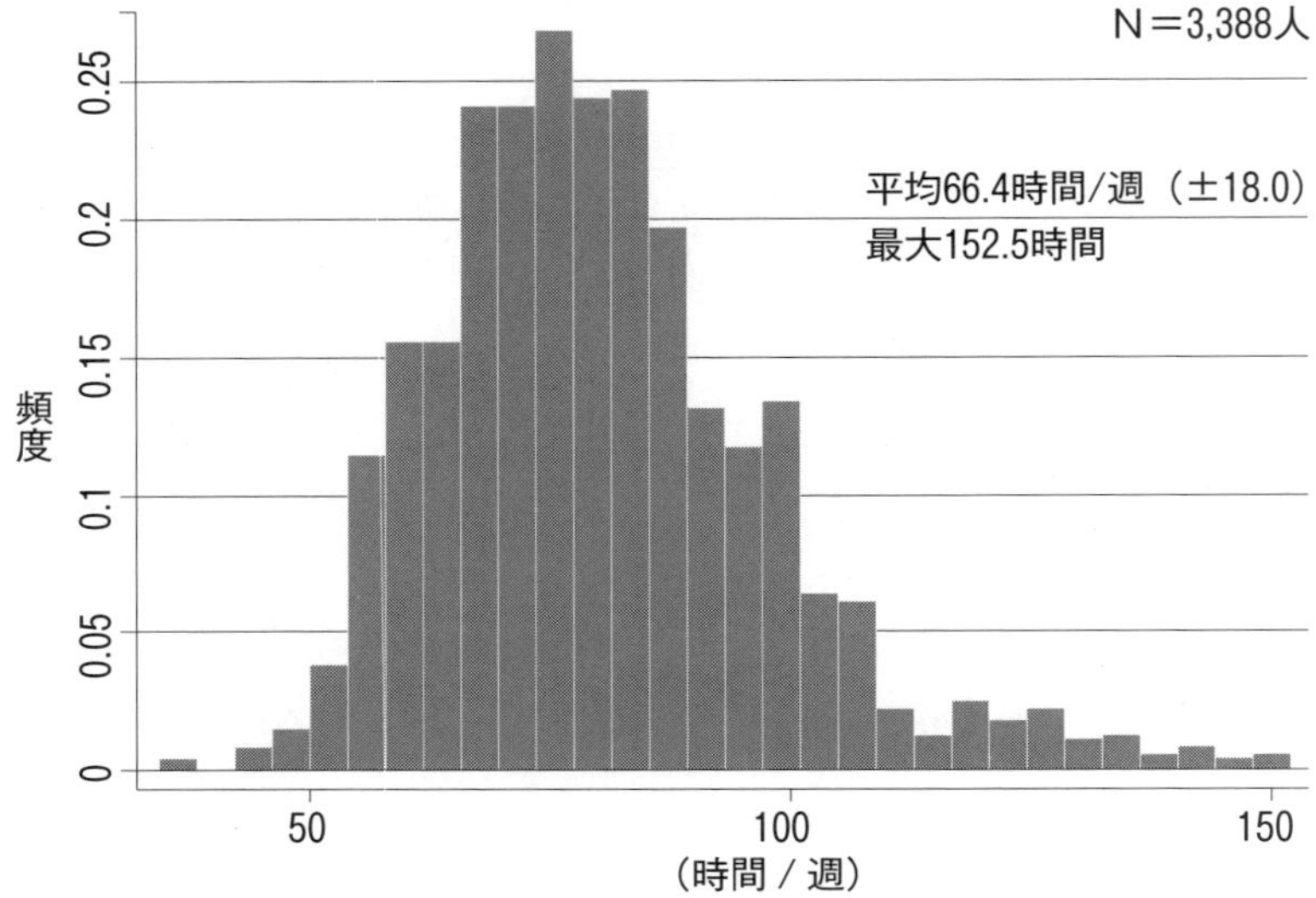

2006（平成18）年2月8日第11回医師の需給に関する検討会資料
医師需給に係る医師の勤務状況調査（病院分）中間集計結果（1月31日までのデータ入力分）より

（当時四四歳）が、過重労働によるうつ病から、病院屋上から飛び降り自殺をする事件が起きる。遺族は、労災の認定と病院の責任を問い訴訟を起こす。二〇〇七（平成一九）年三月一四日、東京地裁で労災認定については認められ判決が確定。病院の責任について最高裁は「我が国におけるより良い医療を実現するとの観点から」双方に和解を勧告。二〇一〇（平成二二）年七月八日に和解が成立する。[99]

　このような中、小泉内閣時代の二〇〇四（平成一六）年、新しい医師臨床研修制度が導入される。医科大学の学生定員を増やさず、医師の増員がないままに研修病院に競争原理が導入されることにより、大学医局に属する医師は大幅に減り、医師の雇用が一気に流動化する。自治体病院に医師を派遣していた大学医局は、自治体病院から医師を引き揚げざるを得なくなる。医師を引き揚げられた自治体病院では、残った医師が少ない医師数で懸命に仕事をしていたものの激務に耐えられず、残った医師が大量に退職するという事態が生じた。立地条件や勤務条件の悪い地方の医療機関ほど医師不足が深刻化し、自治体病院はその影響を大きく受けることになった(100)。

Ⅲ　自治体病院の構造的問題としての「お役所体質」

医師不足が、自治体病院の経営に深刻な影響を与えたことはたしかであるが、自治体病院の経営崩壊を加速させたのが自治体病院の抱える「お役所体質」である。自治体病院は、選挙で選ばれる首長や議員を含め、ほとんどの関係者が医療や病院経営について素人である。病院の要となる事務職員は二〜三年で異動してしまう。病院外の人事や財政担当者が人の採用や予算の権限を握っていることが多い。

病院の「お役所体質」を象徴するものとして「職員定数」の問題がある。病院は、医療を提供するため、医師や看護師などの医療スタッフを雇用する必要がある。医療の高度・専門化により、必要な医療スタッフの数は急激に増えている。診療報酬が薬や注射にウエートが置かれていた時は、医療スタッフを雇用することは赤字の要因であった。しかし、診療報酬制度が医療の高度・専門化に対応して、医療スタッフを雇用すれば、診療報酬加算など収益が上がるようになってきた。収益が上がれば、その収益でさらなる医療への投資が可能になる。質の高い医療を提供できると、よい医療スタッフが集まり、患者も増える。しかし、自治体関係者はこのことを理解せず、「職員数は少なければ少ないほどよい」という地方自治体の「常識」（病院経営の世界では「非常識」）にとらわれている。このため、病院の「職員定数」を変更することは、非常に困難なこととなる。筆者が関わったある自治体病院では、病院現場が理学療法士を一名雇用すると約一、五〇〇万円の収益が上がるという試算をしても、本庁の人事課は職員を採用することを認めなかった。医療スタッフの数を抑制すれば、結局、そのしわ寄せは不足する医師・看護師に負担がかかることになる。

さらに、自治体病院特有の問題として、自治体病院だから勝手に振る舞ってよいと勘違いして行動する住民や議員が少なくないことがある。軽症で深夜の救急外来を気軽に受診する。医療スタッフに暴言や暴力をふるう住民も存在する。このような住民に対して事務職員は事なかれである。さらに言えば、いくらよい首長がすばらしい自治体病院づくりをしても、選挙で代わった首長が病院に理解がなければ、簡単に病院が崩壊してしまう。そのような「政治リスク」が自治体病院には存在する。かつては、医師にとって自治体病院は「格が高い」病院として人気が高かった。しかし、現在では、「医療者の気持ちを理解しない」「働きがいのない」病院というイメージが広がっている。これまでは多少の問題があっても病院の経営崩壊まではつながらなかった。しかし、病院の収益改善圧力が強まり、医師不足が深刻化する現在においては、自治体病院は簡単に経営崩壊を起こしてしまう組織となってしまった。

七　地域医療再生の動きと自治体病院

Ⅰ　福田・麻生政権の小泉医療構造改革の見直し

ア　社会保障国民会議

二〇〇七（平成一九）年七月の参議院議員通常選挙で、自民党は、小泉構造改革による国民の間の格差の拡大や地方の疲弊、医師不足問題による地域医療の崩壊、年金記録問題、続出する閣僚の不祥事などが原因で、改選議席を二七議席減らし三七議席にとどまる歴史的な大惨敗をする（民主党は六〇議席）。同年九月に安倍内閣が総辞職し、福田康夫内閣が誕生する。

福田内閣は自民党政権の維持のため、小泉内閣時代の医療構造改革路線の見直しを行う。二〇〇八（平成二〇）年一月には、福田総理の提唱により、社会保障のあるべき姿について、国民にわかりやすく議論を行うことを目的として「社会保障国民会議」が閣議決定により設置される。会議の本会議には内閣総理大臣をはじめ厚生労働大臣や内閣官房長官ら国務大臣が出席するもので、「年金・雇用」「医療・介護・福祉」「少子化・仕事と生活の調和」の三つのテーマにわけて議論が行われた。

二〇〇八（平成二〇）年六月一九日に出された「中間報告」は、医療に関する課題として、「救急医療体制の弱体化、産科・小児科を中心とする医師不足、地域医療の崩壊、介護分野における恒常的人材確保難など、生活を支える医療や介護サービスの基盤が劣化している。『医療崩壊』という言葉さえ使われるようになった」と指摘。課題に対し、「救急医療体制の強化や臨床研修指定病院の機能強化、専門職種間の役割分担の見直しによる医師の負担軽減など、現段階でできる緊急の対策を講じていくこと」とともに、「わが国の医療が抱えている構造問題の解決への取組み」と「医療・介護サービスの需要に応えるサービスを確保していくための将来の財源確保」が必要とされた。さらに、二〇〇八（平成二〇）年一一月四日に出された「最終報告」では、「医療・介護サービスのあるべき姿」を具体的に示し、一定の改革を行うことを前提に医療・介護費用の推計（シミュレーション）が行われた。社会保障国民会議の議論は、小泉内閣時代の医療・社会保障費の極端な抑制政策から「社会保障の機能強化」と「サービスの効率化」の同時実現へ政策を転換する転機になった。

福田内閣時の二〇〇八（平成二〇）年四月の診療報酬改定は、診療報酬本体が八年ぶりのプラスとなる〇・三八％上げ、薬価等がマイナス一・二％の下げ、合計でマイナス〇・八二％の下げとなったが、病院勤務医の負担軽減を図るための取組みについての診療報酬上の評価が行われた。具体的には、地域の中核病院において勤務医の負担軽減を行った際の診療報酬の評価や、医師事務作業を補助する職員（いわゆる「医療クラーク」）の配置に対する診療報酬の評価が行われた。また、救急や周産期、小児医療についての配分が手厚く行われている。

イ　医科大学の学生定員増

深刻化する医師不足問題に対して、小泉内閣時代の二〇〇六（平成一八）年七月、「医師の需給に関する検討会」は最終報告書を公表する。報告書は、医師が絶対的に不足しているのではなく、地域と診療科で「偏在」しているというスタンスをとる一方、「人口に比して医学部定員が少ないために いまだ医師が不足している県の大学医学部に対して、さらに実効性のある地域定着策の実施を前提として定員の暫定的な調整を検討する必要がある」(101)として医学部定員の暫定的な調整を行うことを提言した。報告書を受けて、翌八月、地域医療に関する関係省庁連絡会議が『新医師確保総合対策』を発表。「医師不足県における医師養成数の暫定的な調整の容認」として、二〇〇四（平成一六）年の人口一〇万対医師数が二〇〇未満の一〇県（青森、岩手、秋田、山形、福島、新潟、山梨、長野、岐阜、三重）を対象に、奨学金の拡充など実効性ある医師の地域定着策を実施することを条件に、暫定的に最大一〇人の医科大学の定員増が認められることとなった。

安倍内閣時の二〇〇七（平成一九）年五月には、政府・与党が「緊急医師確保対策」を発表。都道府県知事が指定する医師が不足する医療機関で勤務する医師の確保に資するよう、いわゆる「地域枠」として、医学部定員の暫定的な増加（各都道府県五名、北海道一五名）(102)を実施することとした。その際、都道府県は、知事の指定する医療機関で原則として九年間以上従事することを返還免除の条件とする奨学金を設定することとされた。

福田内閣時代となり、二〇〇八（平成二〇）年六月二七日に閣議決定した「経済財政改革の基本方針二〇〇八」では、社会保障国民会議の議論を踏まえて医師不足を正式に認める。具体的には、第五章「安心できる社会保障制度、質の高い国民生活の構築」で、「これまでの閣議決定に代わる新しい医師養成の在り方を確立する」「早急に過去最大程度まで増員するとともに、さらに今後の必要な医師養成について検討する」が盛り込まれる。こうして二〇〇七（平成一九）年には七、六二五人であった医科大学の学生定員が、二〇〇八（平成二〇）年七、七九三人、二〇〇九（平成二一）年度八、四八六人、二〇一〇（平成二二）年度八、八四六人、二〇一一（平成二三）年八、九二三人と急増する。定員増加数は一、二九八人、医科大学約一三校分（一校一〇〇人とする）に当たる数である。

ウ　地域医療再生基金

二〇〇八（平成二〇）年九月二四日、麻生太郎が内閣総理大臣に就任する。麻生が総理に就任する直前の九月一五日に、アメリカの投資銀行であるリーマン・ブラザーズが破綻。リーマン・ショックとよばれる世界的金融危機が起きる。わが国の金融機関への影響は軽微であったが、深刻な経済不況に直面することとなり、麻生内閣の政権運営は、景気対策が最優先の課題となった。麻生内閣は、二度の補正予算と二〇〇九（平成二一）年度当初予算を合わせて総額七五兆円の経済対策を行う。[103]二〇〇九（平成二一）年五月二九日、国の第二次補正予算が成立し、「地域医療再生臨時特例交付金」三、一〇〇億円が各都道府県に交付されることになる。この交付金は、都道府県が行う地域における医療課題の解決に向けた取り組みを支援するために交付されるもので、国が一〇〇％の補助を行う。この交付金を原資に都道府県が「地域医療再生基金」を造成、二次医療圏ごとに策定する「地域医療再生計画」に従って、必要な対策に取り組むことになった。計画期間は五年前後で、各年度の経費は基金から出されることとされた。地域医療再生基金は、民主党政権となり予算の一部の執行を停止して二五億円×九四地域に変更され、各都道府県に配分された。

同年六月五日に出された厚生労働省医政局長通知によると、「地域医療再生計画」は、「医療圏単位での医療機能の強化、医師等の確保の取り組みその他の地域における医療に係る課題を解決するための施策について定める計画」とされ、同通知では、計画のモデルとして、①救急・周産期医療に重点化し、救急やハイリスク分娩に対応する拠点病院化や回復期医療等を担う病院とする。②機能分化・連携に重点化し、地域医療支援センターの設置、地域の中核病院の救急医療体制を強化することなどを例示している。

民主党政権においても、二〇一〇（平成二二）年一一月に成立した補正予算において、二、一〇〇億円が地域医療再生基金の拡充にあてられた。さらに、東日本大震災による被災地三県（岩手、宮城、福島）に対して、二〇一一（平成二三）年一一月二一日に成立した第三次補正予算（七二〇億円）、二〇一二（平成二四）年一一月三〇日閣議決定された予算予備費（三八〇億円）が交付された。

二〇一二（平成二四）年一二月一六日の衆議院総選挙における自民党の勝利により安倍晋三が内閣総理大臣に返り咲く。第二次安倍内閣の「日本経済再生に向けた緊急経済対策」として二〇一三年二月二六日に補正予算が成立、地域医療再生基金の拡充として四七都道府県に総額五〇〇〇億円が交付された。基金の使い道として病院の再編（病院の新築）の資金、医師不足として「地域枠」の学生への奨学金の原資や医科大学への寄付講座、救急救命センターの充実やドクターヘリの導入など救急医療対策、在宅医療の推進など様々な試みが行われている。実際、地域医療再生基金は、診療報酬による収入だけでは解決できない地域の医療の課題に対応できる、使い勝手のよい補助金であると現場の評判は良好であると聞く(104)。地域医療再生基金については補助金の性格上、使い方が適正かチェックされる必要がある。厚生労働省では医療関係者で構成する「地域医療再生計画に係る有識者会議」を設置し、計画に対する評価・技術的助言を行っている。

地域医療再生基金は、国の地方自治体への使い道を定めた補助金である。原理主義的な地方分権の考え方からは、地方自治体へ税財源そのものを移譲し、その使い道は地方自治体がそれぞれ自己の判断で使うのが原則（医療に使われなくてもかまわない）であり、問題のある国の関与方法であるといえる。しかし、このような基金がなければ、たとえ税源の移譲があったとしても、全国の自治体でこれだけの予算が医療に使われることはなかったと考える。

Ⅱ　社会保障・税一体改革

二〇〇九（平成二一）年八月の衆議院議員総選挙で民主党が勝利し、翌九月に鳩山由紀夫が内閣総理大臣に就任する。鳩山政権就任直後の二〇一〇（平成二二）年度診療報酬改定は一〇年ぶりのネットプラス改定（全体〇・一九％、本体一・五五％）となる。同年六月には、鳩山を引き継ぎ菅直人が内閣総理大臣になる。菅内閣は、同年一〇月に総理大臣を本部長とする「政府・与党社会保障改革検討本部」を設置する。二〇一一（平成二三）年二月には本部のもとに「社会保障改革に関する集中検討会議」が設置され、六月二日には「社会保障改革案」がとりまとめられる。六月三〇日「社会保障改革案」を受けて、本部は「社会保障・税一体改革成案」を策定する。同年九月二日には野田佳彦内閣が誕生。二〇一二（平成二四）年二月一七日「社会保障・税一体改革大綱」が閣議決定され、社会保障・税一体改革関連法案として一三法案が第一八〇回通常国会に提出される。

大綱は、「はじめに」「第一部社会保障改革」「第二部税制抜本改革」から構成される。「はじめに」では、「社会保障改革の必要性」として「国民皆保険・皆年金が達成されて以降半世紀が経過し、少子高齢化といった人口構成の大きな変化、非正規労働者の増大など雇用基盤の変化、家族形態・地域基盤の変化など、社会保障制度を支える社会経済情勢には大きな変化が生じ、セーフティネットに生じたほころびや貧困・格差の拡大など、新たな課題への対応が求められている」ことを指摘。負担のあり方として「社会保障制度は、現在でも全体として給付に見合う負担を確保できておらず、その機能を維持し制度の持続可能性を確保するための改革が求められている」「今後、人口構成の変化が一層進んでいく社会にあっても、年金、医療、介護などの社会保障を持続可能なものとするためには、給付は高齢世代中心、負担は現役世代中心という現在の社会保障制度を見直し、給付・負担両面で、人口構成の変化に対応した世代間・世代内の公平が確保された制度へと改革していく」必要があるとする。

第一部の「社会保障改革」では、子ども・子育て、医療・介護、年金、雇用などの分野での改革案が示される。医療・介護分野では、「医療サービス提供体制の制度改革」として、急性期をはじめとする医療機能の強化、病院・病床機能の役割分担・連携の推進、在宅医療の充実などを内容とする医療サービス提供体制の制度改革に取り組むとして、次の見直しの方向が示された。

① 病院・病床機能の分化・強化（急性期病床の位置づけを明確化し、医療資源の集中投入による機能強化を図るなど、病院・病床の機能分化・強化を推進する。病診連携、医療・介護連携などにより必要なサービスを確保しつつ、一般病棟における長期入院の適正化を推進する）

② 在宅医療の推進（在宅医療の拠点となる医療機関の趣旨および役割を明確化するとともに、在宅医療について、達成すべき目標、医療連携体制などを医療計画に記載すべきことを明確化するなどにより、在宅医療を充実させる）

③ 医師確保対策（医師の地域間、診療科間の偏在の是正に向け、都道府県が担う役割を強化し、医師のキャリア形成支援を通じた医師確保の取組を推進する）

④ チーム医療の推進（多職種協働による質の高い医療を提供するため、高度な知識・判断が必要な一定の行為を行う看護師の能力を認証する仕組みの導入などをはじめとして、チーム医療を推進する）

見直しにおいて注目すべきは「病院・病床機能の分化・強化」である。図表6―7は、二〇一一（平成二三）年六月二日の第一〇回社会保障改革に関する集中検討会議に提出された「医療・介護機能再編の方

図表6－7　医療・介護機能再編の方向性イメージ

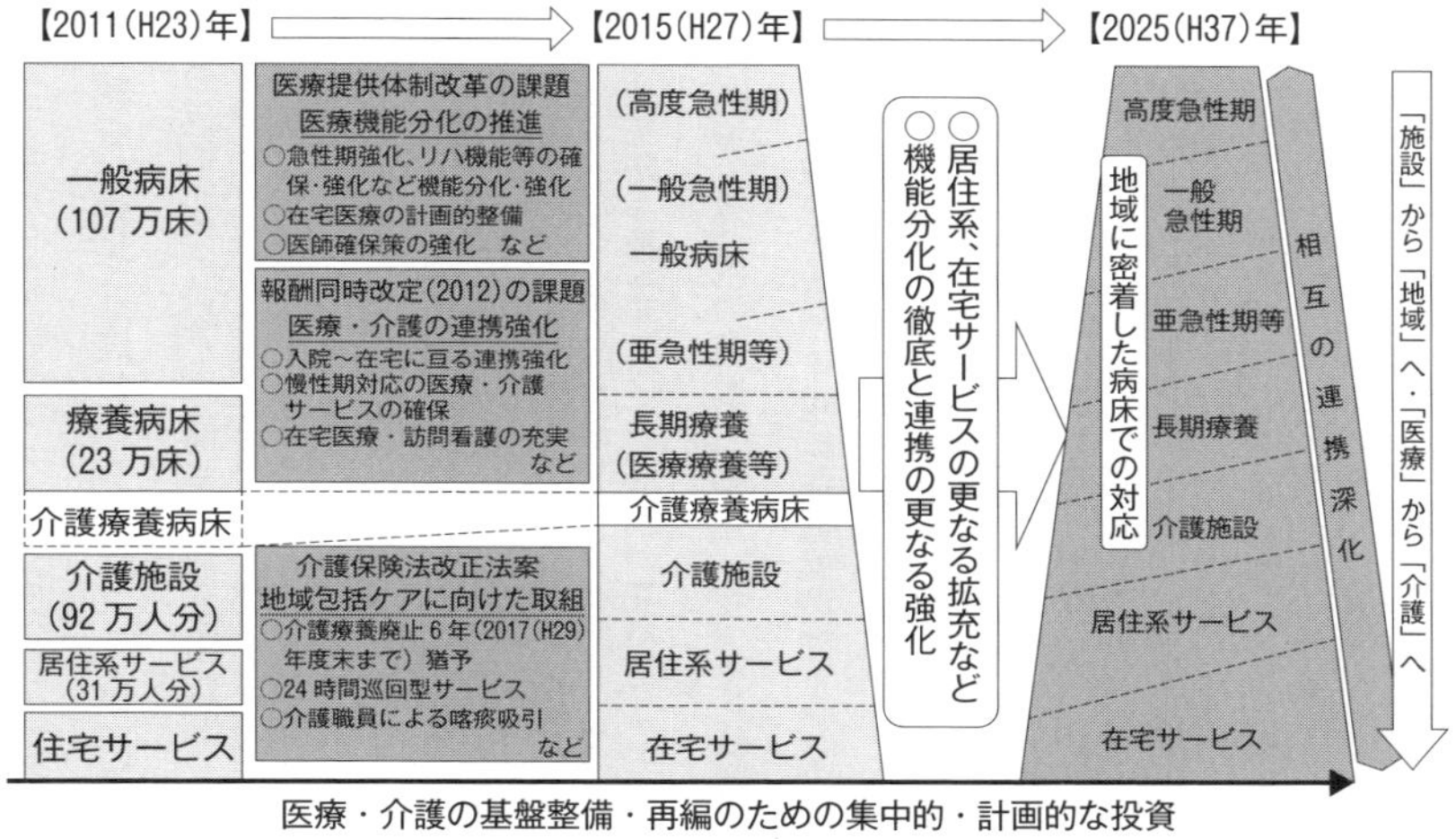

出典：2011年6月2日第10回社会保障改革に関する集中検討会議資料Ⅱ医療・介護等9頁

向性イメージ」であるが、「病院・病床機能の役割分担を通じてより効果的・効率的な提供体制を構築するため、『高度急性期』『一般急性期』『亜急性期』など、ニーズに合わせた機能分化・集約化と連携強化を図る」「医療機能の分化・強化と効率化の推進によって、高齢化に伴い増大するニーズに対応しつつ、概ね現行の病床数レベルの下でより高機能の体制構築を目指す」「医療・介護サービスの適切な機能分担をするとともに、居住系、在宅サービスを充実する」ことを目指すとされている。

自治体病院に関していえば、政治の影響を受けやすく、医療や病院経営に関してのマネジメント力の弱い自治体病院が、病院の機能分化の流れに乗ることができるのかという問題がある。なお、地方の立地条件の悪い自治体病院については、図表6—7の二〇二五（平成三七）年の「地域に密着した病床」の対象になり、一定の配慮がなされると考える。[105]

また、「地域包括ケアシステムの構築」については、できる限り住み慣れた地域で在宅を基本とした生活の継続を目指す地域包括ケアシステム（医療、介護、予防、住まい、生活支援サービスが連携した要介護者などへの包括的な支援）の構築に取り組むとして、下記の見直しの方向が示された。

① 在宅サービス・居住系サービスの強化（切れ目のない在宅サービスにより、居宅生活の限界点を高めるための二四時間対応の訪問サービス、小規模多機能型サービスなどを充実させる。サービス付き高齢者住宅を充実させる）

② 介護予防・重度化予防（要介護状態になる高齢者が減少し、自立した高齢者の社会参加が活発化する介護予防を推進する。生活期のリハビリテーションの充実を図る。ケアマネジメントの機能強化を図る）

③ 医療と介護の連携の強化（在宅要介護者に対する医療サービスを確保する。他制度、多職種のチームケアを推進する。小規模多機能型サービスと訪問看護の複合型サービスを提供する。退院時・入院時の連携強化や地域における必要な医療サービスを提供する）

④ 認知症対応の推進（認知症に対応するケアモデルの構築や地域密着型サービスの強化を図る。市民後見人の育成など権利擁護の推進を図る）

第二部の「税制抜本改革」では、「社会保障の機能強化・機能維持のために安定した社会保障財源を確保し、同時に財政健全化を進めるため、消費税について二〇一四（平成二六）年四月に八％、二〇一五（平成二七）年一〇月に一〇％へと段階的に地方分を合わせた税率の引上げを行う（引上げについては経済状況を考慮して判断）。その際、国分の消費税収について法律上全額社会保障目的税化するなど、消費税収

（国・地方、現行分の地方消費税を除く）についてはその使途を明確にし、官の肥大化には使わずすべて国民に還元し、社会保障財源化する」とされた。

二〇一〇（平成二二）年七月一一日の参議院議員選挙で、民主党の獲得議席数は現有五四議席を下回る四四議席にとどまる結果となった。議席の過半数を失うことで、いわゆる「ねじれ状態」に陥る。法案の審議は、民主党内の路線対立もあって難航する。二〇一二（平成二四）年六月、民主・自民・公明の三党による修正協議が行われ、三党の合意を基にした消費税増税法案を含む関連法案が六月二六日に衆議院、八月一〇日に参議院で可決される。関連法案では、社会保障改革については、子ども・子育て分野など一部の法律のみ可決され、残りの分野については、新しく議員立法により成立した「社会制度改革推進法」に基づき設置される「社会保障制度改革国民会議」で議論されることとなった。同年一一月三〇日に社会保障制度改革国民会議の初会合が開かれ、自民党に政権交代した後の二〇一三（平成二五）年八月六日、安倍晋三首相に最終報告書が提出された。「社会保障改革案」「社会保障・税一体改革成案」「社会保障・税一体改革大綱」「社会保障制度改革国民会議報告書」の一連の報告書は、政権が変遷する中でこれからの超高齢化社会に向け「社会保障の機能強化」と「サービスの効率化」を同時に実現することを提案した「社会保障国民会議」の議論を引き継いだものであった。(106)

第二次安倍内閣が二〇一三（平成二五）年六月一四日に閣議決定した「経済財政運営と改革の基本方針について」においても、「社会保障制度改革については、社会保障制度改革推進法に基づき、社会保障制度改革国民会議で議論を深め、更なる具体化に向け検討を進めるなど、社会保障・税一体改革を推進する」ことが明記されている。[107]同年一〇月には「持続可能な社会保障制度の確立を図るための改革の推進に関する法律案」が国会に提出され、同年一二月に成立した。

Ⅲ　現在の自治体病院の動き

ア　総務省公立病院に関する財政措置のあり方検討会と経営の改善傾向

福田内閣時代の二〇〇八年（平成二〇）年七月、総務省は「公立病院に関する財政措置のあり方検討会」を設置する。筆者も縁あって検討会の委員となった。委員会の議論では、続出する地域医療・自治体病院の崩壊を受けて、地域医療を守るためには必要な財政支援を行うべきという議論が多く出された。同年一一月に出された報告書では、「今後の財政措置のあり方」として「地域医療の確保の観点から、過疎地における医療、産科・小児科・救急医療に関する財政措置は充実の方向で対処すべき」「各地方公共団体においては、所定の経費負担区分ルールに従い、一般会計などから適切な繰入が必要」という財政支援の充実が「必要な医療を効率的に提供するため、公立病院改革推進の視点も必要」の文言と共に盛り込まれた。

報告に対して、二〇〇八（平成二〇）年一二月、日本自治体労働組合総連合書記長は「『経営主体の統合』や『再編・ネットワーク化』の評価をはじめいくつかの点で、私たちと見解を異にする部分は」あることを指摘しつつも、「地域医療・自治体病院関係者等の要望を一定反映したもの」という談話を発表している。(108)検討会の報告を踏まえ、総務省は、同年一二月に「公立病院に関する財政措置の改正要綱」を改正し、二〇〇九（平成二一）年度以降、自治体病院に対する地方交付税による措置総額を二〇〇八（平成二〇）年度の二、九三〇億円から七〇〇億円程度増額することを示した。

具体的には、「過疎地に関する財政措置の充実」として、「不採算地区病院」の特別交付税措置の要件を緩和すること（交付税八〇億円程度の増額）。「産科、小児科、救急医療等に関する財政措置の充実」として、医師確保対策、救急医療の充実などのため、普通交付税措置を六〇〇億円程度充実すること。周産期医療病床、小児医療病床、救急医療施設に対する特別地方交付税を充実することが示された。地方交付税の増額を受けて、自治体病院への一般会計繰入金も二〇〇七（平成一九）年の六、九六〇億円から二〇〇八（平成二〇）年に七、五〇八億円、二〇〇九（平成二一）年には七、七一〇億円に増加する。

自治体病院への一般会計繰入金の増額や各病院の努力などもあって、自治体病院の経営状況は改善の方向性にある。二〇〇六（平成一八）年度に経常利益を生じた病院事業の割合は二一・一％（経常損失の事業は七八・九％）であったが、二〇一一（平成二三）年度には五五・六％（経常損失の事業は四四・四％）に増加している。(109)不良債務の金額もピークであった二〇〇七（平成一九）年度の一、一八六億円から、(110)二〇一一（平成二三）年度の一五五億円まで減少している。(111)

全体としては経営状況が安定しつつある一方、最近でも医師不足や病院収益の悪化などが原因で、指定管理者制度が導入されたり、(112)譲渡(113)や診療所化(114)される病院があいついでいる。地方における医師の雇用の難しさや病院マネジメントに弱点を抱える自治体病院の性格から、今後もこの流れは変わらないものと考える。

イ　地方公営企業会計制度の見直し

（本項目は他の記述に比べて専門性の高い記述となっている。これまでの地方公営企業会計の問題点については、伊関友伸『地域医療　再生への処方箋』の「第七章自治体病院の『赤字』を考える」二七六〜三一六頁で詳しく議論している。興味のある方は参照されたい。）

二〇一一（平成二三）年四月二八日に地方公営企業法の一部改正案が成立、二〇一二（平成二四）年四月一日より施行された。改正は、①企業の会計基準が国際基準を踏まえて見直されている一方、地方公営企業会計制度は一九六六（昭和四一）年以来大きな改正が行われておらず、比較分析を容易にするために企業会計制度との整合を図る。②地方独立行政法人となる地方公営企業が増えており、双方の比較を可能とするために、地方独法会計基準との整合を図る。③地域主権改革や、④公営企業の抜本改革の推進の視点などから行われた。[115]適用は二〇一四（平成二六）年度予算および決算から行うこととされている（早期適用も可能）。

会計制度の見直しの内容は、①資本制度の見直し（法定積立義務の廃止、減資制度の創設など）、②会計基準の見直し（借入資本金の見直し、補助金などにより取得した固定資産の償却制度などの見直し、退職給付引当金などの引当て義務化）などからなる。[116]

基本的に会計制度の変更は、具体的な現金の支出が伴うものではなく、ただちに自治体病院の経営に深刻な影響を与えるものではない。しかし、これまで地方公営企業会計特有の制度であった建設改良費に充てた企業債などを「借入資本金」として資本の部に組み入れていたものを負債の部に計上すること（会計上の負債の金額が急増する）[117]。退職給付引当金の計上義務化などにより[118]、貸借対照表上の負債が急増することになる（ただし、病院事業会計で一定の現金を有していれば、経営の危機に直結することはない）。

その一方、償却資産（病院建物・医療器機）の取得または改良に伴い交付される補助金、一般会計負担金などについては、「長期前受金」として負債（繰延収益）に計上したうえで、減価償却見合い分を順次収益化できること（必要以上に減価償却のための内部留保を行わなくてよくなった）[119]やこれまで地方公営企業法上、認められていなかった減資が認められることにより[120]累積欠損金[121]を大幅に減らすことが可能となった。さらに、「キャッシュ・フロー計算書」の作成が義務づけられることとなった。

改正は、自治体病院にとって、地方公営企業会計において問題であった累積欠損金が過大に積み上がること[122]（会計制度をよく知らない地方議会議員やマスコミから批判されることが多かった）が改善されること。「キャッシュ・フロー計算書」の作成義務により、病院経営において重要な現金の状況が把握しやすくなったことなどがメリットとなる。会計基準の変更により負債の部の金額が拡大し、退職手当組合に入っていない自治体病院の退職給付引当金の計上金額が大きいなど、自治体病院の赤字体質が明らかになるが、手持ちの現金には影響を与えるものでないことから、絶えず手持ち現金の状況をチェックしつつ、中長期のスパンで貸借対照表の数値の改善を目指すべきと考える。

ウ　国民健康保険の保険者の都道府県への移行問題

前述の社会保障制度改革国民会議報告書の議論において、地方自治体や自治体病院・診療所に大きな影響を与えるものとして国民健康保険の保険者の都道府県への移行問題がある。二〇一二（平成二四）年一二月七日に開催された第二回会議の遠藤久夫委員の提出資料は「市町村国保の財政基盤の安定化」の課題として次の課題を指摘する。

① 市町村国保は、低所得者や高齢で医療の必要が高い人が多く加入しており、相対的に保険料負担が重い。

② 市町村国保財政は赤字であり、決算補填等のため市町村の一般会計から多額の法定外繰入れや繰上充用（約五〇〇〇億円）[123]を行っている。

③ 財政運営が不安定になるリスクの高い小規模保険者が存在し、市町村間の格差がある（都道府県内の保険料格差最大：二・八倍、長野県）。

たしかに国民が若く地方の農林水産業が一定の活力をもっていた時代は市町村単位の国民健康保険事業は効果的であったといえるが、人口が高齢化し「限界集落」が各地に生まれている状況では、市町村単位では国民健康保険事業を継続することが困難になりつつある。最終的に国民会議の報告書は、国民健康保険の保険者について「国民健康保険に係る財政運営の責任を担う主体（保険者）を都道府県とし、更に地域における医療提供体制に係る責任の主体と国民健康保険の給付責任の主体を都道府県が一体的に担うことを射程に入れて実務的検討を進め[124]」るべきと提案した。

国民会議の提案に対して、全国知事会社会保障常任委員会（委員長栃木県知事福田富一）は声明[125]を公表する。声明は「単に保険者を都道府県に移行するだけでは、国保の構造的な問題は解決せず、巨大な赤字団体を生むだけである」「構造的な問題を抜本的に解決することは国の責任であり」「今後赤字を生み出さずに運営できるよう、将来にわたり安定的な運営と持続可能性を担保するための措置を講ずる必要がある」「そのうえで、すべての医療保険制度の全国レベルでの一元化に向けた具体的道筋を明らかにする必要がある」「国保の運営主体のあり方を議論するに当たっては、都道府県と市町村が協働する分権的な仕組みとすることが重要であり、都道府県と市町村の役割と責任の分担や市町村のインセンティブなどの法的な整理、保険者の形態、さらには保険料率の設定など、制度の骨格となる事項について十分検討する必要がある」ことを主張する。

これまで述べてきたように、国民健康保険制度は、医療利用組合の流れをくみ地域住民の健康を守るために国、都道府県、市町村、住民が共に制度をつくり上げてきた歴史がある。制度の変更に当たっても、被保険者である住民も含めて、国・都道府県・市町村、国民健康保険団体連合会など様々な主体において丁寧な議論を行う必要がある。単に都道府県に仕事を押しつけるだけでは、安定的な医療保険制度は構築できないと考える。

都道府県を保険者とすることについては、保険者を都道府県と市町村により構成された広域連合としたり、二次医療圏単位で広域組合をつくることも考えられる。住民に一番身近な市町村が国民健康保険制度に関わることの利点を考えれば、なんらかの形で市町村が国民健康保険に関わる制度設計も考慮すべきと考える。さらに言えば、地方の自治体に多い国民健康保険直診の病院・診療所は、国民健康保険の都道府県移管により国保直診制度自体が廃止になる可能性が存在する。国保直診施設の住民の国保保険料を安くするために、安価で質の高い医療を行うという目的は今日においても意義を有している（実際、国保直診施設など自治体病院の立地する地域の国保医療費の地域差指数は低い傾向にある——第七章参照）。国民健康保険の保険者に都道府県が関わることにより、都道府県立病院が国保直診施設となるという考え方も成り立つ。単なる財政負担の問題だけでなく、地域における保健・医療・福祉政策を含めて国民健康保険制度のあり方について考える必要がある。

エ　東日本大震災による被災と医療再生

二〇一一（平成二三）年三月一一日一四時四六分頃、太平洋三陸沖を震源として発生した東日本大震災は、全国に被害を及ぼした。特に岩手、宮城、福島の三県は、地震後に起きた津波により、大きな被害を受けた。さらに福島県では、福島第一原子力発電所の事故により、警戒区域および避難指示区域が指定され、住民の立ち入りが禁止や制限されることになった。

被災地となった三県の沿岸部の医療は、自治体病院や公的病院が地域の中核的な医療機関となっている地域であった。震災時は、岩手県立久慈病院、宮古病院、大船渡病院、宮城県気仙沼市立病院、福島県南相馬市立総合病院など沿岸部の被災を免れた自治体病院が、内陸部の病院と連携し、震災でケガをした人の治療にあたった。自宅や家族が被災しているにもかかわらず、多くの職員が病院に何日も泊まり込み地域の医療を守った。(126)その一方、津波により、被害を受けた自治体病院も多数あった。岩手県の県立山田病院、県立大槌病院、県立高田病院、宮城県の気仙沼市立本吉病院、公立志津川病院、石巻市立病院、石巻市立雄勝病院が、津波により建物が破壊され、医療を継続できなくなった。福島県では、地震と津波を原因とする原子力発電所の事故により、県立大野病院と南相馬市立小高病院が使用不能となった。

今回の震災で大きな被害を受けた岩手、宮城、福島の三県は、もともと地理的条件が悪く医師不足に苦しんでいた地域であった。二次医療圏別人口千人当たり医療施設従事医師数をみても仙台医療圏の人口千人当たりの二・五人を除き、気仙一・二、釜石一・三、宮古一・一、久慈一・一、石巻一・四、気仙沼一・一、相双一・一、いわき一・六と全国平均の二・一人に達していない状況にある。今回の震災は、地域の医療資源の薄さを改めて顕在化させた。

現在、被災地の医療機関は再生の過程にある。再生は困難な道であるが、病院によっては震災前の医師数を超える医師が集まっている病院もある。例えば、福島県にある南相馬市立総合病院は、震災時には、震災の被害を受けた患者の治療に追われていたが、福島第一原子力発電所の事故により職員の安全のため病院スタッフの自主避難に追い込まれた。震災前の一三名であった常勤医師は院長を含め四名にまで減少したが、二〇一三（平成二五）年九月現在、二一名にまで増加している。増加の要因は、復興のために応援に入った若い医師たちがホールボディカウンターによる住民の内部被曝調査や、震災前には行っていなかった在宅診療や予防医療などの新しい試みを積極的に行い、病院が活性化したこと。(127)二〇一二（平成二四）年八月に、新たに「基幹型臨床研修病院」の指定を協力型臨床研修病院（亀田総合病院）からの全面的な支援が得られることなどを条件として受けるなど教育機能を充実させたことなどが挙げられる。(128)

被災地の医療再生は、単なる「原状回復」ではなく、これからの地域の医療・福祉のビジョンを示し、わが国の医療・福祉のモデルとなるような試みを行うべきと考える。モデル構築のキーワードとなるのは「高齢者の生活を支える医療・福祉」である。少ない医療・福祉資源を有効に活用する視点から、予防医療や在宅診療を進める。医療と福祉の連携を進める。多様な職種の連携を促進するなどの試みを通じて、高齢者が天寿を全うできる地域を実現すべきと考える。今回の被災地の高齢者が多く、医療・福祉の資源が少ない状況は、わが国の将来の医療・福祉の状況を先取りしているともいえる。

さらに、病院を再生させ、持続的に運営していくためには若い医療者が勤務する病院、地域をつくっていく必要がある。地方の小規模病院では、医師教育をできる人材がいなかったり、いても診療で余裕がなかったりすることも多い。そのような場合、教育能力のある大きな病院との連携を図ることが重要と考える。その上で、全国の医療関係者に、積極的に情報発信を行うことが重要である。「私たちは、こういう医療再生を目指す」と理念を示し、「現在こういう努力をしている」ので「一緒に地域の医療再生を行いましょう」という積極的な姿勢をもつことが必要と考える。

オ　住民が地域医療・自治体病院を支える動き(129)

地域医療・自治体病院の危機に対して、住民が現場の医療者の立場に立って考え、病院を支えようという動きが全国に広がりつつある。その先駆けとなったのが、兵庫県丹波地域の「県立柏原病院の小児科を守る会」の母親たちの活動である。二〇〇七（平成一九）年三月、県立柏原病院に勤務する二人の小児科医の一人が過酷な勤務に疲れ果て、退職を決意する。当時、県立柏原病院小児科は、二人の小児科医で入院・外来患者の診療に加え、産婦人科で生まれた小児医療の必要な新生児のケアを行っていた。二日に一日は宿直または待機の当番が入り、月に六〜七回ある小児救急当番の日は、ひっきりなしに訪れる時間外の子どもの患者の対応に追われた。その患者のほとんどは軽症で、夜間の診療が必要のないものであった。十分な睡眠がとれず、翌日も一日中仕事をしなければならない診療体制に小児科医は疲れ切っていた。そして、小児科医が退職することにより、丹波地域の小児医療・産科医療（新生児のケアができない）が崩壊することは確実な状況にあった。

地元新聞の記者が開いた座談会で母親たちはこの事実を知ることになる。座談会に参加した母親たちを中心に、「県立柏原病院の小児科を守る会」がつくられ、兵庫県知事に対して署名活動を行うことになった。母親たちの活動は、他地域との署名とはひと味違い、「コンビニを利用するように軽々しく（柏原病院）受診することは慎む」と、医師の過重労働を意識し、自らの行動を律することを明確にして署名を行う形になっていた。署名を訴えるチラシの中に書かれた「こどもを守ろう　お医者さんを守ろう」というスローガンは、会の理念を示す象徴的な言葉である。節度ある受診を行い、地域の医師を守ることが、子どもたちの安全を守ることにつながる。守る会は、丹波市民に向けて「コンビニ受診を控えよう」「かかりつけ医をもとう」「お医者さんへの感謝の気持ちを伝えよう」という三つのメッセージを伝える。これまで患者の側からはあまり発せられることのないメッセージであった。

二〇〇七（平成一九）年六月一四日、守る会のメンバーは、五五、三六六筆の署名を兵庫県知事に提出する。兵庫県庁の対応は十分なものではなかったが、母親たちは、逆に「自分たちでやるしかない」と考え活動を継続することになった。「お医者さんに感謝の気持ちを伝えよう」と感謝の寄せ書きを送った。ほかの母親たちが適切な小児救急の受診ができるよう県立柏原病院の小児科医の支援を得て「病院へ行く前にフローチャート」を作成する。フローチャートのポイントは、「子どもの調子がちょっと悪そうだから、深夜に小児科を受診する」ことをなくし、「本当に必要な時には、積極的に診察を受けること」である。親が、子どもの体調についてしっかり観察し、本当に医療が必要な時に医療を受ける。そのような「知恵」をもつことである。

守る会の活動によって、丹波市民の医療に関する意識は大きく変わった。図表6—8は、時間外に県立柏原病院の小児科を受診する子どもの数である。守る会の署名活動以降、時間外の受診は大幅に減っている。実際に軽症の子どもの受診はほとんどなく、真に受診の必要がある子どもたちが受診しているという。「県立柏原病院の小児科を守る会」の活動により、退職を表明していた小児科医も退職を撤回。逆に県立柏原病院は小児科医の集まる病院になっており、二〇一三（平成二五）年一〇月現在で六名の小児科医が在籍している。(130)

二〇〇八（平成二〇）年一月には、市内の開業医、歯科医、薬剤師などの専門家や一般市民が集まった「丹波医療再生ネットワーク（丹医ネット）」が結成された。丹波市民が正しい知識の共有と現実的対策を

図表６－８　県立柏原病院の時間外診療件数

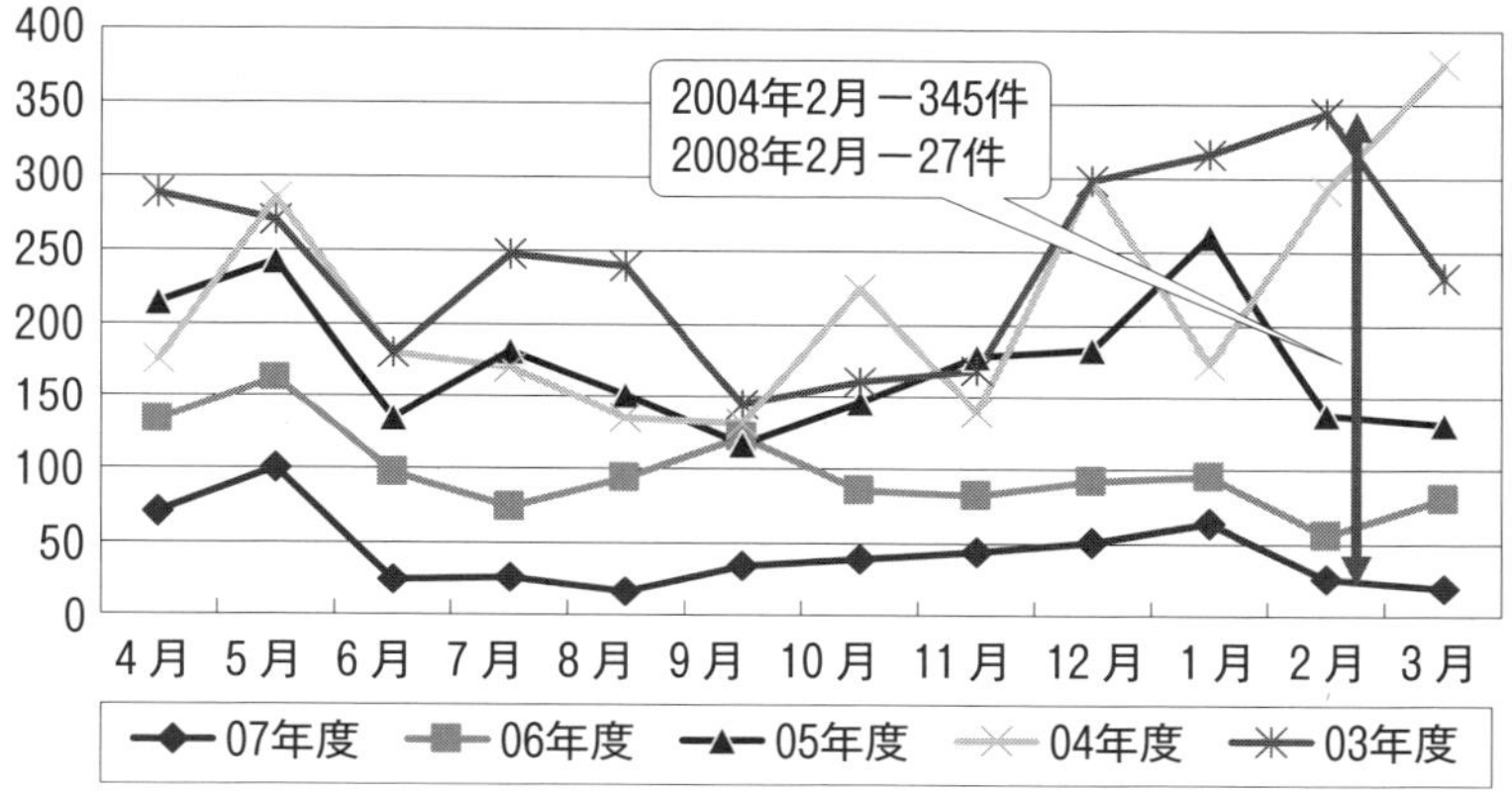

県立柏原病院和久祥三医師提供資料

考え、医療再生に向けた取り組みを行うことを目指している。同年一一月には、市民約五〇人が新たに「たんば医療支え隊」を結成、中高年層に医療問題の理解を深めようと市内各地で講演会や勉強会を行うほか、毎週、メンバーが、病院に手づくりの弁当を差し入れるといった、直接温かみが伝わる支援も行っている。

兵庫県丹波地域の地域住民が地域の医療や自治体病院を支える動きは全国で広がりつつある。二〇〇九（平成二一）年以降は、自治医科大学の関連団体である財団法人地域社会振興財団が主催し、「地域医療を守り・育てる住民活動全国シンポジウム」が毎年開催され、地域の医療を守る住民のネットワークが生まれつつある。

註

（1）橋本内閣以降の医療政策の動きの分析は、二木立の一連の著作が詳しく、本稿でも参考とした。
（2）加藤治彦編（二〇〇一）『平成一三年版図説日本の財政』東洋経済新報社二六〇～二六一頁
（3）田村義雄編（一九九七）『平成九年版図説日本の財政』東洋経済新報社三三頁
（4）従来、個人向けの住宅ローンを行っていた住宅金融専門会社（住専）が、バブル時代に不動産業への融資を行い、バブル崩壊により大幅な損失が発生。住専に貸付を行っていた、農林中央金庫・各県の信用農業組合などの農林系金融機関の救済のために公的資金を投入するかが問題となった。
（5）朝日新聞一九九六年九月二八日「消費税、行革…実りある論戦に疑問」
（6）『「変革と創造」―橋本内閣六つの改革』http://www.kantei.go.jp/jp/kaikaku/index.html
（7）大嶽秀夫（一九九七）『「行革」の発想』ＴＢＳブリタニカ一一頁
（8）橋本内閣の中央省庁改革の経緯については、田中一昭・岡田彰編著（二〇〇〇）『中央省庁改革』日本評論社が詳しい。
（9）一九九七（平成九）年一二月五日法律第一〇九号
（10）一九九八（平成一〇）年一二月一八日法律第一五〇号
（11）http://www.gyoukaku.go.jp/about/taiko.html
（12）http://www.kantei.go.jp/jp/kakugikettei/1997/0604zaisei-kaku.html
（13）一九九七（平成九）年六月三日閣議決定『財政構造改革の推進について』一社会保障
（14）二木　立（二〇〇一）『二一世紀初頭の医療と介護　幻想の「抜本改革」を超えて』勁草書房一〇～一一頁
（15）伊藤祐一郎編著（二〇〇二）『地方自治　新時代の地方行政システム』ぎょうせい一一二頁
（16）西尾　勝（二〇〇七）『地方分権改革』東京大学出版会四九～五一頁
（17）『地方分権改革』五〇～五一頁
（18）http://law.e-gov.go.jp/haishi/H07HO096.html
（19）http://www8.cao.go.jp/bunken/bunken-iinkai/middle/index.html

(20) 法定受託事務は、「専ら国の利害に関係のある事務であるが、国民の利便性又は事務処理の効率性の観点から法律の規定により地方公共団体が受託して行うこととされる事務」とされる（地方分権推進委員会中間報告第二章三地方公共団体が担う事務の整理）。

(21) 『地方分権改革』五七〜九三頁

(22) 『地方分権改革』三八〜四一頁

(23) http://www8.cao.go.jp/bunken/bunken-iinkai/2ji/6.html

(24) 市町村建設計画に基づいて行う事業または基金の積立てのうち、特に必要と認められるものに要する経費については、合併から一〇年間にかぎり地方債を財源とすることができ、地方債の元利償還に要する経費について、地方交付税の基準財政需要額に算入できるとされた（旧市町村の合併の特例に関する法律第一一条の二）。合併特例債は、対象事業費の九五％に充当可能で、元利償還金の七〇％を普通交付税によって措置されるという非常に手厚いものであった。

(25) 総務省『平成の合併について（二〇一〇年三月）』三頁

(26) 経過措置として二〇〇六（平成一八）年三月までに合併すれば財政支援措置を受けることができるとされた。

(27) 『平成の合併について（二〇一〇年三月）』五頁

(28) 内閣府設置法第四三条および第五七条、国家行政組織法第九条で規定されている国の行政機関の地方出先機関

(29) 一九四五（昭和二〇）年、軍関係医療機関について国立病院・診療所として開放する際に医療局出張所として発足、一九六三（昭和三八）年に地方医務局となった。『厚生省五十年史』六八一、一〇〇二頁

(30) 地方における麻薬の取締りは、一九四七（昭和二二）年、都道府県職員のうち麻薬取締りに従事する者が麻薬統制主事として任務に当たることになった。一九五〇（昭和二五）年、厚生省に国家公務員たる麻薬取締官二五〇人を置き都道府県に駐在させたが、一九五一（昭和二六）年麻薬行政を一層円滑に行うため「地区麻薬取締官事務所」が設置された。『厚生省五十年史』六三五〜六三六頁

(31) 厚生労働省関東信越厚生局（二〇一〇）『関東信越厚生局の事業年報二〇〇八年度』一頁

(32) 『日本の中央—地方関係』二一六〜二一七頁

(33) 『日本の中央—地方関係』二一七頁

(34) 全国知事会、全国市長会、全国町村会、全国都道府県議会議長会、全国市議会議長会、全国町村議会議長会の六団体の総称

(35) そのために、職員に議論をするだけの時間的な余裕を与えることも必要と考える。

(36) 第二章国と地方の新しい関係Ⅵ必置規制

(37) 秋田中央保健所長伊藤善信『全国保健所長会六〇周年記念シンポジウム　地域保健法施行一〇年の軌跡とこれからの展望～全国保健所長会の立場から」

(38) 日本学術会議第七部地域医学研究連絡委員会（一九九七）『保健所をめぐる規制廃止について』一〇八頁

(39) 例えば、埼玉県の利根地域の医師会・医療機関・自治体で構成する「埼玉利根保健医療圏医療連携推進協議会」は、ＩＴ技術を活用して複数の医療施設にまたがる診療情報などを共有化し、住民（患者）を中心とした一貫性のある切れ目のない医療サービスを提供する「地域医療ネットワークシステム（愛称「とねっと」）を運営しているが、その事務局は県立加須保健所が担っている。

(40) 地域の医師不足の中で、保健所・保健所長がリードして地域住民に医師不足問題について考えてもらう機会をつくった地域も存在する。なお、地域医療再生計画に関しての保健所の関わりについては、日本公衆衛生協会分担事業者恵上博文（二〇一三）『地域医療再生計画における保健所の関与に関する研究事業報告書』日本公衆衛生協会。

(41) 全国保健所長会ＨＰ澁谷いづみ前会長あいさつ文より

(42) 『保健所をめぐる規制廃止について』一〇八頁

(43) その一方、筆者は六年間の歯科医学教育を受けている歯科医師については、保健所長の資格要件の拡大を検討することについては、否定するものではない。

(44) 医師以外の者は①公衆衛生行政に必要な医学的専門知識に関し医師と同等またはそれ以上の知識を有する技術吏員、②一定期間以上の公衆衛生の実務経験、③一定の養成訓練の課程を修了することが必要で、地方公共団体が医師確保に努力したにもかかわらず確保できない場合に例外（期間は概ね二年程度、医師を保健所に必置する）として認められることとなった。

(45) 「『平成の合併』について」一五～一七頁、人件費の削減は一九九九（平成一一）年四月から二〇〇六（平成一八）年

四月まで合併した五五八市町村の推計。
(46) 「『平成の合併』について」一七頁
(47) 生活保護事務が新市に移管されたことにより、実情把握や対応が迅速になったとする自治体もある。全国町村会(二〇一〇)「『平成の合併』をめぐる実態と評価」七三頁
(48) 「『平成の合併』をめぐる実態と評価」九七～九九頁
(49) たとえば、小さな町村で保健師が地域に密着した良い取り組みをしていたが、合併より保健師が一か所に集められ、地域との身近さが失われるなど。
(50) 「『平成の合併』をめぐる実態と評価」一〇〇頁
(51) 宮本憲一(二〇〇一)「中央集権の二〇世紀の終焉—その歴史過程」大石嘉一郎・室井力・宮本憲一『日本における地方自治の探究』大月書店一〇二～一〇三、一三二頁
(52) 地方分権推進委員会『中間報告』第一章総論二・目指すべき分権型社会の姿—地方分権推進の目的・理念と改革の方向
(53) 佐甲 隆(二〇〇三)「地方分権と保健所」『公衆衛生六七(五)』三四六～三四九頁
(54) 二木 立(二〇〇一)『二一世紀初頭の医療と介護 幻想の「抜本改革」を超えて』頸草書房八頁
(55) 『二一世紀初頭の医療と介護 幻想の「抜本改革」を超えて』五三～五四頁
(56) 二木 立(二〇〇九)『医療改革と財源選択』勁草書房五二頁は、新自由主義的医療改革の実施状況は、①株式会社の医療機関経営の全面解禁は否定され、政府が認可した「医療特区」で自由診療・高度医療に限定して解禁されたが、新たに開設されたのは株式会社立診療所一か所だけである。②混合診療の全面解禁は否定され、「保険外併用療養費」導入により混合診療の部分解禁が行われたが、実質的に従来の特定療養費制度とほとんど変わらない。③保険者と医療機関の直接契約は解禁されたが、厳しい条件がつけられたため、直接契約はまったく行われていないと分析する。
(57) 二木『医療改革と財源選択』五二～五三頁は、小泉総理のブレーンが進める新自由主義的医療改革が部分的にしか進まなかった原因として、医療経済学的にみて新自由主義的改革は医療費の増大を招く可能性が高く、「医療費総額の伸びの抑制」という「国是」に反するためと指摘する。

(58)『医療改革と財源選択』勁草書房五六～五七頁
(59)伊関友伸（二〇〇七）『まちの病院がなくなる⁉』時事通信出版局四〇～四五頁
(60)『まちの病院がなくなる⁉』三一～三四頁
(61)『まちの病院がなくなる⁉』三～一二頁
(62)当時の厚生省幹部職員へのヒアリングによる。
(63)総務庁行政監察局（一九九三）『国立病院・療養所の現状と問題点―総務庁の行政観察結果から』一〇頁
(64)一九九九（平成一一）年二月四日の衆議院予算委員会において日本共産党の瀬古由起子議員は次のような発言をしている。当時の厚生省幹部職員の地方医務局の姿勢が強硬であったことが伝わってくる。
「私、きょう、ちょっと二つの議会だよりというのを持ってきたんですが、一つは、香川県の高瀬町の議会なんですけれども、ここでは、四国の医務局、地元の関係者と意見交換している内容が載っているのです。ここでは、厚生省は、『一二年末までに決着なければ存続はあり得ないと判断してほしい。』こういうふうに町に迫っているというのが議会だよりに出ております。もう一つ、これは鹿児島県の隼人町というところなんですけれども、ここでも、ここに書いてありますが、厚生省との話し合いの中で、平成一二年度末には、霧病、霧島病院は国立として廃止になる、早く決定すれば有利になる、早く移譲せよ、こういうふうに迫られたということがこの議会だよりの中には出ているわけです。」
(65)自治体病院経営研究会（二〇〇五）『自治体病院経営ハンドブック第一二次改訂版』ぎょうせい一七九～一九〇頁、前田由美子（二〇〇二）『国立病院、地方自治体に売ってはいけない―国立病院の移譲問題検討資料として』日医総研や厚生労働省資料などをもとに集計。
(66)田中一昭・岡田彰編著（二〇〇〇）『中央省庁改革』日本評論社一九六頁
(67)二〇一〇年度国立病院機構財務諸表
(68)社会保険旬報Ｎｏ二一五五、二〇〇二・一二・一「自民党が公的病院の見直し方針示す」
(69)佐藤哲夫（二〇一〇）「社会保険病院等をめぐる経緯と課題」『立法と調査二〇一〇・一二　ＮＯ三一一』三二頁
(70)「社会保険病院等をめぐる経緯と課題」三二頁

(71) 社会保険庁は、一九六二(昭和三七)年に厚生省の外局として設置されたが、国民年金の不正免除やいわゆる「消えた年金」問題などの不祥事が契機となり、二〇〇九年(平成二一)年一二月三一日に廃止された。業務は二〇一〇年(平成二二)年一月一日に設立された特殊法人である日本年金機構に引き継がれている。

(72) 「社会保険病院等をめぐる経緯と課題」三四頁

(73) 全社連『二〇一〇年度社会保険病院等決算書』

(74) 三重県庁をはじめ、当時の行政評価導入の動きについては、上山信一・伊関友伸(二〇〇三)『自治体再生戦略　行政評価と経営改革』日本評論社を参照。

(75) 都道府県や政令指定都市の自治体を中心に行政評価が広まった理由として、バブル期およびバブル崩壊後の経済対策のため歳出が増大し、水ぶくれした事業を見直す必要があったこと。一九九五(平成七)年、全国市民オンブズマン連絡会議が食料費について一斉情報公開請求を行ったことを契機に、全国の都道府県・政令市の食料費・旅費の不適正支出が明らかにされたこと(不適正とされた金額は四三六億円、職員による返還額は三〇八億円、処分者は二万七二七人に達した)。自治体として説明責任(アカウンタビリティ)を示すことを迫られたことなどが挙げられる。『自治体再生戦略　行政評価と経営改革』六～一三頁、一九二～一九四頁。全国市民オンブズマン連絡会議編(一九九八)『日本を洗濯する』教育史料出版会一三八頁

(76) 三重県の改革については、『自治体再生戦略―行政評価と経営改革』日本評論社六五～一〇四頁

(77) 総務省『地方公共団体における行政評価の取組状況調』二〇〇三年七月調査

(78) 市町村において、全国でも非常に早い時期に地方公営企業法の全部適用をした病院に社会保険広島市民病院(現広島市立広島市民病院)がある。社会保険広島市民病院は、一九五二(昭和二七)年に厚生省によって開設され、その経営を広島市が受託していた(社会保険病院であるが、運営は通常の自治体病院と同じ形をとることになる)。一九五七(昭和三二)年四月、病院は開院五年目で、地方公営企業法の全部適用を行う。当時の院長で病院事業管理者となる甲斐太郎は当時の状況について、「(市の傘下にいるかぎり、赤字が出たら市におんぶすれば、なんとかきりぬけられる。だが、反面、人事一つ、医療機器一つ購入するにも、市の判断を仰がなければならないことについて)これではいけない、という気持ちがありました。総ての面で独立し、責任ある企業体としての形をとらねば、病院を積極的に、自

主的に運営していくことはできない。どっちみち苦労するなら、一つ自分が事業責任者になってやってみようじゃないかと…。職員は皆、賛成してくれ、幸い、市の首脳部もよく理解し、支援してくださったので思い切ったわけです」と発言している。甲斐は一九八二（昭和五七）年一二月まで二五年の長きにわたって広島市病院事業管理者を務める。この間、甲斐は広島市民病院を七六二床、全国の自治体病院でも有数の病院に育てた。甲斐太郎（一九八六）『ある外科医の生涯』一五六〜一六六頁、社会保険広島市民病院（一九六七）『病院一五年誌』七〜一七頁

(79) 伊関友伸（二〇〇四）「埼玉県立四病院の経営改革（上）（中）（下）」『地方行政』一一月一八日号、二五日号、二九日号　時事通信社

(80) 総務省『地方公営企業年鑑』

(81) 二木　立『医療改革と病院　幻想の「抜本改革」から着実な部分改革へ』勁草書房三六〜三八頁によると、二〇〇一（平成一三）年に厚生労働省が『医療制度改革試案』で一般病床と急性期病床との違いを明示しないまま、今後わが国の急性期病床が六〇万床から四二万床に「収斂」するとの「急性期病床の将来数試算」を示したため、一般病床＝急性期病床と誤解し、一般病床が四〇〜六〇万床に削減される「一般病床半減説」を唱える医療ジャーナリズムや医療関係者があいついだという。その場合、一般病床＝急性期病院として生き残れるのは国・公立病院だけであり、民間中小病院の大半は療養病床に誘導されるという主張が少なくなかったという（私見では、前述のとおり、わが国の世界的にみて過大な病床は、公的病院の病床抑制、私的病院の制約のない病床の拡大が原因のため、削減すべきは私的病院という考えをもつのも当然であった）。しかし、「ビジョン」では、病床削減の主目標が「公的病院」に移行することになった。

(82) 二〇〇三（平成一五）年七月一七日各都道府県知事あて総務省自治行政局長通知

(83) 総務省自治行政局行政経営支援室（二〇一二）『公の施設の指定管理者制度の導入状況等に関する調査結果』

(84) 総務省（二〇一〇）『最近の公立病院改革の主な事例』と総務省（二〇一二）『公立病院改革プラン実施状況等の調査結果』の調査結果を集計

(85) 総務省『地方独立行政法人法案の概要』

(86) 厚生労働省資料『医療法人制度改革』

(87) 例えば、二〇〇九(平成二一)年五月一一日の財政制度等審議会財政制度分科会財政構造改革部会有識者ヒアリングにおける亀田隆明医療法人鉄蕉会理事長の発言など。

(88) 消防庁救急企画室長二〇一一(平成二三)年三月一一日消防救第七二号「私的二次救急医療機関への助成に係る特別交付税の算定概要について」

(89) 主な自治体病院の統合・再編の例としては、青森県つがる西北五広域連合(医療圏内の病院機能を再編し、中核病院を建設)、福島県(県立二病院を統合・再編し、新病院を整備、福島県立医科大学の附属病院とする)、新潟県(魚沼圏域の自治体病院を再編し、基幹病院を整備)、静岡県掛川市・袋井市(両市立病院を統合・再編し、新病院を整備)、兵庫県(県立尼崎病院と県立塚口病院を統合し、新病院を整備)、兵庫県加古川市(市立病院と神鋼加古川病院を地方独立行政法人として経営統合、新病院を建設)、兵庫県三木市・小野市(両市立病院を統合し、新病院を整備)、奈良県および一市三町八村(広域医療組合を設立、県南和地域の三つの公立を再編し、新しい救急病院を整備)、高知県(県立安芸病院と県立芸陽病院を統合し、新病院を整備)、長崎県長崎市(市民病院ほか三病院を統合・再編し、新病院を整備)、長崎県病院企業団(長崎県と五市一町が企業団を設立、病院の統合・再編を行う)などがある(「総務省公立病院改革プラン実施状況等の調査結果(調査日:二〇一二年三月三一日)」および病院資料などによる)。

(90) 井上 聡のブログ(当時舞鶴市議会議員)による。職員の内訳は、看護師四三名、医療技術職員三五名、事務職員一三名の計九一名。http://ameblo.jp/satoshiinoue/entry-10015702961.html#main

(91) 地方公営企業年鑑より計算。二〇〇六年度一五億一一五〇万円、二〇〇七年度二三億九七四一万円、二〇〇八年度二〇億九三〇二万円、二〇〇九年度九億五〇五五万円。

(92) 公立深谷病院の閉院については、伊関友伸(二〇〇七)『まちの病院がなくなる!?』三~一〇頁

(93) 夕張市立総合病院の経営崩壊と再生については、伊関友伸(二〇〇九)『地域医療 再生への処方箋』ぎょうせい一三八~一七九頁、川本敏郎(二〇一〇)『医師・村上智彦の闘い—夕張希望のまちづくりへ』時事通信出版局三~五三、一七一~二九六頁

(94) 医師の需給に関する検討会(一九九八)『医師の需給に関する検討会報告書』一一~一二頁

(95) 伊関友伸(二〇〇九)『地域医療 再生への処方箋』ぎょうせい三〇~三五頁

(96) 厚生労働省『二〇一一（平成二三）年人口動態調査』死亡の場所別にみた年次別死亡数・死亡の場所別にみた年次別死亡数百分率
(97) 医療現場の医師の労働状況については、江原朗（二〇〇九）『医師の過剰労働』勁草書房など。
(98) 研修医過労死事件など勤務医の過酷な勤務状況についてのルポルタージュとして、塚田真紀子（二〇〇九）『医者を〝殺すな！〟』日本評論社。また、勤務医の視点から医師不足問題を指摘した文献としては、小松秀樹（二〇〇六）『医療崩壊―「立ち去り型サボタージュ」とは何か』朝日新聞社、本田宏（二〇〇七）『誰が日本の医療を殺すのか―「医療崩壊」の知られざる真実』洋泉社など。
(99) 小児科医師中原利郎先生の過労死認定を支援する会ＨＰ　http://www.5f.biglobe.ne.jp/~nakahara/
(100) 『まちの病院がなくなる⁉』四〇～四五頁
(101) 『医師の需給に関する検討会』二七頁
(102) さらに、医師養成総数が八〇名未満である県および入学定員が八〇名未満の大学が所在する県（和歌山県：和歌山県立医科大学、神奈川県：横浜市立大学）において、二〇〇八（平成二〇）年度から最大二〇名の恒久的な増員が容認された。
(103) 現下の経済情勢への緊急対応 http://www.kantei.go.jp/jp/keizai/index2.html
(104) 問題点としては、経済対策として基金が設置されたため三～五年という短い期間で基金を使い切ることが求められ、病院の再編など本来時間をかけて取り組むべき試みが、「基金をもらうため」と拙速に進められる例も存在する。
(105) 「地域に密着した病床」について、二〇一一（平成二三）年一〇月五日の第一九八回中医協総会において鈴木康裕保険局医療課課長は、「大都会であればきちんといろいろな病床の分化というのは可能だと思いますが、人口密度の薄い地域ですと、どうしても様々な患者さんが入ってくるということがございますので、必ずしも分化できない部分にも一定の配慮が必要かと思います」と発言し、病床数として約二四万床程度必要になるとしている。
(106) 社会保障制度改革国民会議（二〇一三）『社会保障制度国民会議報告書―確かな社会保障を将来世代に伝えるための道筋』二一頁
(107) 二〇一三（平成二五）年六月一四日閣議決定「経済財政運営と改革の基本方針について」二七頁

(108) 二〇〇八(平成二〇)年一二月一二日日本自治体労働組合総連合書記長野村幸裕「『公立病院に関する財政措置のあり方等検討会』報告に対する談話

(109) 不良債務＝流動負債―(流動資産―翌年度へ繰越される支出の財源充当額)

(110) 二〇〇八(平成二〇)年度において一定の不良債務を対象とする「公立病院特例債」が総額五七三億円発行されている。

(111) 二〇一三(平成二五)年三月六日全国都道府県・指定都市公営企業管理者会議資料「準公営企業室関係資料」

(112) 指定管理者制度が導入された病院として、二〇一〇(平成二二)年度：秋田県北秋田市「北秋田市民病院」、千葉県銚子市「銚子市立病院」、愛媛県西条市「西条市立周桑病院」、神奈川県横須賀市「横須賀市立市民病院」、新潟県阿賀野市「水原郷病院」、岐阜県多治見市「多治見市民病院」、二〇一一(平成二三)年度：北海道池田町「十勝いけだ地域医療センター」、大阪府阪南市「阪南市民病院」、二〇一二(平成二四)年度：福井県越前町「国保織田病院」、愛知県名古屋市「市立緑市民病院」、三重県「県立志摩病院」、岡山県岡山市「市立金川病院」、沖縄県離島医療組合「公立久米島病院」(公立病院改革プラン実施状況等の調査結果：調査日二〇一三(平成二五)年三月三一日より)

(113) 民間譲渡された病院として、二〇一〇年(平成二二)年：福島県いわき市「市立常盤病院」、愛媛県「県立三島病院」、佐賀県武雄市「武雄市民病院」、長崎県長崎市「長崎市立琴海病院」、二〇一一(平成二三)年度：愛知県名古屋市「市立城西病院」、福岡県北九州市「市立若松病院」、長崎県西海市「西海市立病院」、二〇一二(平成二四)年度：福島県伊達市「市立梁川病院」(同上調査)

(114) 診療所化された病院として、二〇一〇(平成二二)年度：北海道上川町「上川町立病院」、北海道新冠町「新冠町国保病院」、秋田県北秋田市「市立阿仁病院」、埼玉県飯能市「飯能市立病院」、鹿児島県日置市「日置市民病院」二〇一一(平成二三)年度：北海道枝幸町「国保歌登病院」、宮城県登米市「市立よねやま病院」、秋田県北秋田市上小阿仁村病院組合「米内沢総合病院」、広島県世羅中央病院企業団「公立くい病院」、香川県高松市「市民病院香川分院」、長崎県長崎市「市立野母崎病院」、長崎県病院企業団「奈良尾病院」、鹿児島県出水市「高尾野医療センター」、二〇一二(平成二四)年度：北海道京極町「京極町国保病院」、北海道幌延町「幌延町立病院」、宮城県女川町「女川町立病院」、和歌山県高野町「高野山病院」、宮崎県諸塚村「諸塚村国保病院」(同上調査)

(115) 総務省自治財政局公営企業課(二〇一二)『地方公営企業会計制度の見直しについて』一二頁

(116)『地方公営企業会計制度の見直しについて』二頁
(117)地方公営企業法施行令第一五条二項
(118)地方公営企業法施行規則二二条。会計基準見直し時点での計上不足額については、全企業職員の退職までの平均残余勤務年数の範囲内（ただし最長一五年）で均等に分割して計上することが可能（改正総務省令附則五条一項）。また、すでに退職手当組合に入っている場合（市町村立病院に多い）、積立金額を退職給付債務から差し引かれる。
(119)地方公営企業法施行令第二六条、地方公営企業法施行規則二一条
(120)地方公営企業法施行令第三二条及び第三二条の二
(121)二〇一一（平成二三）年の自治体病院の累積欠損金は二兆三二六億円（地方公営企業年鑑）。これまでの公営企業会計ルールでは、極端な話二兆三二六億円の収益を上げて現金を内部留保をしなければ累積欠損金はなくならなかった。それだけの現金の内部留保は自治体病院の経営にとって過大（不要）である。
(122)地方公営企業法施行令第一七条の二第一項二、二三条
(123)二〇一一（平成二三）年度法定外繰入額約三、九〇〇億円（うち決算補てんなどの目的約三、五〇〇億円、繰上充用額約一、五〇〇億円）二〇一三（平成二五）年六月一〇日社会保障制度改革国民会議事務局『さらに議論すべき事項①（関係資料）』五頁
(124)社会保障制度改革国民会議報告書二七頁
(125)二〇一三（平成二五）年八月六日「社会保障制度改革の今後の進め方について」
(126)東日本大震災当時のレポートについては多数存在する。震災時の医療関係者が状況を記録した本として、岩手県立大船渡病院（二〇一三）『朝陽のあたる丘「忘れない」―未来につなぐ記憶』、太田圭祐（二〇一一）『南相馬一〇日間の救命医療―津波・原発災害と闘った医師の記録』時事通信社、久志本成樹（二〇一一）『石巻赤十字病院、気仙沼市立病院、東北大学病院が救った命』アスペクトなど。
(127)若い医師たちの取り組みについては、上昌弘（二〇一二）『復興は現場から動き出す』東洋経済、ＭＲＩＣ ｂｙ医療ガバナンス学会の南相馬市関連記事 http://medg.jp/
(128)二〇一三（平成二五）年四月からは二名の医師が初期研修を行っている。

(129) 地域住民が地域医療・自治体病院を支える動きとして、伊関友伸（二〇一〇）『まちに病院を！ 住民が地域医療をつくる』岩波ブックレットを参照されたい。

(130) 丹波地域の地域医療再生については、『地域医療　再生への処方箋』一八二〜二〇〇頁

第七章

自治体病院と住民医療のこれから

一　自治体病院の歴史から学ぶもの

自治体病院の歴史を振り返ると、行政組織である自治体病院は、単に医療を提供するだけでなく、「地域における医療や社会問題を解決する施設・組織」として存在してきた。明治初期は、地域への西洋医学導入のため、医学校と共に病院が設置された。大正から昭和にかけては、貧富の差の拡大が進む中で「医療の社会化」の考えから、貧しい者でも医療を受ける機会を確保しようと公立病院・診療所が設置された。農民がお金を集めて組合をつくり医療を提供した医療利用組合病院は、公立病院と同じ性格をもつ病院と考える。戦後復興の時期は、不足する医療の提供や国民健康保険再建のための施設として、自治体病院がつくられた。設置の意義が明確であれば自治体病院は成長する。その一方、明治の中後期のように、存在意義が収支の均衡だけを求められても自治体病院は衰退する。収支だけをみれば、徹底的に経営の効率化を追求できる私的医療機関が優位に立つことになる。

さらに、外部環境との関係について言えば、明治初期の公立医学校による医師養成、戦後の医師余り時代など、自治体病院の成長は医師の雇用状況に大きく影響される。また、明治政府の緊縮財政や戦前の軍部、戦後のＧＨＱ、武見太郎日本医師会の圧力など、良くも悪くも政治の影響を受けやすいのも特徴である。

そのような視点から現在の自治体病院をみると、一般会計からの繰入金が大きな金額となっていて、行政や議会からの繰入金の縮減を求められることが多い。有力な私的病院も力をつけてきており、地域で自治体病院を凌駕している地域も少なくない。お役所体質が強く、多額の一般会計繰入金を必要とする自治体病院は不要という意見も強くなってきている。マイナス面が強く語られる自治体病院であるが、本当に存在の必要性はないのか。存在の意義があるのに、存在意義について十分議論されていないのではないか。自治体病院の存在意義について再定義する必要があるのではないか。自治体病院の存在意義について考えてみたい。

二　自治体病院の存在意義

Ⅰ　存在意義を図表で整理する

世界的にみれば、病院の経営形態は、国立病院（ＮＨＳトラスト）が中心の国（イギリス）、公立（県立・市町村立）病院、民間（営利・非営利）病院が混在する国（フランス）、民間・非営利団体の病院が中心の国（オランダ）、連邦病院・非連邦病院（非営利コミュニティ病院、営利コミュニティ病院、州や地方自治体病

図表7－1　自治体病院の存在意義

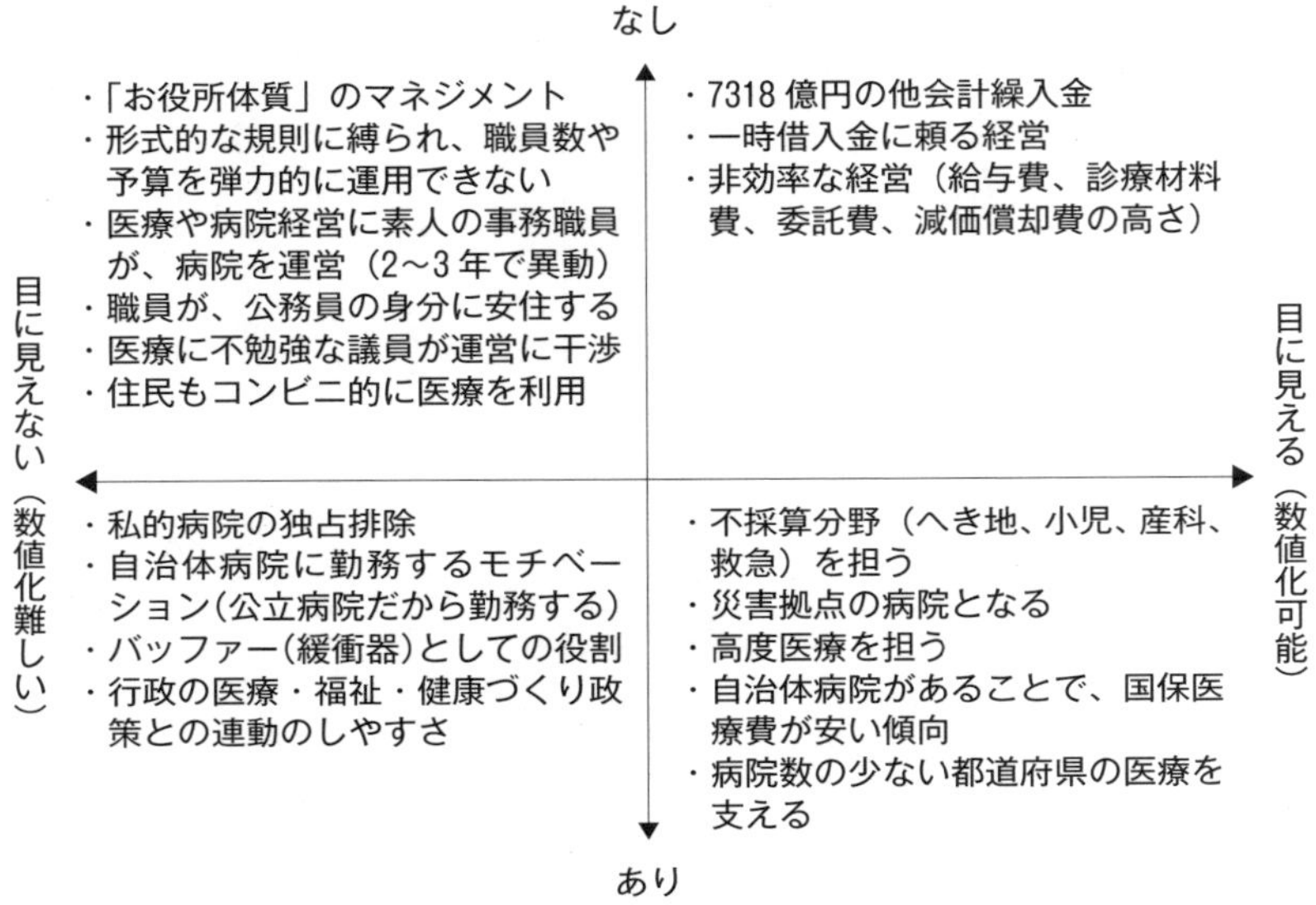
なし
ありし
目に見えない（数値化難しい）
目に見える（数値化可能）
・「お役所体質」のマネジメント
・形式的な規則に縛られ、職員数や予算を弾力的に運用できない
・医療や病院経営に素人の事務職員が、病院を運営（2～3年で異動）
・職員が、公務員の身分に安住する
・医療に不勉強な議員が運営に干渉
・住民もコンビニ的に医療を利用
・7318億円の他会計繰入金
・一時借入金に頼る経営
・非効率な経営（給与費、診療材料費、委託費、減価償却費の高さ）
・私的病院の独占排除
・自治体病院に勤務するモチベーション（公立病院だから勤務する）
・バッファー（緩衝器）としての役割
・行政の医療・福祉・健康づくり政策との連動のしやすさ
・不採算分野（へき地、小児、産科、救急）を担う
・災害拠点の病院となる
・高度医療を担う
・自治体病院があることで、国保医療費が安い傾向
・病院数の少ない都道府県の医療を支える

筆者作成

院など）が混在する国（アメリカ）など、国によって様々である。[1] わが国の病院は、これまで述べてきた歴史的な経緯より、国公立病院のほか、日本赤十字社や済生会などの公的病院、医療法人が混在し、私的病院の割合の高い国である。そして、どのような経営形態であっても、そこで行われる医療自体には変わりはない。「税金が投入されている自治体病院はすべて廃止し、私的病院が医療を担うべき」という考えも成り立つ。自治体病院の存在意義はどこにあるのか考えてみたい。

図表7―1は、自治体病院の存在意義を「存在意義あり・存在意義なし」「目に見える（数値化可能）・目に見えない（数値化難しい）」の二つの軸で分析したものである。あえて、「存在意義なし」を「存在意義あり」の上に置いている。

図表７－２　医業収益を100とした医業費用の構造（一般病院）

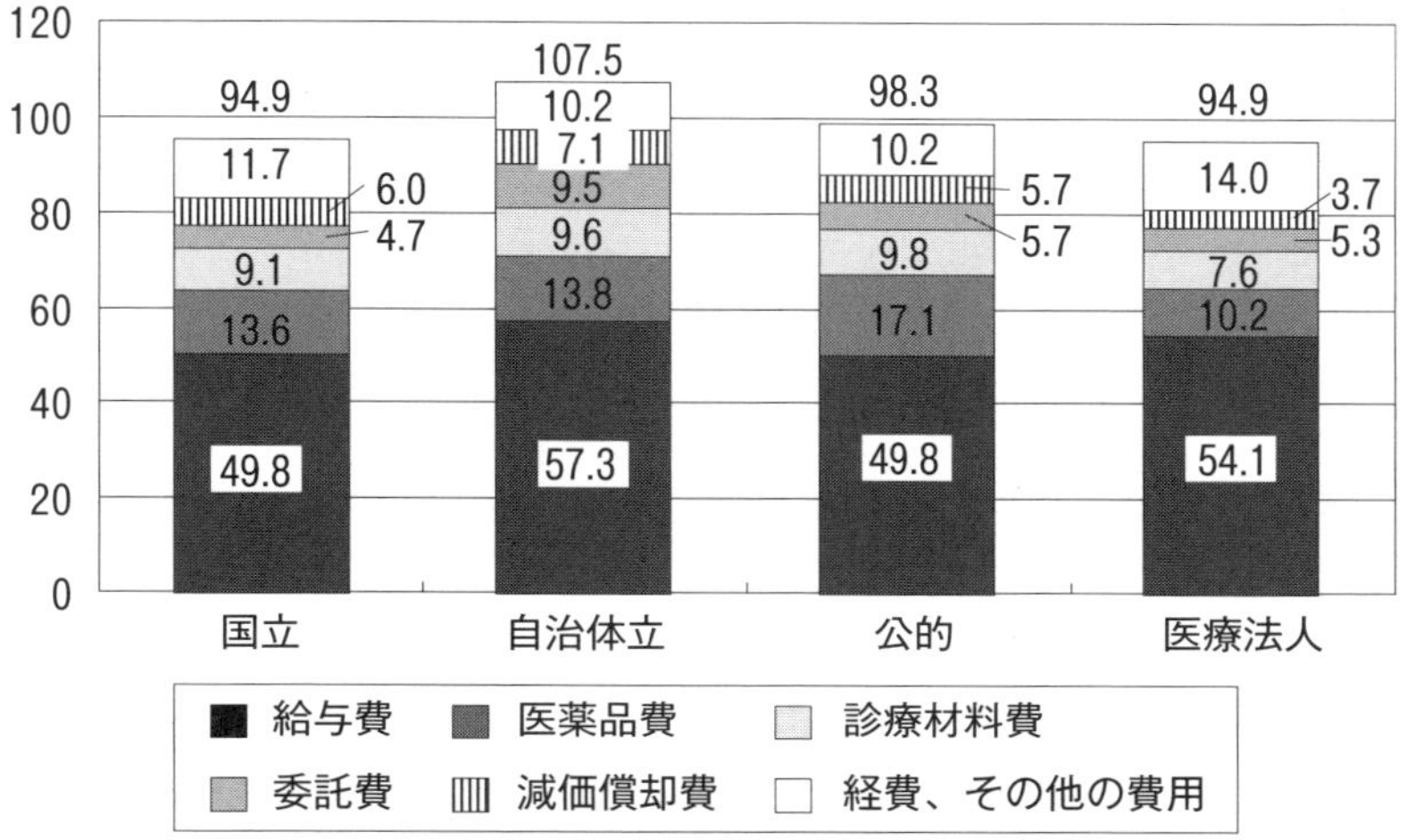

2011年厚生労働省医療経済実態調査データにより作成
医業・介護収益に占める介護収益の割合が２％未満の医療機関等の集計（集計１）

右上は「存在意義なし・目に見える（数値化可能）」の象限である。二〇一一（平成二三）年度の地方公営企業年鑑によると、自治体本体からの繰入金（その一部は、国からの地方交付税が財源となっている）は七、三一八億円に及んでいる。ほかの経営形態では、このような多額の財政の支援は存在しない。しかも、地方自治体からの財政支援があっても、手持ちの現金が枯渇し一時借入金に頼る自治体病院も少なくない。二〇一一（平成二三）年度の決算で、一時借入金が計上されている自治体病院事業は、全六五二事業のうち一一六事業（一七・八％）に及びその総額は六六五億円に達する。

図表７—２は、二〇一一（平成二三）年の厚生労働省の医療経済実態調査のデータを加工し、医療を行うことによって発生する収入である医業収益を一〇〇として[2]、医療によって発生する支出で

ある医業費用の構造を図にまとめたものである。自治体病院の医業費用は一〇七・五で、国立病院（九四・九）、日本赤十字社や済生会などの公的病院（九八・三）、医療法人（九四・九）に比べ赤字体質であることがわかる。内容をみると給与費（自治体五七・三、他医療機関五四・一～四九・八）、委託費（自治体九・五、他医療機関五・七～四・七）、減価償却費（自治体七・一、他医療機関六・〇～三・七）が高い。公務員であるため職員の給与単価の高い自治体病院は、常勤職員の雇用を抑えており、外部委託の職員に依存する傾向が強く、委託の単価の高さとあいまって委託費が高くなっていると考える。また、減価償却費の高さは、地域の公共事業として豪華な病院を建築することが多く、医療機器も高い価格で購入していることのあらわれであると考える。

このような自治体病院の非効率の原因となるのが、左上の「存在意義なし・目に見えない（数値化難しい）」の象限にある自治体病院の「『お役所体質』のマネジメント」である。医療や病院経営に素人の事務職員が、病院を運営する。職員が、公務員の身分に安住してしまう。地方議会議員が病院運営に干渉する。住民も病院現場の疲弊を考えない、などが要因として挙げられる。

右下は、「存在意義ある・目に見える（数値化可能）」の象限である。病院数では全体の一割を占めるだけの自治体病院であるが、図表7―3のように救命救急センター（二五六病院）の三六％（九三病院）、基幹災害医療センター（五九病院）の五三％（三一病院）、総合周産期母子医療センター（九二病院）の三七％（三四病院）、へき地医療拠点病院（二八一病院）の六四％（一八〇病院）などを占める（自治体病院協議会の調査）。わが国の医療の中で自治体病院は大きな役割を果たしている。その一方、数値で自治体病

図表７－３　自治体病院の占める割合

	全国	うち自治体	割合	調査時点
救命救急センター	256	93	36%	2012.12.1
小児救急医療拠点病院	28	13	46%	2011年度
基幹災害医療センター	59	31	53%	2012.4.1
地域災害医療センター	598	249	42%	2012.4.1
都道府県がん診療連携拠点病院	51	20	39%	2012.4.1
地域がん診療連携拠点病院	346	126	39%	2012.4.1
総合周産期母子医療センター	92	34	37%	2012.4.1
地域周産期母子医療センター	284	111	39%	2012.4.1
へき地医療拠点病院	281	180	64%	2012.1.1
第1種感染症指定医療機関	36	26	72%	2012.1.1

自治体病院協議会調べ

院の存在意義は理解できるものの、多額の地方自治体本体からの繰入金の存在を正当化できるものではない。「ほかの経営形態の病院であれば、もう少しコストを安くできるのではないか」という問いに、これらの数値は十分答えられない。

目に見える数値以外で自治体病院の存在意義を示すのが左下の「存在意義あり・目に見えない（数値化難しい）」の象限である。自治体病院関係者が感覚的に感じているが、十分「言葉」にし切れない部分である。まず、「私的病院の独占排除」がある。極論を言えば、本当に自治体病院をなくし、すべてオーナー経営の私的病院に医療を委ねてよいのであろうか。オーナー経営の私的病院も優れたマネジメントで、日本の医療をリードしている病院もあれば、経営者の恣意的な運営で利益優先にはしりがちな病院もある。今、優れたマネジメントを実現しているオーナー経営の私的病院も、二〇年もすれば代が変わる。子ども、孫の時代に代替わりしても質の高いマネジメントが実現しているとは限らない。社会医療法人となって経営の透明性を高める動きがあるが、社会医療法人になっても、「〇〇家」というオーナー経営の色彩が払拭されるかといえば疑問も存在する。

金融工学における投資理論に「現代ポートフォリオ理論(3)」がある。投資家は完全には相関のない複数の資産をもつことによってポートフォリオのリスクを減らすことができる。この考えを日本国民の医療の提供先に置き換えたらどのようになるか。自治体病院をすべて廃止して医療を私的病院で提供すれば、本当に低いコストで質の高い医療が提供できるのか。利益を重視する私的病院の経営で、医療にすき間が生まれることはないのか。複数の経営主体が競合して医療を提供するメリットもあるのではないか。数的には圧倒的に多い私的病院に、自治体病院や日本赤十字社・済生会のような公的病院を組み合わせ、多様な経営形態の間で競争（筆者は「切磋琢磨」という言葉がふさわしいと考えている）を行ってきたことで、これまで安価で一定の質を保った医療を提供してこられたのではないかと考える。

すべてオーナー経営の病院になれば、行政が政策誘導できない危険性が存在する。わが国の医療の質を維持するためには、自己変革を行った（これは当然必要である）自治体病院を含めた様々な経営主体が、混ざって切磋琢磨することが適当であると考える。

「存在意義あり・目に見える（数値化可能）」での象限に該当するデータであるが、自治体病院が立地する地域では、国民健康保険の医療費地域差指数が低いというデータも存在する。図表7―4は、二〇〇七（平成一九）年度の千葉県の地方自治体における国民健康保険の医療費地域差指数（各市町村の国保医療費を比べるため、年齢構成の違いによる給付費の高低の影響を除去し、全国平均を一としてあらわした指標）と自治体病院の立地状況を表にまとめたものである。なお、千葉県は、日本の中で一番国保医療費の地域差指数が低い県である。(4) 自治体病院が立地する自治体の地域差指数の平均〇・八五四に対して、自治体病院の立地していない自治体の平均は〇・八八二である。特に、全国の自治体病院を代表する国保旭中央病院が立地する旭市の地域差指数が〇・七三二と千葉県で二番目に低くなっている（全国では一五位）。かつて、旭中央病院の関係者に、地域差指数の低い原因について質問したことがあるが、「詳しい分析はしていないが、適切な医療を行い、必要以上の過剰な医療を行わないことが要因の一つではないか」という答えをいただいたことがある。

図表7―5は、都道府県の国保医療費の地域差指数と自治体病院の割合を相関させたグラフである。自治体病院の割合が高い地域は、地域差指数が低い傾向が存在する。私的病院の割合が高くなることで医療費の支出が多くなる傾向が読みとれる。このように、自治体病院の割合が高く、国保医療費の地域差指数が低い地域（医療提供体制の薄い東日本地域が多い）では、自治体病院は一般会計からの繰入金の削減を第一とするよりも、地域で必要な医療を提供することを第一とすべきである。自治体病院の割合が低く、国保医療費の地域差指数が高い地域（医療提供体制が充実した西日本地域が多い）では、私的病院の独占による医療費の高騰を抑制するため、一般会計からの繰入金をできるだけ抑制しつつ、医療費の無駄の少ない標準的な医療を行うことが必要となる。地域によって自治体病院の果たすべき役割は異なると考える。

さらに言うならば、自治体病院への一般会計からの繰入金を減らすため、私的医療法人に病院を譲渡な

図表７－４　千葉県市町村の国保医療費の地域差指数と自治体病院

自治体病院立地　　平均0.854
自治体病院未立地　平均0.882

	市町村名	地域差指数	立地	運営	病院の種類
1	大多喜町	1.019		○	民間２（うち療養のみ１、精神療養のみ１）
2	印旛村	0.993			
3	本埜村	0.957			
4	勝浦市	0.931			民間１
5	睦沢町	0.931		○	
6	いすみ市	0.930	○	○	市町村立１、民間１（うち療養のみ１）
7	野田市	0.926			会社１、民間７（うち精神のみ３）
8	浦安市	0.926	○	○	大学１、市町村立１、民間２
9	長南町	0.926		○	
10	神崎町	0.922			民間１
11	鴨川市	0.921	○	○	市町村立１、民間６（うち精神のみ１、療養のみ２）
12	栄町	0.918			民間１
13	佐倉市	0.911			大学１、社福１、公益法人１、民間３（療養結核のみ１）
14	館山市	0.910			社福１、民間４（うち精神のみ１、療養のみ２）
15	白子町	0.910		○	
16	茂原市	0.909	○	○	市町村立１、民間７（うち精神のみ１、精神療養のみ１）
17	富津市	0.904	○	○	市町村立１、民間４（うち療養のみ１）
18	柏市	0.901	○	○	大学１、国立１、市町村立１、民間14（うち精神のみ２、療養のみ１）
19	成田市	0.899			公的１、民間３（うち精神のみ１、精神療養のみ１）
20	八千代市	0.897			大学１、民間10（うち精神のみ４、療養のみ３）
21	印西市	0.891			大学１、民間１（うち精神のみ１）
22	流山市	0.888			民間５（うち療養のみ１）
23	船橋市	0.882	○	○	市町村立２、公的１、公益法人１、民間19（うち精神のみ４、療養のみ３）
24	九十九里町	0.881		○	
25	袖ヶ浦市	0.881		○	民間１
26	習志野市	0.878			公的１、民間７（うち精神のみ１）
27	君津市	0.878		○	民間４（うち療養のみ２）

28	鋸南町	0.876	○	○	市町村立1
29	我孫子市	0.874			民間7
30	木更津市	0.872	○	○	市町村立1、民間9（うち精神のみ1、療養のみ1）
31	四街道市	0.870			国立1、民間4
32	松戸市	0.868	○	○	大学1、市町村立2、民間16（うち精神のみ1、療養のみ2）
33	市川市	0.867	○	○	大学1、国立1、市町村立1、民間11（うち精神のみ2、療養のみ2）、公益法人1
34	南房総市	0.866	○	○	市町村立1、民間2
35	市原市	0.865	○	○	大学1、公的1、県立1、民間9（うち精神のみ2、療養のみ1）
36	白井市	0.856			民間2
37	鎌ヶ谷市	0.854			民間5（うち療養のみ2）
38	一宮町	0.854		○	
39	千葉市	0.845	○	○	大学2、国立3（うち精神のみ1）、県立5（うち精神のみ1）、市町村立3、公的1、民間29（うち精神のみ4、療養のみ3）、健康保険組合1、公益法人1、その他1
40	香取市	0.845	○	○	県立1、市町村立1、民間（うち療養のみ2）
41	銚子市	0.843	○	○	市町村立1、民間4（うち療養のみ3）
42	長生村	0.837		○	
43	多古市	0.834	○	○	市町村立1
44	東金市	0.830	○	○	県立1、民間2（うち療養のみ1）
45	大網白里町	0.829	○	○	市町村立1
46	長柄町	0.819		○	民間2（うち精神療養のみ1）
47	酒々井町	0.810			
48	御宿町	0.810		○	
49	匝瑳市	0.809	○	○	市町村立1、民間2（うち精神のみ1）
50	横芝光町	0.800	○	○	市町村立1
51	八街市	0.794			民間4（うち精神のみ1、精神療養のみ1）
52	山武市	0.794	○	○	市町村立1
53	富里市	0.786			
54	東庄町	0.754	○	○	市町村立1
55	旭市	0.732	○	○	市町村立1、社福2（うち精神のみ1）、民間2（うち精神のみ1、精神療養のみ1）
56	芝山町	0.719		○	民間1

厚生労働省2007年度地域差指数、病院は「千葉県病院名簿2010年8月」で作成

図表7－5　自治体病院数の割合と国民健康保険の地域差指数

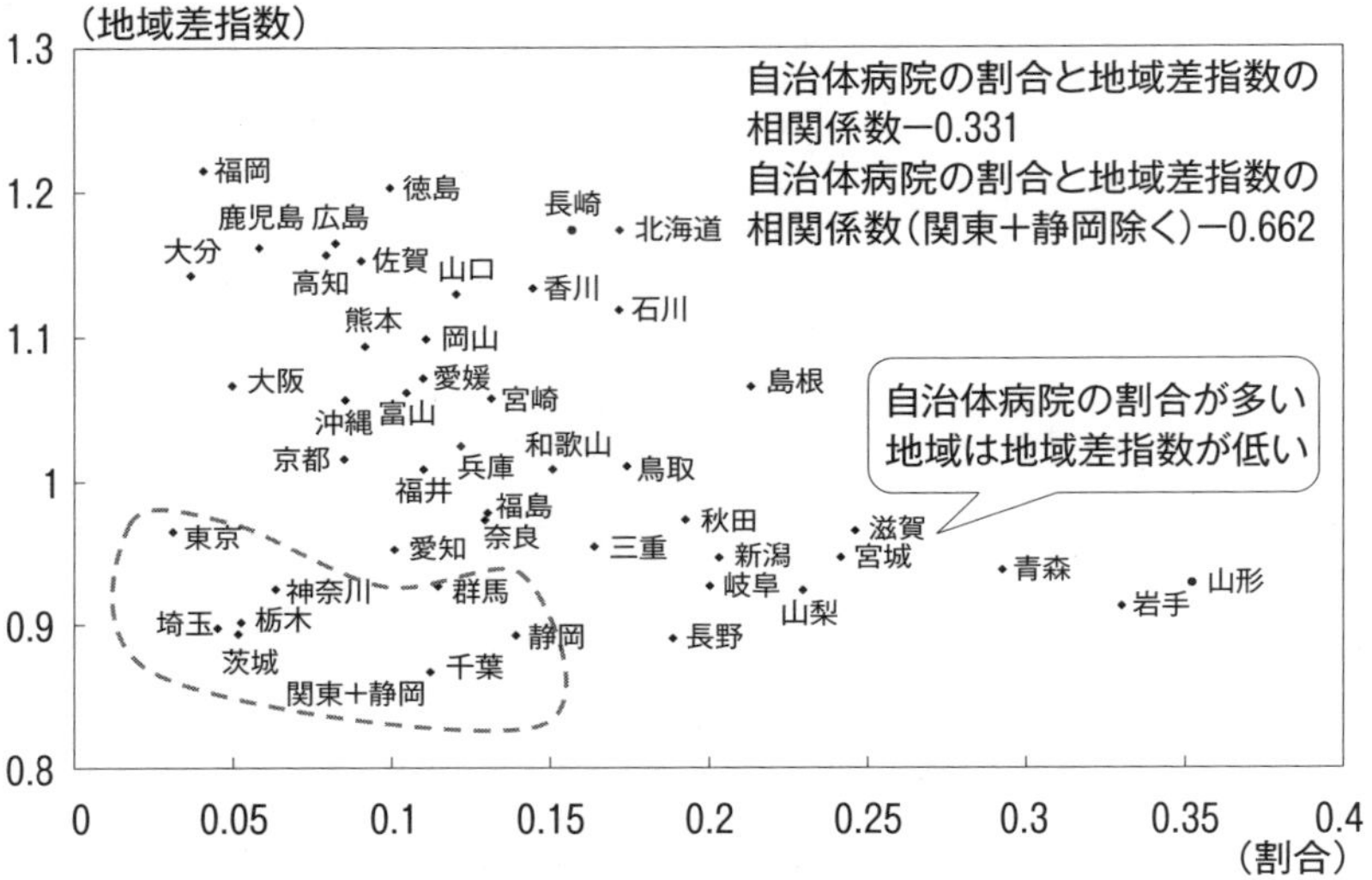

厚生労働省2007年度地域差指数、病院の割合は2007年医療施設調査で作成

いしは指定管理者として代行させた結果、自治体本体からの支出は減ったものの、逆に私的医療法人が提供する医療によって国保医療費が増え、地域全体としての負担が増えるという可能性も存在する。医療に関する財政の支出をトータルで考えるべきである。

「自治体病院に勤務する職員のモチベーション」の問題もある。多少給料が安くても、オーナー経営の病院がいやで、自治体病院だから勤務している医師も少なくない。無理に自治体病院をオーナー系の病院に経営形態を変える場合、モチベーションを下げた医師が大量退職する可能性も存在する。

その一方、「自治体病院は、赤字で当たり前」と自己変革を怠り、レベルの低い医療や病院経営を行っている自治体病院も存在する。筆者は、全国を回りながら厳しい経営環境で、一生懸命地域医療を支えているオーナー系の私的病院の関係者の意見をうかがうこともあるが、私的病院の経営努力に比べ「自治体病院の経営は甘い」という批判にも一理あると感じる。自治体病院も、本気になって病院経営の質を向上させていく必要があると考える。

「行政の医療・福祉・健康づくり政策との連動のしやすさ」は、地方自治体が直接病院を運営することの最大の利点と考える。後述のように、今後わが国は、第一次ベビーブーム世代が七五歳以上の後期高齢者となる「超高齢化社会」を迎えることになる。医療部門、福祉（介護）部門、健康づくり部門の関係者が、それぞれ自己の利益の最適化を目指し、顧客である高齢者を抱え込むのでは、施設はいくらあっても足りず、費用もかかり、地域の高齢者の生活は支えられない。自治体病院をもつ自治体が、先駆的に医療・福祉・健康づくり部門の関係者と連携して高齢者の生活を支えるモデルづくりを行っていく必要がある。実際、自治体病院・診療所は、これまで述べたように国保直診施設を中心に、福祉や健康づくりと連動して地域の医療を支える「地域包括ケア」を実践し、成果を上げてきた歴史がある。

さらに、筆者は、自治体病院の役割として、図表7―6のような「バッファー（緩衝器）」としての役割があると考える。いくら医療制度を精緻につくっても制度のすき間はできる。そのすき間を埋めることが必要である。その例として、新型インフルエンザや災害などの突発的な事件、外国籍住民やお金のない住民の医療、診療報酬制度の貧困による採算性の合わない患者の救済、介護者のいない高齢者（福祉の貧困による社会的入院）などがある。二〇〇九（平成二一）年春の新型インフルエンザの流行において、自治体病院の相当数が発熱外来を置いた。例えば、奈良県では発熱外来を置いた三つの病院はすべて県立病院

図表7－6　バッファー（緩衝器）の医療

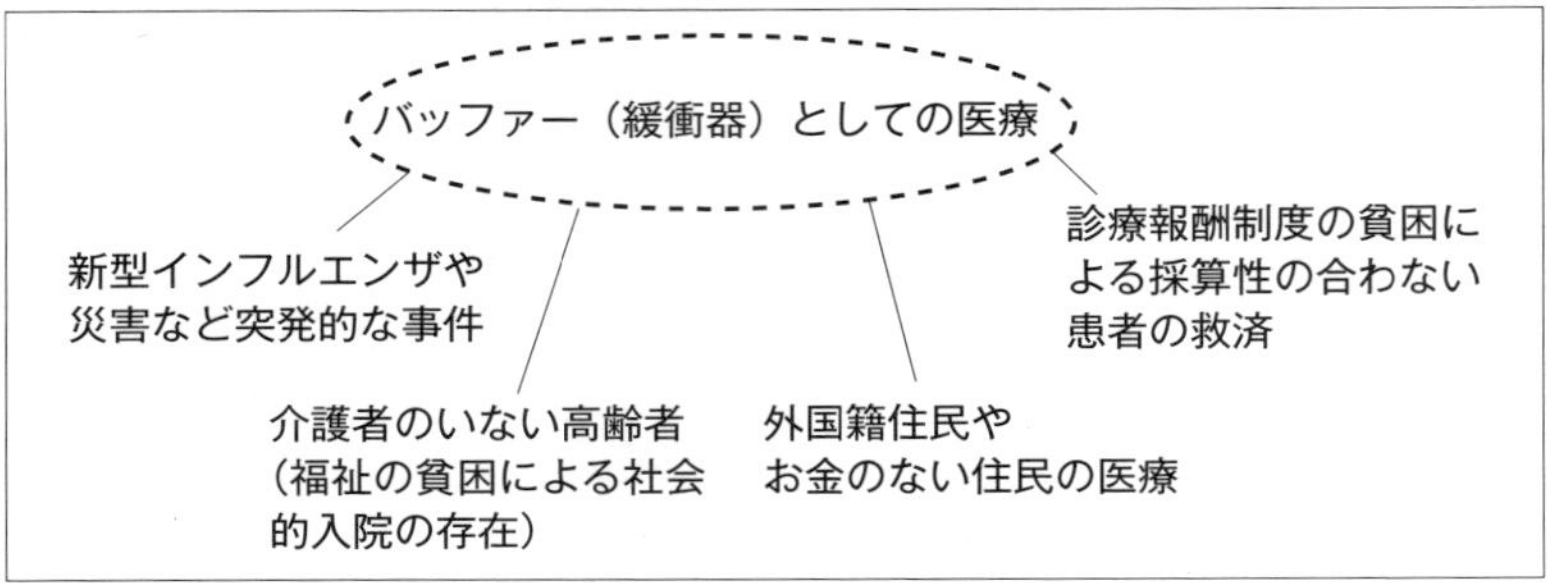

筆者作成

であった。地震などの災害時においても、地域に展開している自治体病院は、数多くの患者の受け皿となっている。

私的病院であれば、採算性の観点から使用できない高価な薬を、住民の命を守るという観点から使う場合がある。高齢者の社会的入院も、福祉の貧困から、自治体病院が受け入れている面もある。バッファーの役割は、自治体病院だけでなく、済生会や赤十字社などの公的病院や一部の民間病院によっても積極的に担われている。しかし、自治体病院は数も多く、その公的な意義から、バッファーとしての役割を多く担っている。バッファーがなくなると、行き先がなくなり困る人が出てくる。その一方、住民がバッファーに頼りすぎると、利用者のモラルハザード（倫理の欠如）が生まれやすく、医師の疲弊による退職や病院財政の破綻など、病院の存在そのものを揺るがすことになる。自治体病院は民間病院に比べ経営が甘く、「自分だけよければ」という倫理の欠如した住民や地方議会議員の圧力にさらされやすいことから、特にモラルハザードが起きやすい。自治体病院の利用者である住民はそのことを理解して、適切な医療の利用に努めることが必要である。

さらに言うならば、バッファーを生じさせるのは行政の医療・福祉政策の無策がある。国民の生命を守る行政の責務として、政策のすき間となる人たちを極力なくし、医療現場への負荷を軽減させることが必要である。

Ⅱ　自治体病院が行うべき医療

それでは、具体的に自治体病院が行うべき医療はどのようなものであるのか。図表7―7は、自治体病院が行うべき医療を「民間医療機関と代替しやすい・代替しにくい」「利益を上げやすい・上げにくい」の二つの軸で分析をしたものである。自治体病院が行うべき医療の分野は、左下の「利益を上げにくく・民間医療機関と代替しにくい」や右下の「利益を上げやすく・民間医療機関と代替しにくい」が中心になる。左下にある、離島やへき地の医療は、自治体病院の存在意義として一番大きなものである。右下の医療観察法（心神喪失等の状態で重大な他害行為を行った者の医療及び観察等に関する法律）に基づく医療を行う指定入院医療機関は、同法第一六条で国、都道府県、特定独立行政法人などに限られている。これらの医療の診療報酬は、政策的に高く設定されている。

左上の「利益が上げにくく、民間医療機関との代替が可能である部分」が、先に議論したバッファーの部分になる。日本赤十字社や済生会などの公的病院、民間医療機関でも、「弱者を守る」という理念を明確にし、具体的に行動する医療機関は、自治体病院の代替となることは可能と考えられる。

図表７－７　自治体病院が行うべき医療

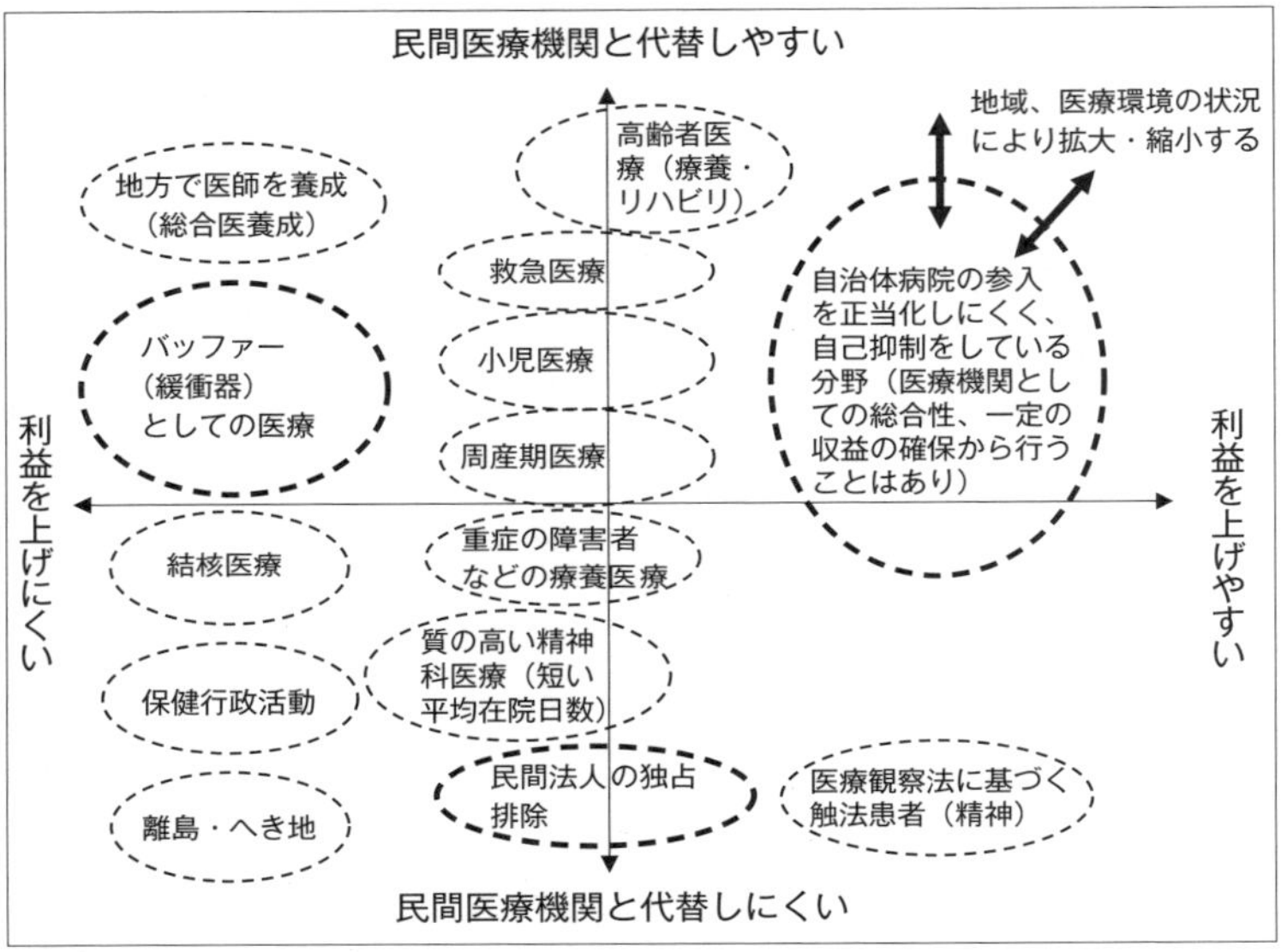

筆者作成

医療機関の多い都市部では、より利益が上げやすく、民間医療機関と代替しやすくなる
地方部では、逆に利益が上げにくく、民間医療機関と代替が難しくなる

右上の「利益を上げやすい部分」は、民間医療機関と代替しやすく、自治体病院の医療の参入が正当化しにくく、自己抑制をしている分野である。医療機関としての総合性や一定の収益の確保から行うことはある。しかし、それで一般会計からの繰入が正当化されるものではない。

この図の内容は、医療機関が立地する地域によって違いがある。人口の多い都市部では、自治体病院も利益が上げやすく、民間医療機関と代替しやすくなる。逆に、人口の少ない地方部では、民間医療機関でも利益が上げにくく、代替が難しくなる。また、利益が上げにくく不採算といわれる部門でも、多くの患者を集めて効率性を働かせれば採算性は上がる。逆に、地域で必要最小限の医療ができるように医療機能を維持しようとすると、採算性が悪くなる。交通手段をもたない高齢者などに、地域に必要な医療機能を提供することを目的とした自治体病院は、採算性の悪い医療を維持せざるを得ない性格をもつ（例えば、交通不便地で常勤医師が不在でも、地域の高齢者のために整形外科や眼科などの専門科の非常勤の医師を雇い、医療を提供する）。

三　これからの地域における医療の課題

I　時間的な視点で課題をみる

行政施設である自治体病院の存在意義を考えるうえで必要なもう一つの視点は、時間的な視点である。自治体病院が、「新たに」発生する問題の解決ができなければ、効率性の部分では弱い自治体病院の存在意義は薄くなる。筆者は、これからの行政組織が解決しなければならない地域医療の課題として、「国民の超高齢化」「個人の孤立（社会的な連帯意識の欠如）」「国民皆保険制度の崩壊の危機」があると考える。行政機関である自治体病院が、これらの地域医療の課題解決に十分貢献できるのであれば、自治体病院は存続の意義があると考える。

ア　国民の超高齢化

これから、地域の医療にとって確実に社会問題となることは、七五歳以上の後期高齢者の急激な増加である。二〇二五（平成三七）年までには、わが国の年齢別人口で最も多い、一九四六（昭和二一）年から一九四八（昭和二三）年生まれの世代（第一次ベビーブーム世代）が七五歳の後期高齢者となる。図表7―8のように、後期高齢者の爆発的増加は、都市部の都道府県を中心に起きる。国立社会保障・人口問題研究所の推計によると、東京、神奈川、埼玉、千葉の一都三県の二〇四〇（平成五二）年の七五歳以上の高齢者の数は六〇二万人で、千葉県の二〇一〇（平成二二）年の国勢調査の人口六二一万人に匹敵する数となる。二〇一〇（平成二二）年の推計人口からの増加数は二八四万人に及ぶ。

図表7―9は、埼玉県の二〇四〇（平成五二）年の五歳階級別の男女人口の推計である。人口総数六一六万人に対して七五歳以上高齢者は一一二万人で人口の一九%に達すると推計されている。自治体は、これらの高齢者の介護を行い、最終的には看取っていくことが必要となる。爆発的な後期高齢者の増加に対して、絶対的に医療・福祉の資源が不足することが予測される。医師、看護師、介護士などのマンパワーや入院病床や介護施設などの医療・福祉資源が不足する可能性が高い。大量の高齢者の介護と看取りは、第二次ベビーブーム世代の看取りが一段落するまで五〇年近くの長期に及ぶ。このような社会は世界でも例をみない。

図表７－８　都道府県別75歳以上人口

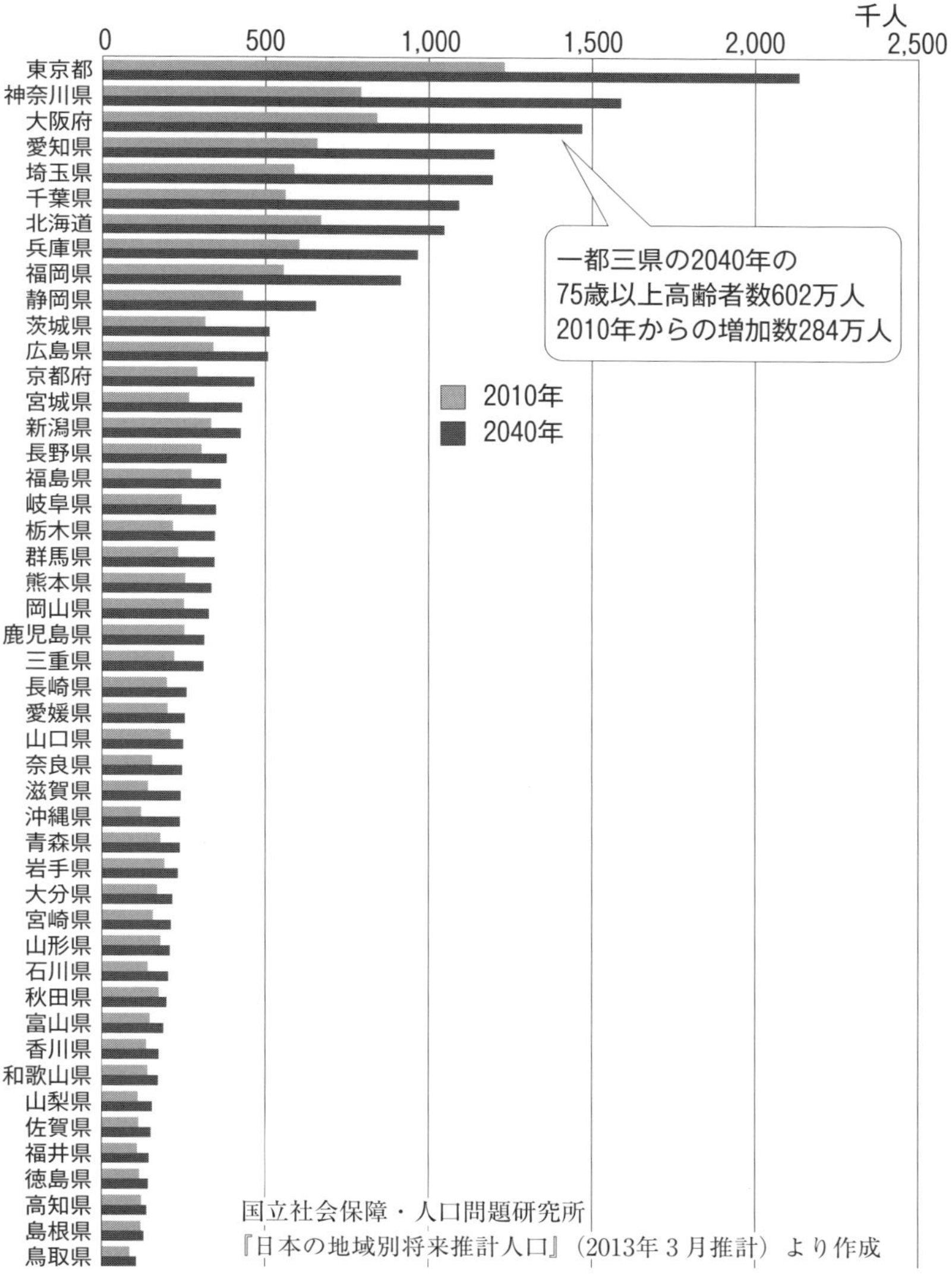

国立社会保障・人口問題研究所
『日本の地域別将来推計人口』（2013年３月推計）より作成

図表7－9　2040（平成54）年の埼玉県の5歳階級別人口

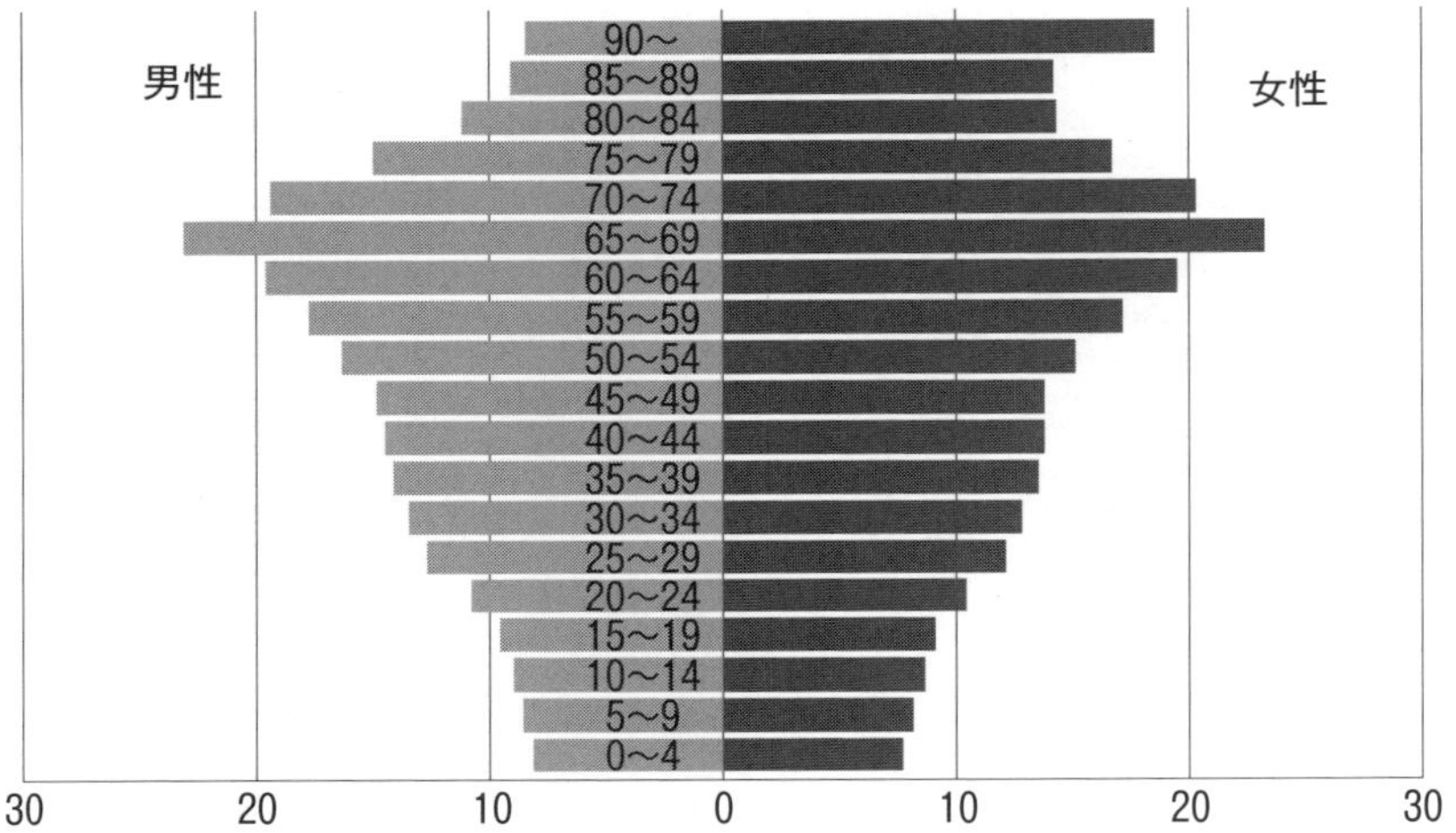

国立社会保障・人口問題研究所
『日本の地域別将来推計人口』（2013年3月推計）より作成

イ　個人の孤立（社会的な連帯意識の欠如）

さらに問題となるのが、都市化の進行により、地域の人々のつながりが希薄化し、個人・家庭が孤立する可能性があることである。特に、これから後期高齢者が急増する都市部では、その傾向が強くなる。孤立した人は、不安を相談する相手がいない。孤立と不安の影響は健康に出やすい。また、個人の孤立は自分の体への「無関心」につながりやすい。自分の体や病気についてよく知ろうとせず、症状が悪化するに任せる。個人の孤立は、「自分だけよければ」と考え、社会的な連帯意識の欠如につながりやすい。

医療・福祉は提供できる資源の量に限りのあるサービスである。人と人との間の信頼が薄れ、住民・患者が「自分だけよければ」と考えて資源を使い尽くせば、たちまち資源が枯渇する。無秩序な資源の使用に制約をかけるため、最も行いやすい対策はサービスの利用価格を上げることである（例えば、救急車の利用を有料化する。夜間の救急利用の患者負担を大幅に引き上げるなどが典型）。しかし、価格でコントロールする方法は、貧しい者は医療・福祉を受けることができない社会となる可能性が高い。このような社会は、一層、医療や福祉に対する国民の意識が荒廃し、不信と不安が蔓延する社会となる危険性がある。

ウ　国民皆保険制度の崩壊の危機

高齢者の絶対数が増えてくることで、国民健康保険や社会保険などの医療費の支出が増大し、医療保険財政が破たんする危険性が存在する。終戦直後に国民健康保険の保険証がただの「紙切れ」になったことと同じ状態に陥る可能性がある。イで議論する個人の孤立、社会的な連帯意識の欠如は、「自分のことしか考えない」医療の消費を招き、医療保険財政の危機を加速させる。

そもそも医療保険は、これまで述べてきたように、地域や職場というつながりをもつ人たちがお金を出し合い、万一病気になった時、安い費用で医療を受けることができる制度である。先人たちが制度を築き上げてきた、相互の信用と社会連帯を基盤とする制度であるともいえる。負担が重いからといって、一部の者が制度から離れれば、医療保険制度は維持できず、経済的に弱い立場の者が医療を受ける機会を失うという形で損失を被ることになる。

Ⅱ　地域医療の課題の解決に必要なこと

ア　国民の超高齢化への対応

これから確実に到来する超高齢化社会に対して、行政は困難な対応を迫られることになる。課題の対応について教科書はなく、試行錯誤をしていく以外にはない。絶対的に不足する医療資源に対しては、何よりも、供給側の体制を増やしていくことが必要となる。医師をはじめ医療従事者、介護従事者の数を増加させる。施設も絶対的に不足する都市部では増加させる必要がある。

その一方、少子化が進む中で、医療・介護従事者の養成には限界があり、施設の整備も、財源の制約から無制限に増やすことはできない。提供を増やすとともに、供給の仕方を効率的に行う必要がある。医療における「総合診療医の養成」は喫緊《きっきん》の課題であろう。医療の進歩に対応した、医師の専門分化は時代の流れであったが、行きすぎた専門分化は、医療提供における大量の専門科医師の必要性や専門医師の都市偏在を生んだ。急増する後期高齢者に対応するためには、総合医・家庭医を養成し、専門科医師と連携することにより、限られた医師数で効率的に医療を提供することが必要と考える。

「多職種の連携」も膨大な高齢者の医療・福祉の需要に対応するために必要となる。医療についていえば、不足する医師・看護師がすべての仕事を担うことは不可能である。様々な専門職が連携することにより、不足する医師・看護師の仕事の負担の軽減を図るべきである。さらに医療の充実に加えて「福祉・介護の充実」を図ることが必要となる。福祉・介護を充実することで、医療の負担を軽減する。

国民の超高齢化へ対応するためには需要側の「住民の意識」も変えていくことが求められる。住民は、単なる「お客様」ではなく、地域の保健・医療・福祉のシステムの運営に関わる「当事者」として、適切な行動をすることが求められる。医療については、医療制度や病気についての正しい知識をもつ。適切に医療を利用する知恵をもつ。医療保険制度（国民健康保険、社会保険）や介護保険制度の安定的な運営のための適切な負担と利用も重要な視点である。

さらにいえば、そもそも、年齢によって求められる医療・福祉のモデルは異なってくる。壮年期から老年期初期（人によってその時期は異なる）までの医療は、平均寿命と比べてもまだ若く、その人にとっても最新の医療を受けて残りの人生の期間を伸ばすことに大きな期待が存在する。この時期は、**図表7—10**のような、「最新医療モデル（最新の医療技術を備えた医療機関で治療を行う）」で病気の治療を行うことが期待される。

しかし、老年期後期（人によってその時期は異なる、七五歳以降の後期高齢者は老年期後期に入る人が多くなると考える）の医療は、病気は介護生活と密接に関わってくる。最新の医療を受けても、その人の健康が劇的に改善し壮年期と同じ状態に戻ることは難しい。このような人にとっては、介護生活を含めた高齢者の生活の質（ＱＯＬ）をいかに高く保つかが課題となる。このことは、医療関係者だけは達成できず、**図表7—11**のように、地域の様々な関係者が高齢者の生活を支えていく「高齢者生活支援モデル」とよべる

図表７－10　最新医療モデル

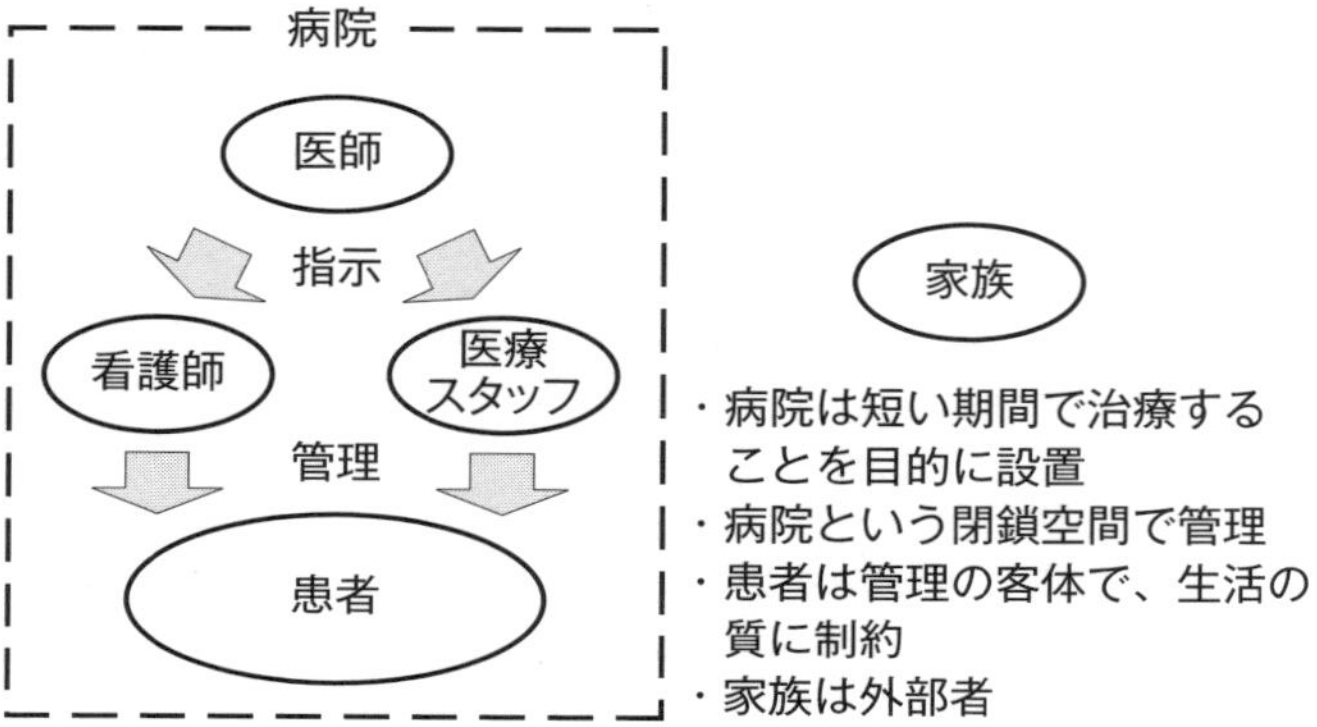
病院
医師
指示
看護師
医療スタッフ
管理
患者
家族
・病院は短い期間で治療することを目的に設置
・病院という閉鎖空間で管理
・患者は管理の客体で、生活の質に制約
・家族は外部者

ような体制が必要になる。高齢者の生活支援は単に医療や介護サービスだけでなく、高齢者の多様な住まい方や地域コミュニティ（地域福祉）のあり方まで含めた高齢者の生活を「包括」して支える「まちづくり」としての「地域包括ケアシステム」の確立を目指していくことが必要となる。[5]

　まちづくりとしての地域包括ケアシステムの確立を目指す際に、地方自治体の果たすべき役割は大きい。地方自治体が役割を放棄して市場原理に委ねれば、それぞれが利益を追求し、地域包括ケアシステムは確立しない。その一方、自治体がすべて抱え込むことも不可能である。おそらく、地方自治体の果たすべき役割は、地域の関係者を「つなぐ」ことであると考える。コミュニケーションが断絶しやすい関係者のコミュニケーションを円滑にする。情報をオープンにし、特定の関係者に高齢者を抱え込ませない。人と人とをつなぐための職員（保健師・ケースワーカー）や組織（自治体のほかに社会福祉協議会・ＮＰＯなど）の役割は大きい。人と人とをつなぐ職員や組織に資源が投入されるべきと考える。

図表７－11　高齢者生活支援モデル

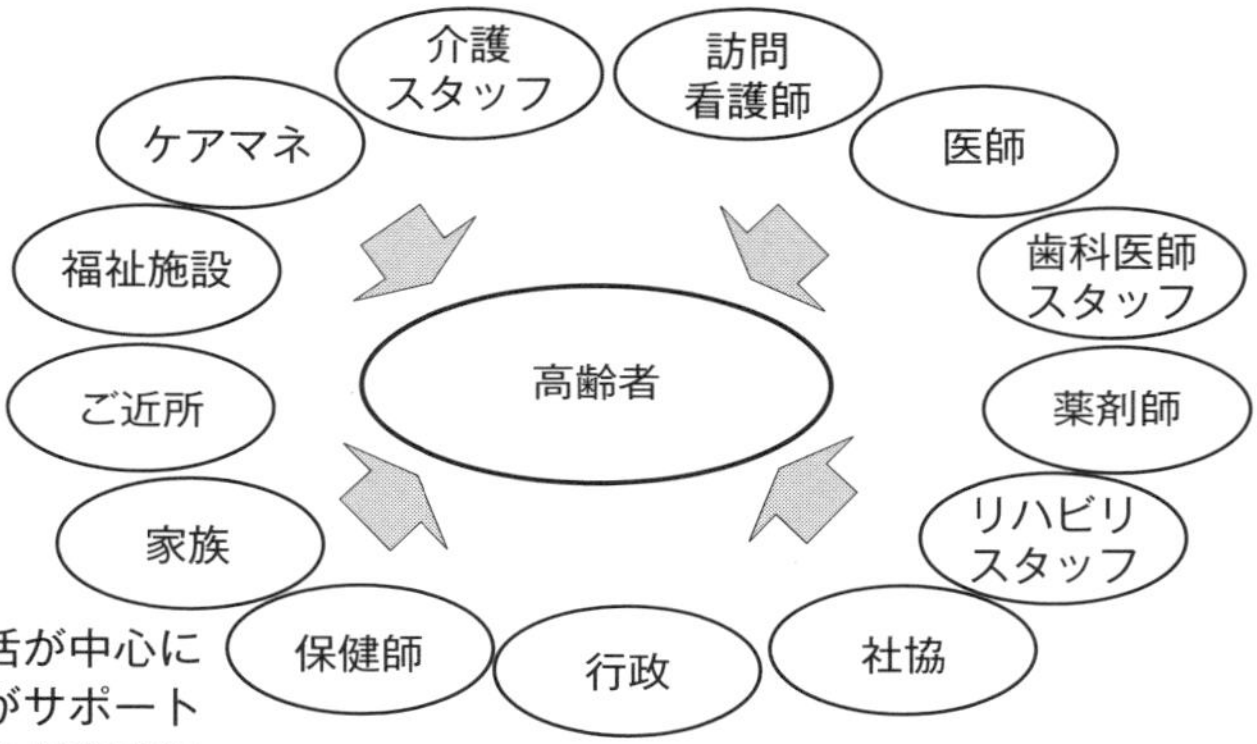

・高齢者の生活が中心に
・様々な職種がサポート
・患者の生活の質を確保
・自宅や質の高いサービス付き高齢者向け住宅、グループホーム、有料老人ホーム、老人保健施設、特別養護老人ホームなど多様な住まい方

イ　個人の孤立（社会的な連帯意識の欠如）への対応

個人の孤立をいかに防ぐかは、地域の医療を安定的に提供していくために重要なことである。ここで議論すべき視点として、医療や介護に市場原理を導入することと個人の孤立との関係がある。医療や介護の分野への市場原理の導入は、価格を通じた競争により世界レベルの最先端の医療の導入が進みやすくなることと、競争により医療や介護の価格を抑制でき、供給の量も増加するという利点がある。

わが国において江戸・明治時代から続く開業医制は、日本が貧しい中で必要な医療を提供するために、医療機関の市場競争に任せたという面があった。その一方、大正以降の医療の社会化の流れは、市場競争では対応できない医療提供の格差を解消しようという試みであったともいえる。特に、戦前から戦後の医療利用組合や国民健康保険の運動は、医療における市場原理のすき間を地域の連帯で埋める運動という面があった。

国民皆保険達成後のわが国の医療提供体制は、私的医療機関が競争によって経営規模を拡大する中で、国民に対して薄利多売型ではあるが、一定の品質の医療を供給することを可能とした。その一方、医療機関の普及は、住民にとって、医療は貴重品からあって当たり前のものという意識が強くなり、「コンビニ医療」とよばれるような医療の「浪費」を生むことになる。

筆者は、医療や福祉に市場原理を導入することで、低価格の一定の品質のサービスを提供することができる利点があるものの、住民の連帯という意識は薄くなり、個人の孤立を加速させる面があると考える。提供するサービスは、低いコストかもしれないが、個人の孤立により、必要以上の社会コスト（医療・介護ニーズ）が発生し、結局は必要以上のコストがかかる可能性がある。逆に地域で人と人とがつながり、信頼と連帯が存在し、医療や介護に関心が向かう場合、医療・介護の適切な利用を生む。岩手県沢内村の生命尊重行政や兵庫県の「県立柏原病院の小児科を守る会」の母親らの活動は、住民の信頼と連帯が医療の適切な利用につながった典型例である。

筆者は、医療や介護の分野に競争を入れることを否定するものではない。世界レベルで進歩する医学の世界では競争は当然のものである。医療機関や福祉施設の経営においても競争がなければ組織が劣化する。要は「バランス」の問題である。市場にすべて「お任せ」ではなく、適切な競争に組み合わせて地域の信頼や連帯の視点を意識した政策が行われるべきと考える。

ウ　国民皆保険制度の維持

たしかに国民の高齢化が進み、高齢者の絶対数が増加することにより、社会保険制度、特に国民健康保険制度が破たんする危険性は存在する。しかし、破たんの危険があるから社会医療保険制度は無意味で廃止すべきというものではないと考える。高齢者が増加する中で、社会秩序を維持する観点からも、高齢者に医療を提供していくことは必要である。お金がないから医療を提供しないでは社会の安定は確保できない。高齢者の医療費を誰かが負担することが必要となる。

二木立は、『医療改革と財源選択』で公的医療費増加の財源は「主財源は社会保険料の引き上げ、補助的にたばこ税、所得税・企業課税、消費税の引き上げも用いるべき」とする。ただし、社会保険料の引き上げは組合所管健康保険、協会けんぽの被保険者などの被用者保険に限定し、社会保険料の引き上げが困難な国民健康保険・後期高齢者医療保険は国庫負担を増額すべきとしている。その際は、「組合管掌健康保険については、極力、使用者の負担を引き上げることが望まし」く、「保険料（正確には、その基礎となる標準報酬月額または所得の賦課限度額）の上限は、被用者保険だけでなく、国民健康保険でも引き上げることが望ましいとする。国民健康保険料の逆進性は被用者保険より桁違いに大きいことを理由とする。(6)

社会保障制度改革国民会議報告書も、「社会保険制度への公費投入の理由」について、「一つは、無職者や低所得者も保険に加入できるよう、保険料の負担水準を引き下げることであり、もう一つは、保険制度が分立していることによる給付と負担の不均衡を是正することである」とし、「前者については、現行制度のもとでは、現在、高齢化の進行や非正規雇用の労働者の増加による所得格差が増大する中で、保険料負担の逆進性を強めることとなる。したがって、逆進性緩和の視点から低所得者の保険料軽減や標準報酬月額の最高限度額の引上げを行うなど、社会保険料のあり方を再点検したうえで、社会保障の維持と機能強化のために公費を投入することが必要となる場合がある」とし、「後者については、制度分立は保険者の仕組み方の問題であり、基本的には保険制度の中での調整が求められ、原則としては公費投入に頼るべきでなく、公費投入は保険者間で調整できないやむを得ない事情のある場合とすべき」としている(7)。

そもそも国民の中で、社会保険の「相互扶助の考えから、国民皆がお金を出し合い、皆が平等に医療を受けることを目指す」という意義についてよく理解されていないように思われる。社会保険制度自体が、水や空気のような当たり前のものになっていないか。本書で述べてきたように、社会保険制度は、わが国の先人たちが苦難の道を歩みながら築き上げてきた財産である。過去の歴史を踏まえず、現在を否定して新しい制度を選択しても、国民が納得して医療費を負担する制度は導けないと考える。

社会保険の赤字体質を制度の限界と考え、アメリカ流の私的保険を中心とした医療制度に変えようとする考え方がある。しかし、図表5―3のように、アメリカは一人当たりの医療費のコントロールに明らかに失敗している国である。アメリカの医療は、貧富の差で医療の差が生じて当然という医療であり、これまでわが国が築き上げてきた、貧しい人にも医療を提供することを目指し、平等を意識した医療保険制度とは歴史も文化もまったく異なる。このような事実を学ぶことなく、いたずらに自国の社会保険制度を否定し、これまで築き上げてきた制度を破壊することは、社会の信用や安全の基盤を破壊することにつながると考える。

エ　「共感」による行動の重要性

筆者は全国で地域医療再生の試みに関わっているが、「共感」による行動の重要性を強く感じている。医療や福祉は、人が人に対して行うサービスである。現場で医療や福祉を行うスタッフがやる気をもって仕事できるようにしなければよい医療・福祉は実現できない。意見対立の中で、とにかく「制度」をつくり、人に「強制」すればよいという考えもある。しかし、どこかに矛盾としわ寄せが起きる可能性が高い。どのように精緻に「制度」をつくっても、かならず制度の隙間《すきま》が生まれ、新たな問題を生じさせる危険性が高い。隙間を様々な関係者が埋めていかなければ、「制度」はうまく運用できない。隙間を埋めるには、すべての関係者が前向きに行動を行うことが必要である。関係者に「共感」があるほうが、積極的な行動を期待できるし、「強制」による「反発」が強すぎると、人々の前向きな行動は期待できない。「共感」による人の積極的な行動が隙間を埋めるのである。

「共感」を広げるためには、住民も医療や福祉、健康づくりについてよく学ばなければならない。よく勉強をし、適切に行動する住民に専門職である医療職が応える。共によい医療・福祉を実現するという関係を築くことが重要である。そのような地域にすることで、医療や福祉にかかる費用が安くなり、住民の医療や福祉に対する費用負担の納得を得られるものと考える。

オ　国と地方自治体、保健・医療・福祉現場との関係

これまで述べてきたように、戦後、保健・医療・福祉政策は、国の機関委任事務や必置義務、定率・定額の国庫補助負担金などを通じて国—都道府県—保健所—市町村という一貫した政策ネットワークを確立していた。しかし、平成に入り地方分権改革により、機関委任事務は廃止され、必置義務も最小限のものとなり、国・地方自治体は「対等」の関係となった。

国と地方自治体が「対等」の関係になることにより、両者の利益が対立する問題に関して、合意を図ることに時間がかかることになる（その点で分権は「非効率」である）。国が政策を進めようとしても、現場の地方自治体は財源不足などを理由にして動かない可能性もあるし、国も地方自治体も問題解決を行う意思がないときは無責任状態となる危険性も存在する(8)。

具体的な政策決定と政策実施を行う職員のマンパワーの問題もある。行政改革が求められる中で国・地方自治体ともに職員の数が抑制され、少ない人員の中で仕事をしなければならない。国の官僚も仕事に追われながら、地方自治体職員や保健・医療・福祉現場の人間と十分コミュニケーションをとることなく、政策を決定する。

保健・医療・福祉政策は、人を対象にし、政策による問題発生を最小限にすることが求められる政策である。そのためには、現場の人々の協力を得て、現場の知恵を政策や政策の実施（細かな現場のオペレーションまで詰めることが求められる）に反映させることが必要である。現場の人間と十分コミュニケーショ

ンをとらずに政策を決定・実施した場合、政策の副作用や運用面でのトラブルが発生する可能性が高くなる。

過去の歴史をみれば、越ヶ谷順生会など国民健康保険類似組合の設立、全国の「国保マニア」の尽力による国民健康保険制度の再建、国保直診施設による地域包括ケアの誕生、地方自治体職員と厚生省職員の勉強会が契機となった介護保険の導入など国と現場の関係者が一体となって問題解決に向かった時、政策の効果が十分に発揮された。

これから到来する超高齢化の時代は、わが国にとって存亡に関わる危機に直面することが確実である。「地方分権」の時代であるゆえに、国と地方自治体、そして保健・医療・福祉の現場の職員が十分なコミュニケーションをとり、政策の決定と実施に取り組むことが重要である。その際、重要なことは「現場の意見」の重視である。現場関係者の立場を尊重しつつ、現場に起きている問題を解決していくために何が必要か、「事実」をもとに議論をしていくことが必要である。小泉改革が典型であるが、現場関係者を「抵抗勢力」とみなし、「現場」の意見を無視して「改革」を行っても、結局は政策の副作用や実施の際のトラブルが発生しやすくなるだけである。国民（住民）も保健・医療・福祉政策に「人ごと」ではなく、「現場の意見」を反映しない政策の失敗のツケは、自分の生活に降りかかってくることを意識すべきである。

Ⅲ　地域の医療問題解決における自治体病院の役割

超高齢化や個人の孤立などの地域の課題に対して自治体病院はどのような役割を果たすのか。前述のとおり、わが国の病院の中で自治体病院の数は約一割と多くはない。自治体病院「だけ」で地域の社会問題を解決できるわけではない。その意味で自治体病院の果たす役割は、モデルとしての役割であろう。

自治体病院の最大のメリットは、地域が創設し、地域にひらかれた医療機関であることである。地域でつくったから、地域の医療の象徴になりうる。地域でつくったから、その危機には地域で支えようという意識が働く。地域の信頼・連帯の象徴となる可能性があるのが自治体病院である。これが、オーナーのリスク負担によって設立された私的病院（それゆえに意思決定は早い）との違いである。

これからの地域の医療を維持していくための課題とされている「多職種の連携」や「総合診療医の養成」について、有力な私的病院が行う場合もあるが、行政や自治体病院が関わることで、より地域に根ざした取り組みとなる可能性がある。かつては患者を取り合う関係にあって対立した日本医師会と自治体病院であったが、現在は、医療の機能分担が進み、地区医師会（開業医）と自治体病院との間で補完関係が生まれている。自治体病院の危機に地区医師会が立ち上がり、診療の応援などで支えている地域は少なくない。

その一方、自治体病院に求められる役割を果たせない病院の価値は低下する。病院職員も公立の病院であることを「隠れ蓑」として、安楽をむさぼれば住民の信頼を失う。自治体病院は、そういう微妙なバランスの上に成り立っている。

さらに言えば、戦後、国が示した「公的病院の九原則」、すなわち、「すべての住民が医療を受ける機会が保障されること」「医療提供の状況や医療費が適正な水準であること（保険財政に過度の負担をかけない。住民の医療費負担も重くない）」「利益は医療機関の機能向上に使われ、個人に配分されることを目的としない」「予防医療を進め（これは医療機関の収入が減ることにつながる）、保険財政の負担軽減と連動する体制である」ことなどは、今日においても重要な視点であり、九原則は現在においても色あせるものではない。地域包括ケアの考えを生み出すなど、多くの自治体病院が、地方自治体本体や地域と共同して「公的病院の九原則」の具現を行ってきたことは、もっと評価されてよいと考える。

筆者は、このような考え方から、財政的に非効率であるから一気に自治体病院を廃止して私的病院に切りかえるという意見には立たない。

四　自治体病院という組織に限界はないのか

Ⅰ「職員定数」にみられる「お役所体質」

自治体病院の存在意義はあるとしても、行政組織として医療を提供することについて限界はないのか。独立行政法人化した国立病院機構や地方独立行政法人化した自治体病院の一部は、職員定数や予算の支出を弾力化し、実際に成果を上げている。設置は地方自治体が行うが、運営は民間の医療機関が代行する指定管理者制度を導入する自治体病院も増えている。「お役所体質」の自治体病院の運営は限界を迎えているのではないか。

医療機関としての自治体病院の限界を象徴するものが「職員定数」である。行政機関は、職員数の膨張を防ぐために国であれば「行政機関の職員の定員に関する法律」、地方自治体であれば「職員定数条例」を定めて、総職員数を管理している。自治体病院のほとんどは、職員定数の定めが存在する。筆者が知る限りは、香川県の企業団である三豊総合病院（自治体病院の中で最も経営のよい病院の一つである）が、職員定数を定めておらず、病院経営に合わせて必要な職員を雇用しているのが例外である。

しかし、病院の経営は人による医療サービスを行って診療報酬を得る。人の採用を弾力的に行わなければ、適切に医療を提供できないいし、診療報酬も得られない。現在の診療報酬制度は、人を雇用することで診療報酬加算を算定できる仕組みとなっている。昔の薬剤や注射が診療報酬の中心であった時期であれば、人件費コストの縮減から職員定数を抑制することは意味があったかもしれない。しかし、現在の診療報酬制度では、職員定数のしばりをかけることは、自治体病院の経営にとって大きな足枷《かせ》になる。そして、医療を知らない外部者に職員採用の上限を握られている組織は自治体病院ぐらいである。

職員定数に代表される「お役所病院」の体質から脱却できなければ、私的病院との競争に敗れて経営を継続できない事態に追い込まれる自治体病院は、今後も増えていくものと考える。

Ⅱ　自治体病院とニュー・パブリック・マネジメント（ＮＰＭ）

ア　ニュー・パブリック・マネジメント（NPM）とは

地方公営企業法の全部適用ブームや地方独立行政法人化や指定管理者制度の創設など自治体病院の経営形態の変更は、新自由主義の影響を受けたニュー・パブリック・マネジメント（NPM：New Public Management）の考えから生まれてきた。自治体病院の経営形態変更とＮＰＭとの関係をどのように考えるべきか。

大住荘四郎『ニュー・パブリック・マネジメント』によると、ニュー・パブリック・マネジメントは、一九八〇年代の半ば以降、英国・ニュージーランドなどのアングロサクソン系諸国を中心に行政実務の現場を通じて形成された革新的な行政経営理論であるとする。具体的には、①経営資源の使用に関する裁量を広げる（Let Managers Manage）かわりに、業績／成果による統制（Management by Results）を行う。②市場メカニズムを可能な限り活用する：民営化手法、エイジェンシー、内部市場などの契約型システムの導入。③統制の基準を顧客主義に転換する（住民をサービスの顧客とみる）。④統制しやすい組織に変革する（ヒエラルキーの簡素化）というものである。(9) 自治体病院の経営形態の変更は②の契約型システムの導入により、①経営資源の使用に関する裁量を広げようという試みであると言える。

イ　ＮＰＭ改革的な視点で経営形態の変更を行う場合の問題点

筆者は、医療保険制度を解体して市場原理に基づいた医療提供システムを導入することは、国民の平等な医療受診の機会を奪う危険性が高いこと。国民医療費の急増を招く可能性があることから否定的に考える。しかし、自治体病院のＮＰＭ的な変革（経営形態の変更）は、自治体病院の官僚的な体質を変え、地域に医療を残すために必要であればやむを得ない場合もあると考えている。

その一方、ＮＰＭ改革的な視点で経営形態の変更を行う場合、問題点が存在すると考える。すなわち、地方公営企業法の全部適用、地方独立行政法人化、指定管理者制度の導入のいずれにしても、地方自治体本体から組織分離をすることによって、病院の収益向上という目的は明確になる。実際、地方公営企業法の全部適用や地方独立行政法人化の場合、組織名を「病院局」「病院機構」という名称を採用し、採算を意識した運営をする。だが、これまで述べてきたように、地域の医療における行政が解決しなければならない問題は、収益の改善だけではない。組織の独立をして、病院のことしか考えず、自治体本体の保健・福祉部局と対立する自治体病院組織となる危険性も存在する。

前述のように、今後、急激に高齢化が進む中で、組織の独立をせず、保健・福祉部局の中に属して、医療・福祉・健康づくりの一体的運営を目指すほうが政策展開の方法として効果的な場合もある。例えば、宮崎県美郷町は、国保西郷病院を経営しているが、病院だけでなく医療政策担当を合わせて「地域包括ケア局」という名称を使っている。

都道府県や政令指定都市のような組織が大きく、病院独自に職員定数を弾力的に運用できない自治体は、組織を独立させて病院を経営させるのもやむを得ないと考えるが、小回りの利く中小の自治体では、病院現場に職員採用の裁量を与えればよいのであって、地方独立行政法人にならなければ職員定数のしばりが外せないことはおかしいと考える。

さらに、地方独立行政法人化や指定管理者制度の導入の場合、職員の「公務員」の身分が問題となる。地方独立行政法人化の場合、前述のとおり、総務省は「非公務員型」の地方独立行政法人を原則としている(10)。また、指定管理者制度により病院業務を民間医療法人に委託する場合、職員は公務員の身分を失うのが通常である。たしかに「非公務員型」の組織のほうが、職員が公務員としての甘えから脱却できる面があるかもしれない。赤十字社や済生会などの公的病院の職員からみても、自治体病院の職員の「公務員」

へのこだわりは理解できないという話を聞くことが多い。

「公務員」の身分は意味のないものなのであろうか。「公務員」だから公のために頑張るということはないのか。たしかに、現場に入ると安定した公務員の身分に甘えた職員も多い。しかし、自治体病院に勤める誇りをもって仕事をしている職員もいる。「公務員」の身分を守るために一生懸命仕事をする場合もある。筆者は「無駄な期待」だと言われるかもしれないが、このような公務員の誇りに期待したい気持ちもある。

医師について言えば、自治体病院に対する意識は二つに分かれる。お役所体質の自治体病院を嫌う医師がいる一方、自治体の設置している「公」の病院であるという誇りをもって働いている医師も少なくない。医師不足が深刻になっている中で、地域の医療を維持するために頑張っている現場に対して、経営形態の変更が「目的」となって、無理やり行えば、ほかの病院でも引く手あまたの医師は大量に退職しかねない。少なくとも、地方にある自治体病院では、職員の公務員に対するこだわりは大きく、自治体病院であるから地理的条件の悪い自治体病院に勤務するという面がある場合も少なくない。無理に地方独立行政法人化などの職員の非公務員化を図った場合、看護師などの人材不足の職種で職員の大量退職のリスクがあることは注意すべきである。

さらに、ＮＰＭと地域医療の関係を考えると、③統制の基準を顧客主義に転換する（住民をサービスの顧客とみる）という点には問題がある。住民は「お客様」ではなく、地域医療の「当事者」であり、地域の医療を守るための責任をもつ。これが自治体病院へのＮＰＭの適用の最大の問題点であると考える。

ウ　経営形態の変更の議論で必要なもの

内田樹《たつる》は、教育制度を改革することは、「故障している自動車に乗ったまま、故障を修理する」ことに近いと指摘している。(11) 自治体病院の経営を変えていくことは、それに近い面がある。故障を放置しておくと、自動車は壊れ、場合によっては交通事故を起こすことになる。その一方、修理のやり方を間違うと、故障を放置する以上のダメージを自動車に与え、大事故を起こす危険性がある。修理のポイントを間違えず、的確に行う必要がある。自治体病院の経営形態を変えるというのはエンジンを変えるようなものである。エンジンを変えなければ、車全体が壊れてしまうのであれば、エンジンを変える必要があるが、慎重に行う必要がある。少しの故障でも、「自動車のエンジンをすべて変えよ」というのは乱暴な議論であると考える。

経営形態の変更は、あくまで自治体病院の経営の質改善のための「手段」であって、「目的」ではないことに注意すべきである。一般会計からの繰入金を減らすことも大切であるが、地域にとって必要な医療をいかに維持していくかはもっと重要なことである。自治体病院の変革を急ぎすぎ、無理な形で行う場合、自治体病院ひいては地域の医療が壊れてしまう危険性があることに注意すべきである。

その一方、職員定数のしばりがあまりに硬直的であり、病院の運営の自由度を高めるためには、地方独立行政法人制度の導入など経営形態の変更が必要であると病院長や病院の幹部職員が判断するのであれば、導入に踏み切ることもやむを得ないと考える。経営形態の変更は、職員の身分が大きく変わることになるため慎重に行うべきであるが、地域に医療を残すためのぎりぎりの判断として行われることについてまでは否定できない。いずれにしても、現場の意見をよく聴くことが重要と考える。

Ⅲ　事務職員の意識変革

さらに言えば、地方独立行政法人や指定管理者制度など経営形態の変更を行おうとする官房系の事務職員の意識の中に、「行政本体から切り離して、行政の責任を回避したい」という意識はないであろうか。医療専門職員と事務職員の間には深刻なコミュニケーションの溝がある。医師は専門職として、自らの技術に誇りをもち、納得できる仕事をしたい。専門職に対する敬意・感謝がモチベーションにつながる。しかし、事務職員は、行政の形式的規則に従って運営することが第一で、職員定数にみられるように、予算・人事管理は硬直的である。上意下達の意思決定を重視し、「権威」を重んじるというようなお役所の組織文化が存在する。事務職員の組織文化には、職員の働きやすさという視点は少ない。「役人は高い給料で働かない」というイメージが国民の中に浸透していて、「たるんだ公務員を締め上げて働かせる」という意識が強いこともあり、職員のやる気を引き出すよりも、絞り上げるという人事管理政策がとられることが多い。組織文化は無意識のものであり、その意識を変えるのは難しい。

そのような事務職員と医療職員とのコミュニケーションの断絶を埋めるためには何が必要か。何よりもまず、両者の溝を埋める「共通の言語」が必要であり、その共通言語は「質の高い医療」や「地域における医療の存続」である。質の高い医療を実現し、地域の医療を存続していくため、医療職員と事務職員が一緒になって地域の医療の抱える問題について考え、解決を図ることが重要である。事務職員は医療政策や病院経営についてよく学ぶことが必要となる。

しかし、多くの事務職員は、医療政策や病院経営についてほとんど学ばず、予算削減ありきになってしまう。医療政策や病院経営についての知識や理念がないので、対応が場当たり的な底の浅いものとなり、かえって医療現場のやる気を削いでしまっている。

その一方、医療現場も、現状を維持するだけではなく、絶えず環境の変化に対応していかなければならない。何時、病院経営の危機が生じてもおかしくないことを理解し、職員一人ひとりができることを行う必要がある。事務職員も、場合によっては、医療現場に厳しいことをいう必要がある。もちろん、それは質の高い医療を継続するという視点でいわれなければ、現場にその声はまったく届かない。

事務職員の医療政策や病院経営について知識が浅いことは、担当となる事務職員が数年で異動してしまい、組織内に経験や知識が蓄積されないことが大きい。特に、医療政策はこれまで都道府県を中心に行われてきたことから、基礎自治体である市区町村の医療政策は、休日夜間診療所の運営や学校医に協力してもらっている地区医師会への対応ぐらいという自治体も多く、職員もまったく育っていない。そもそも、医療の関係課は、行政組織内で脚光を浴びる部局ではなく、優秀な人材が配置されない傾向が強かった。最近の地域医療の危機の中で、優秀な人材が医療関係課に配置されるようになってきたが、その数も知識や経験も足りない状況にある。医療政策や病院経営に詳しい事務職員を養成することは緊急の課題である。

五　医師の勤務する地域づくり

地域医療の歴史を考えれば、江戸時代以来の漢方医が地域に分散していた明治期、戦後の医師余り時代などの時期を除けば、地理的条件の悪い地方は医師不足に苦しんできた。現在、国は医師不足対策のため、二〇〇七（平成一九）年度七、六二五人であった医科大学の定員を二〇一二（平成二四）年度には八、九九一人に増加させている。さらに医科大学の定員増が予定されるなど、今後、養成される医師数はさらに増加する。しかし、医師の養成には時間がかかり、当分の間、地方において医師不足の傾向が続くのは確実である。そのような中で、地理的条件の悪い地方を医師が勤務する地域とするためには、何が求められるか。

医師が勤務する地域をつくるために、例えば、医師不足の地方の自治体病院に若手の医師を強制的に配置すべきという主張する人がいる。しかし、医療の高度・専門化の流れの中で、技術を磨きたい若い時期の医師を、強制的に技術の向上が見込めない地方の病院に配置することは問題である。若い医師に地方での勤務を「強制」しても、必要以上のことはしないという「抵抗」を生むだけである。そのような医師に診察を受ける地域住民も決して幸せとはいえない。若い医師が勤務したくなるような地域をつくることが重要と考える。

I　若手医師研修機能の充実

ア　地方における医師研修機能の充実の必要性

何よりも重要なことは、地方において若い医師の研修機能を充実させることが重要である。一九七〇（昭和四五）年の秋田大学医学部開設以降の医科大学の新設は、各道府県において医師が勤務することに一定の成果を上げた。しかし、県庁所在地や政令市、医科大学の所在する自治体に医師が集中し、その自治体における都市偏在という新たな問題が起きている。二〇〇四（平成一六）年の新医師臨床研修制度の導入は医師の勤務先を流動化させ、大病院への医師集中を加速させ、大病院の立地が多い都市部の自治体への医師偏在を強めることになった。

地方の医師不足は、若い医師が地方の医療機関に勤務しない問題と言い換えることもできる。その大きな要因の一つが研修機能である。技術を磨きたい若い医師が医科大学が立地し、規模が大きく研修機能の充実した病院が立地する都市部に勤務するのは当然のことともいえる。逆に地方の病院は、規模が小さく医師数も少ないことから医師研修機能まで手が回らないことが多く（そもそも医師研修について考えが及んでいない病院も多い）、若い医師からみて魅力のない病院が多い。

交通の利便の悪い地方であっても医師の研修機能の優れた病院には若い医師が集まる。例えば、沖縄県は、一九四五（昭和二〇）年の沖縄戦で医療機能が壊滅したが、一九六四（昭和三九）年、米国ハワイ太平洋軍司令部から派遣されたDr.YAMAUCHIが、沖縄の医療の質向上のために臨床研修病院の設置を提言する。提言を元に一九六六（昭和四一）年に琉球政府立中部病院（現県立中部病院）が具志川市（現うるま市）に移転設立され、一九六七（昭和四二）年に臨床研修制度が発足する。離島で医療を行うことを意識し、医師としての総合臨床力を養成することを目標とした県立中部病院の臨床研修は全国的に有名となり、全国から若い医師が集まる病院になった[12]。

イ　地方で総合診療医の養成を

さらに、交通の条件の悪い地方における医師研修に関しては、少ない医師数で医療を行わなければならないことから、前述の総合診療医の養成を行うことが重要な課題となる。総合診療医の養成については大学だけに頼るのではなく、地方の医療機関も積極的に養成に取り組むことが必要である。地方の病院で、総合診療医の養成体制を確立し、成果を上げている病院は少しずつであるが増えている。例えば、京都府福知山市にある福知山市民病院は、「教育力がなければ病院に未来はない」と考え、二〇〇八（平成二〇）年度に医長二名で総合内科を立ち上げ、医師研修を積極的に行った。熱心な指導が評判となり、若い医師が集まり、二〇一三（平成二五）年度は医長＋スタッフ四名、専攻医八名、短期研修対応の専攻医一名の体制まで拡充している。

また、初期研修医は、二〇〇八（平成二〇）年度は管理型（病院独自の研修）一名、たすきがけ（京都府立大学との交換研修）二名であったが、二〇一三（平成二五）年度には管理型七名、たすきがけ三名となっている。なお、管理型の定員は増員を希望しているが、〝京都府〟全体として削減傾向にある中、増やすことが難しいということである。

研修医の増加により病院全体が活性化している。夜間救急体制は、内科、外科系、産婦人科、および二〇時以降の小児科は内科救急が対応している。初期研修医は毎日救急外来に関わるだけでなく、各専門科のオンコール体制にも関わっている。さらに内科では若手医師が救急診療を積極的に行うことにより、中堅からベテラン医師の負担はかなり軽減されている。入院患者の対応も、総合内科の医師が誤嚥《ごえん》性の肺炎や複数臓器にまたがる疾患など、高齢者に多くみられる病気の相当数を担当し、比較的頻度の低い稀な疾患も適切な診断の上、継続して診療にあたるため、消化器内科や循環器内科などの専門医は、それぞれの専門医療に特化でき、モチベーションの向上とともに収益も向上する結果を生んでいる。研修医が集まるとともに常勤医も増え、福知山市民病院の医師数は二〇〇五（平成一七）年に常勤医四一名であったが、二〇一三（平成二五）年四月現在、常勤医六六名（専攻医含む）＋初期研修医一〇名となっている。

二〇一二（平成二四）年三月には、京都府北部で初の地域救命救急センターの指定を受け、病院としての勢いを増している。筆者は、かつて福知山市民病院を訪問し、研修医が集まる救急カンファレンスに参加させていただいたことがある。カンファレンスは、研修医が自分の診た特徴のある症例を報告するもので、研修二年目、三年目の医師が研修一年目の医師にアドバイスをするものであった。このように先輩の医師が後輩の医師を教える方法を、医師の世界では「屋根瓦方式」とよぶ。若い医師は、自分が関わった患者について、その状況や自分の診断について「自分の考え」を話すことを求められる。そのうえで、一つひとつの医学用語、ＣＴや血液検査などのデータの意義を確認する。議論を通じて様々な可能性を検討する。指導医が、一方的に話すのではなく研修医の話をよく聞いていたのが印象的であった。

ウ　医学生の時代から地域での生活を体験する

さらに言えば、地方で勤務する医師を増やすためには、医師免許をとる前の医学生の時代から地域での医療や生活を体験できる場をつくる必要がある。医学生時代に都市部にある大学のキャンパスで医学を勉強し、医師免許をとっていきなり地方で勤務しろといっても無理がある。医学生の中の一定数は地方で勤務することを指向する学生がいる。医学生のうちから地方で生活体験する機会をつくり、地方での勤務につなげていくべきである。

現在、各都道府県では、各医科大学の定員増に合わせて医学部入試で「地域枠」をつくり、将来的に地域の病院で勤務することを予定して奨学金を支給するなどの試みを行っている。しかし、地域枠の学生を含め、積極的に医学生を地域に出向かせ体験をさせている自治体と放任の自治体との差が出てきているように思われる。地方で勤務する医師を増やすためには、地理的条件の悪い地方こそ、充実した医師研修の場を確保すべきである。医師研修に予算が使われるべきであり、診療報酬だけでは経営のよい病院（都市部の病院）しか医師研修を行うことができないため、地域の人材インフラの育成の視点から行政資源が投入されるべきである。地方の自治体病院は、地方における医師研修の場としての役割を果たすことが期待される。

Ⅱ　医師が働きやすい環境づくり

ア　医療者と住民との間の意識の差

地域で医師が勤務するためには、研修機能を充実させるとともに、医師が働きやすい環境をつくっていくことが必要である。医師不足問題が報道機関によって報じられるようになって、住民の中に医師が不足していることの認識は広まってはきている。しかし、全国の医療現場を訪問してみると、まだ医師不足問題に対して、「人ごと」で、「他人任せ」である地域も多い。軽症で、休日夜間に住民の都合で医療を受ける「コンビニ医療」が当たり前という地域も少なくない。多くの人が、「自分だけなら大丈夫だろう」と悪気なく受診をしている。医師や看護師などの医療スタッフに暴言や暴力をふるう人も多い。住民の意識として、「自分たちの命を守る人たちの安全が脅かされており、社会としてこのような人を絶対に許さない」という意識にまでいたっていないことのあらわれとも思われる。

地域住民が医師不足問題について人ごとなのは、前述の医師と行政職員の関係と同様に、医師と住民（患者）の間に意識の溝が存在することが大きい。医師は医療のプロフェッショナルとして、納得できる仕事をしたいし、技術向上も図りたい、知的関心も高めたい。患者さんの尊敬・感謝もほしいし、すばらしい仲間と仕事をしたい。自分の時間がほしいし、何よりも眠りたい。労働に応じた対価としてのお金もほしい。

その一方、住民（患者）は、二四時間いつでも、最高水準の技術で診てほしい。待ち時間は短く、できるだけ医療費は安いほうがよい。また、医療には、同じ治療を行っても結果には違いがある「不確実性」が存在するが、なかなか理解できない。医師は、お金持ちだから、少しぐらい仕事がきつくて当然（医師の立場からすれば限度が超えているのであるが）という意識もあるように思われる。両者の間の意識には大きな差が存在する。多くの住民が医療に関して「お客様」で、限られた資源を利用する「当事者」であるという意識は少ない。

イ　根底にある「人任せ」の意識

筆者は、住民のこのような意識の根底に、歴史的に続いてきた「お上頼り」の意識があるように思われる。わかりやすく例えるなら「水戸黄門的」意識と言い換えることができるかもしれない。地域に問題が起きても、黄門様に悪者を退治してもらうまで動かない。お上の行動を期待し、自分たちでは問題の解決に動かない。たまたま黄門様に悪人を退治してもらっても、住民の中に自らから問題を解決するという意識がなければ、また問題が起き、悪人が跋扈《ばっこ》してしまう。実際のドラマでも、長期間ドラマが続いていたこともあって、黄門様は同じ藩に何回も立ち寄り、その度ごとに悪人を退治している。本来であれば、何回も問題を起こす藩の組織文化が問題であるが、そのことは意識されない（ドラマの性格上、当然であるが）。住民も含めた藩の組織を変えていくべき必要性よりも、黄門様のような「お上」への依存と甘えの構造がある。住民は変革を求められない。視聴者は、無意識にこのようなドラマの構造を受け入れているように思われる。

このような意識が、医療の場面では、医師や医療機関に「お任せ」の意識を生んでいるように思われる。医療に関して「当事者」というより「お客様」の意識が強い。「お客様」であるから、相手（医療者）の立場を考えず、先に述べたような無制限の要求をしてしまう。

ウ　地域医療の「当事者」としての住民

最近、地域医療を守る「当事者」として、住民が医師の立場に立って物事を考え、地域の医療を守ろうという運動が全国に広がってきている。有名なものとして、第六章で紹介した、兵庫県丹波市の「県立柏原病院の小児科を守る会」の運動がある。このような地域の住民が地域の医療を支えようという運動は、全国に広がりつつある。その多くが、地域の病院である自治体病院・診療所を対象としている。条件の悪い地域に立地することが多く、現在も地域にとってなくてはならない病院であることや地域が育ててきた歴史をもつ病院であることから、病院を守る運動について住民の協力が得られやすいことが大きな要因であると考えられる。

例えば、宮崎県延岡市は、県立延岡病院の医師六人の大量退職が明らかになったことを契機に、住民が「県北の地域医療を守る会」を結成し、署名活動を行った。地域医療シンポジウムの開催のほか、会員が手づくりカレンダーを作成し医師にプレゼントしている。また、若い母親の会員を中心に、開業医を含めた地域の医師にありがとうのメッセージを送る動きが起きている。市でも、全国市町村初の「地域医療を守る条例」を制定し、市夜間急病センターの機能充実を図るとともに軽症での県立延岡病院の夜間の適正受診の訴えを行い、県立延岡病院の夜間受診の減少という成果を生んでいる。

このような住民の動きは、かつて医療の社会化運動で、地域の有志が医療利用組合や国民健康保険を立ち上げた熱気に相通じるものがある。医療者と住民、行政が地域医療の「当事者」として共によい地域をつくっていく動きをさらに広げていく必要がある。

六　自治体病院の変革を起点にした日本の医療再生

地域医療再生の仕事で全国を回っていると、その地域の住民の意識のレベルが、地域医療のレベルと連動していることを感じる。「自分だけよければ」と考える住民の多い地域の医療は荒れ、医療者は立ち去っていく。現在は比較的医療資源に恵まれている都市部の地域も、将来、高齢者が急増し、医療施設やマンパワーが不足する中で、現在のような医療の利用を維持できるかは疑問である。地域住民も地域の医療の「当事者」と考え、適切な負担と利用に努めなければ地域の医療は守ることはできない。

これまでの地方自治体の政策は、**図表7—12**のように、公共事業主導の地域政策が中心であった。経済が成長する中で、不足していた道路や河川、空港、産業基盤整備などの公共事業を行うことで、地域にお金が落ち、物質的に豊かになった。建設工事は、行政から一方的に降りてきた。まさに「お上」が地域に公共事業を施すという構造があった。住民は「お客様」でしかなく、住民自ら行動を求められることはなかった。住民それぞれが孤立し、行政に要求するだけであった。行政は、公共事業を推進するためにしばしば住民を分断して統治した。

しかし、これからの地方自治体は、後期高齢者が急増する中で、地域の安心を守るために、いかに安定的に医療や福祉サービスを提供していくのかが課題となる。特に、地域の医療は医療者という第三の関係者が存在する。医療者は、住民や行政がすべて「人任せ」で働きがいのない場所であれば地域から立ち去るという性格をもっている。経済の成長は鈍化し、人材や財源という制約も存在する。住民や行政は、医療者と共に地域の医療をつくっていく「当事者」として、一緒になって知恵を絞っていかなければならない。住民が「当事者」として地域の医療を担うことで、医療者の限界も理解することができ、医療者への要望も妥当なものとなりやすい。このような地域をつくるためには、一部の住民だけが努力しても意味がない。住民全員が意識を変え、互いがつながり、行動していくことが必要となる。

さらに言うならば、私的病院を含めた日本の医療の再生が行われるには、すべての国民の意識の変革が必要である。お金の削減一方ではなく、医療の現場に必要なお金が投入される。限られた医療資源を大切に使う。自分の命を守ってくれる医療者に人として当たり前の感謝と敬意を示す。国民一人ひとりが、日本の医療の問題を「人任せ」にせず、自らが医療を守る「当事者」であることを意識することが必要であ

図表７－12　地域政策の構造の変化

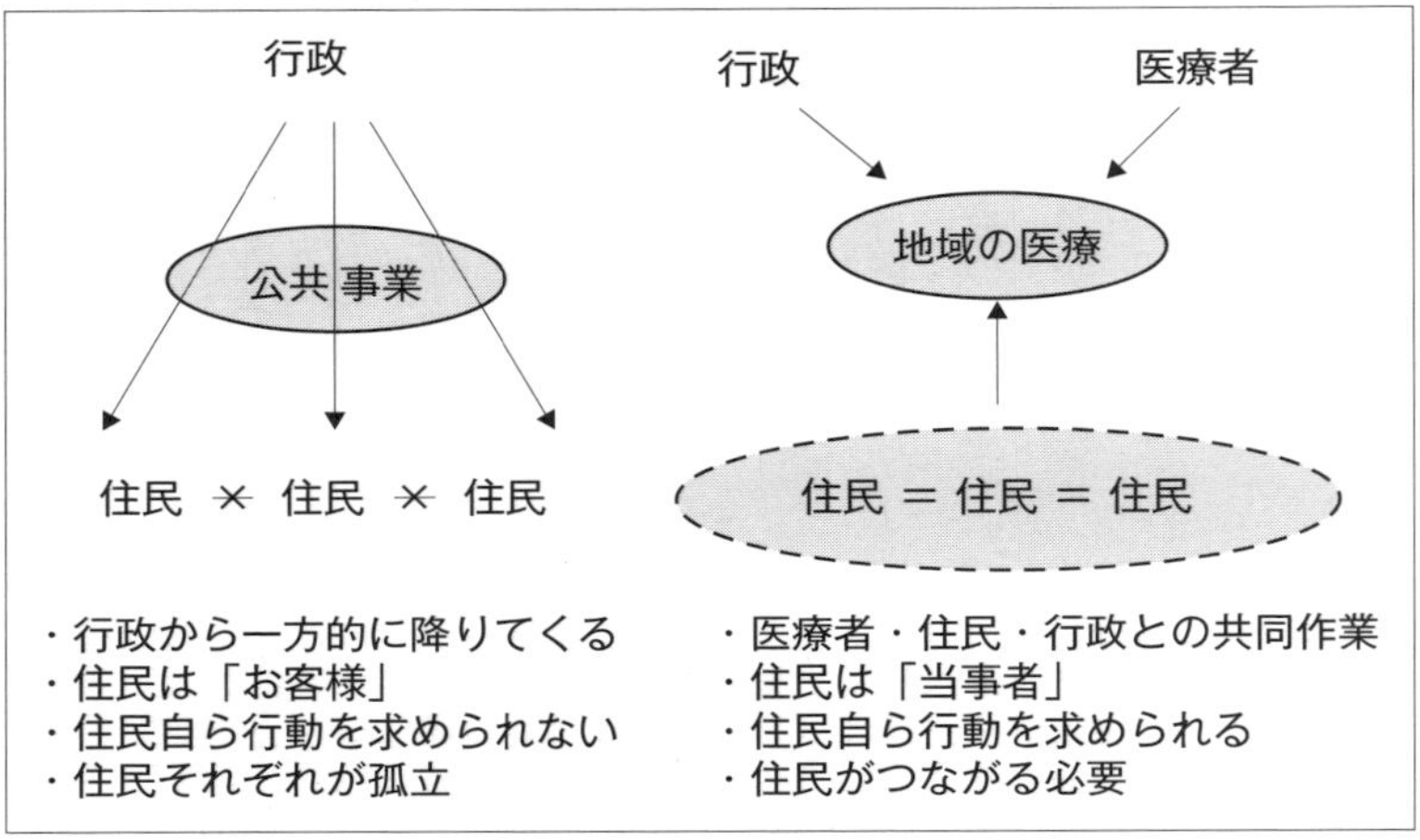

筆者作成

る。

だが、人の意識を変えることは難しい。特に、「人（国・地方自治体・病院）にやらせる」のが当たり前と考える住民の意識を変えるのは難しい。「人にやらせる」ことや「人のせいにする」ということで思考が停止してしまうからである。

民主主義は、一人ひとりの意思の集まりによって意思を決定するという政治の制度である。しかし、民主主義を単なる多数決と捉え、構成員が何も勉強せず、感情のままに要求を行い、意思決定をする場合、衆愚政治に堕することになる。民主主義が機能するためには、意思決定の前提として、多様な意見をもつ社会の構成員が、問題の所在について勉強し、譲り合いも含めて理性的な議論を行うことが必要となる。多様な意見をもつ構成員が、譲り合いの気持ちをもちながら議論して、折り合っていくことは難しいことである。特に、医療という問題は、住民にとって個人のエゴが最も出やすく、意見も対立しやすい問題である。

それでも、筆者は理性的な議論と行動の可能性、ひいては民主主義の再生の可能性を信じたい。感情のおもむくままの行動では地域の医療はなくなってしまうからである。医療という自分や家族にとって一番大切なものを残すためには、地域で起きている問題に直面し、これからの地域の医療にとって何が必要か、そのために自分は何をすべきかを「言葉」にして、行動していく以外にはないからである。言い換えれば「地域の医療は地域の人が守る」以外にはない。自分たちの命に関わることゆえに、正確な情報の提供があれば（これは行政が一番の責任を負う）、住民は理性的な議論と行動をする可能性がある。

お互いを思いやり、医療という限られた希少な資源を大事に、賢明に使っていくことのできる地域は、医師・看護師などの医療者にとって働きやすく、そして住民にとっても住みやすい地域であるといえる。

わが地域の医療のあり方を考える自治体病院の危機は、国民の医療に対する意識を変革する一つの突破口となる可能性があるとも考える。わが国の住民医療の歴史を振り返ってみれば、先人たちは、医療機関の整備、医師養成、医療保険制度の確立など様々な試行錯誤の試みを通じて、すべての住民に医療が行き届く社会を実現するために努力をしてきた。自治体病院は、その努力の結晶の一つである。単純に、現在の財務の数字だけをみるのではなく、過去の歴史とこれから起きる課題を考え、自治体病院のこれからを考えるべきである。住民による地域の医療、「住民医療」の拠点としての自治体病院の存在意義は今後も大きいものであると考える。

註

（1）財務省財務総合政策研究所（二〇一〇）『医療制度の国際比較』五三、七四、九七、一七九頁

（2）医業・介護収益に占める介護収益の割合が二%未満の医療機関等の集計（集計一）であり、一部介護報酬が〇～〇・二程度入っているが（国立〇、自治体〇・一、公的〇・二、民間医療法人〇・二）、比較に際しては大きな影響はないと考える。

（3）デービッド・G・ルーエンバーガー著、今野　浩、他翻訳（二〇〇二）『金融工学入門』日本経済新聞出版社六～七、一九〇頁

（4）千葉県の二〇一一（平成二三）年度の「市町村国民健康保険＋後期高齢者医療制度の地域差指数」は〇・八七四で全国最低となっている。厚生労働省保険局調査課（二〇一三）『平成二三年度医療費の地域差分析』四頁

（5）島崎謙治（二〇一三）「在宅医療の現状・理念・課題」国立社会保障・人口問題研究所編（二〇一三）『地域包括システム―「住み慣れた地域で老いる」社会をめざして』慶應義塾大学出版会一三六頁

（6）二木　立（二〇〇九）『医療改革と財源選択』勁草書房三三～三四頁

（7）社会保障制度改革国民会議報告書五頁

（8）国が責任をもっていた時代に国がやる気がなければ動かないのは同じであるが、一部の自治体が国に対して責任の行使を求めて自ら先進的な政策を行うというやり方があった（革新自治体の福祉や環境に関しての行動が典型）。

（9）大住莊四郎（一九九九）『ニュー・パブリック・マネジメント理念・ビジョン・戦略』日本評論社一頁

（10）ただし、二〇一二（平成二四）年四月に発足した地方独立行政法人三重県立総合医療センターは「公務員型」の組織として設立されており、「非公務員型」の組織しか認められないわけではない。

（11）内田　樹（二〇〇八）『街場の教育論』ミシマ社一五頁

（12）遠藤和郎『沖縄の医師不足にどう対応するか?-』http://www.okinawa.med.or.jp/activities/kaiho/kaiho_data/2009/200907/034.pdf

文献一覧（五十音順）

〈大学史等〉

愛知医科大学（二〇〇六）『愛知医科大学三十年史（通史）』
秋田大学医学部創設十周年記念会（一九八〇）『秋田大学医学部創設十周年記念誌』
秋田大学医学部創立二〇年史編集委員会（一九九一）『秋田大学医学部二〇年史』
旭川医科大学開学一〇周年記念誌編集委員会編（一九八五）『旭川医科大学十年史』
岩手医科大学（一九六八）『岩手医科大学四十年史』
岩手医科大学（一九七八）『岩手医科大学五十年史』
愛媛大学医学部二五周年記念誌編集委員会編（一九九八）『愛媛大学医学部二五周年記念誌』
大分県（一九七八）『大分医科大学創設のあゆみ』
開学十周年記念事業記念誌編集委員会編（一九八九）『仰岳　大分医科大学十周年記念』
大阪医科大学仁泉会五十年史編集委員会編（一九八〇）『大阪医科大学仁泉会五十年史』
大阪市立大学医学部開設二〇周年記念事業会編（一九六五）『大阪市立大学医学部二〇年記念史』
大阪大学（一九八三—八五）『大阪大学五十年史（八三・八五）』
大阪大学医学専門部史誌編集委員会（一九八四）『激動の十三年　大阪大学医学専門部史誌』
岡山大学医学部百年史編集委員会編（一九七二）『岡山大学医学部百年史』
香川医科大学開講十周年記念誌編集委員会（一九九一）『香川医科大学開講十周年記念誌』

香川医科大学開講二十周年記念事業実行委員会編（二〇〇〇）『二十年のあゆみ』
鹿児島大学医学部大保不二夫、他（一九六九）『鹿児島大学医学部二十五年史』
鹿児島大学三十年史編集委員会編（一九八〇）『鹿児島大学三十年史』
金沢大学医学部百年史編集委員会編（一九七二）『金沢大学医学部百年史』
川崎学園（一九八〇）『川崎学園創立一〇年史』
川端　清（一九八六）『川崎学園 川崎先生の医学・医療教育』泰山堂書店
関西医科大学（一九六八）『関西医科大学四十年の歩み』
創立六〇周年記念史料編纂委員会（一九八九）『関西医科大学六十年の歩み』
関西医科大学同窓会（一九八四）『関西医科大学同窓会五十年史』
金沢医科大学（一九八三）『金沢医科大学十年史』
北里学園（一九七三）『北里大学十年史』
岐阜大学医学部三十年史編纂委員会・岐阜大学附属病院百年史編纂委員会編（一九七七）『岐阜大学医学部三十年史附属病院百年史』
九州歯科大学五十年史編史委員会編（一九六七）『九州歯科大學五拾年史』
九州大学医学部五十年史編纂委員会（一九五三）『九州大学医学部五十年史』
遠城寺宗知・九州大学医学部創立七十五周年記念事業講演会編（一九七九）『九州大学医学部七十五年史』
京都大学百年史編集委員会編（一九九七―二〇〇一）『京都大学百年史』
京都府立医科大学百年史編集委員会編（一九七四）『京都府立医科大学百年史』

熊本大学医学部百年史編纂委員会（一九九八）『熊本大学医学部百年史通史』
久留米大学二十五周年記念会（一九五四）『久留米大学二十五年史』
田所作太郎編（一九六三）『群馬大学医学部二〇年の歩み』
田所作太郎編（一九七五）『群馬大学医学部三〇年の歩み』
群馬大学医学部五十年史編集委員会編（一九九三）『群馬大学医学部五十年史』
慶応義塾大学医学部六十周年記念誌編集委員会編（一九八三）『慶應義塾大学医学部六十周年記念誌』
開学十周年記念行事実行委員会記念誌編集小委員会編（一九八九）『高知医科大学十年史』
高知女子大学三十年史編集委員会編（一九七七）『高知女子大学三十年史』
高知女子大学五十周年記念出版物専門部会編（一九九五）『高知女子大学五十年史』
神戸医科大学史編纂委員会編（一九六八）『神戸医科大学史』
神戸大学医学部五〇年史編纂委員会（一九九五）『神戸大学医学部五〇年史』
「創立十年のあゆみ」編集委員会編（一九八二）『埼玉医科大学創立十年のあゆみ』
佐賀医科大学開講十周年記念誌出版委員会編（一九八八）『佐賀医科大学開講十周年記念誌』
札幌医科大学創基三〇年史編集委員会編（一九七五）『札幌医科大学創基三〇年史』
産業医科大学十年誌編さん委員会編（一九九〇）『産業医科大学開学十周年記念誌』
滋賀医科大学開学十周年記念誌編集専門委員会編（一九八四）『滋賀医科大学開学十周年記念誌』
自治医科大学（一九八二）『自治医科大学創立十周年記念誌』
創立二〇周年記念誌編纂小委員会編（一九九二）『自治医科大学創立二十周年記念誌』

開学一〇周年記念行事実行委員会記念誌編集部会編集（一九八五）『島根医科大学開学一〇周年記念誌』
順天堂編（一九八〇—九六）『順天堂史（上下）』
昭和大学五十年史編纂委員会編（一九八〇）『昭和大学五十年史』
信州大学医学部二五周年記念会（一九六九）『信州大学医学部二五年史』
編集記念史出版委員会（一九九四）『信州大学医学部五〇年史』
聖マリアンナ医科大学一〇周年記念誌編集委員会（一九八〇）『聖マリアンナ医科大学創立十周年記念誌』
千葉大学医学部創立八十五周年記念会編集委員会編（一九六四）『千葉大学医学部八十五年史』
千葉大学医学部百周年記念誌編集委員会編（一九七八）『千葉大学医学部百周年記念誌』
東京医科歯科大学創立五十年記念誌編集委員会編（一九七八）『東京医科歯科大学創立五十年記念誌』
東京慈恵会医科大学百年史編纂委員会編（一九八〇）『東京慈恵会医科大学百年史』
東京女子医科大学（一九八〇）『東京女子医科大学八十年史』
東京大学医学部百年史編集委員会編（一九六七）『東京大学医学部百年史』
東邦大学創立五〇周年記念事業委員会（一九七八）『東邦大学五〇年史』
東北大学五十年史編集委員会編（一九六〇）『東北大学五十年史（上下）』
東北大学医学部同窓会編（一九八三）『艮陵百十年　東北大学医学部』
徳島大学医学部五十年史編集委員会（一九九三）『徳島大学医学部五十年史』
徳島大学医学部同窓会大学史編集委員会編（一九八六）『徳島大学医学部史一　徳島医学専門学校』
病院五周年記念誌編纂委員会編（一九七九）『獨協医科大学病院開院五周年記念誌』

高木　篤・田中敬一編（一九六八）『鳥取大学医学部創立廿周年記念誌』
富山医科薬科大学薬学部百年史編集委員会（一九九二）『富山医科薬科大学薬学部百年史』
長崎大学医学部創立一五〇周年記念会編（二〇〇九）『長崎大学医学部創立一五〇周年記念誌』
創立四〇周年記念事業実行委員会編（一九八六）『名古屋市立大学医学部創立四〇周年記念誌』
青井東平編（一九六一）『名古屋大学医学部九十年史』
名古屋大学医学部名古屋大学史（医学部）編集委員会編（一九八八）『稿本名古屋大学医学部百拾五年史』
奈良県立医科大学二〇年史編さん委員会編（一九六九）『奈良県立医科大学二十年史』
新潟大学医学部五十周年記念会編（一九六二）『新潟大學醫學部五十年史』
新潟大学医学部創立七十五周年記念事業期成会編（一九九四）『新潟大学医学部七十五年史』
日本醫科大學（一九四〇）『日本醫科大學十五年記念誌』
日本医科大学校史編纂委員会（二〇〇一）『日本医科大学の歴史』
日本医科大学八〇周年記念誌出版委員会（一九八三）『日本医科大学八〇周年記念誌』
永田正夫編（一九七〇）『日本大学医学部四十年史』
開学一〇周年記念事業実行委員会記念誌編集委員会編（一九八五）『浜松医科大学開学十周年記念誌』
広島大学医学部五〇年史編纂委員会編（二〇〇〇）『広島大学医学部五〇年史』
弘前大学医学部三十年史編集委員会編（一九七六）『弘前大学医学部三十年史』
兵庫医科大学開学二五周年記念誌編集委員会編（一九九七）『兵庫医科大学開学二五周年記念誌』
福井医科大学開学一〇周年記念出版委員会編（一九九〇）『福井医科大学十周年記念誌』

福岡大学五十年史編集委員会編（一九八七）『福岡大学五十年史』
福島県立医科大学編（一九八八）『福島県立医科大学史』
北大医学部五十年史編纂委員会編（一九七四）『北大医学部五十年史』
三重大学開学五〇周年記念誌刊行専門委員会編（一九九五）『三重大学医学部五十年史』
開学十周年記念事業記念誌編集委員会編（一九八五）『宮崎医科大学開学十周年記念誌』
山形大学医学部創設二十周年記念誌編集委員会編（一九九三）『山形大学医学部創設二十周年記念誌』
山口大学医学部創立三〇周年記念誌編集委員会編（一九七五）『山口大学医学部創立三十周年記念誌』
開学十周年記念事業実行委員会記念誌編集委員会編（一九八九）『山梨医科大学開学十周年記念誌』
横浜市立大学医学部創立五〇周年記念誌編集委員会編（一九九四）『横浜市立大学医学部創立五〇周年記念誌』
和歌山県立医科大学四十年史編集委員会編（一九八八）『和歌山県立医科大学四十年の歩み』

（病院史）

愛知県厚生農業協同組合連合会足助病院（二〇〇〇）『足助病院創立五〇周年記念誌』
青森縣下市立病院二十五年史編纂委員会（一九八二）『青森縣下市立病院二十五年史』
青森県厚生農業協同組合連合会（一九五八）『組合病院史』
青森県立中央病院創立五〇周年記念事業準備委員会（二〇〇二）『青森県立中央病院創立五〇周年記念誌』
明石市立市民病院（一九九一）『明石市立市民病院四〇周年記念誌』

秋田県（一九八二）『秋田県立中央病院史』
旭川市立旭川病院（一九八一）『市立旭川病院開院五〇周年記念誌』
旭川赤十字病院（一九八六）『創立七〇周年記念誌』
石川県立中央病院三十五年史編集委員会編（一九八四）『石川県立中央病院三十五年史』
一宮市立市民病院（一九九〇）『一宮市立市民病院五〇年史』
稲沢市民病院（一九九八）『稲沢市民病院五十周年記念誌』
いわき市立総合磐城共立病院（一九八〇）『いわき市立総合磐城共立病院三十年史』
岩手県立大船渡病院（二〇一三）『朝陽のあたる丘「忘れない」―未来につなぐ記憶』
岩手県医療局（一九八一）『岩手県立病院三十年の歩み』
岩手県医療局（一九九〇）『温故而知新　生命に光あふれよ県営医療従事者からの声　岩手県立病院等事業四〇周年記念誌』
岩手県医療局（二〇〇〇）『次代への書　心から心へ半世紀（本編・資料編）』
岩手県立病院医師連合会（一九七二）『岩手県立病院医師連合会十周年記念誌』
愛媛県済生会編集委員会（一九九二）『愛媛県済生会六〇周年記念誌』
江別市立江別総合病院病院史編纂委員会（一九七一）『市立江別総合病院二十年史』
大蔵省印刷局（一九六四）『大蔵省印刷局東京病院史』
大阪労災病院（一九八三）『創立二〇周年記念誌』
岡田靖雄（一九八一）『私説　松沢病院史』岩崎学術出版社

岡谷市立岡谷病院（一九八七）『病院史』
岡山済生会総合病院（一九八八）『岡山済生会総合病院五十年史』
沖縄県立那覇病院（一九九六）『再開二〇周年記念誌 創立三五周年』
沖縄県立南部病院（一九九二）『十年のあゆみ』
恩賜財団済生会（一九三七）『恩賜財団済生会志』
恩賜財団済生会（一九八二）『恩賜財団済生会七十年誌』
恩賜財団済生会（一九九四）『済生会この十年』
香川県立中央病院開設四〇周年記念誌編集委員会（一九九〇）『香川県立中央病院開設四〇周年記念誌』
鹿児島市立病院（一九八二）『鹿児島市立病院史』
春日井市民病院（一九八〇）『春日井市民病院三〇年のあゆみ』
北九州市立病院（一九九四）『北九州市立病院史』
北見赤十字病院（一九八七）『創立五〇周年記念誌』
九州厚生年金病院（一九七五）『九州厚生年金病院二十年史』
熊本赤十字病院（一九八一）『日本赤十字社熊本県支部医療事業史熊本赤十字病院』
黒部市民病院（一九九八）『地域とともに五十年』
前橋病院五五年史策定委員会（一九九五）『群馬県立前橋病院五五年史』
県西総合病院（一九八七）『県西総合病院創設三〇周年記念誌』
厚生省医務局（一九五五）『国立病院十年の歩み』

厚生年金事業振興団（一九九四）『厚生年金事業振興団五十年史』
公立学校共済組合（一九八二）『公立学校共済組合二〇年史』
公立刈田病院史編纂委員会（一九五七）『公立刈田病院史』
公立昭和病院組合（一九七七）『公立昭和病院五〇年のあゆみ』
公立陶生病院五〇周年記念誌編集委員会（一九八七）『公立陶生病院五〇周年記念誌』
国家公務員共済組合連合会（一九七六）『二十五年史（本編）』
国家公務員共済組合連合会（二〇〇〇）『五十年史（上下）』
国家公務員共済組合連合会新小倉病院（一九九〇）『二十五周年記念誌』
国家公務員共済組合連合会水府病院（一九八二）『水府病院三十年史』
国家公務員共済組合連合会忠海病院（一九八一）『三十年のあゆみ』
国家公務員共済組合連合会吉島病院（一九八四）『三十年史』
小松原赤十字病院（一九八二）『小松原赤十字病院創立三〇周年記念誌』
済生会宇都宮病院（一九七二）『済生会宇都宮病院三十年史』
済生会熊本病院五〇年誌編集委員会（一九八六）『済生会熊本病院五〇年誌』
済生会吹田病院（一九五七）『恩賜財団済生会吹田病院十年史』
埼玉県済生会川口総合病院五〇周年誌編集委員会（一九九一）『恩賜財団済生会川口総合病院五十年史』
佐久間温巳（一九八八）『西尾市民病院物語』ゆりな編集センター
札幌市史編集委員会（一九六〇）『市立札幌病院九〇年史』

札幌市立札幌病院百三十年史編纂委員会（一九九九）『市立札幌病院百三十年史』
札幌市立札幌病院附属静療院（一九八四）『創立五十周年記念誌』
静岡済生会病院（一九七三）『静岡済生会病院二五周年記念誌』
静岡市立静岡病院（一九八九）『市立静岡病院建設落成記念誌―創立一二〇周年記念』
社会保険広島市民病院（一九六七）『病院一五年史』
昭和伊南総合病院（一九八三）『病院史誌』
砂川市立病院（一九九〇）『砂川市立病院開設五十周年記念誌』
精神医療史研究会編（一九七二）『松沢病院九〇年略史稿』
全国厚生農業協同組合連合会（一九六八―六九）『協同組合を中心とする日本農民医療運動史（全二巻）』
全国公私病院連盟（一九九四）『公私病連・三〇年の歩み』
全国国民健康保険診療施設協議会（二〇一〇）『国診協五〇年のあゆみ』
全国自治体病院協議会（一九八八）『創立三十五年のあゆみ』
全国自治体病院協議会（二〇〇三）『創立五十年のあゆみ』
全国自治体病院協議会（二〇一三）『創立六〇周年記念誌』
全国社会保険協会連合会（一九六八）『全社連十五年の歩み』
全国社会保険協会連合会（一九七八）『全社連二十五年の歩み』
高浦照明（一九八〇）『風雪の一世紀　大分県立病院百年史』
滝川市立病院（一九八四）『五〇年記念誌』

中央鉄道病院（一九八〇）『中央鉄道病院史』
東京警察病院（一九八〇）『東京警察病院五〇年のあゆみ』
東京都（一九六一）『東京都衛生行政史』
東京都済生会中央病院（一九六七）『東京都済生会中央病院五十年史』
東京都立駒込病院（一九八三）『駒込病院百年史』
東京労災病院（一九九〇）『東京労災病院四〇周年記念誌』
富山県立中央病院三〇周年記念誌編集委員（一九八二）『富山県立中央病院三〇周年記念誌』
富山市民病院（一九六六）『富山市民病院史』
豊橋市民病院（一九七二）『豊橋市民病院史』
奈井江町立病院（一九九二）『時を超えて　奈井江町立病院開院三十周年史』
名古屋第一赤十字病院（一九七七）『名古屋第一赤十字病院四〇年誌』
名古屋第二赤十字病院（一九八六）『名古屋第二赤十字病院七〇年史』
奈良県立奈良病院（一九七九）『一五年の歩み』
新潟県病院局（一九八〇）『県立病院三〇年のあゆみ』
日本赤十字社（一九七九）『人道—その歩み　日本赤十字社百年史』
日本赤十字社校訂（一九一〇）『日本赤十字社発達史—訂正増補』
日本専売公社東京病院記念誌編集委員会（一九七八）『日本専売公社東京病院記念誌』
日本病院会（一九八四）『日本病院会三十年史』

橋本昌武編（一九八二）『函館病院百二十年史』
東国東地域広域国保総合病院（一九八二）『記念誌　風雪二十五年』
広島市立安佐市民病院（一九九〇）『病院一〇年史』
広島県立広島病院（二〇一〇）『県立広島病院一三〇年誌』
深川市立総合病院（一九八四）『五〇年のあゆみ』
福井県済生会病院（一九九三）『福井県済生会病院五十年史』
福井県立精神病院（一九七五）『福井県立精神病院開設二五周年記念誌』
福岡済生会八幡病院（一九七九）『福岡県済生会八幡病院五〇年誌』
福岡赤十字病院（一九八四）『福岡赤十字病院三〇年史』
三豊総合病院（一九七八）『三豊総合病院創立二五周年記念誌』
盛岡赤十字病院（一九九〇）『盛岡赤十字病院七〇周年のあゆみ』
山口　壽（二〇〇六）『鶴岡市立荘内病院史』
吉田正基（一九八三）『小浜病院百年史』
労働福祉事業団（一九七八）『労働福祉事業団二十年史』
若月俊一監（一九九九）『佐久病院史』勁草書房
和歌山赤十字病院八十年史編さん委員会（一九八六）『和歌山赤十字病院八十年史』
和良村国民健康保険病院（一九九一）『和良国保病院三十周年記念誌』

〈行政資料等〉

OECD Health Data
愛知県国民健康保険団体連合会（一九九〇）『愛知の国保五十年史』
伊藤博文編（一九三五）『秘書類纂　財政資料（上中下）』秘書類纂刊行会
岩手県国民健康保険団体連合会（一九七八）『岩手の国保四十年史』
岩手県国民健康保険団体連合会（一九八八）『岩手の国保五十年史』
岩手県地域医療研究会・岩手県国民健康保険団体連合会（一九七二）『いわての保健活動の歩み』
運輸政策研究機構（二〇〇〇）『日本国有鉄道民営化に至る一五年』成山堂書店
大蔵省百年史編集室（一九六九）『大蔵省百年史（上・下）』
大牟羅良（一九五五）『岩手国保の歩んだ道』
沖縄県医師会史編纂委員会（二〇〇〇）『沖縄県医師会史　終戦から祖国復帰まで』
沖縄県医師会史編纂委員会（二〇一一）『沖縄県医師会史二　祖国復帰から新会館建設まで』
北九州医師会（一九八四）『北九州医師会史』
北九州市史編さん委員会（一九八三）『北九州市史　五市合併以後』
岐阜県教育委員会編（二〇〇四）『岐阜県教育史通史編近代四』
岐阜県国民健康保険団体連合会（一九八九）『ぎふの国保五十年史』
岐阜市編（一九七八）『岐阜市史　史料編近代二』
九州地方医務局（一九七五）『創立三〇周年記念誌』

警視庁史編さん委員会編（一九五八）『警視庁史明治編』
行政管理庁行政監察局（一九八一）『国立医療機関等の業務運営に関する調査結果報告書』
京都府保健所五十年史編さん委員会（一九八九）『京都府保健所五十年史』
群馬県国民健康保険団体連合会（一九七九）『群馬の国保四十年』
厚生（労働）省『医師・歯科医師・薬剤師調査』各年
厚生（労働）省『厚生（労働）白書』各年
厚生（労働）省『社会医療診療行為別調査』各年
厚生（労働）省『医療施設調査・病院報告』各年
厚生省（一九六〇）『厚生省二十年史』
厚生省医務局（一九五五）『医制八十年史』
厚生省医務局編（一九七六）『医制百年史』ぎょうせい
厚生省健康政策局計画課監修（一九九三）『ふみしめて五十年　保健婦活動の歴史』日本公衆衛生協会
厚生省五十年史編集委員会編（一九八八）『厚生省五十年史』中央法規出版
厚生労働省保険局調査課『医療費の地域差分析』各年
神戸都市問題研究所（一九八三）『戦後地方行政資料第三巻』
公立学校共済組合本部編（一九八二）『公立学校共済組合二〇年史』
公立大学協会五〇年史編纂委員会（二〇〇〇）『地域とともにあゆむ公立大学　公立大学協会五〇年史』
国民健康保険協会（一九四八）『国民健康保険小史』

国民健康保険中央会（一九九六）『市町村保健活動と医療費の関連に関する報告書』
国民健康保険中央会（一九九七）『市町村における医療費の背景要因に関する報告書』
国立社会保障・人口問題研究所『日本の地域別将来推計人口（二〇一三年三月推計）』
国家公務員共済組合連合会編（二〇〇〇）『五十年史』
埼玉県（一九八九―九〇）『埼玉県行政史全四巻』
埼玉県国民健康保険団体連合会（一九五四）『埼玉県国民健康保険史』
財務省財務総合政策研究所（二〇一〇）『医療制度の国際比較』
佐賀県医師会（一九七一）『佐賀県医学史』
下都賀郡市医師会（二〇〇〇）『下都賀郡市医師会史』
社会保障研究所（一九六八）『戦後の社会保障（本論・資料）』
社会保障制度審議会事務局（二〇〇〇）『社会保障制度審議会五十年の歩み』
自治医科大学地域医療白書編集委員会（二〇〇二）『へき地医療の現状と課題（地域医療白書第一号）』
自治医科大学地域医療白書編集委員会（二〇〇七）『これからの地域医療の流れ（地域医療白書第二号）』
自治省（一九六五）『地方公営企業制度調査会資料』
自治省（一九七三）『地方公営企業制度資料』
自治省振興課『都市における外部委託の実施状況（一九八〇年三月末）』
自治体国際化協会（二〇一〇）『分野別自治制度及びその運用に関する説明資料』
自治体病院経営研究会編『自治体病院経営ハンドブック』ぎょうせい　各年

自治大臣官房企画室編『地方制度調査会答申集（第一次～第二一次）』
自治庁（一九五三）『地方財政の実態と問題の所在』
自治庁（一九五九）『地方財政のしくみとその運営の実態（昭和三四年三月）』
自治庁編（一九五八）『地方財政再建の状況』
水道制度百年史編纂委員会（一九九〇）『水道制度百年史』
全国町村会（一九五八）『全国町村会史』
総務省『地方公営企業年鑑』各年
総務省『地方公共団体定員管理調査結果』各年
総務省統計局『日本統計年鑑』各年
総務庁行政監察局（一九九三）『国立病院・療養所の現状と問題点—総務庁の行政観察結果から』
総務庁行政監察局（一九九三—九九）『国立病院・療養所に関する行政監察結果報告書（一九九三年四月・一九九九年一〇月）』
大霞会（一九七〇—七一）『内務省史（全四巻）』
地方行政調査委員会議（一九五二）『地方行政調査委員会議資料』
地方自治百年史編集委員会編（一九九二）『地方自治百年史』
東京都国民健康保険団体連合会（一九六八）『東京都国民健康保険三十年の歩み』
東京都財政史研究会（一九六九—七〇）『東京都財政史（上中下）』
東洋経済新報社（一九七五）『明治大正財政詳覧』東洋経済新報社

栃木県医師会（一九六九）『栃木県医師会史』
鳥取県医史編集委員会（一九六四）『鳥取県医史』
内閣統計局『帝国統計年鑑』各年
内務省『衛生局年報』各年
内務省地方局『地方財政概要』各年
長野県国保直診医師会（二〇〇五）『生老病死を支えて 創立五〇周年記念誌』
長野県国民健康保険団体連合会（一九六八）『信濃の国保三十年史』
長野県国民健康保険団体連合会（一九七八）『信濃の国保四十年史』
長野県国民健康保険団体連合会（一九八八）『信濃の国保五十年史』
西宮市（一九六七）『西宮市史第三巻』
日本医師会（一九九七）『日本医師会創立記念誌：戦後五十年のあゆみ』
日本科学史学会編（一九六五―六七）『日本科学技術史大系二四巻医学一・二五巻医学二』第一法規出版
日本銀行（一九八二―八六）『日本銀行百年史』
日本水道協会（一九六七）『日本水道史（全五巻）』
日本生活協同組合連合会医療部会（二〇〇七）『日本生活協同組合連合会医療部会五〇年史』
日本赤十字社沖縄県支部（一九九一）『百年のあゆみ』
日本専売公社十年史（一九五九）『十年の歩み』
農林水産省（一九七九―八一）『農林水産省百年史（上中下別巻）』

保険院簡易保険局（一九三八）『医療制度論文集』
北海道国民健康保険四〇年史編さん委員会（一九八二）『北海道国民健康保険史（本論篇）』
北海道町村会史編纂委員会（一九九〇）『北海道町村会史』
北海道保健所長会（一九六八）『北海道保健所長会二〇周年記念誌』
丸山清康（一九五八）『群馬の医史』群馬県医師会
宮城県（一九八七）『宮城県史六厚生（復刻版）』
宮崎県医師会（一九七八）『宮崎県医史（上下）』
文部省（一九七二）『学制百年史（記述編・資料編）』ぎょうせい
文部省（一九七九）『資料臨時教育会議（全五巻）』
文部省内教育史編纂会編（一九三九）『明治以降教育制度発達史第五巻』社会教育会
山中永之佑、他編（一九九一―九八）『近代日本地方自治立法資料集成全五巻』弘文堂
山梨県国民健康保険団体連合会（一九八八）『山梨の国保五十年史』
臨調・行革審ＯＢ会監（一九八七）『臨調行革審　行政改革二〇〇〇日の記録』行政管理研究センター

〈書籍類〉

秋山美紀（二〇一三）『コミュニティヘルスのある社会へ』岩波書店
新しい地方自治を考える会（一九七九）『「革新自治体」とは何だったのか』永田書房

阿部克己、他編（一九八三）『続公衆衛生の発達』日本公衆衛生協会
天野郁夫（一九八九）『近代日本高等教育研究』玉川大学出版部
天野郁夫（一九九三）『旧制専門学校論』玉川大学出版部
天野郁夫（二〇〇九）『大学の誕生（上）（下）』中央公論新社
猪飼周平（二〇一〇）『病院の世紀の理論』有斐閣
生野秀樹（二〇〇一）『谷伍平聞書　焦らず休まず』西日本新聞社
池上直己（二〇一〇）『ベーシック医療問題（第四版）』日本経済新聞社
池上直己・JC　キャンベル（一九九六）『日本の医療　統制とバランス感覚』中央公論社
石島　弘（一九七九〜八一）『茨城県医事史（明治前期編・後期編）』常陸書房
石原信吾編（一九八五）『経営「国公立・公的病院」』中央法規出版
泉　孝英（二〇〇九）『外地の医学校』メディカルレビュー社
伊関友伸（二〇〇七）『まちの病院がなくなる!?　地域医療の崩壊と再生』時事通信出版局
伊関友伸（二〇〇九）『地域医療　再生への処方箋』ぎょうせい
伊関友伸（二〇一〇）『まちに病院を！　住民が地域医療をつくる』岩波書店
市川喜崇（二〇一二）『日本の中央―地方関係』法律文化社
一条勝夫（一九八二）『日本の病院』日本評論社
市村公一（二〇〇四）『臨床研修の現在　全国二五病院医師研修の実際』医学書院
井手英策（二〇〇六）『高橋財政の研究　昭和恐慌からの脱出と財政再建への苦闘』有斐閣

伊藤隆俊・四村和夫編（二〇〇三）『教育改革の経済学』日本経済新聞社
伊藤祐一郎編著（二〇〇二）『地方自治 新時代の地方行政システム』ぎょうせい
稲福盛輝（一九九八）『沖縄医学史 近世・近代編』若夏社
井上 毅傳記編纂委員会編（一九六六）『井上毅傳 史料篇第一補遺第二』國學院大學図書館
井上晴丸（一九八一）『日本産業組合論（昭和前期農政経済名著集一三）』農山漁村文化協会
井上隆三郎（一九七九）『筑前宗像の定礼 健保の源流』西日本新聞社
今井 澄（一九九二）『豊かな明日への暮らしと医療 高齢化社会と地域医療』鳥影社
今井 澄（二〇〇二）『理想の医療を語れますか 患者のための制度改革を』東洋経済新報社
今村晴彦・園田紫乃・金子郁容（二〇一〇）『コミュニティのちから“遠慮がちな”ソーシャル・キャピタルの発見』慶應義塾大学出版会
色平哲郎・山岡淳一郎（二〇〇五）『命に値段がつく日 所得格差医療』中央公論新社
岩田健太郎（二〇〇三）『悪魔の味方 米国医療の現場から』克誠堂
印南一路（二〇〇九）『「社会的入院」の研究 高齢者医療最大の病理にいかに対処すべきか』東洋経済新報社
印南一路・堀真奈美・古城隆雄（二〇一一）『生命と自由を守る医療政策』東洋経済新報社
上山信一・伊関友伸（二〇〇三）『自治体再生戦略 行政評価と経営改革』日本評論社
宇沢弘文・鴨下重彦編（二〇一〇）『社会的共通資本としての医療』東京大学出版会
内田 樹（二〇〇八）『街場の教育論』ミシマ社
内田穰吉・佐野 豊編（一九八三）『公立大学その現状と展望』日本評論社

内山　融、他編（二〇一二）『専門性の政治学』ミネルヴァ書房
宇原義豊（一九三四）『産業組合と反産運動　都市・農村経済ブロックの対立と其統制』経営研究社
G　エスピン　アンデルセン（岡沢憲芙・宮本太郎監訳）（二〇〇一）『福祉資本主義の三つの世界』ミネルヴァ書房
江原　朗（二〇〇九）『医師の過重労働』勁草書房
栄畑　潤（二〇〇七）『医療保険の構造改革　平成一八年改革の軌跡とポイント』法研
遠藤久夫・池上直己編（二〇〇五）『医療保険・診療報酬制度　講座医療経済・政策学第二巻』勁草書房
及川和男（二〇〇八）『村長ありき　沢内村　深沢晟雄の生涯』れんが書房新社
及川くみ子（一九六一）『病院ストの中である病院の看護婦の手記』医学書院
大石嘉一郎・室井　力・宮本憲一（二〇〇一）『日本における地方自治の探究』大月書店
大国美智子（一九七三）『保健婦の歴史』医学書院
大熊由紀子（二〇一〇）『物語　介護保険（上）（下）　いのちの尊厳のための七〇のドラマ』岩波書店
大島太郎（一九六八）『日本地方行財政史序説』未来社
大住荘四郎（一九九九）『ニュー・パブリック・マネジメント　理念・ビジョン・戦略』日本評論社
大住荘四郎（二〇一二）『ポストモダンの組織・地域開発　ポジティブ・アプローチの実践』日本評論社
太田圭祐（二〇一一）『南相馬一〇日間の救命医療―津波・原発災害と闘った医師の記録』時事通信出版局
太田祖電・増田　進・田中トシ・上坪　陽（一九八三）『沢内村奮戦記　住民の生命を守る村』あけび書房
太田貞司・森本佳樹編（二〇一一）『地域包括ケアシステム　その考え方と課題』光生館
大嶽秀夫（一九九七）『「行革」の発想』ＴＢＳブリタニカ

大本圭野（二〇一二）『わが町はいかにして先進自治体となったか 交響する地域自治と生活保障』日本経済評論社
大淀昇一（一九九七）『技術官僚の政治参画』中央公論社
小形利吉（一九八一）『まぼろしの医学校 山形済生館医学寮のあゆみ』高陽堂書店
奥野誠亮（二〇〇二）『派に頼らず、義を忘れず 奥野誠亮回顧録』ＰＨＰ研究所
小栗史朗（一九八一）『地方衛生行政の創設過程』医療図書出版社
小栗史朗・木下安子・内堀千代子（一九九一）『保健婦の歩みと公衆衛生の歴史』医学書院
越智太兵衛伝記編纂委員会（一九七一）『越智太兵衛伝』
甲斐太郎（一九八六）『ある外科医の生涯（広島市民病院）』
鏡　論（二〇〇一）『自治体現場からみた介護保険 分権時代の高齢者福祉改革』東京法令出版
鏡　論編・介護保険原点の会（二〇一〇）『総括・介護保険の一〇年 二〇一二年改正の論点』公人の友社
賀川豊彦・山崎勉治（一九三六）『国民健康保険と産業組合』成美堂
柿原浩明（二〇〇四）『入門医療経済学』日本評論社
葛西敬之（二〇〇一）『未完の「国鉄改革」巨大組織の崩壊と再生』東洋経済新報社
葛西敬之（二〇〇七）『国鉄改革の真実「宮廷革命」と「啓蒙運動」』中央公論新社
笠原英彦（一九九九）『日本の医療行政 その歴史と課題』慶應義塾大学出版会
笠原英彦・小島和貴（二〇一一）『明治期医療・衛生行政の研究 長与専斎から後藤新平へ』ミネルヴァ書房
笠原英彦編（二〇一〇）『日本行政史』慶應義塾大学出版会
勝俣稔先生追悼録刊行会（一九七〇）『近代公衆衛生の父勝俣稔』日本公衆衛生会

金川佳弘（二〇〇八）『地域医療をまもる自治体病院経営分析』自治体研究社
我部政男編（一九八〇―八一）『地方巡察使復命書明治十五年・明治十六年（上下）』三一書房
鎌田　實（二〇〇三）『がんばらない』集英社
上　昌弘（二〇一二）『復興は現場から動き出す』東洋経済新報社
唐澤祥人（二〇〇八）『医療崩壊　医師の主張』毎日新聞社
川上　武（一九六一）『日本の医者　現代医療構造の分析』勁草書房
川上　武（一九六五）『現代日本医療史　開業医制の変遷』勁草書房
川上　武（一九七二）『現代医療論　医療にとって技術とは』勁草書房
川上　武（一九八二）『現代日本病人史　病人処遇の変遷』勁草書房
川上　武・小坂富美子（一九九二）『戦後医療史序説　都市計画とメディコ・ポリス構想』勁草書房
川上　武・坂口志朗・藤井博之編（二〇〇二）『戦後日本病人史』農山漁村文化協会
川上裕子（二〇一三）『日本における保健婦事業の成立と展開』風間書房
川渕孝一（二〇〇二）『医療改革　痛みを感じない制度設計を』東洋経済新報社
川本敏郎（二〇一〇）『医師・村上智彦の闘い』時事通信出版局
瓦田太賀四（二〇〇五）『地方公営企業会計論』清文社
菊澤研宗（二〇〇六）『組織の経済学入門　新制度派経済学アプローチ』有斐閣
菊地武雄（一九六八）『自分たちで生命を守った村』岩波書店
北山俊哉（二〇一一）『福祉国家の制度発展と地方政府――国民健康保険の政治学』有斐閣

木村哲也（二〇一二）『駐在保健婦の時代一九四二―一九九七』医学書院
京都府保険医協会（二〇一一）『国がすすめる「地域包括ケア」を考える』かもがわ出版
吉良枝郎（二〇〇五）『幕末から廃藩置県までの西洋医学』築地書館
久志本成樹（二〇一一）『石巻赤十字病院、気仙沼市立病院、東北大学病院が救った命』アスペクト
クリスチャン ウルマー（坂本憲一監訳）（二〇〇二）『折れたレール イギリス国鉄民営化の失敗』ウエッジ
呉 秀三・樫田五郎（一九一八）『精神病者私宅監置ノ實況及ビ其統計的觀察』精神医学神経学古典刊行会（一九七三）（大正七年の複製）
黒川泰一（一九三九）『保健政策と産業組合』三笠書房
幸田正孝（述）・印南一路・中静未知・清水唯一郎（二〇一一）『国民皆保険オーラル・ヒストリーI幸田正孝（元厚生相事務次官）』医療経済研究・社会保険福祉機構
国立社会保障・人口問題研究所編（二〇一三）『地域包括システム―「住み慣れた地域で老いる」社会をめざして』慶應義塾大学出版会
小林美希（二〇一一）『看護崩壊 病院から看護師が消えてゆく』アスキー・メディアワークス
小松秀樹（二〇〇四）『慈恵医大青戸病院事件 医療の構造と実践的倫理』日本経済評論社
小松秀樹（二〇〇六）『医療崩壊「立ち去り型サボタージュ」とは何か』朝日新聞社
小山路男編（一九八五）『戦後医療保障の証言』総合労働研究所
権丈善一（二〇〇五）『再分配政策の政治経済学I日本の社会保障と医療』慶應義塾大学出版会
近藤克則（二〇一〇）『「健康格差社会」を生き抜く』朝日新聞出版

C・F・サムス・竹前栄治訳（一九八六）『DDT革命　占領期の医療福祉政策を回想する』岩波書店
酒井シヅ（一九八二）『日本の医療史』東京書籍
酒井シヅ、他編（二〇一一）『第二八回日本医学会総会医学教育史展企画展「歴史でみる・日本の医師のつくり方」図録』
坂井建雄編（二〇一二）『日本医学教育史』東北大学出版会
坂井素思・岩永雅也（二〇一一）『格差社会と新自由主義』放送大学教育振興会
坂田期雄（一九八五）『実践・地方行革』時事通信社
坂田期雄（一九九六）『分権と地方行革』時事通信社
佐口　卓（一九六四）『医療の社会化』勁草書房
佐々木公男（一九八七）『回想の人　佐藤公一翁』岩手県農業協同組合中央会
佐多愛彦先生古希壽祝賀記念事業会（一九四〇）『佐多愛彦先生論文集』
佐藤公一先生遺徳顕彰会（一九七一）『佐藤公一　伝記と追想』
佐藤公一先生遺徳顕彰会（一九七三）『続・佐藤公一　伝記と追想』
塩田庄兵衛（一九八二）『日本社会運動史』岩波書店
塩谷泰一・谷田一久（一九九九）『病院「変わらなきゃ」マニュアル』日総研出版
自治労運動史編集委員会（一九七九）『自治労運動史　第二巻』
自治労市立札幌病院職員組合（一九八二）『市立札幌病職三十年史』
『事典・日本労働組合運動史』編集委員会編（一九八七）『事典・日本労働組合運動史』大月書店

柴田　護（一九七五）『地方財政のしくみと運営　改訂版』
島崎謙治（二〇一一）『日本の医療　制度と政策』東京大学出版会
島添悟亨（二〇一〇）『医療保険制度の一元化と新たな医療制度改革』時事通信社
下野恵子・大津廣子（二〇一〇）『看護師の熟練形成―看護技術の向上を阻むものは何か』名古屋大学出版会
社会医学研究会編（一九二六）『医療の社会化　我国診療機関の現勢』同人社書店
社会事業研究所（一九四三）『近代医療保護事業発達史』日本評論社
社会保障研究所（一九九六）『医療保障と医療費』東京大学出版会
社団法人実費診療所（一九二〇）『社団法人実費診療所の歴史及事業』
自由民主党広報委員会（一九七五）『革新自治体の終焉』永田書房
荘田智彦（一九九八）『保健婦「普通」を守る仕事の難しさ』家の光協会
荘田智彦（二〇〇一）『保健婦　魂の反攻「公衆衛生」生命のラインが危ない』家の光協会
新川達郎編著（二〇一一）『公的ガバナンスの動態研究　政府の作動様式の変容』ミネルヴァ書房
新藤宗幸（一九九六）『福祉行政と官僚制』岩波書店
新藤宗幸（二〇〇二）『技術官僚』岩波書店
神野直彦（二〇〇六）『三位一体改革と地方税財政　到達点と今後の課題』学陽書房
新村　拓（二〇一一）『国民皆保険の時代　一九六〇、七〇年代の生活と医療』法政大学出版局
新村　拓編（二〇〇六）『日本医療史』吉川弘文館
菅谷　章（一九七八）『日本医療制度史　改訂増補』原書房

菅谷　章（一九八一）『日本の病院　その歩みと問題点』中央公論社
杉山章子（一九九五）『占領期の医療改革』勁草書房
須坂市保健補導員会・須坂市保健予防課（一九七七）『保健補導員二〇年のあゆみ　市民の健康をねがって』
鈴木敦秋（二〇〇八）『小児救急（文庫版）』講談社
鈴木　厚（二〇〇六）『崩壊する日本の医療』秀和システム
鈴木梅四郎（一九二九）『医療の社会化運動』實生活社出版部
鈴木梅四郎（一九七四）『医業国営論』原書房
鈴木久仁直（一九九九）『すべては患者のために　諸橋芳夫と旭中央病院』アテネ社
鈴木俊一（一九九七）『回想・地方自治五十年』ぎょうせい
鈴木優美（二〇一〇）『デンマークの光と影　福祉社会とネオリベラリズム』リベルタ出版
関根則之（一九九八）『改訂地方公営企業法逐条解説』地方財政協会
全国医療利用組合協会（一九三六）『農村医療中枢機関　地方衛生に関する欧巴委員会』全国医療利用組合協会
全国革新市長会・地方自治センター編（一九九〇―九八）『資料・革新自治体　正・続』日本評論社
全国自治体病院協議会（一九八一）『より信頼される自治体病院となるために』全国自治体病院協議会
全国市民オンブズマン連絡会議編（一九九八）『日本を洗濯する』教育史料出版会
全国保険医団体連合会（一九九五）『戦後開業医運動の歴史　一九四五―一九九五』労働旬報社
全日本国立医療労働組合（一九五二）『新潟県立病院の実態』
全日本国立医療労働組合（一九七八）『全医労三十年の歩み』

全日本民主医療機関連合会（一九九三）『民医連の四〇年』保険医療研究所
高浦照明（一九七八）『大分の医療史』大分合同新聞社
高橋紘士編（二〇一二）『地域包括ケアシステム』オーム社
高梨光司（一九四〇）『佐多愛彦先生傳』佐多愛彦先生古稀壽祝賀記念事業會
高橋寛人（二〇〇九）『二〇世紀日本の公立大学　地域はなぜ大学を必要とするか』日本図書センター
高寄昇三（一九七八）『地方自治の経営』学陽書房
高寄昇三（一九八三）『臨調批判と自治体改革』勁草書房
高寄昇三（二〇〇〇―二〇〇六）『明治地方財政史（全六巻）』勁草書房
高寄昇三（二〇〇三）『近代日本公営水道成立史』日本経済評論社
高寄昇三（二〇〇八―〇九）『大正地方財政史（上下）』公人の友社
武　弘道（二〇〇五）『こうしたら病院はよくなった！』中央経済社
武井群嗣（一九五二）『厚生省小史　私の在勤録から』厚生問題研究会
武内和久・竹之下泰志（二〇〇九）『公平・無料・国営を貫く英国の医療改革』集英社
竹中龍雄（一九三九）『日本公企業成立史』大同書院
武見太郎（一九六八）『武見太郎回想録』日本経済新聞社
武見太郎、他編（一九八二）『プライマリ・ケアの医科学（総論・各論）』朝倉書店
田近栄治・尾形裕也（二〇〇九）『次世代型医療制度改革』ミネルヴァ書房
田中一昭・岡田　彰（二〇〇〇）『中央省庁改革　橋本行革が目指した「この国のかたち」』日本評論社

田中角栄（一九七二）『日本列島改造論』日刊工業新聞社
田中義一（一九〇〇）『医師会法賛否論』医海時報社
田波幸男（一九六七）『公衆衛生の発達：大日本私立衛生会雑誌抄』日本公衆衛生協会
地域医療振興協会・自治医科大学地域医学研究会（一九九一）『今日と明日のへき地医療』講談社
地域医療振興協会編（二〇一一）『地域医療は、今』メディカルサイエンス社
地方公営企業制度研究会（二〇〇七）『公営企業の経理の手引』地方財務協会
塚田真紀子（二〇〇二）『研修医はなぜ死んだ？』日本評論社
辻　哲夫（二〇〇八）『日本の医療制度改革がめざすもの』時事通信社
土屋重朗（一九七三）『静岡県の医史と医家伝』戸田書店
津村　喬（一九七八）『革新自治体』教育社
鶴岡　操（一九三七）『医療経営と其社会化』厳松堂書店
鶴見祐輔（二〇〇四）『正伝・後藤新平（一医者時代・二衛生局長時代）』藤原書店
デイビッド　ベサンコ・マーク　シャンリー・デイビッド　ドラノブ（奥村昭博・大林厚臣監訳）（二〇〇二）『戦略の経済学』ダイヤモンド社
デヴィッド　ハーヴェイ（渡辺治監訳）（二〇〇七）『新自由主義　その歴史的展開と現在』作品社
手塚洋輔（二〇一〇）『戦後行政の構造とディレンマ：予防接種行政の変遷』藤原書店
暉峻衆三（二〇〇三）『日本の農業一五〇年　一八五〇～二〇〇〇年』有斐閣
友寄英隆（二〇〇六）『「新自由主義」とは何か』新日本出版社

内務省（一九三六）「我国医師分布の現況」『内務時報』一巻一〇号
中井久夫（二〇一〇）『日本の医者』日本評論社
長尾折三（一九一五）『開業医生活之二十五年』吐鳳堂書店
長尾折三（煙雨樓主人）（一九三四）『噫医弊（飜刻版）』医文学社
長坂健二郎（二〇一〇）『日本の医療制度　その病理と処方箋』東洋経済新報社
中野　進・山脇敬子（一九九四）『日本の医師―その考現学』勁草書房
長野県国保直診医師会・長野県国民健康保険団体連合会編（一九六八）『地域医療　長野県国保直診医師会の活動を中心として』
長與専齋（一九〇二）『松香私志』（小川鼎三・酒井シヅ校注（一九八〇）『松本順自伝、長興専斎自伝（東洋文庫三八六）』平凡社
南木佳士（一九九四）『信州に上医あり　若月俊一と佐久病院』岩波書店
成田龍一（二〇〇七）『大正デモクラシー　シリーズ日本近現代史四』岩波書店
鳴海正泰（一九八二）『戦後自治体改革史』日本評論社
新潟県職員労働組合（一九六八）『夜明けがくる　立ちあがる看護婦たち』労働旬報社
二木　立（一九九〇）『九〇年代の医療「医療冬の時代」論を越えて』勁草書房
二木　立（一九九一）『複眼でみる九〇年代の医療』勁草書房
二木　立（一九九二）『九〇年代の医療と診療報酬』勁草書房
二木　立（一九九四）『「世界一」の医療費抑制政策を見直す時期』勁草書房

二木　立（一九九五）『日本の医療費　国際比較の視角から』勁草書房
二木　立（一九九八）『保健・医療・福祉複合体　全国調査と将来予測』医学書院
二木　立（二〇〇〇）『介護保険と医療保険改革』勁草書房
二木　立（二〇〇一）『二一世紀初頭の医療と介護　幻想の「抜本改革」を超えて』勁草書房
二木　立（二〇〇四）『医療改革と病院　幻想の「抜本改革」から着実な部分改革へ』勁草書房
二木　立（二〇〇七）『医療改革　危機から希望へ』勁草書房
二木　立（二〇〇七）『介護保険制度の総合的研究』勁草書房
二木　立（二〇〇九）『医療改革と財源選択』勁草書房
二木　立（二〇一一）『民主党政権の医療政策』勁草書房
二木　立（二〇一二）『ＴＰＰと医療の産業化』勁草書房
西尾　勝（二〇〇〇）『行政の活動』有斐閣
西尾　勝（二〇〇七）『地方分権改革』東京大学出版会
西尾　隆（一九八八）『日本森林行政史の研究』東京大学出版会
西沢和彦（二〇一一）『税と社会保障の抜本改革』日本経済新聞出版社
新田秀樹（二〇〇九）『国民健康保険の保険者　制度創設から市町村公営までの制度論的考察』信山社
二宮厚美・福祉国家構想研究会編（二〇一一）『誰でも安心できる医療保障へ　皆保険五〇年目の岐路』大月書店
二宮一枝（二〇〇九）『近代の岡山における社会事業の特質と展開過程　済世顧問と公衆衛生活動』大学教育出版
日本医師会（一九六二）『国民健康保険読本　現状と問題点』

日本看護協会保健師職能委員会監（二〇〇八）『保健師業務要覧（新版第二版）』日本看護協会出版会
日本公会計支援協会（二〇〇四）『地方独立行政法人の会計と監査の手引き』中央経済社
丹羽徳蔵（一九九一）『戦後病院開設記（尾陽病院）』ゆりな書房
根井雅弘（二〇〇九）『市場主義のたそがれ　新自由主義の光と影』中央公論新社
橋本鉱市（二〇〇八）『専門職養成の政策過程　戦後日本の医師数をめぐって』学術出版会
橋本正己（一九五五）『公衆衛生と組織活動』誠信書房
橋本正己（一九六一）『衛生行政学序説』医学書院
蓮田　茂編（一九六〇）『国民健康保険史』日本医師会
羽田貴史（一九九九）『戦後大学改革』玉川大学出版会
久道　茂（二〇〇四）『病院経営ことはじめ』医学書院
日野秀逸（一九八六）『健康と医療の思想　健康の自己責任論をこえて』労働旬報社
日野秀逸（二〇〇九）『地域から健康をつくる　医療生協という挑戦』新日本出版社
日野秀逸・国民医療研究所（二〇〇五）『市場化の中の「医療改革」国民皆保険制の行方』新日本出版社
平井愛山・秋山美紀（二〇〇八）『地域医療を守れ「わかしおネットワーク」からの提案』岩波書店
広井良典（一九九四）『医療の経済学』日本経済新聞社
広井良典（一九九七）『ケアを問いなおす「深層の時間」と高齢化社会』筑摩書房
広井良典（二〇一一）『創造的福祉社会「成長」後の社会構想と人間・地域・価値』筑摩書房
広田照幸（二〇〇五）『教育不信と教育依存の時代』紀伊國屋書店

ＶＲフュックス（江見康一・二木　立・田中　滋訳）（一九九〇）『保健医療の経済学』勁草書房
福島義一（一九七〇）『阿波の医学史』徳島県教育会
福武　直（一九五八）『合併町村の実態』東京大学出版会
藤井誠一（一九六二）『医療経営の税務と会計　医院・病院の税と対策』医歯薬出版
富士川游・小川鼎三校注（一九七四）『日本医学史綱要一・二』平凡社
藤田武夫（一九四三）『日本地方財政制度の成立』岩波書店
藤田武夫（一九七六―八四）『現代日本地方財政史（上中下）』日本評論社
藤田由紀子（二〇〇八）『公務員制度と専門性』専修大学出版局
富士見産婦人科病院被害者同盟編（一九八二）『乱診乱療』晩声社
布施昌一（一九七九）『医師の歴史　その日本的特長』中央公論社
ブルーノ・パリエ（近藤純五郎監修・林　昌宏訳）（二〇一〇）『医療制度改革　先進国の実情とその課題』白水社
文政研究会（一九四四）『文教維新の綱領』新紀元社
細谷芳郎（二〇〇四）『図解　地方公営企業法』第一法規
ポール・ミルグロム・ジョン・ロバーツ（一九九七）（奥野正寛、他訳）『組織の経済学』ＮＴＴ出版
本田　宏（二〇〇七）『誰が日本の医療を殺すのか「医療崩壊」の知られざる真実』洋泉社
毎日新聞西部本社報道部（二〇一三）『北九州市　五〇年の物語』石風社
前田信雄（一九八三）『岩手県沢内村の医療』日本評論社
前田由美子（二〇〇二）『国立病院、地方自治体に売ってはいけない―国立病院の移譲問題検討資料として』日医

総研

増岡敏和（一九九五）『久保全雄医師風雲伝』久保医療文化研究所
升田嘉夫（二〇一一）『戦後史のなかの国鉄労使 ストライキのあった時代』明石書店
松下圭一編（一九八六）『自治体の先端行政 現場からの政策開発』学陽書房
真々田弘（二〇一〇）『誰が医療を守るのか』新日本出版社
丸山清康（一九五八）『群馬の医史』群馬県医師会
御厨 貴（一九八〇）『明治国家形成と地方経営 一八八一〜一八九〇年』東京大学出版会
水野 肇（二〇〇三）『誰も書かなかった日本医師会』草思社
水野 肇（二〇〇五）『誰も書かなかった厚生省』草思社
美濃部亮吉（一九七九）『都知事一二年』朝日新聞社
宮内 充編（一九七七）『語り部の記録（松沢病院）』
宮下和裕（二〇〇六）『国民健康保険の創設と筑前〈宗像・鞍手〉の定礼 日本における医療扶助活動の源流を探る』自治体研究社
宮本太郎（二〇〇九）『生活保障 排除しない社会へ』岩波書店
宮脇 淳（二〇一〇）『創造的政策としての地方分権 第二次分権改革と持続的発展』岩波書店
三好春樹編（一九九九）『介護保険がやってきた ケア現場の見方と使い方』雲母書房
三輪和雄（一九九五）『猛医 武見太郎』徳間書店
武蔵野百年史編さん室（一九九二）『武蔵野ショック 高額退職金是正に燃えた三〇日』ぎょうせい

村上智彦（二〇一三）『医療にたかるな』新潮新書
村上正泰（二〇〇九）『医療崩壊の真犯人』ＰＨＰ研究所
村上泰亮、他（一九七五）『生涯設計計画　日本型福祉社会のビジョン』日本経済新聞社
村田久行（一九九八）『ケアの思想と対人援助　改訂増補版』川島書店
森　鷗外（一八九〇）「日本医育論」『森鷗外全集第三四巻』岩波書店
森武　麿（二〇〇五）『戦間期の日本農村社会　農民運動と産業組合』日本経済評論社
森谷尅久（一九七八）『京医師の歴史　日本医学の源流』講談社
諸橋芳夫（一九九一）『医を拓く』医療文化社
諸橋芳夫（一九九二）『厚生科学研究報告書　公的病院における救急医療の在り方についての研究』
八代尚宏監・通産省サービス産業課編（一九九九）『改革始動する日本の医療サービス』東洋経済新報社
安井英二（一九二七）『公営事業論』良書普及会
山岡淳一郎（二〇一一）『国民皆保険が危ない』平凡社
山口　昇（一九九二）『寝たきり老人ゼロ作戦』家の光協会
山崎正董纂（一九二九）『肥後醫育史』鎮西醫海時報社
結城康博（二〇〇六）『医療の値段　診療報酬と政治』岩波書店
結城康博（二〇一一）『日本の介護システム　政策決定過程と現場ニーズの分析』岩波書店
兪炳匡（二〇〇六）『「改革」のための医療経済学』メディカ出版
横田陽子（二〇一一）『技術からみた日本衛生行政史』晃洋書房

吉岡健次（一九八七）『戦後日本地方財政史』東京大学出版会
吉澤國雄（一九八七）『検証地域医療 国民健康保険と保健予防活動の成果』社会保険新報社
吉田あつし（二〇〇九）『日本の医療のなにが問題か』NTT出版
吉田 徹（二〇一一）『ポピュリズムを考える 民主主義への再入門』NHKブックス
吉原健二・和田 勝（二〇〇八）『日本医療保険制度史』東洋経済新報社
米田正治（一九七六）『島根県医学史覚書』（松江文庫）報光社
寄本勝美（一九八一）『「現場の思想」と地方自治 清掃労働から考える』学陽書房
寄本勝美（一九八九）『自治の現場と「参加」』学陽書房
李 啓充（一九九八）『市場原理に揺れるアメリカの医療』医学書院
琉球大学医学部附属地域医療研究センター編（一九九八）『沖縄の歴史と医療史』九州大学出版会
若月俊一（一九七一）『村で病気とたたかう』岩波書店
若月俊一（一九八五—八六）『若月俊一著作集（全七巻）』労働旬報社
和田 努（一九八二）『老人で儲ける悪徳病院』エール出版社

おわりに

自治体病院は、面白い組織である。地方自治体の組織と医療機関の二つの側面をもつ。このことは、医療提供について言えば、地方自治体の政策の一環として医療を提供する（不採算な場合も多い）ことと、私的医療機関と同じ医療を提供している面から収支を均衡させることの二つの要素を求められることにつながる。

二つの性格をもつ組織であることから、自治体病院をみる目は立場によって異なる。ある者は、地域の医療機関として医療と安心を提供することを期待する。もっとも、期待が高いがゆえに病院の能力を超えた期待や要求につながりがちである。人によっては「公」の施設だから何をやってもよいと、医療者への暴言・暴力などの行為につながってしまう。その一方、ある者は自治体からの繰入金を問題とし、収支の均衡を求める。人によっては、非効率な自治体立の運営を嫌い、病院の廃止や民間譲渡を主張する。自治体病院は、多様な住民の意識の反映、いわば「鏡」というべきものである。

私的医療機関であれば、オーナーの意思が決定的な要素となり意思決定がなされる。しかし、自治体病院は、住民の意見が反映される公的な組織であることと、前述の二つの性格をもつがゆえに、意見が分かれやすい。意見は一方の視点から主張されやすく、意見の対立はエスカレートする傾向にある。当然、自治体病院が、税の投入によって運営されていることから、その効率性は絶えず問われなければならない。医療の高度・専門化に対応したマネジメント能力をもたなければ、自治体病院は生き残っていけないであろう。重要なことは、対立する二つの意見についていかにバランスをとるかである。

インターネット上で使われた言葉であるが「正義の反対は悪ではなく、もう一つの正義である」という言葉がある。世の中、絶対的な悪はあまりない。批判される側にも「正義」がある。双方の意見をよく聴き、事実を分析してあるべき姿を考えるべきである。一つの側面だけをみていては、問題解決は難しい。

これからわが国は世界に例をみない超高齢社会に直面する。日本という国が存続していくかが問われる試練の時代、自治体病院の存在意義は、自治体病院に勤務する職員と自らの健康を守ろうとする地域の住民の努力にかかっていると考える。筆者は、自治体病院の存在意義はあると考えている。

なお、本書では、日本医師会会長武見太郎と自治体病院協議会会長諸橋芳夫の対立について記述している。自治体病院の立場に立って書く論文の性格から、武見日本医師会について厳しい表現も少なくない。しかし、今日において、日常の診療はかかりつけの開業医が、入院は病院がという役割分担が進んでいる。開業医にとって自治体病院がなくてはならない医療機関である地域は少なくない。実際、自治体病院の危機に地域の医師会が、休日夜間診療所の開設や自治体病院の診療応援などの形で支えている地域も多い。現在では、決して医師会と自治体病院は対立するものではないことを指摘しておきたい。

今年は、埼玉県職員から研究者に転職してから一〇年目にあたる年となる。研究者となり、運命に導かれるように自治体病院の経営、地域医療の再生という研究テーマと出会い、本書を出版することができた。まだまだ、書きたいこと、書かなければならないことは数多くある。今後も一つひとつ誠実に仕事をしていきたい。

伊関 友伸（いせき ともとし）

1961年、東京都生まれ。城西大学経営学部マネジメント総合学科教授。

1984年、東京都立大学法学部法律学科卒業。2001年、東京大学大学院法学政治学研究科修士課程修了。1987年埼玉県に入庁（県民部県民総務課調査係)、北埼玉郡大利根町企画財政課長（県派遣)、総合政策部計画調整課主査、健康福祉部社会福祉課地域福祉担当主査、県立精神医療センター・精神保健福祉センター総務職員担当主幹などを経て2004年より現職。

研究分野は行政学。研究テーマは保健・医療・福祉のマネジメント、自治体病院の経営。総務省公立病院に関する財政措置のあり方等検討会委員など、数多くの国・地方自治体の委員を務める。医学書院『病院』編集委員。

著書に『まちの病院がなくなる!? 地域医療の崩壊と再生』（時事通信出版局、2007年)、『地域医療　再生への処方箋』（ぎょうせい、2009年)、『まちに病院を！ ―住民が地域医療をつくる』（岩波書店、2010年）など。

自治体病院の歴史―住民医療の歩みとこれから

発　行　2014年7月30日　第1版第1刷©
著　者　伊関友伸《いせきともとし》
発行者　青山　智
発行所　株式会社 三輪書店
〒113-0033　東京都文京区本郷6-17-9　本郷綱ビル
☎ 03-3816-7796　FAX 03-3816-7756
http://www.miwapubl.com
印刷所　新協印刷株式会社
装　丁　株式会社アーリーバード

本書の内容の無断複写・複製・転載は，著作権・出版権の侵害となることがありますのでご注意ください．

ISBN978-4-89590-481-0 C3047

JCOPY ＜(社) 出版者著作権管理機構 委託出版物＞
本書の無断複写は著作権法上での例外を除き禁じられています．複写される場合は，そのつど事前に，(社)出版者著作権管理機構（電話 03-3513-6969，FAX 03-3513-6979，e-mail：info@jcopy. or.jp)の許諾を得てください．